S. Paoletti

Faszien

„Tut es selbst mit euren Händen und glaubt daran."

„Jeder kann ein kleines Stück Wahrheit besitzen,
aber niemand ist im Besitz der absoluten Wahrheit,
denn die Wahrheiten von heute können die Fehler von morgen sein."

Serge Paoletti

Faszien

Anatomie, Strukturen, Techniken, Spezielle Osteopathie

3. Auflage

Übersetzt von: Gudrun Meddeb, Genf; Stéphanie Migotsch, Gröbenzell; Dr. Udo Ingrisch, Wien; Walburga Rempe-Baldin, München

ELSEVIER

Elsevier GmbH, Bernhard-Wicki-Str. 5, 80636 München, Deutschland
Wir freuen uns über Ihr Feedback und Ihre Anregungen an kundendienst@elsevier.com

Titel der Originalausgabe
Les fascias – Rôle des tissus dans la mécanique humaine
© Serge Paoletti
© Editions Sully pour les éditions en langue française, 1998.
1998, 2011.
Le Prisme, CP 37, 56038 Vannes cedex, France
ISBN: 978-2 354 32054-6

This translation of Les fascias – Rôle des tissus dans la mécanique humaine, 3rd edition by Serge Paoletti was undertaken by Elsevier GmbH and is published by arrangement with Serge Paoletti.

Diese Übersetzung von Les fascias – Rôle des tissus dans la mécanique humaine, 3. Auflage, von Serge Paoletti wird durch die Elsevier GmbH ausgeführt und in Absprache mit Serge Paoletti veröffentlicht.
Faszien - Anatomie, Strukturen, Techniken, Spezielle Osteopathie, 3. Auflage, von Serge Paoletti

ISBN 978-3-437-56102-3
eISBN 978-3-437-17360-8

Wichtiger Hinweis
Die Übersetzung wurde von der Elsevier GmbH eigenverantwortlich ausgeführt. Ärzte/Praktiker und Forscher müssen sich bei der Bewertung und Anwendung aller hier beschriebenen Informationen, Methoden, Wirkstoffe oder Experimente stets auf ihre eigenen Erfahrungen und Kenntnisse verlassen. Bedingt durch den schnellen Wissenszuwachs insbesondere in den medizinischen Wissenschaften sollte eine unabhängige Überprüfung von Diagnosen und Arzneimitteldosierungen erfolgen. Im größtmöglichen Umfang des Gesetzes wird von Elsevier, den Autoren, Redakteuren oder Beitragenden keinerlei Haftung in Bezug auf die Übersetzung oder für jegliche Verletzung und/oder Schäden an Personen oder Eigentum, im Rahmen von Produkthaftung, Fahrlässigkeit oder anderweitig, übernommen. Dies gilt gleichermaßen für jegliche Anwendung oder Bedienung der in diesem Werk aufgeführten Methoden, Produkte, Anweisungen oder Konzepte.

Für die Vollständigkeit und Auswahl der aufgeführten Medikamente übernimmt der Verlag keine Gewähr.
Geschützte Warennamen (Warenzeichen) werden in der Regel besonders kenntlich gemacht (®). Aus dem Fehlen eines solchen Hinweises kann jedoch nicht automatisch geschlossen werden, dass es sich um einen freien Warennamen handelt.
Hinweise zu Diagnose und Therapie können sich von den in Deutschland üblichen Standards unterscheiden. Achtung: Die bei den genannten Arzneimitteln angegebenen Dosierungen und Anwendungshinweise können von der deutschen Zulassung abweichen.

Bibliografische Information der Deutschen Nationalbibliothek
Die Deutsche Nationalbibliothek verzeichnet diese Publikation in der Deutschen Nationalbibliografie; detaillierte bibliografische Daten sind im Internet über https://www.dnb.de abrufbar.

23 24 25 26 27 5 4 3 2 1

In ihren Veröffentlichungen verfolgt die Elsevier GmbH das Ziel, genderneutrale Formulierungen für Personengruppen zu verwenden. Um jedoch den Textfluss nicht zu stören sowie die gestalterische Freiheit nicht einzuschränken, wurden bisweilen Kompromisse eingegangen. Selbstverständlich sind **immer alle Geschlechter** gemeint.

Planung: Marko Schweizer, München; Celina Schmid-Zeller, München
Projektmanagement: Annekathrin Sichling, München
Redaktion und Rechteklärung: Petra Taint, München
Satz: STRAIVE, Puducherry/Indien
Druck und Bindung: Printer Trento S.r.l., Trento/Italien
Fotos/Zeichnungen: Kap. 1–8: Peter Sommerfeld, Wien; Kap. 9–10: Australia; Abb. 1.19: Moore K L, Persaud T V N. The Developing Human. 9. A.: Elsevier Saunders, 2012; Abb. 7.4 und 8.6: Stefan Dangl, München; 1.11, 1.17, 1.18, 1.20, 1.21, 7.1–8.6: Serge Paoletti, Chambéry
Umschlaggestaltung: SpieszDesign, Neu-Ulm

Aktuelle Informationen finden Sie im Internet unter **www.elsevier.de**

Einleitung

Die als Faszien bezeichneten Strukturen sind je nach Land und Autor unterschiedlich. Da derzeit keine Übereinkunft besteht, kann der Faszienbegriff entweder sehr eng oder aber sehr weit gefasst sein. Membranen, Aponeurosen, Ligamente, Mesos oder das Grundsystem von pischinger bestehen jedoch ganz oder teilweise aus Faszien, aus Bindegewebe oder embryologisch betrachtet aus mesenchymatösem Gewebe. Diese Weichteilgewebe und insbesondere die Faszien stammen ursprünglich aus dem gleichen Keimblatt, dem Mesoderm. Dabei bildet das Mesoderm – die Grundstruktur aller Körpergewebe mit Ausnahme der Haut und der Schleimhäut – nicht nur den Ausgangspunkt der Entstehung der Faszien, sondern auch des Knorpel- und Knochengewebes, die letztlich nur verdichtete Faszienstrukturen sind.

Faszien bilden eine ununterbrochene Gewebseinheit, die sich von Kopf bis Fuß, aber auch von außen nach innen erstreckt. Es gibt keine Unterbrechungen in der faszialen Kontinuität, denn auch ihre Ansätze an knöchernen Strukturen sind nur Relais- oder Übergangszonen, welche die Rolle der Faszien unterstützen. Faszien sind somit auf allen Ebenen des Körpers präsent, sie umhüllen alle anatomischen Strukturen (z.B. Muskeln, Organe, Nerven, Gefäße), dringen aber auch in das Innere der Strukturen ein, um diese zu stützen. Nicht einmal auf der Ebene der Zellen, die in ihrer Grundsubstanz schwimmen, wird die omnipräsente Hülle, die die anatomische Form bildet und modelliert, unterbrochen. Auf dieser Ebene bleibt die Faszie über die Zellmembran sowie ein Netz aus Mikrotubuli und Mikrofilamenten mit dem intrazellulären Milieu verbunden. Darüber hinaus besteht auch das intrazelluläre Zytoskelett aus nichts anderem als Fasziengewebe. Man könnte also sagen, dass Faszien eine oberflächliche Hülle um den gesamten Körper bilden, die sich viele Male teilt und immer mehr in die Tiefe der Strukturen eindringt.

Faszien sind hinsichtlich ihrer Form, Struktur und Zusammensetzung sehr anpassungsfähig. So bilden sie im Bereich der Sehnen und Bänder sehr dichte Strukturen, als Faszien des Haltungssystems sind sie besonders widerstandsfähig und nehmen im Bereich der Drüsen, wo sie z.B. das areoläre Gewebe bilden, eine sehr lockere Struktur an. Faszien übernehmen aufgrund ihrer Allgegenwart im Körper auch wichtige physiologische Funktionen: Indem sie die Haltung stützen und die Organe umhüllen, garantieren sie die anatomische Integrität. Sie gewährleisten die Funktionsfähigkeit des Muskelsystems, das sich an den faszialen Strukturen abstützt. Zudem bilden Faszien das Übertragungssystem für jene Kräfte, welche die Bewegungen des Körpers einleiten und koordinieren. Diese Übertragungsbahnen oder Faszienketten können sich zu Läsionsketten entwickeln. Faszien dienen zudem der Stoßdämpfung, dem Schutz gegen Traumata und übernehmen eine wichtige Rolle im Bereich des Stoffwechsels und des menschlichen Abwehrsystems.

Faszien stehen über die Grundsubstanz mit der Zelle in einem permanenten Dialog und stellen damit die Kommunikation zwischen dem intrazelluären und dem extrazellulären Milieu sicher. Als eine Art Schutzschild, das bereits vor dem Gesamtsystem eingreifen kann, sind sie in der Lage, autonome Entscheidungen zu treffen. Aus diesem Grund spricht man auch von einem peripheren Gehirn. Faszien sind mit einer „zellulären Erinnerung" ausgestattet. Dieses Erbe der embryologischen Entwicklung ist den Faszien in Form ihrer Motilität, ihre rhythmischen Bewegungen, erhalten geblieben. Als zelluläres Gedächtnis registriert es alle Distorsionen und korrigiert diese bis zu einem bestimmten Ausmaß. Wird diese Grenze überschritten, sind pathologische oder degenerative Prozesse die Folge.

Unsere Hände erspüren diese Motilität und können gleichzeitig auch die in den Geweben hinterlassenen Spuren von Läsionen erkennen. Dank spezifischer Techniken ist es uns möglich, die Faszien dabei zu unterstützen, Stress aufzulösen und Physiologie wiederzuerlangen.

Fehler gefunden?

https://else4.de/978-3-437-56102-3

An unsere Inhalte haben wir sehr hohe Ansprüche. Trotz aller Sorgfalt kann es jedoch passieren, dass sich ein Fehler einschleicht oder fachlich-inhaltliche Aktualisierungen notwendig geworden sind.

Sobald ein relevanter Fehler entdeckt wird, stellen wir eine Korrektur zur Verfügung. Mit diesem QR-Code gelingt der schnelle Zugriff.

Wir sind dankbar für jeden Hinweis, der uns hilft, dieses Werk zu verbessern. Bitte richten Sie Ihre Anregungen, Lob und Kritik an folgende E-Mail-Adresse: kundendienst@elsevier.com

Inhaltsverzeichnis

KAPITEL

1 Embryologie

Wir beginnen mit einem Rückblick auf die Embryonalentwicklung von der zweiten bis zur achten Woche nach der Befruchtung. Während dieser Zeit entstehen die verschiedenen Keimblätter; es ist die Phase, in der die eigentliche Embryogenese stattfindet und sich der Embryo entwickelt. In den darauffolgenden Stadien der Organogenese wächst der Embryo bis zum Geburtstermin dann heran.

1.1 Bildung der zweiblättrigen Keimscheibe

Im Laufe der zweiten Woche der embryonalen Entwicklung setzt sich die in der ersten Woche gebildete Blastozyste in der Uterusschleimhaut fest. In der Folge entwickeln sich der Trophoblast (äußere Zelllage des Keimbläschens) und der Embryoblast (innere Zellmasse) unterschiedlich weiter.

Der Trophoblast differenziert sich: Aus den Zellen des Embryoblasten (oder Embryonalknotens) bildet sich eine Keimscheibe mit zwei Schichten:

- Synzytiotrophoblasten und
- Zytotrophoblasten,
- dem äußeren Keimblatt (Ektoderm) und
- dem inneren Keimblatt (Entoderm).

Während die Zellen des Ektoderms zunächst noch mit dem Zytotrophoblasten verbunden bleiben, entstehen kurz darauf kleine interzelluläre Spalträume zwischen den beiden Schichten. Diese Spalträume vereinigen sich bald zur Amnionhöhle. Zwischen dem Amnioblasten und den Zellen des Ektoderms bleibt eine Verbindung bestehen.

In der Folge entwickelt sich der Trophoblast beträchtlich weiter, insbesondere am Embryonalpol, wo sich intrazytoplasmatische Vakuolen (Hohlräume) zeigen, aus denen später Lakunen entstehen. Gleichzeitig hebt sich am entgegengesetzten Pol eine Schicht abgeflachter Zellen von der Innenseite des Zytotrophoblasten ab und bildet die Heuser-Membran. Sie verbindet sich mit den Rändern des Entoderms und bildet mit ihm den primären Dottersack, eine geschlossene Höhle, die als Exozölhöhle bezeichnet wird.

Am 11./12. Entwicklungstag bewirkt die Blastozyste eine kleine Vorwölbung des Endometriums in der Gebärmutter. Gleichzeitig dringen die Synzytiumzellen tiefer in das Stroma ein und setzen eine gefäßerweiternde Substanz frei. Das führt zur Erweiterung der mütterlichen Kapillaren, die nun als Sinusoide bezeichnet werden (➤ Abb. 1.1). Das von Lakunen durchsetzte Synzytium erhält so Anschluss an die Zellen des mütterlichen Gefäßendothels (Endometriumkapillaren), und das mütterliche Blut kann in das Lakunensystem eindringen; schließlich lassen sich arterielle und venöse Kapillaren erkennen, die in diese Lakunen münden. Aufgrund der Druckdifferenz zwischen arteriellen und venösen Kapillaren fließt nun mütterliches Blut durch das Lakunensystem des Synzytiotrophoblasten, und damit beginnt der uteroplazentare Kreislauf.

Von der Innenseite des Zytotrophoblasten heben sich weitere Zellschichten ab und bilden das extraembryonale Mesenchym. Bald darauf zeigen sich größere Hohlräume in diesen Gewebeschichten, die schließlich eine neue Höhle bilden, das extraembryonale Zölom. Es umgibt den

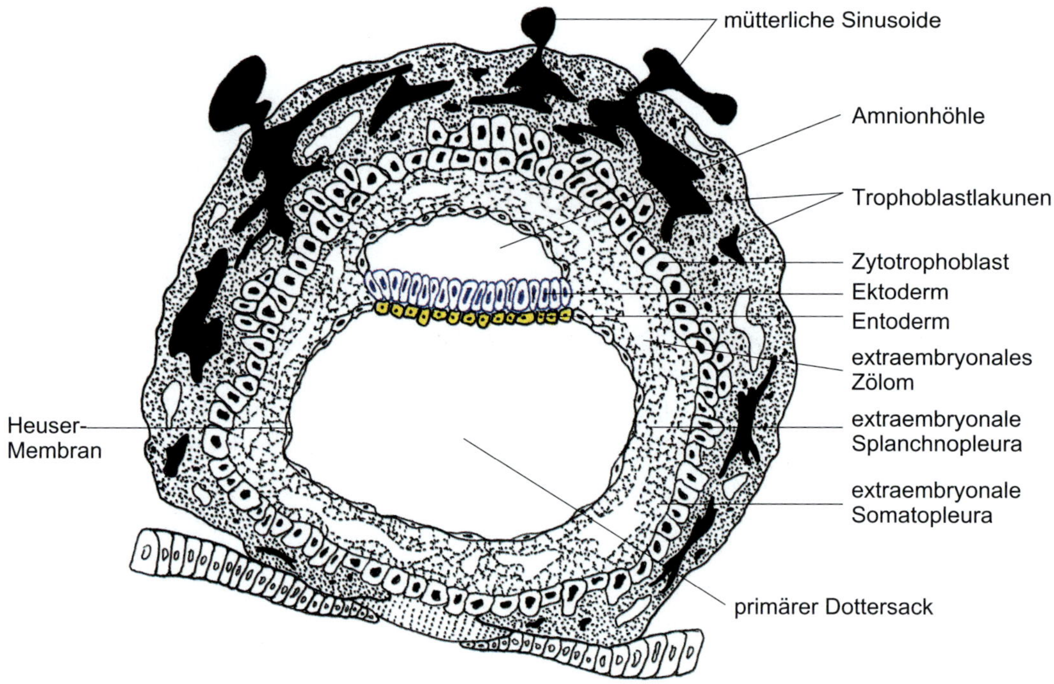

Abb. 1.1 Blastozyste mit 12 Tagen

primären Dottersack und die Amnionhöhle, bis auf den Bereich, in dem das Amnion durch den Haftstiel mit dem Trophoblasten verbunden ist.

Das extraembryonale Mesenchym besteht aus zwei Blättern: Das parietale (äußere) Blatt grenzt an den Zytotrophoblasten und die Amnionhöhle an und heißt auch extraembryonale Somatopleura, das viszerale (innere) Blatt umhüllt den Dottersack und heißt auch extraembryonale Splanchnopleura.

Um den 13. Tag wächst das embryonale Ektoderm, das an der Innenseite der Heuser-Membran begonnen hatte, eine Schicht von Epithelzellen zu bilden, weiter; so entsteht ein neuer Hohlraum, der sekundäre Dottersack. Er ist wesentlich kleiner als die Exozölhöhle. Der primäre Dottersack degeneriert, doch abgesprengte Teile bleiben manchmal als Exozölzysten in der Chorionhöhle zurück (➤ Abb. 1.2).

Am Ende der zweiten Woche hat sich der Embryoblast zur zweiblättrigen Keimscheibe differenziert. Sie besteht aus:

- dem Ektoderm, das den Boden der Amnionhöhle bildet, und
- dem Entoderm, das das Dach des sekundären Dottersacks bildet.

1.2 Bildung der dreiblättrigen Keimscheibe

Dieses Stadium wird als Gastrulation (Becherkeimbildung) bezeichnet.

Die Entwicklung in der dritten Embryonalwoche ist dadurch gekennzeichnet, dass sich auf der Oberfläche des Ektoderms, die der Amnionhöhle zugewandt ist, der Primitivstreifen bildet (➤ Abb. 1.3). Am kranialen Ende dieses von kaudal nach kranial wachsenden Streifens befindet sich der Primitivknoten (Hensen-Knoten), ein leicht erhabener Bereich mit kleiner Vertiefung. Gleichzeitig entwickelt sich in der Medianebene die Primitivrinne, die in der Primitivgrube endet.

Zellen des Ektoderms wandern an der Oberfläche der Keimscheibe auf den Primitivstreifen zu; dort stülpen sie sich in die Primitivrinne ein, bewegen sich dann von Neuem in lateraler Richtung zwischen Ektoderm und Entoderm und bilden so das mittlere Keimblatt, das Mesoderm. Zellen, die sich in der Nähe des Primitivknotens einstülpen, wandern in kranialer Richtung bis

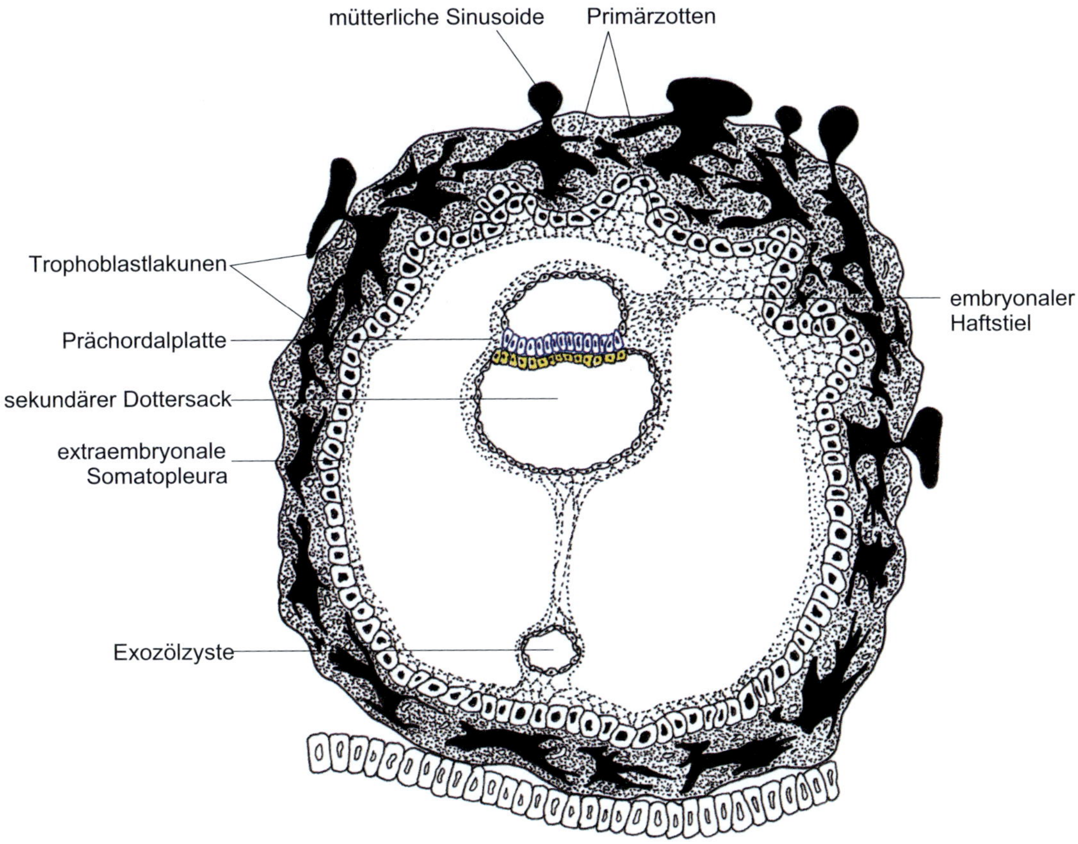

Abb. 1.2 Blastozyste mit 13 Tagen

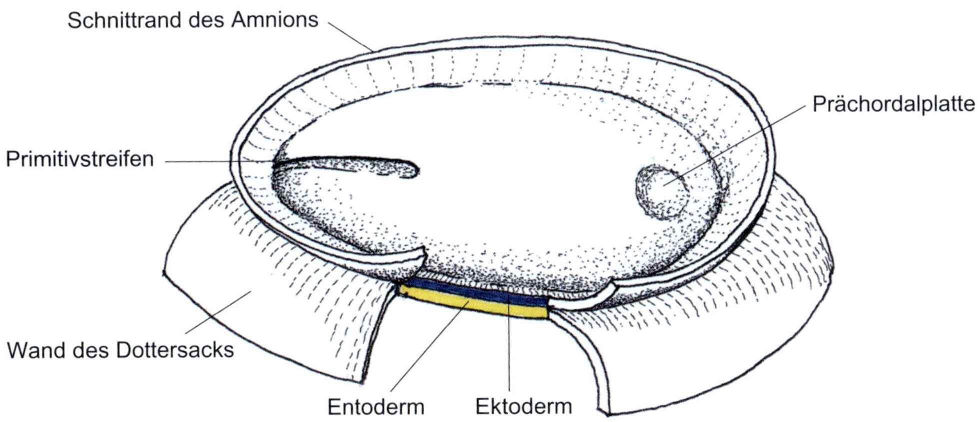

Abb. 1.3 Embryonale Keimscheibe am Ende der zweiten Woche

zur Prächordalplatte und bilden dabei ausgehend vom Primitivknoten eine handschuhfingerartige Einstülpung: den Chordafortsatz, aus dem später die Chorda dorsalis hervorgeht. Der Chordafortsatz endet an der Prächordalregion, da sich Ektoderm und Entoderm hier sehr eng miteinander verbinden. (➢ Abb. 1.4).

Um den 17. Tag sind Ektoderm und Entoderm vollständig durch das Mesoderm getrennt, nur in Höhe der Prächordalplatte und der Kloakenmembran sind sie weiterhin in Verbindung. Der röhrenförmige Chordafortsatz verschließt sich, und es entsteht ein fester Strang, aus dem die Chorda dorsalis, spätere Teile des Skeletts (Nucleus pulposus), hervorgehen.

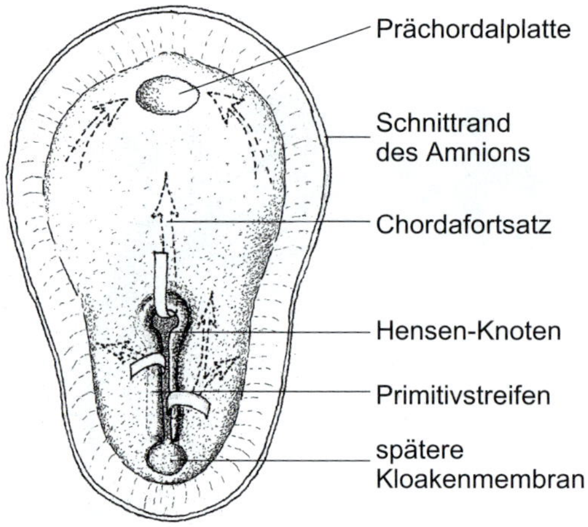

Abb. 1.4 Rückseite der embryonalen Keimscheibe und oberflächliche Zellwanderung

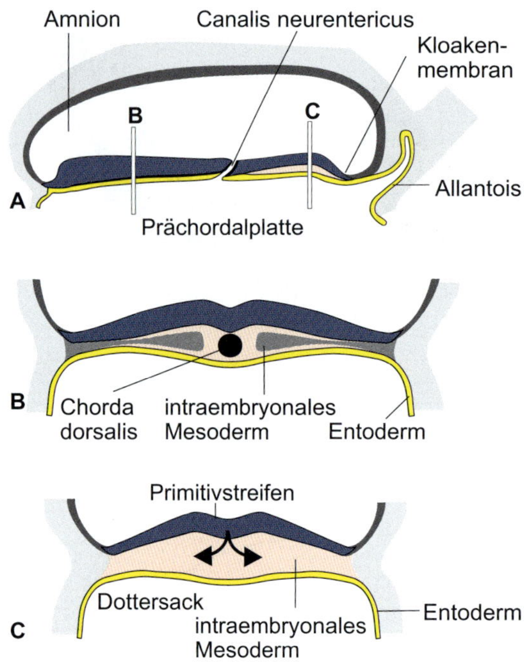

Abb. 1.5 **A** Kraniokaudaler Schnitt bei einem Embryo von 8 Tagen
B Querschnitt durch den kranialen Abschnitt des Embryos
C Querschnitt im Bereich des Primitivstreifens

Der Primitivstreifen bildet sich etwa in der vierten Woche zurück (➤ Abb. 1.5).

Um den 20. Tag ist der Embryo nur noch durch den embryonalen Haftstiel, die zukünftige Nabelschnur, am Trophoblasten befestigt.

1.3 Differenzierung der Keimblätter und Ausbildung der Körperform

Zwischen der vierten und der achten Woche entwickeln sich aus jedem der drei Keimblätter bestimmte Gewebe und Organanlagen (➤ Abb. 1.6). Während dieser Zeit kommt es zu beträchtlichen Formveränderungen des Embryos, und gegen Ende des zweiten Monats sind die wesentlichen Körperkonturen erkennbar.

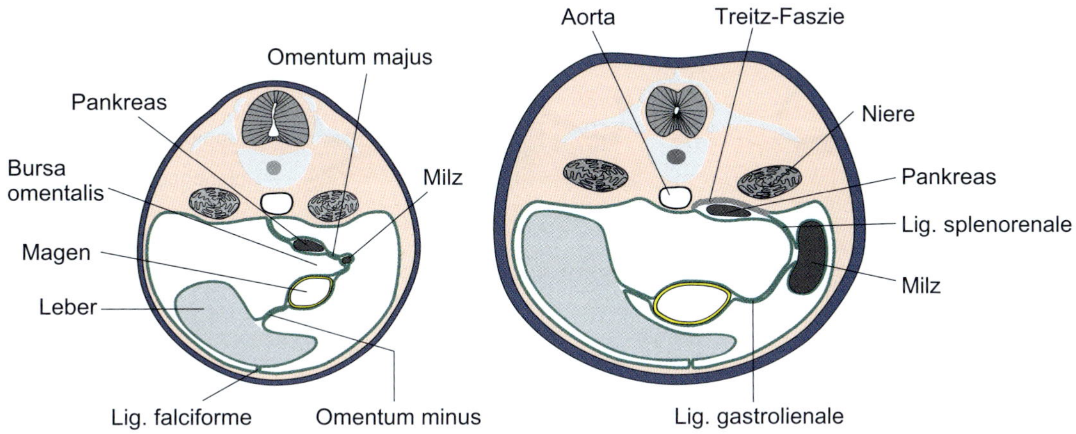

Abb. 1.6 Querschnitte durch Leber, Milz und Magen

1.3.1 Entwicklung des Mesoderms

Um den 17. Tag beginnen an die Medianlinie angrenzende Mesodermzellen sich zu vermehren, um das paraxiale Mesoderm zu bilden. Lateral davon bleibt die Mesodermschicht dünner und bildet die Seitenplatten. Diese spalten sich in zwei Blätter auf:

- das parietale Blatt, das als intraembryonale Somatopleura das Amnion bedeckt, und
- das viszerale Blatt, das als intraembryonale Splanchnopleura den Dottersack bedeckt

(➢ Abb. 1.7).

Die beiden Blätter umgrenzen das intraembryonale Zölom. Das Gewebe zwischen dem paraxialen Mesoderm und den Seitenplatten wird als intermediäres Mesoderm bezeichnet.

Das paraxiale Mesoderm

Gegen Ende der dritten Woche gliedert sich das paraxiale Mesoderm in Ursegmente, sog. Somiten. Diese entwickeln sich in kraniokaudaler Richtung bis zu einer Gesamtzahl von etwa 42 bis 44 Somitenpaaren.

Gegen Ende der vierten Woche wandern die Somiten in Richtung der Chorda dorsalis, und es entsteht die erste Wirbelanlage (Sklerotom) aus unreifem Bindegewebe, das über ein hohes Differenzierungspotenzial verfügt und sich umwandeln kann zu:

- Fibroblasten, die
  - retikuläre,
  - kollagene und
  - elastische Fasern bilden
- Chondroblasten, die Knorpel bilden, und
- Osteoblasten, die das knöcherne Skelett bilden.

Nach der Auswanderung des Sklerotoms bleibt die epitheliale dorsale Wand des Somiten als Dermatomyotom zurück. Von seiner Innenseite löst sich das Myotom, das die Anlage für die Muskulatur des entsprechenden Körpersegments in sich trägt. Nach der Bildung des Myotoms, verteilen sich die übrigen Zellen unterhalb des Ektoderms welches diese Zellen bedeckt um so die Dermis (Haut) und das subkutane Gewebe zu bilden.

Das intermediäre Mesoderm

Aus ihm entstehen im Zervikal- und oberen Thorakalabschnitt die Nephrotome (➢ Abb. 1.8). In der Kaudalregion bildet sich der nephrogene Strang, aus dem später die Niere und das Ausscheidungssystem hervorgehen werden.

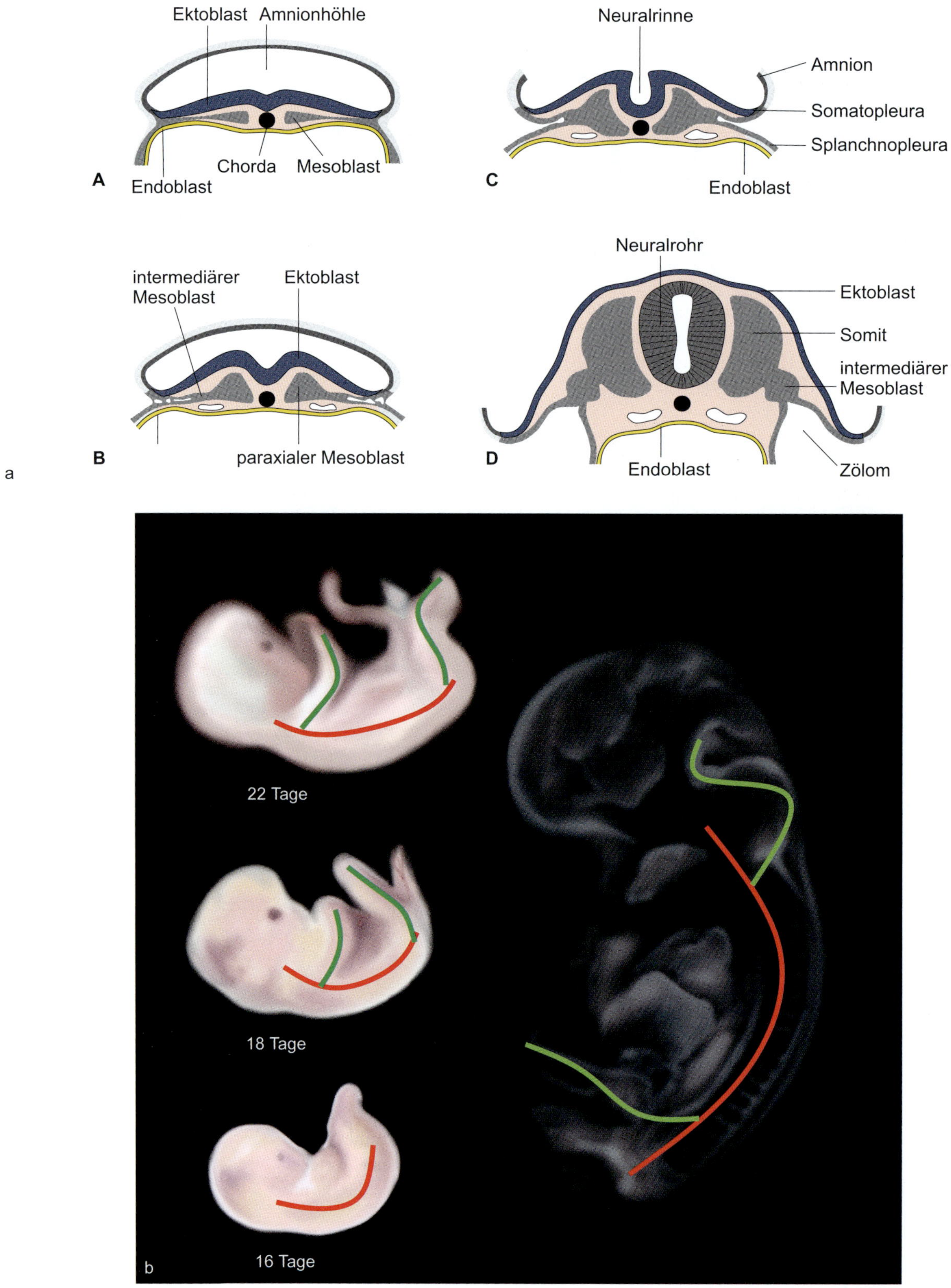

Abb. 1.7 Entwicklung des Mesoderms, Querschnitte
a A am 17. Tag, B am 19. Tag, C am 20. Tag, D am 21. Tag
b am 16. Tag, am 18. Tag und am 22. Tag

Die Seitenplatten

Wie beschrieben, lässt sich das Seitenplattenmesoderm in ein parietales und ein viszerales Blatt unterscheiden, welche die intraembryonale Zölomhöhle ausgekleiden

Bei der Abfaltung des Embryos bildet:

- das parietale Blatt (die Somatopleura) gemeinsam mit dem Ektoderm die laterale und ventrale Wand des Embryos, während sich
- das viszerale Blatt (die Splanchnopleura) um das Entoderm legt und die Wand des Verdaungstrakts bildet (➤ Abb. 1.9).

Etwa in der Mitte der dritten Woche entwickeln sich die Anlagen für das Herz und das Gefäßsystem aus den beidseits der Medianlinie und gegenüber der Prächordalplatte gelegenen Mesodermzellen. Durch Aussprossen erhalten die extraembryonalen Gefäße Anschluss an die intraembryonalen Gefäße und stellen so die Verbindung zwischen dem embryonalen und dem Plazentarkreislauf her (➤ Abb. 1.10).

Folgende Strukturen gehen also aus dem Mesoderm hervor:

- Bindegewebe, Knorpel, Knochen, quergestreifte und glatte Muskulatur
- Perikard, Pleura, Peritoneum
- Blut- und Lymphzellen, Herzwände, Blut- und Lymphgefäße
- Nieren und Gonaden mit ihrem Drüsenapparat
- Nebennierenrinde und -mark
- Milz.

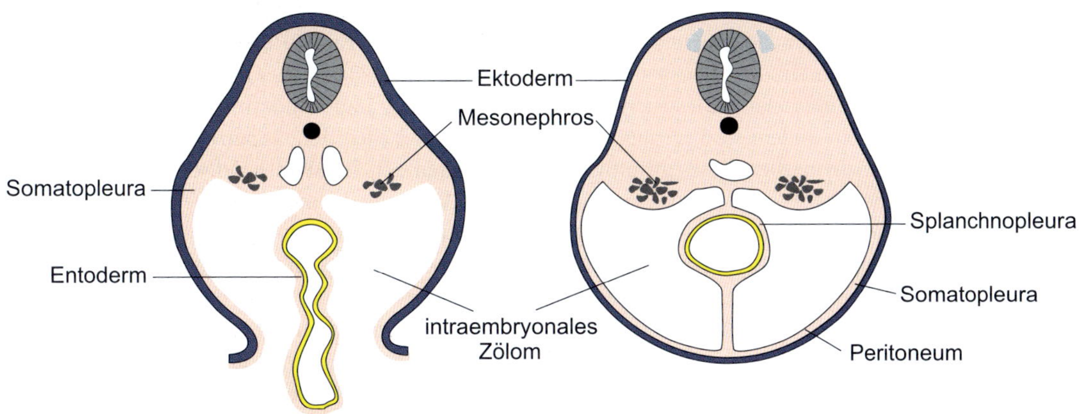

Abb. 1.8 Embryo mit 21 Tagen, Querschnitt im Bereich des Mesonephros

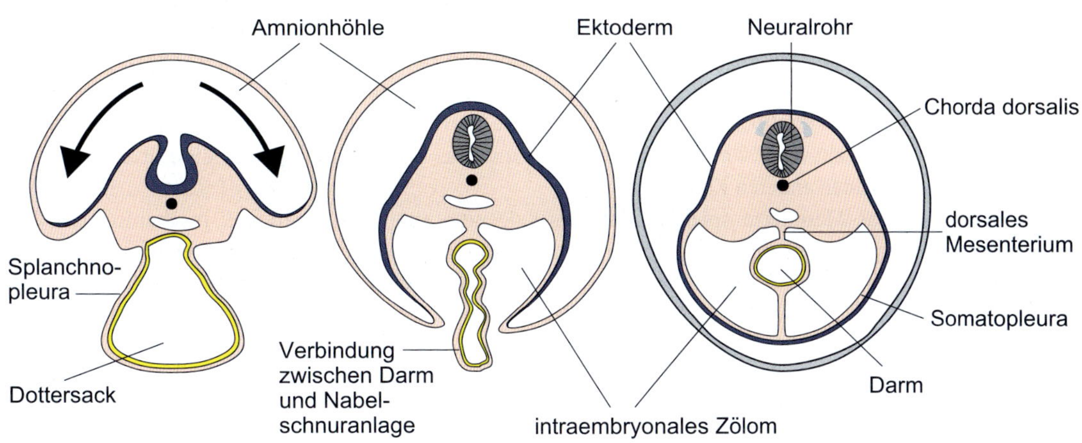

Abb. 1.9 Verschiedene Stadien der Abfaltung des Embryos, Querschnitt

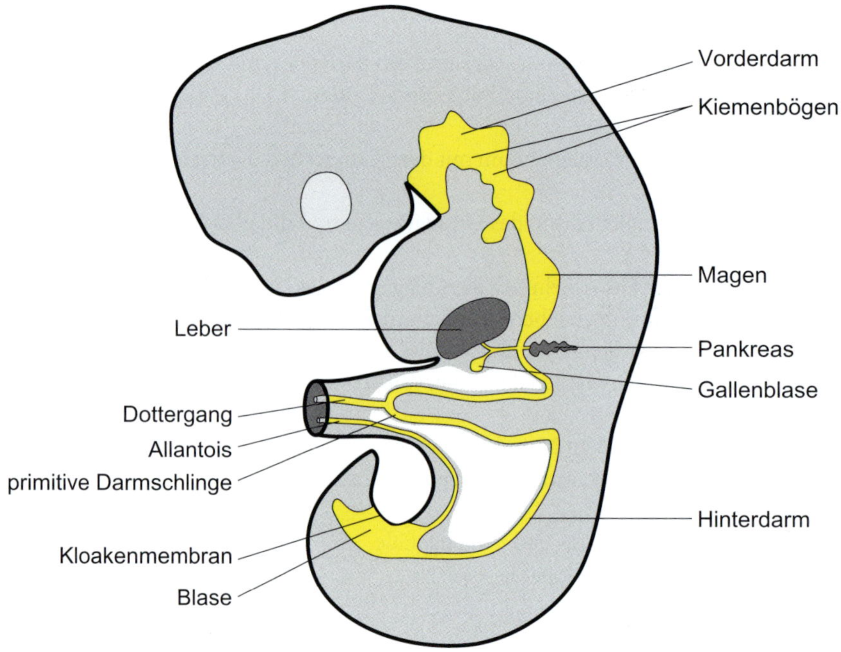

Abb. 1.10 Sagittalschnitt eines Embryos

Das Bindegewebe, das uns im Zusammenhang mit den Faszien besonders interessiert, stammt daher vom Mesoderm, genauer vom Mesenchym ab.

Die embryonalen Mesenchymzellen vermehren sich und wandern in alle Abschnitte des Embryos ein, indem sie Leerräume füllen und sich zwischen den Organzellen festsetzen. Von den Mesenchymzellen dieses primitiven Geflechts leiten sich direkt oder indirekt alle Bestandteile des Bindegewebes her. Mesenchymzellen stellen die Vorläufer der meisten im reifen Bindegewebe enthaltenen Zellarten dar. Manche dieser Zellen differenzieren sich nicht und behalten ihre primitive Form bei. Dabei handelt es sich um undifferenzierte Zellen, die eine wichtige Rolle bei den Wachstums- und Heilungsprozessen wie auch bei bestimmten Abwehrmechanismen des Körpers spielen. Diese undifferenzierten Zellen bewahren ihr embryonales Potenzial, so dass sie sich vervielfältigen und zu neuen Linien spezialisierter Zellen umwandeln können.

Das Mesoderm ist, wie wir weiter oben gesehen haben, von zwei Keimblättern umhüllt; von dem Ektoderm an seiner Außenseite wird es während der Embryonalentwicklung teilweise bedeckt, das Entoderm an seiner Innenseite wird dagegen von ihm unterstützt.

Mit dem Erscheinen des Mesoderms (➤ Abb. 1.11) entwickelt sich der Embryo in den drei Raumebenen. Man könnte nun sagen, dass das Mesoderm und im weiteren Sinne die Faszie, die treibende Kraft der Embryologie darstellt, da sein Erscheinen aus dynamischen Bewegungen entsteht und schließlich zu einer dreidimensionalen Entwicklung des Embryos führt.

Während seiner Ausbreitung führt das Mesoderm das Entoderm sowie das Ektoderm mit sich. Diese drei Keimblätter werden sich auf eine irreversible und definitive Art vereinen, so dass man diese nicht mehr voneinander trennen kann. Das Mesoblast bildet hier die stützende Schicht für die beiden anderen Keimblätter.

Das Mesoderm spielt in der Morphogenese eine koordinierende, mechanische Rolle. Die mechanischen Spannungen, die während seiner Entwicklung auftreten, bewirken die Migration der Neuralleiste. Das Zusammenspiel der Gewebemechanik mit den molekularen Effektoren koordiniert die Morphogenese. In Anbetracht dessen, dass das Mesoderm, aus welchem die Faszien und Knochen hervorgehen, können wir davon ausgehen, dass das Mesoderm die Struktur bildet und die anderen Keimblätter eher für die Funktion zuständig sind.

Infolgedessen könnte man behaupten, dass Struktur und Funktion seit dem embryologischen Stadium miteinander verschränkt und somit untrennbar miteinander verbunden sind, sich aber gegenseitig beeinflussen.

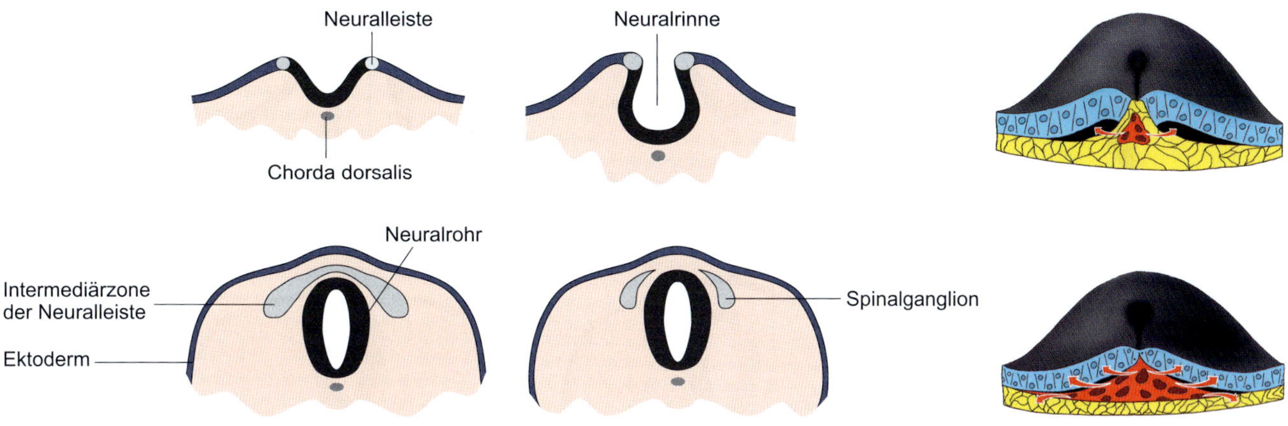

Abb. 1.11 Entstehung des Mesoderms als „treibende Kraft des Embryos" und der Quantenverschränkung

Durch diese Verschränkung ist es unmöglich, funktionelles und strukturelles Arbeiten voneinander zu trennen. Deshalb beeinflusst eine Technik automatisch auch das andere System.

Nehmen wir als Beispiel den Knochen, der die dichteste Form der Faszien darstellt. Man könnte hier davon ausgehen, dass wir uns auf einer reinen strukturellen Ebene befinden. In seinem Inneren jedoch, befindet sich das Knochenmark, welches Erythrozyten und Osteocalcine bildet. So greift der Knochen in mehrere Funktionen ein, wie dem Gedächtnis, dem Appetit, dem Stress, dem Insulin, den Sexualfunktionen beim Mann, dem Fettgewebe und den Muskelfunktionen. Das Osteocalcin interagiert mit dem Hypothalamus, der Schilddrüse, den Nebennieren und den Langerhans-Zellen. Jede Einwirkung auf den Knochen hat automatisch nicht nur lokale Auswirkungen, sondern auch eine auf den gesamten Organismus. Dies bestätigt, dass innerhalb des Körpers alles miteinander verbunden ist und dass er auf eine globale Art funktioniert. Eine osteopathische Korrektur wird also einen globalen Einfluss haben.

1.3.2 Entwicklung des Ektoderms

Zu Beginn der dritten Woche – zur gleichen Zeit wie die Anlage der Chorda dorsalis – entsteht aus der ektodermalen Keimscheibe die Anlage des Zentralnervensystems, die sich in Richtung Primitivstreifen ausbreitet und die Neuralplatte bildet (➤ Abb. 1.12). Die Seitenränder der Neuralplatte stellen sich anschließend auf und bilden die Neuralleisten, während sich aus der Vertiefung in der Mitte die Neuralrinne entwickelt. Die Neuralleisten nähern sich einander und verschmelzen in der Mittellinie zum Neuralrohr.

Das Nervensystem umfasst somit einen schmalen zylindrischen kaudalen Teil, den Markstrang, und einen breiteren kranialen Teil, die Gehirnbläschen, aus denen gegen Ende der vierten Woche die Ohr- und Linsenplakoden (Vorstufen der Ohren- und Augenbläschen) entstehen.

Während sich der Embryo einrollt, beginnt sich das Ektoderm aufzuteilen: Aus dem Ektoderm entwickeln sich also die folgenden Strukturen:

- Der eine Teil wird von Mesoderm umhüllt und bildet das Nervensystem. Von ihm gehen im Laufe der Entwicklung Ausläufer ins Mesoderm und von dort weiter ins Entoderm.
- Der andere Teil wird das Mesoderm bedecken und die Epidermis bilden.
- Zentrales und peripheres Nervensystem
- Sinnesepithel der Sinnesorgane
- Haut (Epidermis) und Hautanhangsgebilde (Haare, Nägel und Hautdrüsen)
- Hypophyse
- Zahnschmelz.

Ab der 4. Embryonalwoche werden 50.000 neue Neurone pro Minute gebildet, die dann auf das Gehirn zuwandern. In den ersten intrauterinen Lebensmonaten erreicht das neuronale Netz seine maximale Größe, während im Sekundenrhythmus 2 Millionen neue Synapsen entstehen. Einige Wochen vor der Geburt beginnen die Neuronengruppen untereinander um die Bildung neuer

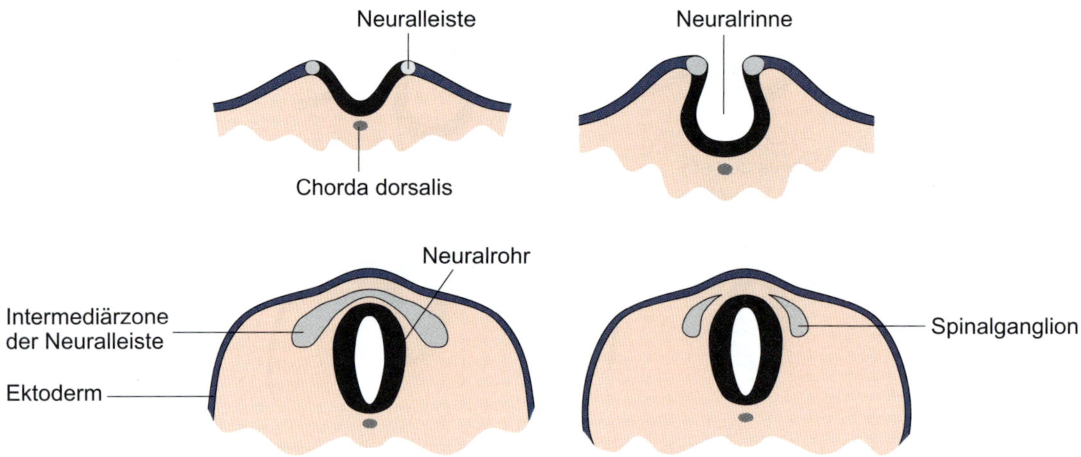

Abb. 1.12 Entwicklung der Neuralleiste, der Neuralrinne und des Neuralrohrs, Querschnitt

Synapsen zu konkurrieren. Neurone, die keine Kontaktstellen zu anderen gefunden haben, degenerieren. Die anderen Schaltkreise funktionieren zum Teil schon, wenn das Kind auf die Welt kommt.

Mit ihrem Wachstumskegel bewegen sich die Axone aktiv auf die Zielzellen zu. Dank eines dünnen beweglichen Fortsatzes (Filopodium) kann der Wachstumskegel das Axon zum Zielort hinführen, wo sich eine Synapse bildet. Angezogen wird der Wachstumskegel von tropischen (nerve growth factor, NGF) und trophischen (insulin-like growth factor, IGF) Substanzen, die aus dem Zielorgan freigesetzt werden. Zuerst treten die Axone der Wirbelsäule aus dem Rückenmark und bilden die Nervenwurzeln.

Ontogenese des Nervensystems:

Mit einem Fortsatz (Filopodium) kann ein Axon die zehnfache Distanz überbrücken, und bei stabiler Verankerung bewegen sich dann alle Nervenzellen in die vorgegebene Richtung. Wenn Neurone nur schlecht oder verzögert wandern, können falsche Verbindungen entstehen und Autismus, Epilepsie, geistige Retardierung usw. nach sich ziehen. Solche Störungen können genetisch oder umweltbedingt sein. (Es gibt zwei wichtige neuronale Transmitter: Glutamat als Verstärker und Gammaaminobuttersäure [GABA] als Hemmer, beim Feten mit umgekehrter GABA-Wirkung.) Beeinflusst wird die Migration von Neuronen auch durch Alkohol, Tabak, Valium (steigert GABA-Wirkung), Antiepileptika, Cannabis (Wirkung auf GABAerge Synapsen kann schädlich für die neuronale Wanderung sein) und andere Stoffe. Viele neurologische Krankheiten entstehen bereits in der Embryonalzeit.

1.3.3 Entwicklung des Entoderms

Das Wachstum von zentralem Nervensystem und Somiten bringt eine Längs- und Quereinfaltung des Embryos mit sich, wobei ein Teil des Dottersacks in den so geschaffenen Hohlraum miteingeschlossen wird. Aus dieser „Einverleibung" des Dottersacks entwickelt sich die Anlage des schlauchartigen Verdauungstrakts (➤ Abb. 1.13).

Das Entoderm bildet den Vorderdarm, den Mitteldarm und den Hinterdarm.

- Der Vorderdarm wird provisorisch durch die Rachenmembran verschlossen.
- Der Hinterdarm wird durch die Kloakenmembran verschlossen, die sich später in eine Urogenital- und eine Analmembran teilt (➤ Abb. 1.14).

In dieser Entwicklungsperiode nimmt aufgrund der lateralen Abfaltung – bei der die Abdominalwand und als röhrenförmige Struktur der primitive Darm entstehen – die Abgrenzung des Embryos nach außen Gestalt an.

Infolge der am Ende der vierten Woche stattfindenden kaudalen Faltung verschmelzen der Dottersackstiel und der embryonale Haftstiel miteinander und bilden die Nabelschnur. Aus dem Entoderm entstehen also folgende Strukturen:

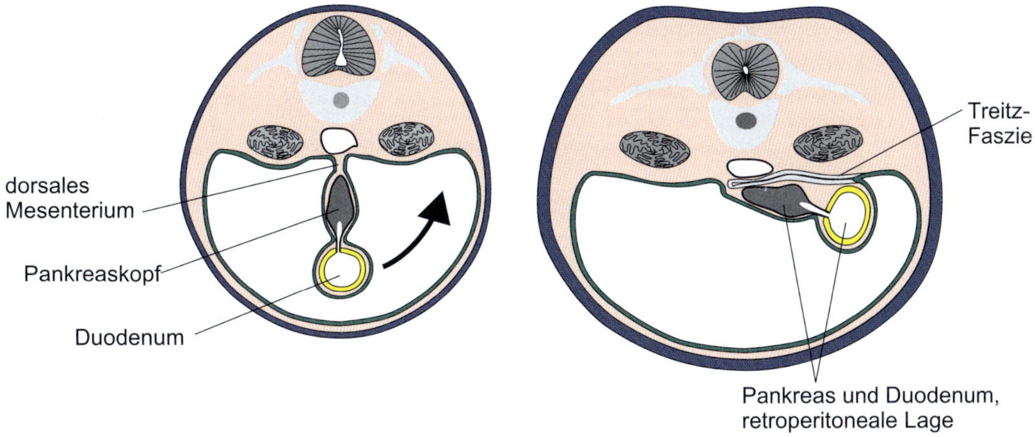

Abb. 1.13 Querschnitt durch das Duodenum

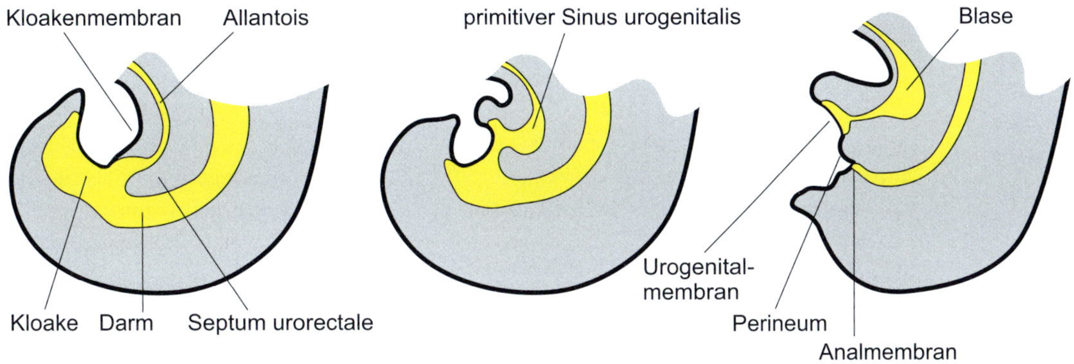

Abb. 1.14 Verschiedene Entwicklungsstadien der Kloakenmembran

- Epithelauskleidung des Verdauungstrakts, der Harnblase und der Ureteren
- Wandepithel des Respirationstrakts
- Wandepithel der Paukenhöhle und der Tuba Eustachii
- Parenchym der Tonsillen, der Schilddrüse, der Nebenschilddrüsen und des Thymus
- Ösophagus, Magen, Leber, Gallenblase und Gallenwege, Pankreas, Darm
- Tracheobronchialsystem
- Rachenmembran, Kloake, Allantois
- Schlundtaschen.

All diese Strukturen beginnen von der fünften bis zur achten Woche zu wachsen, wenn gleichzeitig auch die Extremitätenknospen erscheinen, die Organe ihren Platz einnehmen und sich der Kopf entwickelt.

In dieser Periode der Organisation, des strukturellen Aufbaus, nimmt der Embryo Form an, wobei die Fetalzeit, ab der 9. Woche, mehr im Zeichen seines Wachstums steht.

Als erstes Organ entwickelt sich das Herz. Es beginnt ab dem 22. Tag zu schlagen und ist in der 9. Woche voll ausgebildet. Ab dem 23. Tag verlängert, faltet und biegt sich der Kardiaschlauch um, so dass sich der Sinus venosus (wird zum Herzohr) nach hinten oben verlagert und der Ventrikel, dessen Volumen sich vergrößert, tiefer tritt. Dieses Einrollen beruht auf der spiralförmigen Anordnung der Herzmuskelzellen. Beim ersten Atemzug verschließt sich das Foramen ovale. Hier einige eindrucksvolle Zahlen zur Herzleistung: Das Herz wirft jährlich 2,6 Millionen Liter Blut aus und wird im Laufe eines 70-jährigen Lebens etwa 2,5-Milliarden-mal schlagen.

ZUSAMMENFASSUNG

Embryonale und fetale Entwicklung bis zum 6. Monat

- 1. Woche
  - Eifurchung, Bildung der Blastozyste
- 2. Woche
  - Umwandlung der Blastozyste in die zweiblättrige Keimscheibe mit Ektoderm und Entoderm
- 3. Woche
  - Umwandlung der zweiblättrigen in die dreiblättrige Keimscheibe mit Ektoderm, Mesoderm und Entoderm
- 4. Woche
  - Abgrenzung des Embryos
  - Auftreten der Gliedmaßenknospen
    Zwischen der 6. und 8. Woche kommt es zu einer Rotation der oberen und unteren Gliedmaßenknospen aus der Frontal- in die Sagittalebene und einer Drehung um ihre Längsachse. Dieselbe Bewegung ist bei einer Untersuchung (Ecoute-Test) der Extremitätenfaszien wieder anzutreffen. Zu Fehlbildungen oder Gliedmaßendefekten tragen multifaktorielle Ursachen wie Umwelteinflüsse, Hyperthermie, Teratogene (Kadmium hemmt Metallproteine und Carboanhydrase), wie z. B. Thalidomid sowie amniotische Stränge bei. Eine Gliedmaßendeformität kann intrauterin entweder direkt durch den Gebärmutterdruck oder infolge einer kompressionsbedingten Durchblutungsstörung entstehen.
  - Anlage zahlreicher Organe
  - Entstehung des uteroplazentaren Kreislaufs
- 2. Monat
  - Entwicklung vieler Organe
  - Ausbildung der Körperform
  - zunehmendes Kopfvolumen, Augen, Ohren und Nase nehmen ihren Platz ein
  - Entwicklung der Gliedmaßen
- 3. bis 6. Monat
  - Alle Organanlagen befinden sich an ihrem Platz, und die Organe wachsen, differenzieren sich und reifen.
  - Ende des 6. Monats ist der Fetus lebensfähig.

Keimblätter und Organentwicklung

Aus dem Meso-, Ento- und Ektoderm entwickeln sich die Körperorgane und -gewebe wie folgt.

- Mesoderm
  - Bindegewebe, Knorpel, Knochen, quergestreifte und glatte Muskulatur
  - Perikard, Pleura, Peritoneum
  - Blut- und Lymphzellen
  - Herzwände, Blut- und Lymphgefäße
  - Nieren und Gonaden mit ihrem Drüsenapparat
  - Nebennierenrinde und -mark
  - Milz
  - Muskel- und Bindegewebsschichten des Verdauungstrakts
  - Epithelauskleidung des Verdauungstrakts, der Blase und der Harnleiter
  - Wandepithel des Respirationstrakts, der Paukenhöhle und der Tuba Eustachii
  - Parenchym der Tonsillen, der Schilddrüse und der Nebenschilddrüsen
  - Thymus
- Entoderm
  - Ösophagus, Magen, Leber, Gallenblase und Gallenwege
  - Pankreas, Darmtrakt
  - Tracheobronchialsystem
  - Allantois und inneres Blatt der Kloaken- und Rachenmembran
- Ektoderm
  - zentrales und peripheres Nervensystem
  - Sinnesepithel der Sinnesorgane
  - Haut und Hautanhangsgebilde (Haare, Nägel, Hautdrüsen)
  - Brustdrüse
  - Hypophyse
  - Zahnschmelz

Der zunächst nur aus drei übereinander gelagerten Blättern bestehende Embryo wächst und entwickelt sich ohne Unterbrechung. Dieses schnelle Wachstum bringt eine Abfaltung des Embryos mit sich; bei der vertikalen kommt es zur kraniokaudalen Krümmung und bei der lateralen zur Ausbildung der Wände und Körperhöhlen. Im Inneren dieser Einstülpung ordnen sich die verschiedenen Organe an, danach erscheinen die Knospen der oberen und unteren Gliedmaßen (➤ Abb. 1.15 und ➤ Abb. 1.16).

INTELLIGENTES WACHSTUM UND STAMMZELLEN

Intelligentes Wachstum

Nach dem Zusammentreffen von Eizelle und Spermatozoon entwickelt sich das befruchtete Ei in einem kontinuierlichen Prozess zu einem Wesen von außerordentlicher Perfektion. Jedes (Keim-)Blatt wird sich mit dem benachbarten Blatt vereinigen, verbinden oder sich gegenseitig durchdringen, um heranzuwachsen, so dass die verschiedenen Teile des menschlichen Körpers entstehen. Dies geschieht fortlaufend und mit einer bemerkenswerten „Intelligenz". In der Tat müssen sich die Zellen des einheitlichen Grundgewebes differenzieren, um Knochen, Muskeln, Faszien, Haut, Nerven, Leber, Milz etc. zu „erschaffen". Und das tun sie in gleichsam perfekter Weise, denn Irrtümer sind insgesamt recht selten.

Rhythmus des Lebens

Dieses Wachstum vollzieht sich im Rhythmus eines kräftigen Pulses, dem natürlichen Grundrhythmus eines sich entwickelnden Organismus. Erinnern wir uns, dass nach BLECHSCHMIDT das erste embryologisch erscheinende System das orthosympathische System ist. Es scheint von Beginn an präsent zu sein und ist der Pacemaker, der die Gewebemotilität instand hält.

Am Ende des zweiten Monats beginnt, wie bereits erwähnt, die Fetalperiode. In den folgenden Entwicklungsphasen finden vornehmlich Wachstum und Reifung statt. Der seit der Befruchtung von Leben geprägte Rhythmus wird jedoch nie mehr aufhören, bis zum Tod. Dieser Rhythmus wird für Wachstum und Bewegung, für die physiologischen Funktionen des menschlichen Körpers sorgen. Diesen Rhythmus aus dem embryologischen Gedächtnis werden wir im Schädel, in den Faszien und Organen wiederfinden; er ist es, der dem Körper ermöglicht, sich an die im Verhältnis zum stabilen inneren Milieu sehr wechselhaften äußeren Bedingungen anzupassen und somit Gleichgewicht und Gesundheit aufrechtzuerhalten. Anhand der Qualität dieses Rhythmus werden unsere Hände spüren, ob im ganzen Körper oder in Teilbereichen ein Gleichgewicht oder Ungleichgewicht vorliegt.

Stammzellen

Gehen wir noch einmal etwas zurück. Wie wir gesehen haben, entwickelt sich der Embryo aus der Differenzierung von Zellen des Ektoderms, Mesoderms und Entoderms. Tatsächlich sind alle drei Keimblätter ursprünglich aus derselben Gruppe undifferenzierter Zellen hervorgegangen. Infolge komplexer biochemischer Prozesse wandeln sich diese Ur- oder Stammzellen unter der Einwirkung verschiedener Proteine zunächst zu Mesoderm, Ektoderm, Entoderm und danach in spezialisierte Strukturen (Nerven, Muskeln, Faszien, Knochen, Organe usw.) um. Aber das Besondere an Stammzellen ist, dass sie nie ganz verschwinden, sondern im Körper erhalten bleiben und unter bestimmten Umständen reaktiviert werden können, um Organschäden zu reparieren.

Inzwischen liegen zahlreiche Studien zu Stammzellen vor, die nach dem derzeitigen Wissensstand in sämtlichen Körpergeweben vorkommen und die zukünftige große Umwälzung in der Medizin darstellen könnten.

Auch im Gehirn gibt es Stammzellen, die sich in Neurone umwandeln und den Grad einer Hirnischämie verringern können, also sie eine bessere Erholung von Neugeborenen nach einem Geburtstrauma ermöglichen. Bei Ratten war jedoch in 30 % die Entwicklung eines Hirntumors zu beobachten.

Derzeit macht die Stammzellenforschung unerwartete Fortschritte, die noch vor einigen Jahren undenkbar schienen. So lässt sich heutzutage praktisch jedes Gewebe (Knochen, Nerven, Haut, Herz, Nieren usw.) neu programmieren.

Vielleicht stehen wir am Anfang einer neuen Ära, in der es der Medizin mit Hilfe von Stammzellen gelingen wird, insuffiziente Organe zu reparieren und die Lebenszeit in einer optimalen körperlichen und geistigen Verfassung entscheidend zu verlängern.

Diese Stammzellen verschwinden nicht vollständig und werden ein ganzes Leben lang im Körper vorhanden sein. Bei Bedarf können sie nach Differenzierung ein beschädigtes Gewebe wieder aufbauen.

Könnten wir diese Zellen so stimulieren, dass sie eine Gewebereparatur auslösen? Wir werden noch die Gelegenheit haben, darüber zu sprechen.

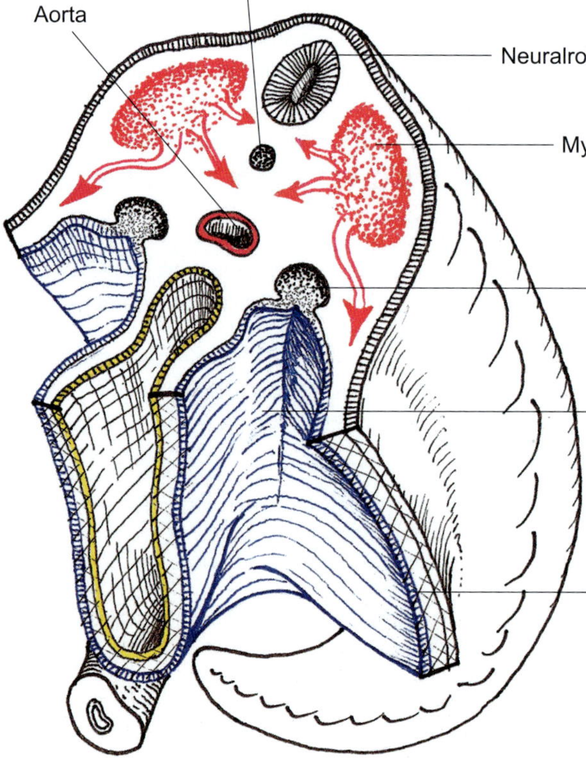

Abb. 1.15 Schnitt durch einen Embryo (Anfang 4. Woche)

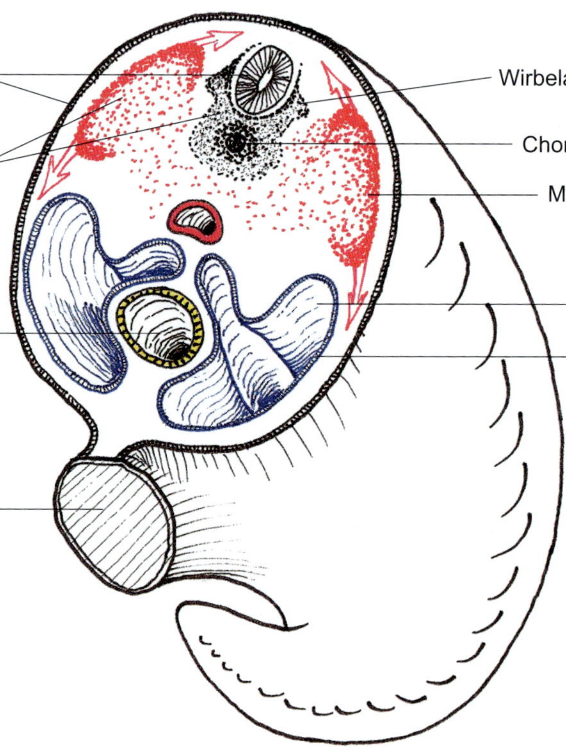

Abb. 1.16 Schnitt durch einen Embryo (Ende 4. Woche)

1.3.4 Entwicklung der frühzeitigen Innervation des Embryos

Die Entstehung des Nervensystems findet später statt. Die frühzeitige Innervation des Embryos (➤ Abb. 1.17)wäre nach LAZORTHES sympathischen Ursprungs.
Das sympathische Nervensystem steuert die meisten Funktionen, insbesondere die Faszien, so dass man behaupten könnte, dass es unter anderem der Motor der Faszien ist. Es könnte als Ursprung der Gewebemotilität gelten.

1.3.5 Das befruchtet Ei

Der Ursprung des Lebens geht auf eine einzige Zelle zurück, nämlich die Eizelle, in die ein Spermatozoon eingedrungen ist. Aus dieser Verbindung entstehen Milliarden weiterer Zellen, die den Aufbau eines menschlichen Wesens bilden.

Dieses Abenteuer beginnt in einer einzigen Zelle, die aus einer begrenzenden äußeren Membran besteht. Innerhalb dieser Membran befinden sich verschieden Strukturen, wie die Mitochondrien, Zentriolen, Golgiapparat usw., die durch das Zytoskelett stabilisiert werden. Woraus besteht das Zytoskelett? Natürlich Faszie.

Demnach könnte man behaupten, dass Faszie nicht entsteht, sondern ist.

Im Inneren dieser Ursprungszelle befindet sich hauptsächlich Wasser. Also beginnt das Leben in zwei grundlegenden Elementen: Wasser und Faszie. (➤ Abb. 1.18)

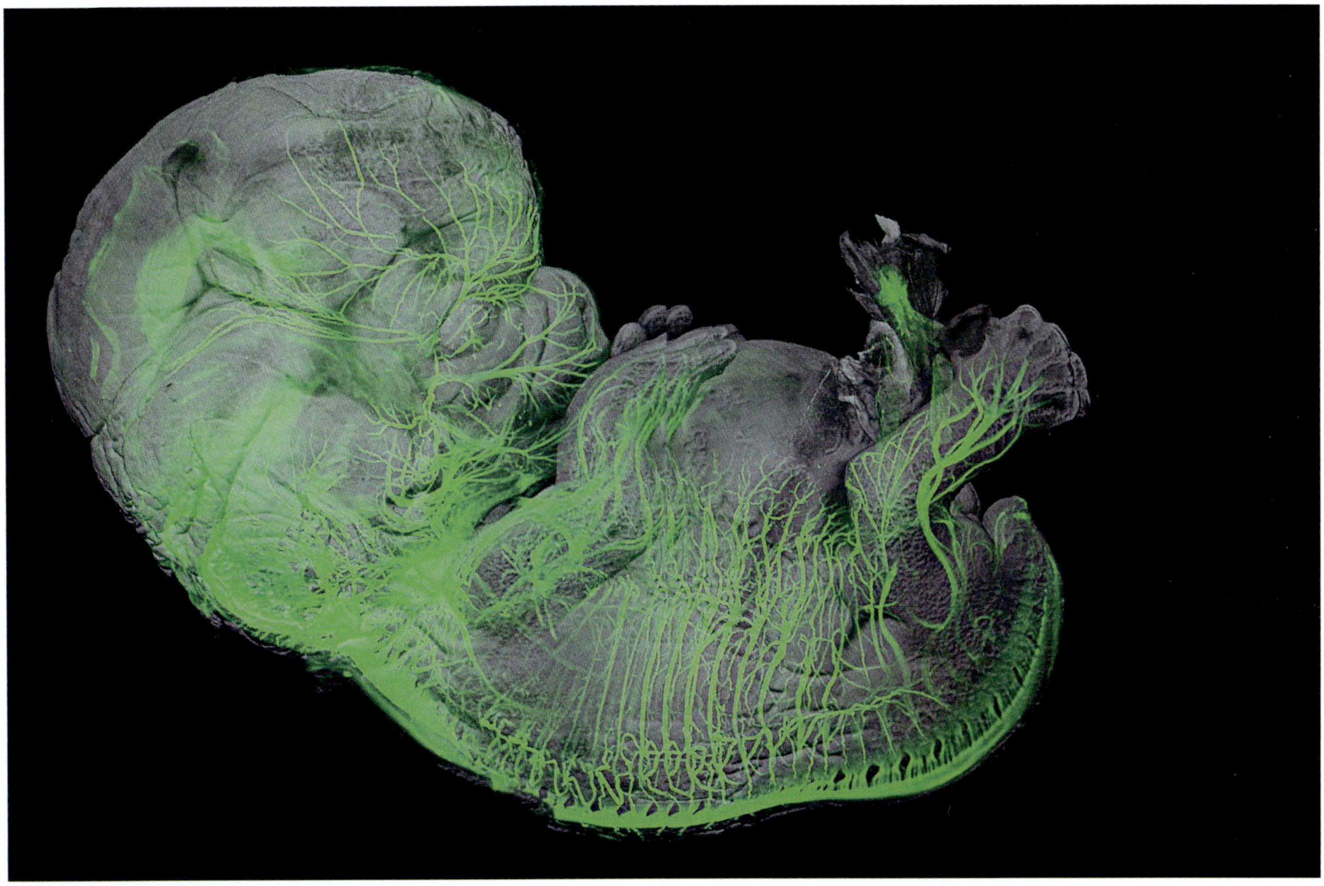

Abb. 1.17 Frühzeitige Innervation des Embryos

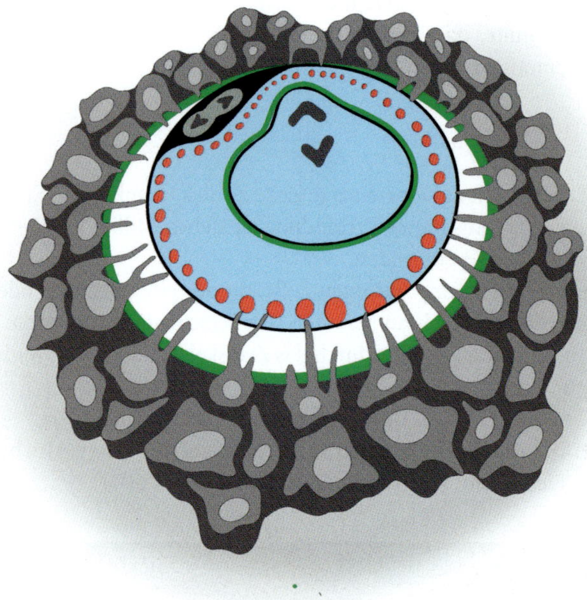

Abb. 1.18 Der Ursprung des Lebens

1.3.6 Exteriorisation

In einem frühen Entwicklungsstadium sind die Anlagen der Gliedmaßen (➤ Abb. 1.19) noch nicht vorhanden. Diese entstehen zu einem späteren Zeitpunkt und entwickeln sich aus exteriorisierenden internen Faszien (➤ Abb. 1.20).

Es gibt also eine Kontinuität zwischen dem Inneren und dem Äußeren, die Oberfläche spiegelt die Tiefe.

Dank der Faszien, die die inneren Dysfunktionen durch Veränderung der Hautoberfläche widerspiegeln, kann uns das Beobachten der Haut von großem Nutzen bei der Entschlüsselung der Dysfunktionen des Körpers sein. Diesen Aspekt greifen wir beim Test der Observation nochmal auf.

1.4 Mechanismen der embryonalen Entwicklung

Wie entsteht aus einer Eizelle ein menschliches Wesen und wie kommt die Vielschichtigkeit des Entwicklungsprozesses zum Ausdruck?

Die embryonale Entwicklung wird zum Schauplatz von histochemischen und biochemischen, aber auch von biokinetischen und biodynamischen Phänomenen, die das Zellwachstum lenken und gestalten.

1.4.1 Histo- und biochemische Phänomene

Zellen erkennen ihre Position im Embryo aufgrund der Morphogenkonzentration. Eine Identifizierung dieser Morphogene ermöglichten Studien an der Fruchtfliege *Drosophila melanogaster*.

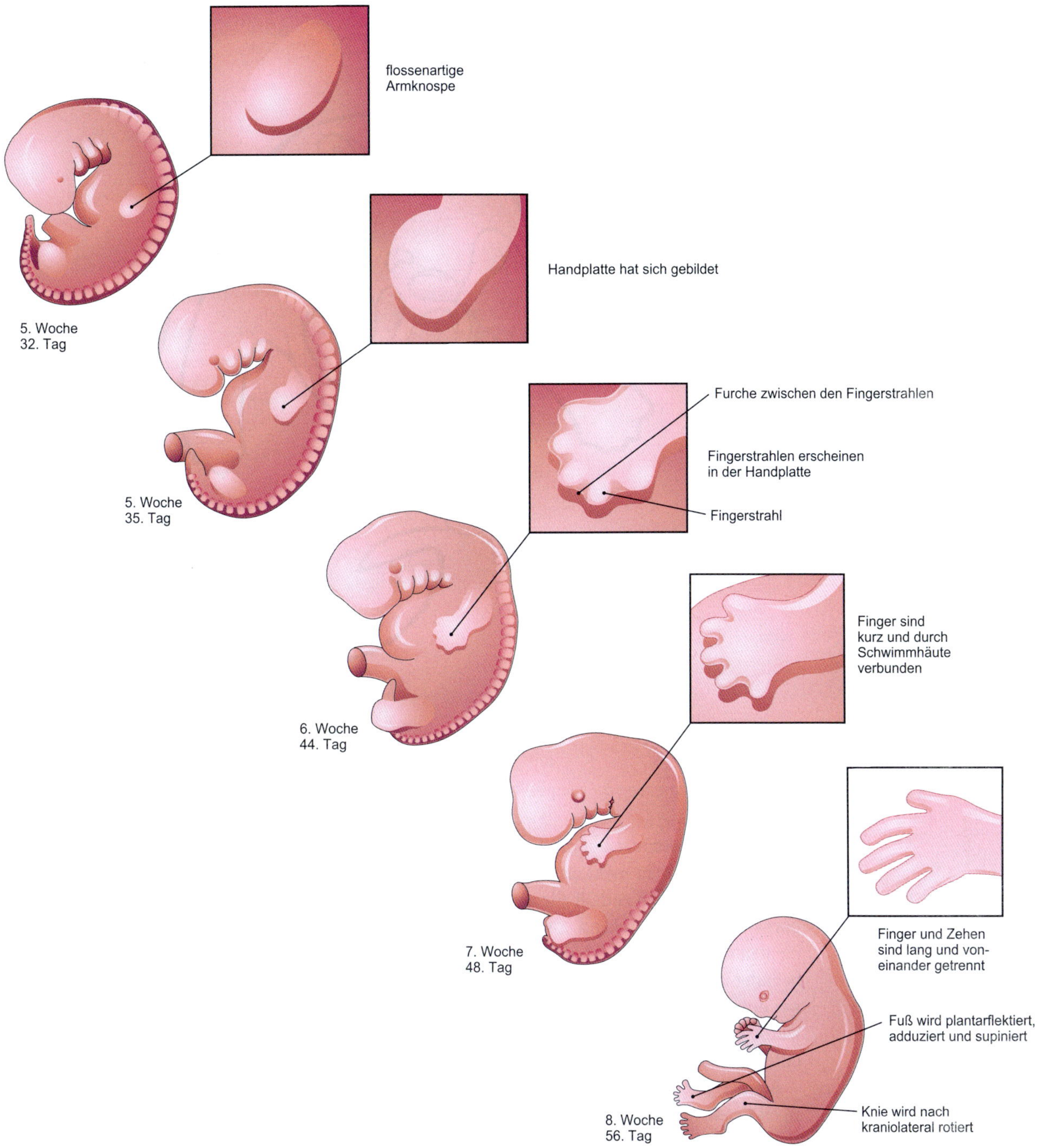

Abb. 1.19 Entstehung der Gliedmaßen

Drosophila verfügt über ca. dreißig Gene, die das „Muster" des Embryos vorgeben. Lediglich drei dieser Gene kodieren molekulare Signale, die für die Ausrichtung der Fruchtfliege entlang der anterior-posterioren Achse verantwortlich sind. Da jedes dieser Signalproteine nur an einer spezifischen Stelle erscheint, kommt es zur Ausbildung eines charakteristischen morphogenetischen Gradienten. Das eine Signalprotein steuert die vordere Hälfte der Larve, aus der Kopf und Thorax entstehen, das zweite das Abdomen und das dritte die Strukturen an den beiden Enden der Larve.

Bereits in den ersten Entwicklungsstadien von Drosophila bildet sich ein Gradient der Bicoid-Proteinkonzentration heraus, die am vorderen Pol am höchsten ist. Zur Aktivierung ist ein bestimmter Grenzwert der Proteinkonzentration nötig. Ist er erreicht, löst das die Produktion einer messenger-RNS durch die DNS aus, und diese mRNS setzt dann die Synthese des Proteins in

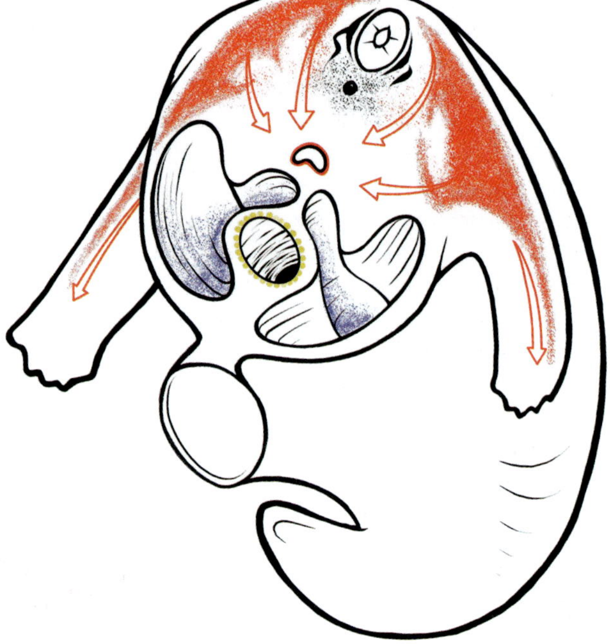

Abb. 1.20 Exteriorisation der internen Faszien

Gang, das von dem Gen kodiert wird. Ein Konzentrationsgradient wirkt auf zwei oder drei Gene ein und legt so nicht mehr als zwei oder drei Aktivierungszonen fest.

Die Bicoid-mRNS enthält alle notwendigen Informationen, damit eine Zelle sie erkennen, transportieren und binden kann. Sie bewegt sich überdies immer in gleicher Richtung an Strukturelementen entlang, die als Mikrotubuli bezeichnet werden. Der Einflussbereich des Nanos-Proteins befindet sich am hinteren Pol. Die morphogenetischen Bicoid- und Nanos-Gradienten können nur entstehen, solange keine Zellmembranen vorhanden sind, da diese die Diffusion verhindern würden. Allerdings sind bei den meisten Tierarten bereits nach den ersten Entwicklungsstadien unterschiedliche Regionen der Eizelle durch Zellmembranen voneinander abgegrenzt.

Bei der Fruchtfliege Drosophila wird die dorsoventrale Achse des Embryos durch einen einzigen Gradienten definiert, der sich selbst dann aufbauen kann, wenn Zellmembranen vorhanden sind. Er dürfte dem Gradienten ähnlich sein, der auch bei anderen Organismen vorkommt. Das Dorsal-Protein bestimmt die Anlage der ersten embryonalen Strukturen entlang der dorsoventralen Achse. Es kann die Transkription in den Zellkern fördern (aktivieren) oder unterdrücken (reprimieren). Wenn seine Konzentration einen bestimmten Grenzwert überschreitet, wirkt das Dorsal-Protein bei zwei Genen aktivierend, bleibt seine Konzentration darunter, reprimiert es zwei andere Gene.

Baut sich aufgrund der unterschiedlichen Dorsal-Proteinkonzentration in den verschiedenen Zellkernen ein Gradient auf, lagert sich jedes dieser Genpaare entweder auf der einen oder anderen Seite des Embryos an (und wird damit exprimiert). Im Embryo selbst ist das Dorsal-Protein gleichmäßig verteilt, nur seine intrazelluläre Verteilung entlang der dorsoventralen Achse variiert. Ein sog. Cactus-Protein heftet sich an das Dorsal-Protein, um zu verhindern, dass es in den Zellkern eindringt. Allerdings arbeiten auf der Ventralseite des Embryos mehr als ein Dutzend anderer Proteine zusammen daran, das Dorsal-Protein vom Cactus-Protein zu lösen.

Die Proteine werden durch ein Signal aktiviert. An molekularen Bindungsstellen, die von mehreren Proteinen gesichert werden, erfolgt die Übertragung der Gradienteninformation von einem Abschnitt zum anderen. Schließlich führt die zunehmende Anlieferung eines Proteins mit anfangs gleichmäßiger Verteilung zu den Zellkernen dazu, dass der Nukleus über einen Konzentrationsgradienten aktiviert wird.

Bei allen bisher untersuchten Aktivierungsketten bildet sich ein morphogenetischer Gradient aus, der als Transkriptionsfaktor dient; je nach seiner Konzentration aktiviert oder reprimiert dieser Gradient die Transkription eines oder mehrerer Zielgene. Auslöser der Transkription kann entweder das Zusammenwirken mehrerer unterschiedlicher Moleküle oder das Zusammenwirken mehrerer Kopien ein und desselben Moleküls sein.

Manche morphogenetische Gradienten haben lediglich eine einzige Wirkung, die eintritt, sobald die Konzentration in einem Morphogen den kritischen Grenzwert überschreitet. Ein Zielgen ist ausschließlich aktiv oder nicht aktiv. In anderen Fällen unterscheiden sich die Reaktionen entsprechend den Konzentrationen in den Morphogenen; diese Art von Gradient ist für die größere Komplexität bei Organismen in Bewegung unerlässlich.

Wechselbeziehungen zwischen Molekülen, die sich auf die Transkription auswirken, können die Reaktionen auf die Gradienten stark beeinflussen. Sie tragen damit dazu bei, dass sich komplexe Strukturen aus einem ursprünglich sehr einfachen System entwickeln.

Die Überlagerung mehrerer Gradienten in einer Region des Embryos führt zu einer noch stärkeren Untergliederung (Segmentierung) und Komplexität. Die kombinierten Regelkreise und Konzentrationsgradienten machen es möglich, dass sich die genkodierten Funktionen ordnen und zu einem umfassenden Repertoire von Entwicklungsmechanismen werden. Bei Drosophila bewirken die Gradienten eine Genexpression in Form von Querbändern in der Region der Eizelle, aus der schließlich der gegliederte Bereich der Larve hervorgehen wird. Danach steuert diese Struktur die Bildung von noch feineren Bändern, die unmittelbar die Merkmale jedes Embryo-Segments bestimmen. Wenn der Embryo sich in Zellen teilt, können sich die Transkriptionsfaktoren nicht mehr ausbreiten. Deshalb kommen in späteren Entwicklungsstadien, in denen sich der embryonale Bauplan herausbildet, zwischen benachbarten Zellen übertragene Signale ins Spiel.

Die Embryologen haben herausgefunden, dass diese Studienergebnisse nicht nur für Drosophila zutreffen, sondern für das gesamte Tierreich. Dies wird uns eines Tages auch die Entwicklung des menschlichen Embryos besser verstehen lassen.

1.4.2 Biokinetische und biodynamische Phänomene

Die Entwicklung des Embryos hängt nicht nur vom Einfluss biochemischer, sondern auch biodynamischer Phänomene ab.

Unter biodynamischen Phänomenen versteht man die notwendigen und unerlässlichen Kräfte für den Verlauf der Embryogenese sowie für das Auslösen der biochemischen Abläufe. Die Ontogenese läuft in ihrer charakteristischen Biodynamik ab. Diese Biodynamik und die Gene tragen die Verantwortung der Evolution. Die genetische Induktion ist nicht nur von codierenden Genen, sondern auch von anderen, insbesondere mechanischen Faktoren abhängig, die für ihren korrekten Ausdruck notwendig sind.

Diese Faktoren sind:

- interner Druck
- Spannungen der Membran
- externer Druck

Einmal mehr finden wir die Verschränkung zwischen Struktur und Funktion.

Wir wissen, dass Zellen mechanische Kräfte empfindlich registrieren (➤ Abb. 1.21) und in biochemische Reaktionen übersetzen können. Die unterschiedlichen mechanischen Kräfte bilden den Ausgangspunkt für die Gewebe- und Organentwicklung. Man muss zur Kenntnis nehmen, dass mechanische Kräfte des Zytoskeletts der Zelle Ursprung biologischer Funktionen, von der Kontrolle der Chromosomenbewegung bis hin zur Morphogenese des Gehirns, sind. Diese mechanischen Kräfte äußern sich besonders über die Faszie, die wichtiger Motor der Embryogenese und Organogenese ist. Während der Zellproliferation senden die Zellmembranen Informationen aus. Sind diese fehlerhaft, wird diese Zelle zu Gunsten einer gesunden Zelle eliminiert.

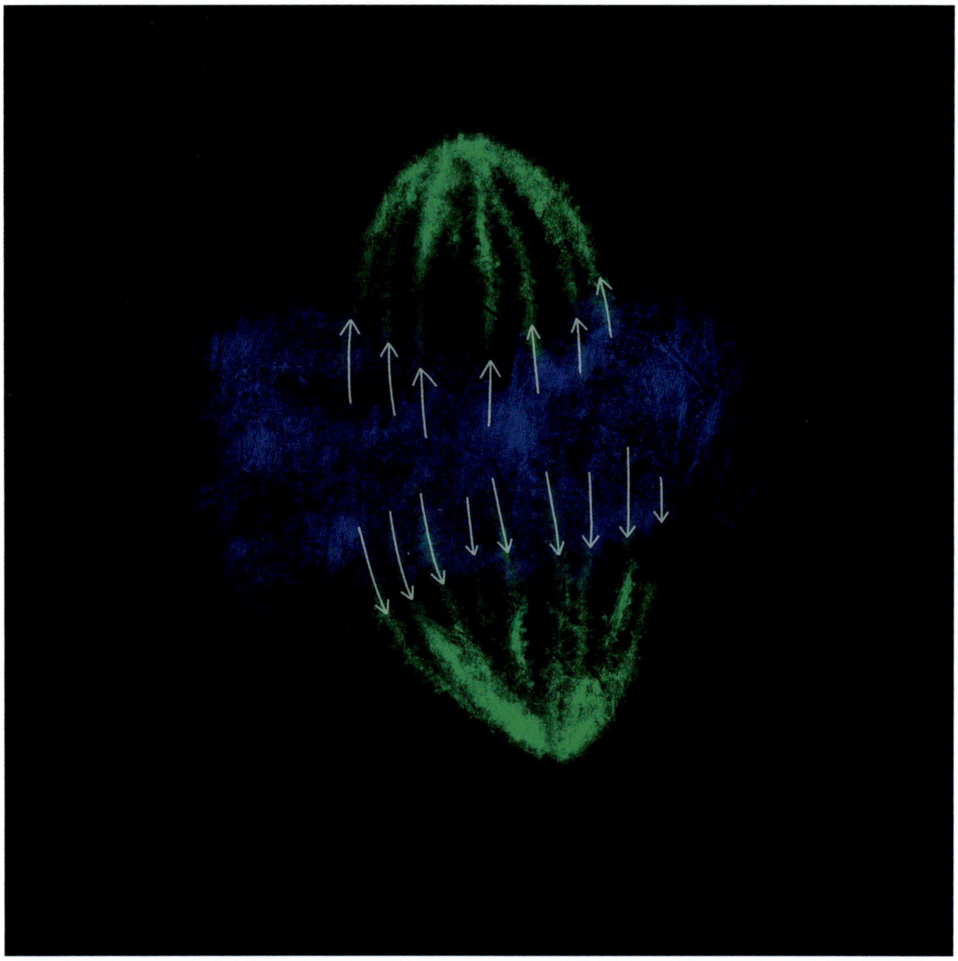

Abb. 1.21 Darstellung mechanischer Kräfte, die bei der Teilung der Zentriolen auftreten

Durch lockeres (also Faszien-)Bindegewebe werden mechanische Belastungen von/zu den vaskulären, Immun- und Nervenzellen sowie den Gewebefibroblasten übertragen. Dieses Bindegewebe würde ein Netz mechanosensitiver Signale im ganzen Körper darstellen, in dem die ausgesendeten Signale Reize erzeugen, die sich gegenseitig beeinflussen. Solche Signale werden durch Bewegung und Haltungswechsel ausgelöst und können im Krankheitsfall (Verletzungen, Schmerzen usw.) pathologisch verändert sein.

Es scheint so, als ob sich beide Phänomene wechselseitig bedingen und begleiten und die embryonale Entwicklung aus einem ausgewogenen Verhältnis zwischen biodynamischen Kräften und biochemischen Reaktionen resultieren würde.

Auf embryologischer Ebene tritt BLECHSCHMIDT zufolge zuerst eine von außen nach innen gerichtete Kraft in Erscheinung, die beim Eindringen des Spermatozoons in die Eizelle entsteht und biochemische Prozesse in Gang setzt. Während die befruchtete Eizelle einen Wachstumsimpuls erhält, geht die unbefruchtete innerhalb von 24 Stunden zugrunde.

Der intrauterine Druck ist ebenfalls eine Kraft, die auf den Fetus einwirkt. Im Laufe der Schwangerschaft fällt er exponentiell von 9 mmHg in der 9. Woche auf 5 mmHg in der 30. Woche ab. Vom Uterus ausgeübte mechanische Belastungen können eine Kompression (direkter Druck oder Gefäßveränderungen) verursachen oder die Expression bestimmter Gene hemmen und dadurch eine Deformation zur Folge haben. Wie bereits betont, sind sowohl für die Genexpression als auch für die Expression von Proteinen zur Förderung der Gewebedifferenzierung tatsächlich mechanische Kräfte erforderlich.

Anzumerken ist, dass die Steuerung biologischer Funktionen, angefangen von der Kontrolle der Chromosomenbewegung bis zur Morphogenese des Gehirns, ihren Ursprung in den mechanischen

Spannungen im Zytoskelett der Zelle hat. Durch eine zu starke mechanische Krafteinwirkung an der Zellmembran kann auch der transmembranöse Proteintransport beeinträchtigt werden, was sich als pathologische Veränderung äußern kann. In vitro ließ sich außerdem nachweisen, dass die Anzahl der RNA-synthetisierenden Epithelzellen unter der Zugwirkung zunimmt.

„Alle organischen Formationen sind Bewegungsprozesse" (BLECHSCHMIDT). Die Gestalt oder Form eines Organismus bildet sich in einem Prozess fortschreitender Bewegungen in der Entwicklung der Gewebe- und Organzellen heraus. Dies wird als kinetische Morphologie bezeichnet. Im Zellinneren findet jedoch eine Molekularbewegung gegen Widerstand statt, die selbst eine biodynamische Morphologie induziert.

Zu Beginn der Zellteilung lässt sich eine Veränderung der Zelloberfläche feststellen, die sich elliptisch wölbt und dann einzieht, was eine Umgestaltung von Molekülstrukturen im Inneren der Eizelle nach sich zieht. Das bedeutet, dass auf die von außen nach innen gerichtete Bewegung, mit der die zellulären Prozesse anfangen, eine Bewegung in umgekehrter Richtung folgt. Auf dem „Zellhügel" bzw. Scheitel der Wölbung liegt ein Molekül in besonders hoher Konzentration vor, und zwar Myosin II, das eine Kontraktion der Zelloberfläche bewirkt und an dieser Stelle als „molekularer Motor" fungiert. Bestimmte Gene wie PDGF-B oder Twist scheinen daher mechanosensibel zu sein. Gene sind eine unabdingbare, aber nicht hinreichende Voraussetzung für die Zelldifferenzierung, die auch von biodynamischen Kräften beeinflusst wird, so dass es sich beim Wachstum um einen exogenen Prozess handelt. Oft zeigt sich die Wirkung von Genen aber erst in späteren Entwicklungsphasen, wenn alle Grundstrukturen bereits vorliegen.

Die Stoffwechselfelder von Zellen und Geweben bewegen sich immer gegen Widerstand und stellen eine wahre Arbeitsleistung dar.

Zu genauen Zeitpunkten, vor allem aber in einem frühen Stadium der Entwicklung, gibt es kurze Perioden, die sich durch besondere Empfindlichkeit für Missbildungen auszeichnet (Stress, Medikamente). Die primären Auswirkungen werden nicht nur durch chemische Stoffe, sondern auch durch mechanische Phänomene ausgelöst.

Je nachdem, zu welcher Gewebeart die Zelle gehört, bildet sie nur die in diesem Zusammenhang notwendigen Gene aus. Im Inneren des Zellkerns sind die Chromosomen dekondensiert und voneinander durch einen Spalt getrennt. Ihre Position ist nach jeder Zellteilung genau definiert und nicht zufällig. Diese Einrichtung verändert unsere Sichtweise auf das genetische Programm völlig, da der Vorgang dieses Ausdrucks nicht von der DNS gesteuert zu sein scheint, sondern eine gezielte Auslese ist, die sich nach dem Bedarf richtet.

Das Epithelgewebe erstreckt sich auf zweierlei Weise. Entweder durch Wirkung der Zellpolarität und orientierte Zellteilung oder durch Veränderung der Zellform durch lokale oder globale kontraktile Kräfte des Aktomyosins. Außerdem können die Epithelien morphogenetische Veränderung in drei Dimensionen erfahren.

Während der embryologischen Entwicklung kann man durch die Form und Ausrichtung der Gewebszellen voraussagen, wie das Gewebe seine Form verändert und wie die Fehler dieses Vorgangs Anomalien hervorrufen können. Die Gewebe fließen und reorganisieren sich binnen weniger Minuten. Die Epithelien verkleinern und dehnen sich bei konvergierenden Extensionsbewegungen aufgrund der Anisotropie externer oder von Zellen intern generierter Kräfte. Die Informationen zur Form und Ausrichtung der anisotropen Zelle ist wichtig, um zu bestimmen, ob ein anisotropes Gewebe sich in einem stabilen oder flüssigen Zustand befindet.

Die embryologische Entwicklung unterliegt also zwei synergetisch arbeitenden Faktoren: zum einen biochemisch, und zum anderen mechanisch, insbesondere durch das von Faszien übertragene Phänomen der Mechanotransduktion.

Wenn die mechanischen Kräfte eine bestimmte Schwelle überschreiten, können diese pathologisch werden. Insbesondere wird die Proteinausschüttung gehemmt, die die Ursache für Fehlbildungen, Behinderungen oder den Tod des Fötus bedeuten kann.

In den Geweben bleiben die Zellen durch geordnete Bewegungen im Raum stets miteinander verbunden und bilden Konglomerate, die anhand ihrer kinetischen Eigenschaften definierbar sind. Indem sie näher zusammen- oder weiter auseinanderrücken, entsteht mehr oder weniger widerstandsfähiges Gewebe. Die ersten zellreichen Stellen sind die Basalmembranen. Ihre Zellen leisten die erste Gestaltungsarbeit und wachsen schneller als der innere Teil. So konnte BLECHSCHMIDT die folgenden acht Stoffwechselfelder definieren:

1

Korrosionsfelder

Ein Korrosionsfeld entsteht, sobald zwei Schichten von Epithelzellen miteinander verkleben und eine zweiblättrige Membran bilden. Dabei gehen die miteinander in Kontakt stehenden Zellen durch Nekrose zugrunde und lösen sich auf. Das ermöglicht den Austausch von Flüssigkeiten untereinander oder mit darüber liegenden Geweben. Solche Felder entstehen in der zweiten Woche zwischen den Urnierenkanälchen und den Nierenkanälchen sowie bei der Entwicklung der Gefäße. Die beiden dorsalen Aortenäste verbinden sich zu einem gemeinsamen Stamm, während sich die Membran zwischen ihnen zurückbildet. Es gibt noch zahlreiche andere Beispiele für Korrosionsfelder, z. B. die Bukkonasalmembran, die Rachenmembran, die Kloakenmembran, die Samenkanälchen.

Densationsfelder

Densationsfelder („Verdichtungsfelder") treten im Skelettsystem auf. Sie bestehen aus abgerundeten Zellen, die von ganz wenig Interzellularsubstanz umgeben sind. Anhand der interzellulären Flüssigkeitsmenge lassen sich „dichte" von „lockeren" Feldern unterscheiden.

Kennzeichnend für die Densationsfelder sind ihre Lage sowie die Position der Zellen und der Zellkerne. Nehmen wir die Entwicklung der Luftröhre (Trachea) als Beispiel:

Das Epithel auf ihrer Rückseite ist dicker als das vordere. Die an das Epithel angrenzenden Zellen sind länger und tangential angeordnet; aus ihnen werden sich die Trachealmuskeln und die Faserschicht entwickeln. Von ventral ähnelt das Stroma einem Densationsfeld mit einer Ansammlung runder Zellen und wenig Interzellularsubstanz. Da das Epithel dorsal rascher wächst als ventral, werden die Zellen dort in die Länge gezogen und tangential angeordnet. Auf der Ventralseite kommt es zu einer Kompression der Zellen, und dadurch werden sie kugelig. Diese Zellen vermehren und verdichten sich zu Knorpelgewebe (➤ Abb. 1.22).

Das biokinetische Prinzip der Densationsfelder ist auch für andere Gebilde gültig: z. B. für die Rippen, die unter dem Wachstumsdruck der Herz- und Lebermasse entstehen, oder für das Nasenseptum.

Bei der Differenzierung innerhalb eines Densationsfeldes handelt es sich um ein biomechanisches Phänomen, das einen biodynamischen Prozess voraussetzt. Die Zellen in diesen Feldern haben keine besondere Ausrichtung; d. h. ihr Spannungszustand befindet sich in allen Richtungen in einem Gleichgewicht, deshalb sind sie kugelig.

Kontusionsfelder

Die kugeligen Zellen in einem Densationsfeld können sich abflachen und zu Knorpelzellen umbilden. Dieser Prozess, der sich kreisförmig entlang einer längs gerichteten Densationsachse abspielt und sich vom Zentrum zur Peripherie entwickelt, führt zu einem Kontusionsfeld.

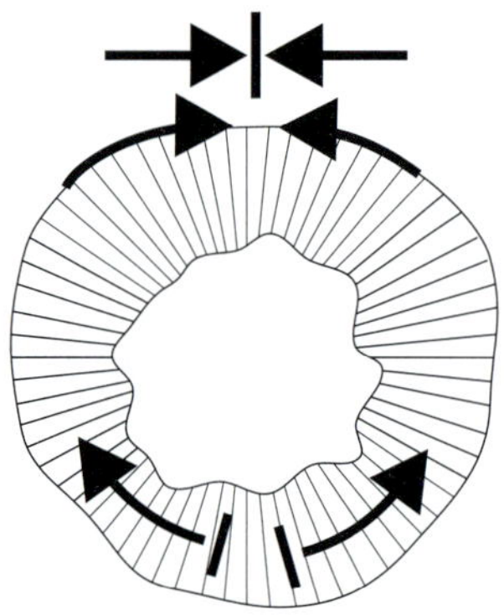

Abb. 1.22 Die Densationsfelder

Kontusionsfelder sind immer von Perichondrium („Knorpelhaut") umgeben, das mit dem lockeren Mesenchym der Peripherie verschmilzt.

Während ein Densationsfeld eine Zone ist, in der abgerundete Zellen verdichtet werden, ist ein Kontusionsfeld eine Zone, in der Zellen durch Kompression abgeflacht werden. Das Schema der Kontusion lässt sich vor allem auf die Skelettentwicklung anwenden. Die Gliedmaßenknospen sind von einer Membran umgeben, unter der sich die Zellen in alle Richtungen vermehren, so dass an allen Punkten ein Spannungsgleichgewicht herrscht und die Interzellularflüssigkeit zur Peripherie verschoben wird. Auf diese Weise werden die Bedingungen eines Kontusionsfeldes geschaffen. Kontusionsfelder entwickeln sich also im Inneren eines Densationsfeldes, da sich infolge des Wachstums der kugeligen Zellen ein Widerstand entlang der Längsachse aufbaut. Aufgrund dieses Wachstumswiderstands kommt es zu einer Kompression, die ihrerseits zum Abflachen der Zellen und damit zu ihrer Umwandlung in Knorpelzellen führt.

Distusionsfelder

Auch diese (Kompressions-)Felder finden sich am Skelettsystem. An den Gliedmaßen eines zwei Monate alten Embryos befindet sich das ältere Knorpelgewebe mehr proximal und das jüngere zunehmend weiter distal. Überdies zeigen sich Knorpelzellen zunächst im zentralen Bereich, also weit entfernt vom peripheren vaskularisierten Mesenchym. Wenn wir beispielsweise betrachten, wie sich eine Kompression auf einen Finger auswirkt, können wir feststellen, dass die Zellen ihre Flüssigkeit verlieren. Sie werden nicht länger über die Gefäße versorgt oder drainiert, verändern deshalb ihre Form und werden kugelig. Sie wachsen zunächst nur in einer (Achsen-)Richtung. Verantwortlich für diese Art des Wachstums ist ein Schwellungsphänomen, das man „Distusionsfeld" nennt.

Durch diese Schwellung erfolgt ein Wachstum parallel zur Längsachse der bereits vorhandenen Knorpelanlage. Solcher Knorpel wächst, als würde er mit einem Kolben zusammengedrückt. Dabei ist der Kompressionsdruck so stark, dass er das Wasser wegdrückt. Rund um die Zellen bildet sich eine Kapsel und die Verkalkung (Kalzifizierung) beginnt.

Retensionsfelder

Unter einem Retensionsfeld ist eine Ansammlung von inneren Gewebezellen zu verstehen, die, nachdem sie zunächst undifferenziert waren, langsamer in eine bestimmte Richtung wachsen als die umliegenden Gewebe. Sie erfahren eine stärkere Dehnung (Dilatation), durch die sie sich während ihres Wachstums zunehmend in fibröses Bindegewebe umwandeln. Auf diese Weise entstehen Sehnen, Bänder und Faszien.

Die von den Retensionsfeldern erzeugten Spannungen führen dazu, dass die peripheren Anteile rascher wachsen und die menschliche Gestalt dadurch Form annimmt.

Dilationsfelder

Diese Felder sind an der Entwicklung des Muskelsystems beteiligt. Die Entwicklung der Muskulatur ist zwar je nach Körperregion verschieden, doch in den Grundzügen bei allen Muskeln gleich.

So wird beispielsweise die Herzmuskelanlage weniger von außen durch die Zölomflüssigkeit als von innen durch das Blut komprimiert. Daher wird die Urform des Herzens eher in Richtung einer Dehnung (Dilatation, engl. dilation) stimuliert. Als Reaktion auf die Dilatation kommt es zur Kontraktion. Dieses Wechselspiel aus Kontraktion und Dilatation befähigt die Herzzellen dazu, sich in gegenseitiger Abhängigkeit zu bewegen. Je mehr sich das Herz ausdehnt, desto mehr erhöht sich der Widerstand der ringförmigen Muskelfasern. Deshalb wird sich das Herzvolumen vergrößern, doch weil es an beiden Polen befestigt ist, nimmt es eine Kugelform an. Dehnungs-/Dilationsfelder treten auch zu Beginn der Muskelbildung auf.

Die Somiten am Rand des Dermatoms wachsen abgestimmt auf das Wachstum des Embryos rasch kranial- und kaudalwärts. Dadurch ordnen sich die Zellen unter dem Dermatom in einer kraniokaudalen Achse parallel zum Neuralrohr an. Die Muskelzellen in den Dehnungsfeldern verjüngen sich, und in ihrem Inneren entwickeln sich gleichzeitig Fibrillen. Am Anfang sind die Querstreifen nur schwach ausgeprägt.

Nach dem ersten Monat wird infolge des Muskelzellwachstums eine Reihe von Zellkernen erkennbar. Während sich die Dermatomzellen entlang der ektodermalen Membran anordnen, richten sich die Myotomzellen im rechten Winkel zum Septum aus.

Dehnungsfelder sind im Allgemeinen sowohl die Voraussetzung für die Rundung gedehnter Muskelzellen als auch für die Sehnenbildung. Sie sind also nicht nur für das Zellwachstum in die Länge (longitudinal), sondern auch in die Breite (transversal) typisch.

In eingeengten Zonen kann sich eine Muskelanlage nicht transversal ausweiten. Stattdessen unterliegt sie einer Kompression, die zur Bildung einer Sehne führt. In diesen Gebieten enthält die Interzellularsubstanz weniger Wasser und ist dadurch selbst stärker verdichtet. Wie alle komprimierten Gewebe üben auch Sehnen eine Einschränkung aus. Diese einschränkende Funktion mit ihrem geringen elastischen Potenzial ist charakteristisch für Sehnen, Faszien und intermuskuläre Septen.

Die Dehnungsfelder des embryonalen Knorpelgewebes sind für die Entwicklung der Muskeln und Sehnen von wesentlicher Bedeutung. Knorpel- und Muskelwachstum verlaufen parallel. Alle Muskeln haben zunächst nur passive Funktionen, bevor sie zu aktiven Kontraktionen fähig werden. Je rascher die Muskelzellen wachsen, desto besser werden sie innerviert und desto schneller können sie sich kontrahieren.

Dehnungsfelder finden sich auch im Intestinaltrakt.

Sogfelder

Die weitmaschigen „lockeren" Felder entstehen, wenn innere Gewebe, in die zelluläre Abbauprodukte ausgeschieden werden, mit Interzellularsubstanz überfrachtet werden. Da die Menge der Stoffwechselprodukte zunimmt, vermehrt sich die Interzellularsubstanz, so dass die Bläschen miteinander verschmelzen.

Zu Beginn der Entwicklung handelt es sich bei diesen aufgelockerten Felder im Inneren des Mesoderms um Vorstufen in der Gefäßbildung. Eine spezielle Gruppe von Sogfeldern ist charakteristisch für die Drüsenentwicklung.

Detraktionsfelder

Detraktionsfelder sind im Knochensystem anzutreffen. Aus topokinetischer Sicht gibt es drei Arten von knöchernem Gewebe:

- membranöse („häutige") Knochen, die sich aus gedehntem Bindegewebe entwickeln;
- kartilaginöse („knorpelige") Knochen, die sich aus Knorpelgewebe entwickeln;
- Knochen, die sich aus schon bestehendem ossärem Gewebe entwickeln.

Jede Art macht eine charakteristische kinetische Entwicklung durch, die immer von einer Ausdehnung (Extension) unter dem Druck der Interzellularsubstanz begleitet ist.

Der extrazelluläre Prozess ist eine Grundvoraussetzung, damit die Ossifikation in Gang kommt.

Wenn Mesenchymzellen, die auf einer ziemlich festen Unterlage gleiten, gegen diese Unterlage gepresst werden, wird Flüssigkeit verdrängt und infolgedessen verhärtet sich die Substanz. Zonen, in denen ein Zellverband unter Kompression auf einer harten Unterlage gleitet, werden als Detraktionsfelder bezeichnet.

Nehmen wir das Stirnbein als Beispiel: Seine Anlage in der Dura mater besteht aus einer Bindegewebsschicht, die unter Zug steht und sich in zwei Blätter teilt, während sich am äußeren Blatt ein Ossifikationszentrum bildet. Ausgelöst wird die Teilung durch starken Zug am Septum orbitale in Richtung der unteren Gesichtshälfte. Die Anlage des äußeren Blatts erzeugt die Spannung. Das innere Blatt passt sich an das expansive Wachstum der Arachnoidea an. Da die Flüssigkeit verdrängt wird, verhärtet sich die Interzellularsubstanz, und es entsteht ein Kondensationspunkt für die Knochenentwicklung.

Ist sie erst einmal verhärtet, verliert die innere Gewebeschicht in der Kondensationszone ihr Wachstumspotenzial. Sie legt sich wie ein Mantel um das Kondensationszentrum und vergrößert sich durch Zellproliferation. Mit der Zeit breiten sich die Ossifikationszentren strahlenförmig immer weiter rund um den Kondensationspunkt aus (Detraktionsfelder).

KAPITEL

2 Anatomie der Faszien

VORBEMERKUNG

Unseres Wissens gibt es kein Anatomiebuch, das speziell die Faszien behandelt. Aus diesem Grund war es uns ein Anliegen, die Anatomie der Faszien in einem Kapitel zusammenzustellen. Diese Übersicht ist das Ergebnis unserer Auswertung, zu der wir zahlreiche Publikationen (Bücher und Artikel) herangezogen haben. Natürlich sind wir nicht so vermessen zu behaupten, wir hätten auf wenigen Seiten die gesamte Anatomie der Faszien wiedergegeben; umso mehr, als wir versucht haben, sie eher zusammenzufassen, statt uns zu sehr in Details zu verlieren. Gleichzeitig erschien es uns jedoch notwendig, in diesem Kapitel nicht nur eine allgemeine Übersicht über die Anordnung der Faszien zu bringen, sondern auch ihre Mikroanatomie und Histologie darzustellen, um damit zu einem besseren Verständnis ihrer Rolle und ihres Funktionsmechanismus beizutragen.

Alle Leser, die vor langen anatomischen Erklärungen zurückschrecken oder die sich lediglich einen kurzen Überblick über die Anatomie der Faszien verschaffen wollen, finden am Ende jedes Abschnitts eine kurze Zusammenfassung sowie ein Schema der unterschiedlichen Faszienverbindungen zu den umliegenden Faszien.

2.1 Die Oberflächenfaszie (Fascia superficialis)

Die Oberflächenfaszie (Fascia superficialis) bedeckt den ganzen Körper in regional unterschiedlicher Schichtdicke. Am dicksten ist sie in der unteren Körperhälfte und hinten stärker als vorn. Sie umhüllt die Hauptvenen der oberen und unteren Gliedmaßen. Funktionell spielt die Oberflächenfaszie eine Rolle für die Intaktheit der Haut und die venöse Strömungsdynamik.

Die Fascia superficialis befindet sich zwischen dem Unterhautfettgewebe (Panniculus adiposus), der Dermis und dem subkutanen Zellgewebe.

Sie kann zugleich eine grobe und mikroskopische Stratifikation haben. Üblicherweise wird sie folgendermaßen beschrieben: Sie besteht aus mehreren Membranschichten, die mit lockerem Kollagen und elastischen Fasern verwoben sind.

Die oberflächlichen Faszienschichten können Muskelfasern enthalten, um alle Strukturen im Körper zu bilden, wie z. B. das Platysma im Halsbereich, den externen Analsphinkter und die Tunica dartos des Skrotums. Die Skarpa-Faszie ist eine Untergruppe der oberflächlichen Bauchwandfaszie (Fascia abdominalis superficialis).

Sie beginnt beidseits am Jochbogen (Arcus zygomaticus), setzt jedoch auch an der Maxilla an und endet an den Fuß- bzw. Handgelenken.

Nicht vorhanden ist sie:

- in großen Teilen des Gesichts
- im oberen Teil des M. sternocleidomastoideus
- im Nacken
- am Sternum
- im Gesäßbereich.

Die Fascia superficialis bildet den Ausgangspunkt für die Lymphgefäße und spielt daher eine wichtige Rolle bei der Ernährung und Atmung der Zellen. Sie gibt der Haut Halt und setzt sich im inneren des Körpers durch die tiefe Faszie (Fascia profunda) fort. Anhand ihrer Schädigung wird der Schweregrad von Verbrennungen bestimmt.

2.2 Die äußeren Faszien (Fasciae externae)

2.2.1 Die Faszien des Kopfes

Die Galea aponeurotica

Die Galea aponeurotica (auch: Aponeurosis epicranialis) bedeckt als breite, bindegewebige Platte wie eine Kappe die Schädelwölbung. Während sie vom Periost durch ein lockeres Zellgewebe getrennt ist, das ihr eine gewisse Verschieblichkeit gestattet, ist sie mit der Haut sehr viel enger verbunden und folgt ihren Bewegungen.

In anteroposteriorer Richtung verbindet die Galea aponeurotica den hinteren Teil des M. occipitofrontalis mit seinem Stirnteil. Am Hinterkopf inseriert sie an der Protuberantia occipitalis externa sowie der Linea nuchalis superior. Seitlich setzt sie sich in den Faszien des M. temporalis und des M. masseter fort.

VERBINDUNGEN DER GALEA APONEUROTICA
(Aponeurosis epicranialis)

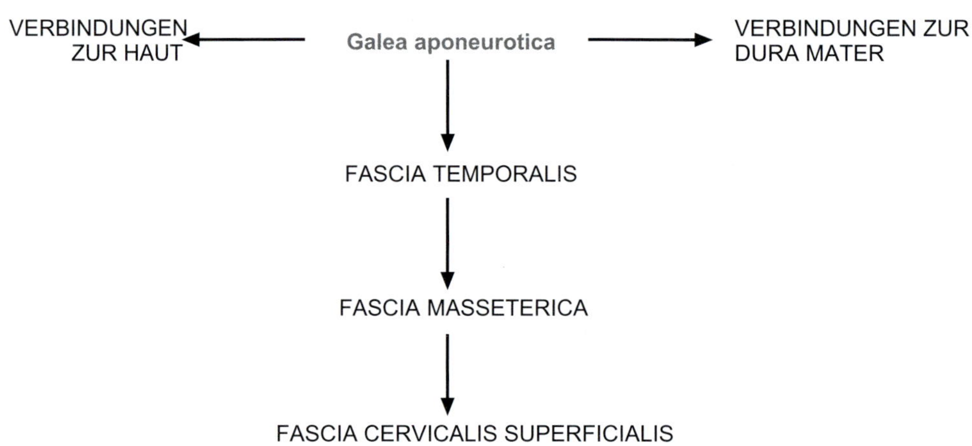

Über die Schädelknochen und insbesondere die Durchtrittsstellen der Vv. emissariae steht die Galea aponeurotica mit der Dura mater cranialis in Verbindung. Ins Gehirn eindringende Gefäße sind von weichen Hirnhäuten (Leptomeninx) und Kollagenfasern umhüllt.

Im Bereich der Suturen hat man übrigens Gefäß- und Nervengewebe nachgewiesen, das den äußeren Schädel mit dem Endokranium (Dura mater) verbindet, und somit nebenbei auch die These der unbeweglichen Schädelnähte widerlegt. Zwischen Außen- und Innenschädel besteht nämlich sehr wohl eine fasziale Artikulation, so dass Veränderungen der Galea aponeurotica ein Ausdruck intrakranieller Störungen sein könnten.

Die Fascia temporalis

Die Schläfenfaszie (Fascia temporalis, ➤ Abb. 2.1) ist dick und sehr widerstandsfähig. Sie erstreckt sich von der gebogenen Linea temporalis superior bis zum Arcus zygomaticus. In Fortsetzung der Galea aponeurotica umhüllt sie mit beiden Schichten (Lamina superficialis und Lamina profunda) den M. temporalis und geht dann in die Fascia masseterica über. Die Elastizität der Schläfenfaszie hängt von ihrer Hydrierung ab. Der vordere M. temporalis ist dicker als der hintere Teil.

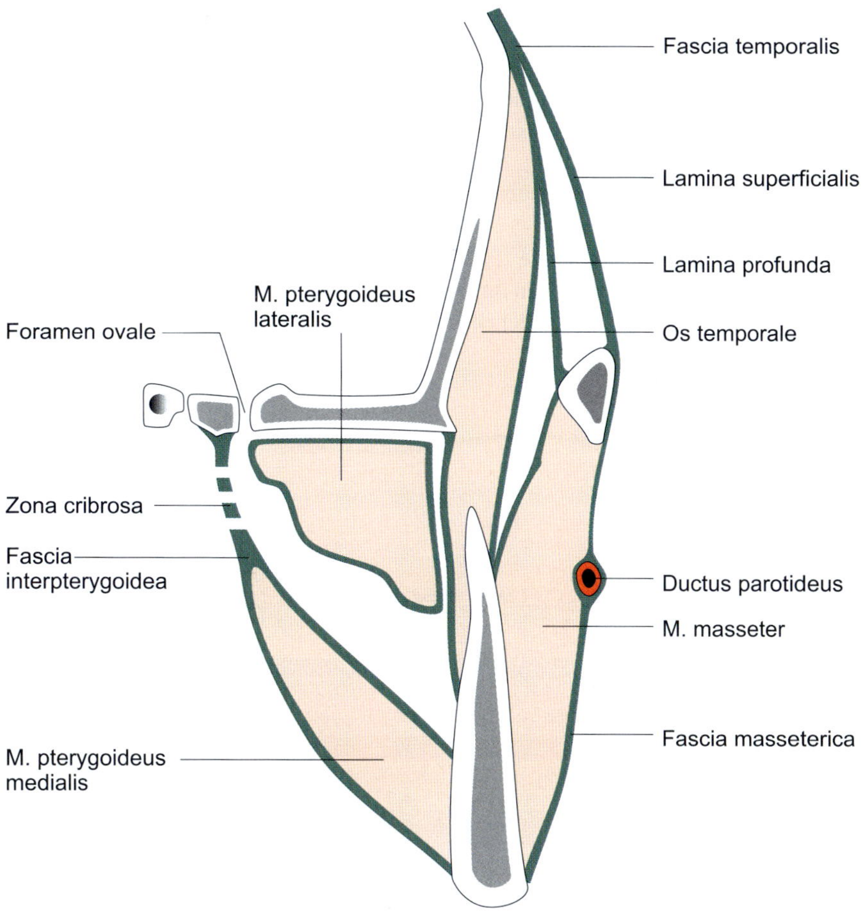

Abb. 2.1 Faszien im seitlichen Gesichtsbereich

Die Fascia masseterica

Die Faszie des Kaumuskels (Fascia masseterica)

- setzt dorsal am Hinterrand des Oberkiefer-Stirnfortsatzes (Processus frontalis maxillae) an
- führt ventral um den M. masseter herum, zieht dann an seiner Unterseite entlang und setzt am Vorderrand des Processus frontalis maxillae an
- ist kranial am Jochbogen (Arcus zygomaticus) und kaudal am Unterrand der Maxilla befestigt, von wo aus sie sich als oberflächliche Halsfaszie fortsetzt
- vereinigt sich an ihrem hinteren Rand mit der Fascia parotidea und teilt sich wieder, um den Ductus parotideus (Stenon-Gang, Ausführungsgang der Ohrspeicheldrüse) zu umgeben. Sie steht zudem mit oberflächlichen Faszienstrukturen und über sie mit der Haut in Verbindung.

Die Gesichtsfaszien

Die Gesichtsfaszien (➤ Abb. 2.2) setzen sich zusammen aus einer:

- Fascia superficialis, einer oberflächlichen Faszie, die nur über dem M. temporalis (Fascia temporalis), über dem M. masseter (Fascia masseterica) und der Ohrspeicheldrüse (Fascia parotidea) vorhanden ist. Sie besteht ihrerseits aus einer dünnen oberflächlichen und einer kräftigeren tiefen Schicht, die beide den Schläfen- bzw. den Kaumuskel umgeben und sie mit der tiefen Faszie verbinden.
- Fascia profunda: Die tiefe Faszie ist dicker, unelastisch und durch ein lockeres, poröses Gewebe von der oberflächlichen Faszie getrennt. Die tiefe Faszie bedeckt Knochen, Knorpel und innere

Strukturen. Ebenso wie die oberflächliche Faszie stellt sie eine ununterbrochene Hülle dar, die sich mit den Faszien des Stirn- und Parotis-Masseter-Bereichs verbindet bzw. sie fortsetzt. Die Fascia profunda hat eine Stützfunktion für die tiefen Gefäße und Nerven der Kaumuskeln.

- Je nach Lokalisation verändert sich die Dicke der Gesichtsfaszie. Sie besteht aus mehreren mit der Haut verbundenen Schichten.

2.2.2 Die oberflächliche Halsfaszie (Fascia cervicalis superficialis)

Die oberflächliche Halsfaszie (Fascia cervicalis superficialis, ➤ Abb. 2.3) setzt sich am ganzen Körper weiter fort und geht an ihren Knochenansatzstellen ins Periost über. Im vorderen und mittleren Teil ist sie dick und bildet einen Abschnitt der weißen Mittellinie, die vom Zungen- bis zum

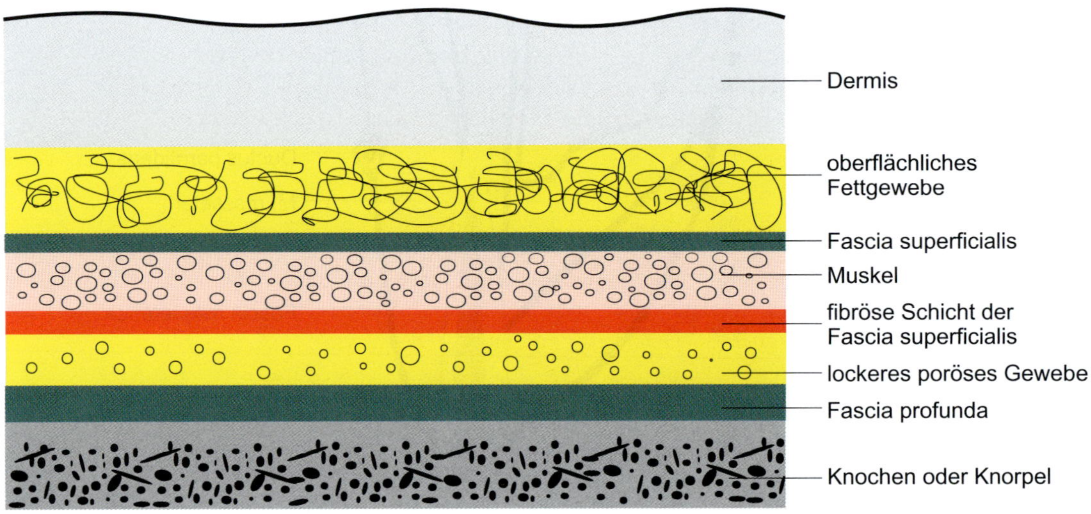

Abb. 2.2 Gesichtsfaszien

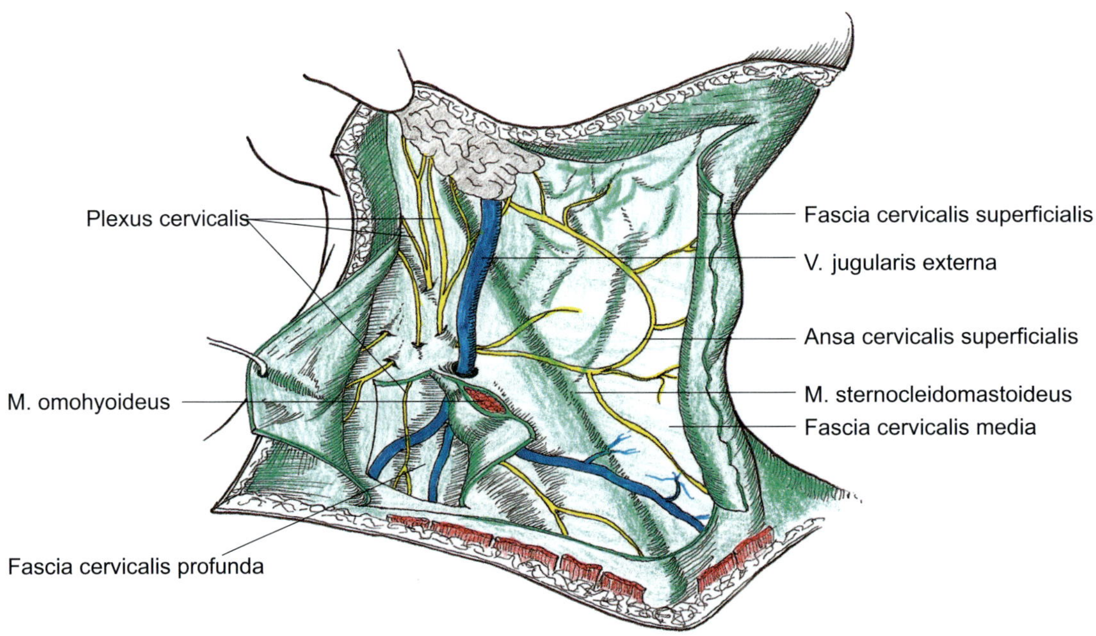

Abb. 2.3 Oberflächliche und mittlere Halsfaszie (Fascia cervicalis superficialis und media)

Schambein reicht. Im hinteren Teil ist sie ebenfalls dick und an den Dornfortsätzen befestigt. Sie hüllt den Hals komplett ein und heftet sich an folgende Strukturen:

- Oben:
  - an die Linea nuchalis superior
  - an den Processus mastoideus
  - an den Knorpel des äußeren Gehörgangs
  - an die Fascia masseterica und den Unterrand des Kieferknochens. Sie bildet somit die Verlängerung der Kopffaszien.
- Unten:
  - an die obere Einkerbung (Incisura jugularis) des Sternums
  - an die Vorderseite des Manubrium sterni
  - an die Oberseite der Klavikula
  - an den hinteren Rand der Schultergräte (Spina scapulae).

Von der Unterfläche der Faszie zweigt eine bindegewebige Platte am Vorderrand des M. trapezius entlang in die Tiefe ab, wo sie sich mit der Faszie der Mm. scaleni verbindet. Ihr vorderer Teil ist dünn und vom Platysma überdeckt, überall sonst ist sie dick. Sie teilt sich, um den M. sternocleidomastoideus und den M. trapezius zu umhüllen. Vorn zieht sie vor das Zungenbein (Os hyoideum), an dem sie einen weiteren Ansatz hat. Mit einer seitlichen Verlängerung bildet sie eine Umhüllung für den M. digastricus.

Im vorderen, oberen und mittleren Abschnitt der Region unterhalb des Zungenbeins vereinigt sie sich mit der mittleren Halsfaszie (Fascia cervicalis media). Im unteren Abschnitt trennen sich die beiden Faszien wieder voneinander und setzen unterschiedlich am Sternum an: die eine am Vorderrand, die andere am Hinterrand der Incisura jugularis. Der so umgrenzte Sternalbereich wird außerdem dadurch abgeschlossen, dass sich die mittlere Halsfaszie vorn an die Bindegewebshülle am Vorderrand des M. sternocleidomastoideus und hinten an die Faszie des M. trapezius anlegt.

Oberhalb des Zungenbeins weichen die beiden Schichten der Faszie auseinander und umhüllen die Glandula submandibularis. Weiter dorsal bedeckt sie die Ohrspeicheldrüse (Parotis) und bildet zusammen mit der Fascia masseterica die Bindegewebshülle dieser Drüse.

Am seitlichen Vorderrand des M. sternocleidomastoideus zweigt ein schmaler Streifen zum Kieferwinkel ab: Dieses Tractus maxillaris genannte Band stützt und spannt die Faszie des M. sternocleidomastoideus, damit sie eng aufliegt und so das darunter liegende Gefäß-Nerven-Bündel schützt: die A. carotis, die V. jugularis interna, den N. vagus.

Weiter hinten bildet die Faszie in der Mittellinie eine bindegewebige Falte, die vom Hinterhauptshöcker (Protuberantia occipitalis externa) bis zum sechsten Halswirbel, manchmal auch bis zum ersten Brustwirbel hinabreicht. Dabei handelt es sich um das Nackenband (Lig. nuchae), das im mittleren Abschnitt an den Dornfortsätzen befestigt ist. Es ist sehr widerstandsfähig und nimmt Faszienausläufer der Mm. trapezius, splenius, rhomboideus, serratus posterior und serratus superior auf. Bei manchen Menschen sieht es wie eine bleistiftdicke Sehne aus, die bei gebeugtem Kopf deutlich am Nacken hervortritt.

Die oberflächliche Halsfaszie weicht mehrmals auseinander, um die Nackenmuskeln zu umhüllen. An der Oberfläche verlaufen die beiden Vv. jugulares anteriores zunächst innerhalb der Faszie, bevor sie die Falte durchdringen und in der Tiefe weiterziehen.

Auch die oberflächlichen Äste des Plexus cervicalis (C2–C4) ziehen an der Oberfläche der Faszie entlang. Wichtig ist, dass sie ebenso wie die V. jugularis externa die Faszie am Hinterrand des M. sternocleidomastoideus durchbohren. Die oberflächliche Halsfaszie setzt sich in den Rumpf- sowie den unteren und oberen Extremitätenfaszien fort.

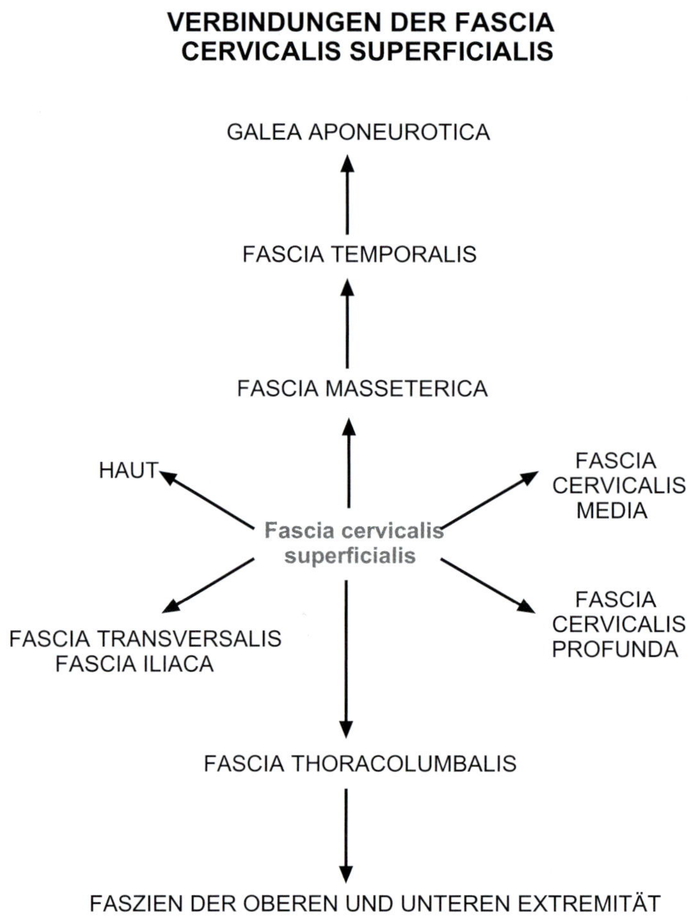

Ein Schema der Faszienverbindungen der mittleren und der tiefen Halsfaszie folgt nach der Darstellung der inneren Faszien (➤ Kap. 2.3.1 und ➤ Kap. 2.3.2).

2.2.3 Die Rumpffaszie

Die an die Fascia cervicalis superficialis anschließende Rumpffaszie hat folgende obere Ansatzstellen: am Sternum, an der Klavikula und der Spina scapulae. Von dort aus verlängert sie sich einerseits zur eigentlichen Rumpffaszie und andererseits zu den Faszien der Arme, wo zahlreiche Faszienduplikaturen intermuskuläre Septen bilden und die Muskeln in diesen Bereichen umhüllen.

Von der Rumpffaszie werden die Mm. pectorales, trapezius, latissimus dorsi und die Muskeln im Lumbosakralbereich sowie die Faszien tiefer liegender Muskeln wie der Mm. quadratus lumborum, intercostales externi und der autochthonen Rückenmuskulatur umhüllt.

In Höhe des Abdomens finden sich die Faszien der Mm. obliquus internus und externus abdominis, transversus und rectus abdominis (➤ Abb. 2.4).

Rumpffaszien am Rücken

Die Rückenfaszie besteht aus längs und quer verlaufenden Faserschichten. Sie ist an den Dornfortsätzen (Processus spinosi) und an Querfortsätzen der Lendenwirbel (Processus costales, Rippenrudimente) befestigt.

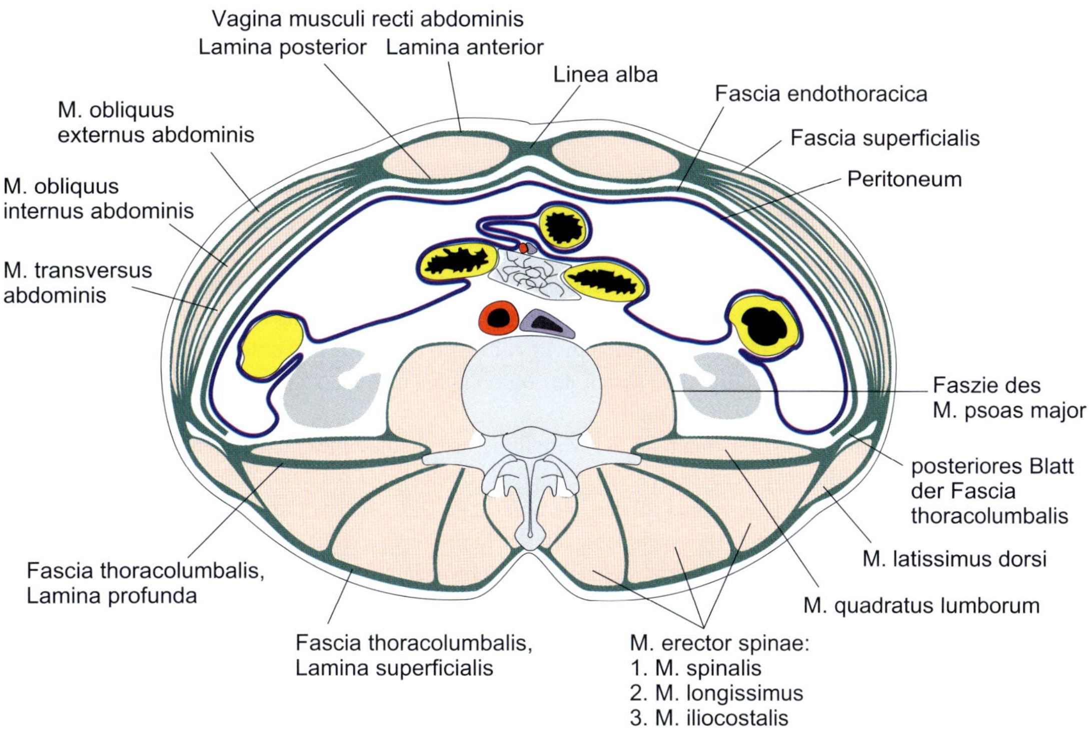

Abb. 2.4 Querschnitt durch das Abdomen

Gut erkennen lässt sich die sakroiliokostale Faszie besonders in ihrem mittleren Abschnitt, wo sie an den Dornfortsätzen der Wirbel ansetzt, und im unteren Abschnitt, wo sie die Fascia thoracolumbalis bildet. Letztere ist eine sehr feste Struktur, die an den Dornfortsätzen, am Kreuzbein (Os sacrum) und am Darmbeinkamm (Crista iliaca) ansetzt und sich nach unten in den Faszien des Gesäßes und der unteren Extremitäten sowie seitlich in den Faszien der schrägen Bauchmuskeln fortsetzt.

Im posterolateralen Abschnitt wird die Rumpffaszie durch die Faszie des M. latissimus dorsi verstärkt, die eine Verbindung zwischen dem Becken und den oberen Extremitäten darstellt, da sie oben am Sulcus bicipitalis (lateralis) endet; ein Ausläufer zieht zum unteren Winkel des Schulterblatts (Angulus inferior scapulae).

Im oberen Bereich wird die iliokostale Faszie durch die Faszie des M. trapezius verstärkt, die ihr eng anliegt. In der Mittellinie heftet sich die lumbale Faszie mit ihrem tiefen Blatt an die Dornfortsätze der Lenden- und Sakralwirbel (besonders L2 bis S2) sowie ans Os ilium und kann darüber die Flexion im Lendenbereich kontrollieren. Die Ligg. supraspinalia und die anderen Bänder geben der Lendenwirbelsäule mehr Stabilität und verhindern eine Instabilität. Im Fall einer Bänderläsion können Kreuzschmerzen ausgelöst werden.

Die Faszie ist sehr fest, da sich ihre schräg nach unten und quer verlaufenden Fasern überkreuzen, ein Zeichen dafür, dass diese Körperregion starken Belastungen ausgesetzt ist. Diese Faszienverstärkung setzt sich auch in den zahlreichen widerstandsfähigen Bändern im Sakralbereich sowie im Lig. sacrotuberale und Lig. sacrospinale weiter fort. Das mit den dorsolumbalen Faszien in Verbindung stehende Lig. sacroiliacum posterius überträgt Spannungen in die Gesäßregion. Das Sakroiliakalgelenk unterscheidet sich insofern von anderen Diarthrosen, als es neben Faser- auch hyalinen Knorpel enthält, die Gelenkkapsel hinten unterbrochen und die Gelenkfläche uneben (gewellt) ist. Die Innervation erfolgt durch Rami dorsales von L5, S1 und S2 sowie durch Rami ventrales von L4, L5 und den N. gluteus superior. Von hier strahlen häufig Schmerzen aus.

Auf der Ventralseite wird das Sakroiliakalgelenk im oberen Teil vom Ramus ventralis von L5, im unteren Teil dagegen vom N. sacralis (S2) oder Plexus sacralis innerviert. Während der obere Teil auf der Dorsalseite vor allem von Rami laterales von L5 versorgt wird, sind es im unteren

Teil laterale Äste der Sakralnerven. Zum Teil wird das Sakroiliakalgelenk auch noch durch Rami dorsales der Spinalnerven S1 bis S4 innerviert.

Rumpffaszien der Vorderseite

Den oberen Teil der Rumpffaszien auf der Vorderseite des Körpers (➤ Abb. 2.5) bilden die Faszien der Mm. subclavius, pectoralis major und pectoralis minor. In der Mittellinie, die keine muskulären Strukturen aufweist, setzen diese Faszien direkt am Sternum an. Seitlich werden sie von den Faszien des M. deltoideus, der Achselhöhlen und über diese auch von den Faszien des M. latissimus dorsi fortgesetzt. So entsteht eine kontinuierliche Verbindung zu den Rückenfaszien sowie zu den Faszien der oberen Extremitäten. Im mittleren und seitlichen unteren Abdominalbereich wird diese Kontinuität über die Faszien des M. obliquus und M. transversus abdominis sowie des M. rectus abdominis sichergestellt.

All diese Faszien enden an der Mittellinie, wo sie die Linea alba bilden, eine Schnittstelle der verschiedenen Fasern beider Körperhälften. Doch dieser Kontakt ist recht locker. Oberhalb des Nabels ist die Linea alba schlaffer als unterhalb. Dies erklärt, warum es im oberen Teil häufiger zu Hernien kommt. Die Nachgiebigkeit der Linea alba gewinnt in der Schwangerschaft an Bedeutung. Wenn sich der Uterus während der Schwangerschaft höher in der Bauchhöhle aufrichtet, dehnt sich die Linea alba und ermöglicht so eine Aufweitung des Abdomens. Dadurch werden zu große Spannungen und ein Zusammendrücken der Bauchorgane vermieden. Das gleiche Phänomen lässt sich auch bei Menschen festzustellen, die stark zunehmen: Durch die Fettanhäufung im Bereich des Omentum majus werden die Fasern der Linea alba auseinandergedrängt.

Die Linea alba setzt oben am Processus xiphoideus und unten an der Symphyse an, wo sie sich zum Lig. suspensorium clitoridis bzw. Lig. suspensorium penis verlängert.

Anzumerken ist, dass der vordere und seitliche Abdominalbereich die einzige Körperregion ohne feste Strukturen ist. Dies ist der Grund, weshalb die Abdominalfaszien immer mehr in die Tiefe ziehen, während ihre Schichten auseinandergehen, bis sie die Faszie des M. transversus abdominis an der Innenseite des Abdomens erreichen und in direkten Kontakt mit der Fascia transversalis und dem Peritoneum kommen.

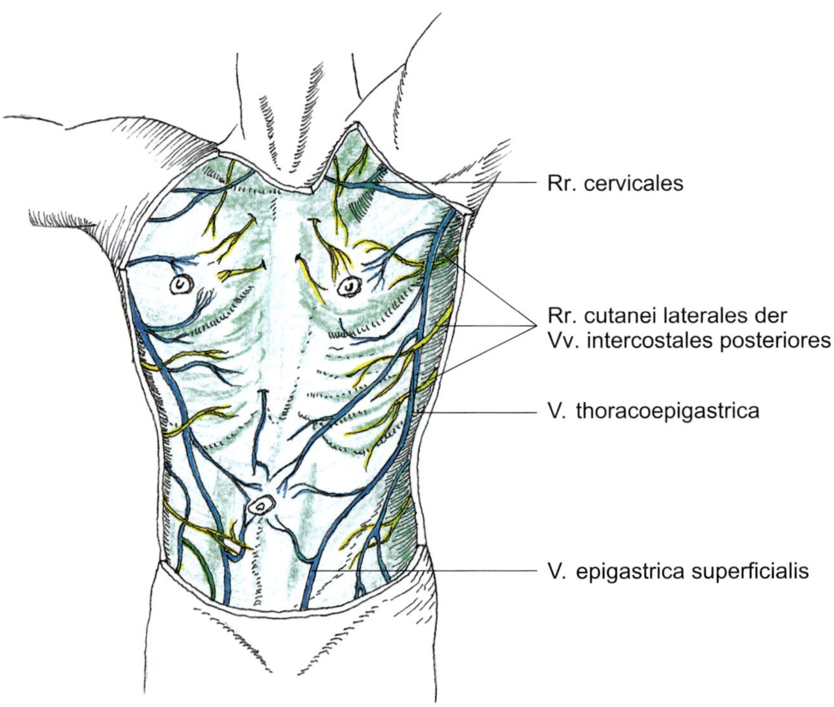

Abb. 2.5 Die Faszie im Brust-Bauch-Bereich (Fascia thoracoabdominalis)

Es sei auch darauf hingewiesen, dass die innere und äußere Öffnung des Leistenkanals (Anulus inguinalis internus und externus) Schwachstellen darstellen, durch die Darmschlingen hervortreten und Hernien entstehen können.

Bei der Frau zieht das Lig. teres uteri durch den Leistenkanal, beim Mann der Samenstrang. Durch diesen Kanal wandern die Hoden in den Hodensack und ziehen dabei Ausstülpungen folgender Strukturen mit sich:

- das Peritoneum, aus dem die seröse Hodenhülle (Tunica vaginalis) entsteht
- die Fascia transversalis, die zur bindegewebigen Hodenhülle (Fascia spermatica interna) wird
- Fasern des M. obliquus internus und M. transversus abdominis, die zur muskulären Hodenhülle bzw. zum M. cremaster werden.

Im Rückenbereich wird die Rumpffaszie vom M. latissimus dorsi und M. trapezius gespannt, auf der Bauchseite vom M. pectoralis major.

Die Rektusscheide (Vagina m. recti abdominis) wird im hinteren Teil ungefähr drei Fingerbreit unter dem Nabel durch eine feste, halbkreisförmige Linie, die Linea arcuata, unterbrochen. Diese Linie ist bei vielen Patienten gut zu ertasten, sollte jedoch nicht mit der viel tiefer liegenden Mesenterialwurzel (Radix mesenterii) verwechselt werden.

Im unteren Teil des Abdomens verschmelzen die Bauchmuskelfaszien entlang einer Linie, die zwischen den beiden vorderen-oberen Darmbeinstacheln (Spina iliaca anterior superior) und der Symphyse verläuft. Die sich überkreuzenden Faserzüge bilden einen Teil des Leistenbandes (Lig. inguinale), das auch Fasern der Femoralfaszie aufnimmt und somit eine Schnittstelle zwischen Abdomen und unteren Gliedmaßen darstellt. Das Lig. inguinale nimmt auch Ausläufer der Fascia iliaca und Fascia transversalis auf und bildet somit die Verbindungsstelle zwischen Bauchwand und abdominaler Innenfläche. Das Lig. lacunare (GIMBERNAT-Band) und das Lig. interfoveolare (HESSELBACH-Band) stellen Verstärkungen der Bauchfaszien oberhalb des Schambeins dar (➢ Abb. 2.6).

Die Fascia iliaca

Die Fascia iliaca verdient als Teil der Fascia superficialis aus folgenden Gründen eine genauere Untersuchung: Zunächst aufgrund ihrer Lage, denn sie umhüllt den M. psoas, der als einziger Muskel außer dem M. longus colli auf der Vorderseite der Wirbel innerhalb der Körperhöhle (intrakavitär) verläuft. Und aufgrund ihrer Beziehungen zu anderen Strukturen, da der M. psoas und seine Faszie mit Niere und Ureter, Colon ascendens und Colon descendens in Verbindung stehen. Die Nierenfaszie (Fascia renalis), die gemeinsam mit der Fascia inferior diaphragmatis nach oben zieht, setzt sich unten und lateral in der Bauchfaszie fort und ist weiter innen mit den aortalen Faszien verbunden, so dass ein geschlossener Raum entsteht. Außerdem umschließt die Fascia iliaca noch den Plexus lumbalis.

Als Abspaltung der Bauchfaszie (Fascia abdominalis) kleidet die Fascia iliaca die gesamte Breite der Darmbeinschaufel (Fossa iliaca interna) aus und reicht vom Ursprung des M. psoas bis zu seinem Ansatz am Trochanter minor, wo sie sich als Oberschenkelfaszie (Fascia femoris) fortsetzt. Im oberen Teil ist die Fascia iliaca dünn, nimmt jedoch nach kaudal an Stärke zu und enthält die Sehne des M. psoas minor (nicht immer vorhanden).

Ansätze der Fascia iliaca

- Innen (medial):
  - an den Lendenwirbeln, wobei sie eine Art Brücke für die hindurchziehenden lumbalen Arterien und Venen bildet
  - an der Basis des Os sacrum
  - oben am Beckeneingang. Hier zieht eine Schicht zur A. und V. iliaca externa und hält die Gefäße auf der Innenseite des M. psoas.
- Außen (lateral), in der Reihenfolge von oben nach unten:
  - an der Faszie des M. quadratus lumborum, am äußeren Rand des M. psoas entlang
  - am Lig. iliolumbale
  - am Innenrand der Crista iliaca.

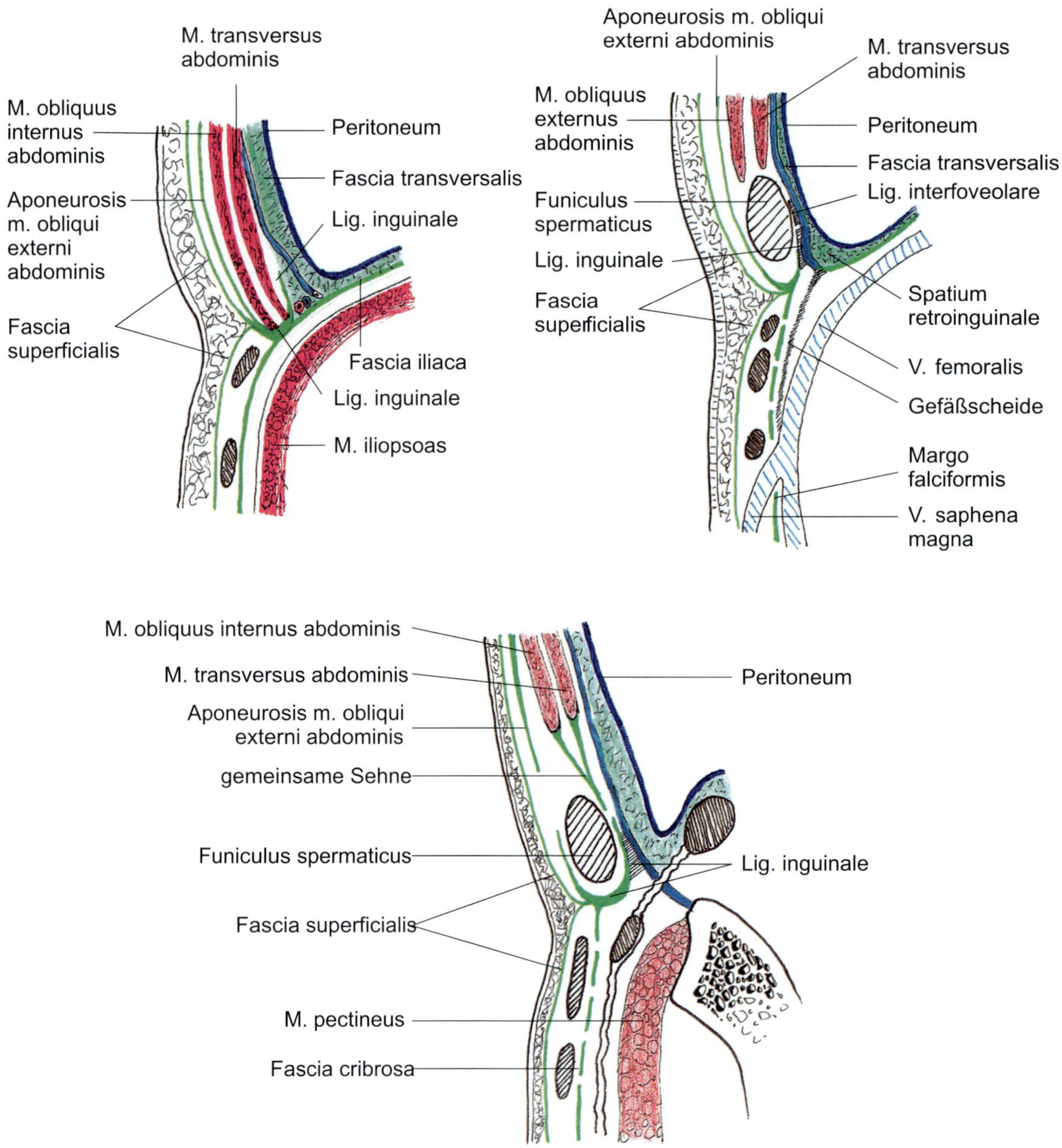

Abb. 2.6 Längs- und a.p. Sagittalschnitte durch die Abdominal-Inguinal- bzw. Leisten-Oberschenkel-Region

- Oben (kranial):
  - Hier weist die Fascia iliaca zwei bogenförmige Verdickungen auf: das Lig. arcuatum laterale (Quadratusarkade) und das Lig. arcuatum mediale (Psoasarkade), mit faszialer Kontinuität zu Teilen des Zwerchfells.
- Unten (kaudal):
  - Im Leistenbereich ist die Fascia iliaca sehr eng mit der äußeren Hälfte des Lig. inguinale verbunden (als Schnittstelle/in Fortsetzung der Bauchfaszien). An der Innenseite bildet sie den Arcus iliopectineus und setzt sich bis zum Trochanter minor fort, wo sie in die Oberschenkelfaszie (Fascia femoris) übergeht.
  - Auch der Arcus iliopectineus besteht aus Bindegewebsfasern der Fascia transversalis und enthält besonders viele Elastin. Die Psoasfaszie gehört ebenfalls zum inguinalen Anteil der Bauchmuskelfaszien (Mm. obliquus internus und transversus abdominis).

Diese Beschreibung zeigt, dass die Fascia iliaca mit der Lendenwirbelsäule und der Fossa iliaca interna eine knöchern-bindegewebige Loge bildet, deren abdominaler Abschnitt vollständig geschlossen ist,

ZUSAMMENFASSUNG

Die Rumpffaszien

Die Rumpffaszien setzen die oberflächliche Halsfaszie (Fascia cervicalis superficialis) im Bereich des Schultergürtels fort. Sie enden an der oberen Begrenzung des Beckeneingangs und gehen dann in die Faszien der unteren Extremitäten über. In der Medianlinie setzen sie anterior am Sternum und posterior an den Dornfortsätzen der Wirbel an.
Sie spalten sich mehrfach auf, um die Muskeln im Thorakal- und Abdominalbereich zu umhüllen. Im oberen Teil des Rumpfes setzen sie sich in den Achselhöhlen- und Armfaszien fort. Im unteren Teil des Rumpfes sind sie viel kräftiger, da es hier praktisch keine Muskeln gibt. Weil die Rumpffaszien aus mehreren Schichten mit unterschiedlicher Ausrichtung bestehen, unterstützen sie die Statik in der Brust-Bauch-Region.
Im Abdominalbereich ziehen sie immer mehr in die Tiefe und verbinden sich mit der Fascia transversalis. Posterior bildet die Fascia iliaca den tiefsten Abschnitt. Im Beckenbereich stehen die Rumpffaszien mit den Faszien der Dammmuskeln (Mm. perinei), insbesondere den oberflächlichen und mittleren (Fascia perinei superficialis und Fascia diaphragmatis urogenitalis), in Verbindung. Schließlich haben sie vorn über die Fascia vesicoumbilicalis Verbindung zu den Organen im kleinen Becken und zur Beckenfaszie (Fascia pelvis).

während sie sich oberhalb der äußeren Hälfte des Lig. inguinale zum Oberschenkel hin öffnet.

Die Fascia iliaca besteht im Wesentlichen aus quer verlaufenden Fasern, die durch einige vertikale Faserbündel ergänzt werden. Eine Zellschicht trennt sie vom Peritoneum. Den M. psoas umhüllt sie, ohne mit ihm verwachsen zu sein, da sie durch eine seröse Zellschicht von ihm getrennt ist. Die Nerven des Plexus lumbalis sind eng mit dieser Aponeurose verbunden. In der Psoasfaszie verläuft das Nervenbündel der unteren Extremität. Deshalb lässt sich in dieser Höhe eine wirksame Beinanästhesie setzen.

2.2.4 Die Faszie der oberen Extremität

Die Faszie der oberen Extremität (➤ Abb. 2.7) schließt an die Halsfaszie (Fascia cervicalis superficialis) an, mit Ansätzen an der Klavikula, am Akromion und an der Spina scapulae. Sie bildet auch die Fortsetzung der Faszien des M. pectoralis major, des M. latissimus dorsi und der Achselhöhle. Während sich die Fascia pectoralis am Schlüsselbein (klavikulärer Teil) in der Oberarmfaszie fortsetzt, strahlt sie von den Rippen aus (kostaler Teil) in die Faszie am Innenarm und das Septum intermusculare ein. Dann geht sie in die Unterarm- (Fascia antebrachii) und die Handfaszie über. Am Unterarm besteht eine Kontinuität zu den Faszien des M. latissimus dorsi und des M. triceps brachii.

Brustmuskel und Fascia pectoralis bilden eine funktionelle Einheit, deren ungestörtes Funktionieren eine wesentliche Voraussetzung für die Kraftübertragung zwischen oberer und unterer Extremität ist. Das zeigt, wie durch die Oberflächenfaszie die funktionelle Kontinuität zwischen oberer und unterer Körperhälfte gewahrt wird. Diese funktionell-motorische Einheit hat auch Einfluss auf die Schulterregion.

Die Armfaszie ist zwar durchschnittlich dick, jedoch auf der Streckseite widerstandsfähiger als auf der Beugeseite. Ihre Oberfläche ist von einem Netz von Nervenstrukturen und Lymphgefäßen durchzogen. Im distalen Unterarmdrittel wird sie vom Hautast des N. radialis (Ramus superficialis n. radialis) durchbrochen.

Der N. cutaneus antebrachii lateralis durchdringt die Faszie im Bereich der Ellenbeuge, während der N. cutaneus antebrachii medialis gemeinsam mit der V. basilica aus einer Öffnung im unteren Drittel der Oberarmfaszie austritt und sich in einen anterioren und einen posterioren Ast auffächert. Der obere-seitliche Anteil der Faszie wird durch den N. cutaneus brachii medialis versorgt, dem sich zusätzlich ein Hautast der Interkostalnerven anschließt (N. intercostobrachialis).

Die V. cephalica, die am lateralen Armaußenrand verläuft, steht in der Ellenbeuge oft mit der V. basilica in Verbindung – über die V. mediana basilica – und wird häufig vom N. cutaneus antebrachii lateralis begleitet. Sie führt nach oben zum Sulcus bicipitalis lateralis, wo sie die Faszie des M. deltoideus und die Fascia clavipectoralis durchbricht, und mündet in die Achselvene (V. axillaris).

Von der Innenfläche der Armfaszie heben sich drei intermuskuläre Septen ab, die als Umschlagsfalte die Muskeln der oberen Extremität umhüllen. Die Faszie ist außerdem am Ellenbogen- und Handgelenk befestigt und endet in der Aponeurosis palmaris auf der Handinnenseite.

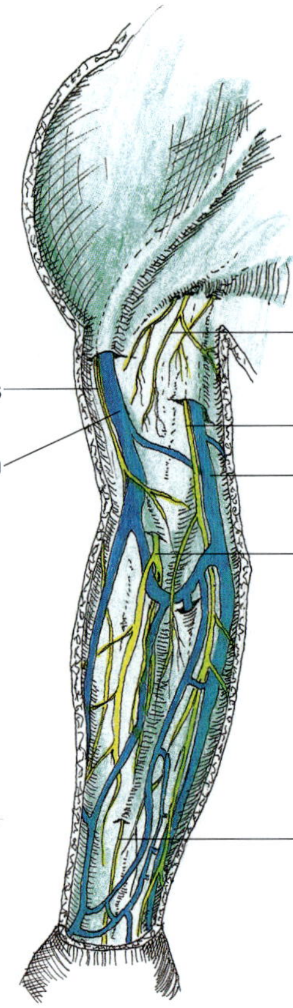

Abb. 2.7 Die Faszie der oberen Extremität (mit Nerven und Gefäßen).

Im Folgenden beschäftigen wir uns mit den Abschnitten der Faszie im Bereich von:

- Schultergürtel
- Oberarm
- Unterarm und
- Hand.

Die Schultergürtelfaszie

Im Bereich des Schultergürtels (➤ Abb. 2.8) schließt sich die Faszie unmittelbar an die Fascia cervicalis superficialis an. Im anterolateralen und posterolateralen Teil besteht sie aus der Faszie des M. pectoralis major. Durch die Insertionen wird eine Grundspannung der Faszie aufrechterhalten und die fasziale Kontinuität zu den anderen Regionen hergestellt. Die Fascia thoracica setzt sich über die Armfaszie bis in die Hand fort. Da sie zahlreiche propriozeptive Nervenendigungen zur Kontrolle der Muskelbewegungen aufweist, können extraartikuläre Schmerzen ihren Ursprung in veränderten Faszienverhältnissen haben.

Der vordere und hintere Faszienanteil im Bereich des Schultergürtels wird von den Faszien des M. deltoideus (ventral) sowie des M. supraspinatus und M. infraspinatus (dorsal) gebildet.

Hinter dem M. pectoralis major spaltet sich die Fascia clavipectoralis ab. Sie besteht aus der Faszie des M. subclavius und wird durch das Lig. coracoclaviculare mediale verstärkt. Vom Unterrand des M. subclavius zieht eine Faszienschicht zum M. pectoralis minor und teilt sich dort in zwei Blätter:

- ein vorderes Blatt, das unten mit der Faszie des M. pectoralis major zusammentrifft und sich am Grund der Achselhöhle an die Haut heftet
- ein hinteres Blatt, das sich in der tiefen Fascia axillaris fortsetzt und auf diese Weise Ausläufer zur Haut in der Achselhöhle schickt.

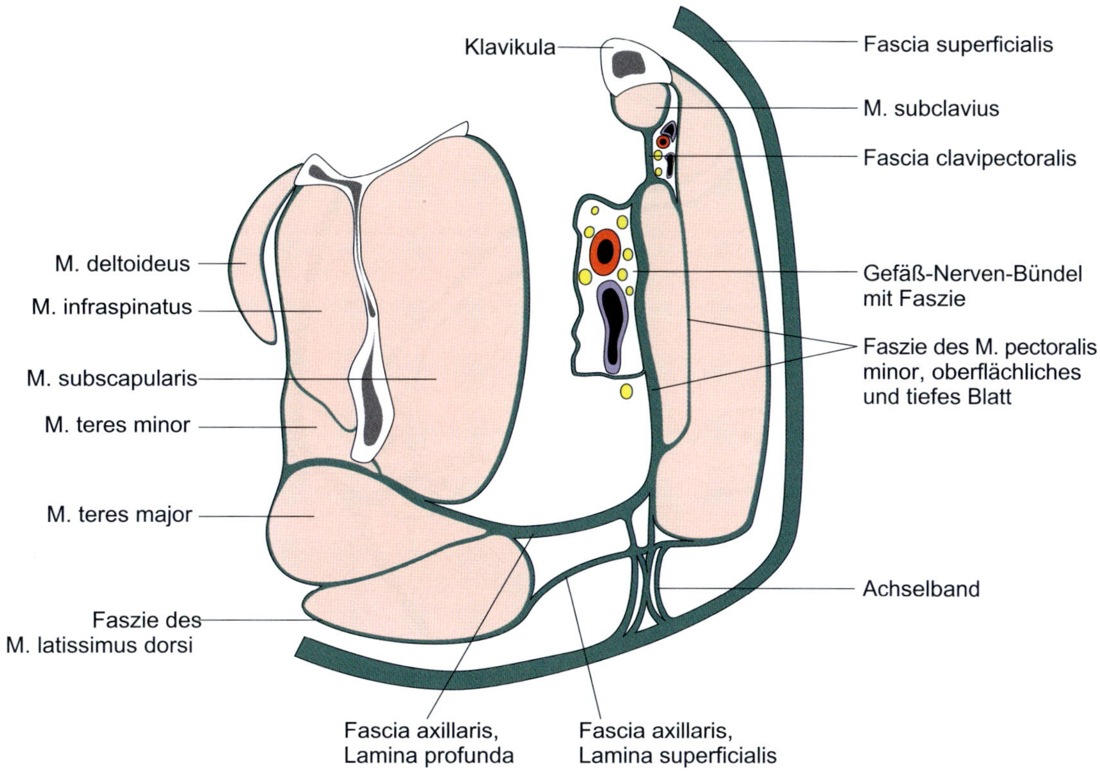

Abb. 2.8 Längsschnitt (a. p.) durch die Achselregion

Diese beiden Verbindungen zur Haut werden als Achselbänder (Ligament von GERDY[1]) bezeichnet. Inferomedial bilden sie die Fascia axillaris am Grund der Achselhöhle, die wiederum aus einem oberflächlichen und einem tiefen Faszienblatt besteht.

Das oberflächliche Faszienblatt

Es spannt sich vom Unterrand des M. pectoralis major zum Unterrand des M. latissimus dorsi und des M. teres major, deren Faszien es fortsetzt.

Das tiefe Faszienblatt

Hierbei handelt es sich um eine viereckige Platte, die sich an der Vorderseite mit dem tiefen Blatt der Fascia clavipectoralis vereint. Von dort führt sie nach hinten, um auf ganzer Länge des Schulterrands anzusetzen und sich außen an die Vorderseite der Bizepssehne zu heften. Im hinteren Teil kommt sie mit dem M. latissimus dorsi und dem M. teres major in Berührung und am unteren Innenrand mit der Faszie des M. serratus anterior.

An der Außenseite ist die Schulterfaszie vorn mit den Faszien des M. coracobrachialis und des M. biceps verbunden. Hinten bildet sie den Achselbogen, eine Scheide für das Gefäß-Nerven-Bündel.

Die Oberarmfaszie (Fascia brachii)

Die Oberarmfaszie (Fascia brachii) setzt die Faszie des Schultergürtels fort (➤ Abb. 2.9). Sie endet am Ellenbogen mit Ansätzen am Olekranon und am Epicondylus medialis humeri. Im vorderen Teil nimmt sie überdies die Verlängerung der Bizepssehne auf, die diese Faszie spannt. Die Oberarmfaszie besteht aus mehreren Schichten von Kollagenfasern, die gewellt sind, um sich besser an Dehnungen anpassen zu können. Die einzelnen Schichten sind jeweils durch eine dünne

[1] Nach der internationalen anatomischen Nomenklatur trägt dieses Ligament keinen eigenen Namen, sondern ist Teil der Fascia clavipectoralis.

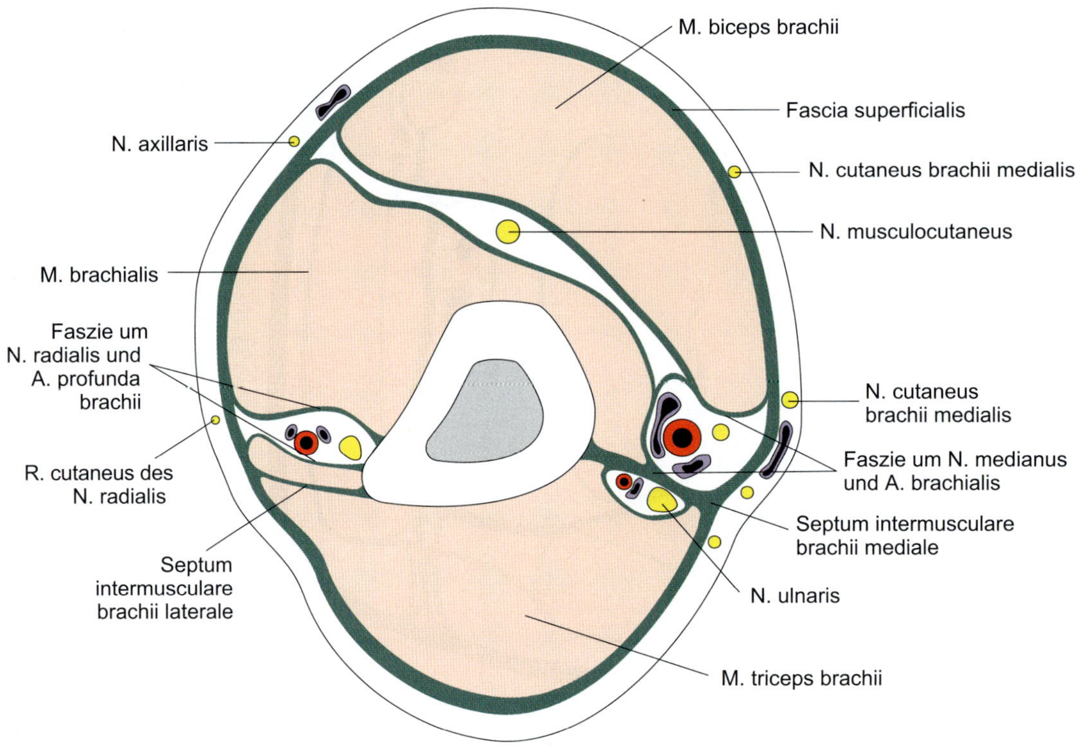

Abb. 2.9 Querschnitt durch den Oberarm, am Übergang vom mittleren zum unteren Drittel

Fettschicht voneinander getrennt und enthalten eine Vielzahl von Pacini- und Ruffini-Körperchen. Von Kollagenfasern werden Kräfte/Spannungen entlang von Kraft- bzw. Spannungslinien übertragen. Durch den Faszienaufbau ist eine Kraftübertragung zu angrenzenden Segmenten gewährleistet.

In der Sagittalebene (von vorn nach hinten) lassen sich zwei Septen unterscheiden:

- die äußere Muskelscheidewand (Septum intermusculare brachii laterale) und
- die innere Muskelscheidewand (Septum intermusculare brachii mediale).

Über diese Septen ist die Faszie am Knochen befestigt. So bietet sie den verschiedenen Muskelgruppen eine Auflagefläche, damit sie ihre Funktion voll entfalten können.

Septum intermusculare brachii laterale

Das Septum intermusculare brachii laterale bildet eine Fortsetzung der Deltoideussehne und setzt sich im unteren Teil in den Unterarmstreckmuskeln (Mm. extensorum carpi radialis) fort. Von der Ansatzstelle am Epicondylus lateralis humeri zieht auch ein Ausläufer zum Lig. anulare des Radiusköpfchens.

Die äußere Muskelscheidewand, die am Vorderrand des Sulcus intertubercularis humeri entspringt, lässt sich kaum vom Hinterrand der Deltoideussehne abgrenzen und setzt an der Außenkante des Oberarmknochens bis in Höhe des Epicondylus lateralis humeri an. Sie trennt die vorderen von den hinteren Muskelgruppen, die beide hier ihre Ansätze haben. Das Septum intermusculare brachii laterale wird schräg vom N. radialis und der A. profunda brachii durchquert.

Septum intermusculare brachii mediale

Die innere Muskelscheidewand ist größer und dicker als die äußere. Sie entspringt am Hinterrand des Sulcus intertubercularis humeri, zieht mit der Sehne des M. coracobrachialis, mit der sie sich vereint und teilweise verschmilzt, weiter und setzt an der Innenkante des Oberarmknochens bis in Höhe des Epicondylus medialis humeri an. Am oberen Ende ziehen feine bindegewebige Ausläufer hinter dem M. coracobrachialis bis zum Tuberculum minus.

Das Septum intermusculare mediale trennt den M. triceps vom M. brachialis, die beide an ihm ansetzen. Der N. ulnaris tritt im mittleren Abschnitt durch das Septum hindurch und liegt ihm dorsal an.

Umhüllungen verschiedener Strukturen

In der Tiefe spalten sich von der Fascia brachii überdies Hüllen für folgende Muskeln ab: M. biceps, M. coracobrachialis, M. brachialis, M. triceps.

Im oberen Teil trennt ein Faszienblatt den langen Kopf (Caput longum) des M. triceps von den beiden anderen (Caput mediale und Caput laterale). Im unteren Teil setzt sich dieses Blatt im Sulcus nervi radialis fort, durch den nicht nur der N. radialis, sondern auch die von einer eigenen Aponeurose umhüllte A. profunda brachii verläuft. Eine dünne Faszienplatte, die den M. biceps und den M. brachialis trennt und ihnen so mehr Beweglichkeit verleiht, setzt sich in der Unterarmfaszie (Fascia antebrachii) fort.

An der Arminnenseite befindet sich die vom Septum intermusculare mediale begrenzte „Bizepsrinne" (Sulcus bicipitalis medialis), in der A. und V. brachialis sowie Äste des Plexus brachialis verlaufen. Das Gefäß-Nerven-Bündel selbst wird von einer Faszienhülle stabilisiert und geschützt. Sowohl von der Oberarm- wie von der Unterarmfaszie gehen Umhüllungen für die oberflächlichen und tiefen Nerven, Arterien und Venen ab.

Die Unterarmfaszie (Fascia antebrachii)

Auf die Oberarmfaszie folgt die Unterarmfaszie (Fascia antebrachii, ➤ Abb. 2.10). Sie endet am Handgelenk, wo sie vom Retinaculum musculorum flexorum und extensorum verstärkt wird. Sie setzt sich bis zur Palmaraponeurose fort, deren oberflächliche Schicht aus Längsfasern mit der Haut verwachsen ist, während die tiefe Schicht aus quer verlaufenden Fasern mit der tiefen Handfaszie nach lateral weiterzieht. Die in oberflächlichen Fasern auslaufende Sehne des M. palmaris

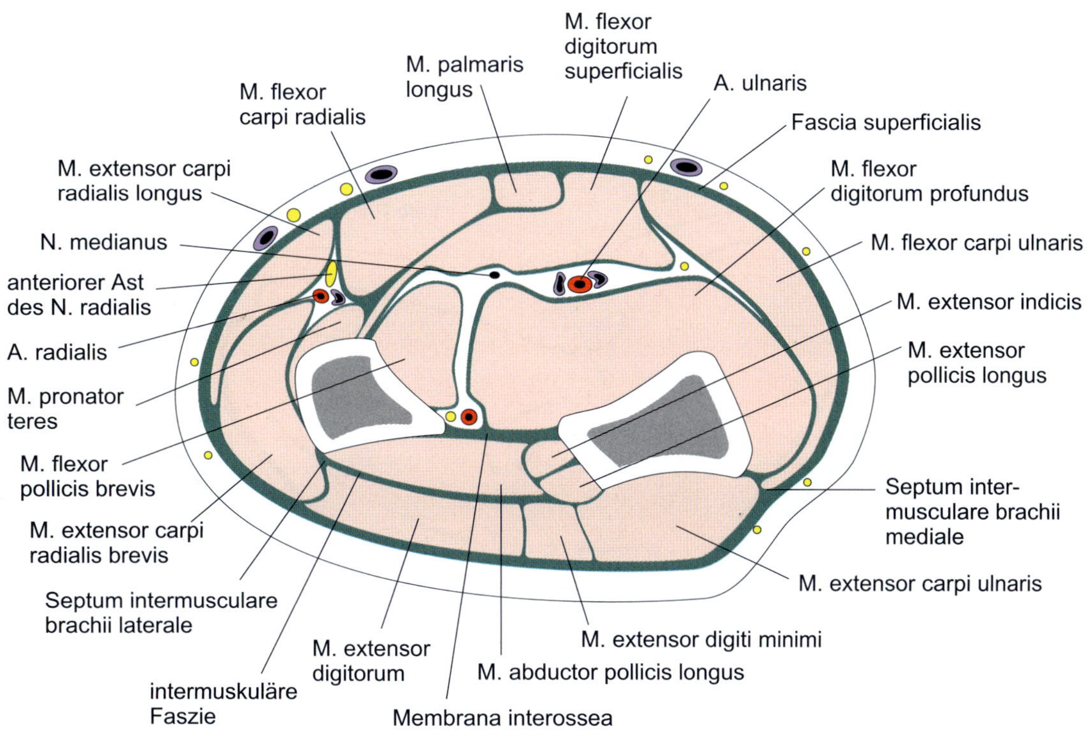

Abb. 2.10 Querschnitt durch den Unterarm, am Übergang zwischen oberem und mittlerem Drittel

longus könnte man als Strecksehne der oberflächlichen Handfaszie ansehen. Auch die Sehne des M. flexor carpi ulnaris strahlt in die Palmaraponeurose ein.

Im oberen Teil strahlt die Bizepssehne sowie von posterior auch der M. brachialis und der M. triceps in die Fascia antebrachii ein und verstärken sie.

Die Unterarmfaszie ist auf der Rückseite dicker als auf der Vorderseite des Arms. Im Handwurzelbereich inseriert sie über das Retinaculum mm. flexorum und extensorum. Auf der Rückseite ist sie fest mit der dorsalen Kante der Ulna und zudem mit der Dorsalseite des Radius verwachsen. Zusammen mit dem knöchernen Skelett bildet sie die vordere und die hintere Unterarmregion.

In der Tiefe gehen von der Faszie Bindegewebshüllen für verschiedene Muskeln ab, die sie einzeln umgeben und gegeneinander verschieblich machen. Auf der Vorderseite teilt sich die Faszie ebenso wie auf der Rückseite in eine oberflächliche und eine tiefe Schicht auf.

Durch die Fascia antebrachii entstehen drei Muskelfächer (Logen) für die unterschiedlichen Muskelgruppen am Unterarm: Zur äußeren (lateralen) Gruppe gehören der M. brachioradialis sowie der M. extensor carpi radialis longus und brevis. Diese drei Muskeln scheinen eine gemeinsame Faszienhülle zu haben, auf deren Bedeutung später noch eingegangen wird.

Eine ähnliche, wenn auch weniger deutliche Anordnung finden wir auf der Innenseite (medial) beim M. flexor carpi ulnaris und M. extensor carpi ulnaris.

Die Handfaszie (Fascia manus)

Die Handfaszie (➤ Abb. 2.11) bildet die Fortsetzung der Unterarmfaszie im Bereich des Retinaculum mm. flexorum und extensorum. Man unterscheidet eine Dorsal- und eine Palmaraponeurose (Fascia dorsalis manus bzw. Aponeurosis palmaris), die jeweils aus einem oberflächlichen und tiefen Teil bestehen.

Oberflächliche Dorsalaponeurose

Die dünne oberflächliche Dorsalaponeurose bedeckt die Sehnen der Extensoren. Sie bildet die Fortsetzung des Retinaculum mm. extensorum, da sie sich distal mit den Streckersehnen vereint und an den Fingerknochen (Phalangen) ansetzt. Seitlich ist sie am Außenrand des ersten und fünften Mittelhandknochens (Os metacarpale I und V) befestigt.

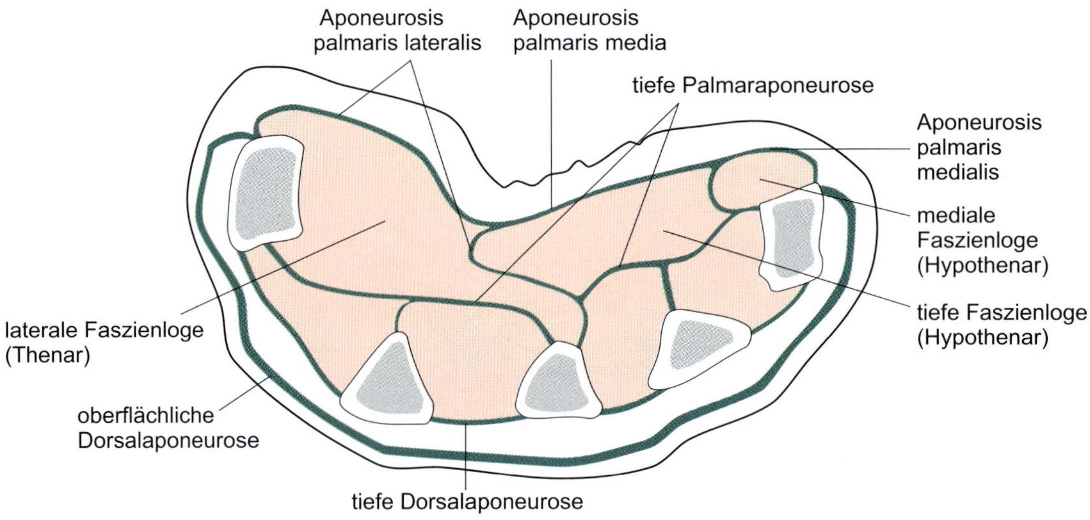

Abb. 2.11 Querschnitt durch die Hand, der die unterschiedlichen Aponeurosen zeigt

Tiefe Dorsalaponeurose

Die tiefe Dorsalaponeurose ist sehr dünn und bedeckt die Mm. interossei dorsales.

Oberflächliche Palmaraponeurose

Die oberflächliche Palmaraponeurose besteht aus drei Abschnitten:
- einem mittleren Teil, der eigentlichen Palmaraponeurose oder Aponeurosis palmaris media, und
- zwei seitlichen Teilen, die den Daumen- und Kleinfingerballen (Thenar und Hypothenar) bedecken.

Aponeurosis palmaris media

Sie hat die Form eines Dreiecks, dessen Grundlinie mit der Wurzel der vier Finger übereinstimmt und dessen Spitze die Fortsetzung der Fascia antebrachii und des Retinaculum mm. flexorum bildet (➤ Abb. 2.12).

Nach oben hin verlängert sie sich zur Sehne des M. palmaris longus, der die Aponeurose auch spannt. Diese feste Bindegewebsplatte liegt direkt unter der Haut und ist durch kurze Faserausläufer eng mit ihr verbunden. DUPUYTREN hat lange, zungenförmige Ausläufer beschrieben, die vom unteren Drittel der Aponeurose bis zur Zwischenfingerfalte führen. Sie werden bei Extensionsbewegungen maximal gedehnt und sind auch verantwortlich für das Zusammenschrumpfen der Palmaraponeurose bei der Dupuytren-Kontraktur.

Die Aponeurosis palmaris media bedeckt die Flexorsehnen sowie die Gefäße und Nerven der Innenhand und geht seitlich in die Aponeurose des Thenars bzw. des Hypothenars über. Sie verlängert sich in Form der Beugersehnenscheiden bis in die Finger und setzt dort an den Phalangen an. Die Aponeurosis palmaris media wird von längs und quer verlaufenden Faserzügen (Fasciculi longitudinales und Fasciculi transversi) gebildet.

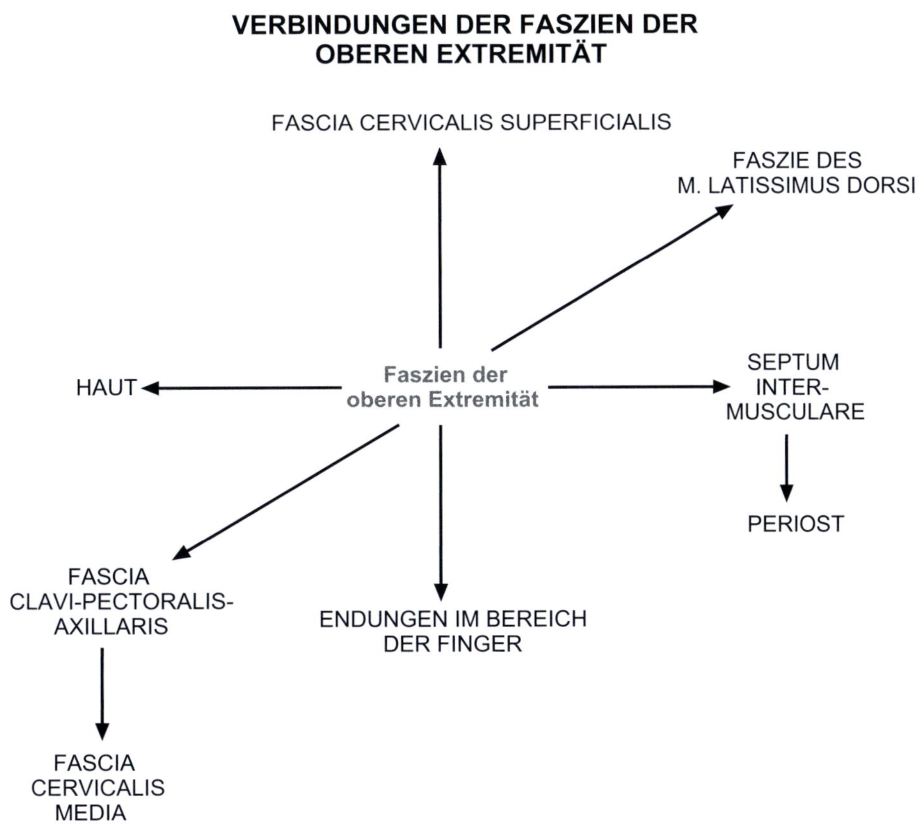

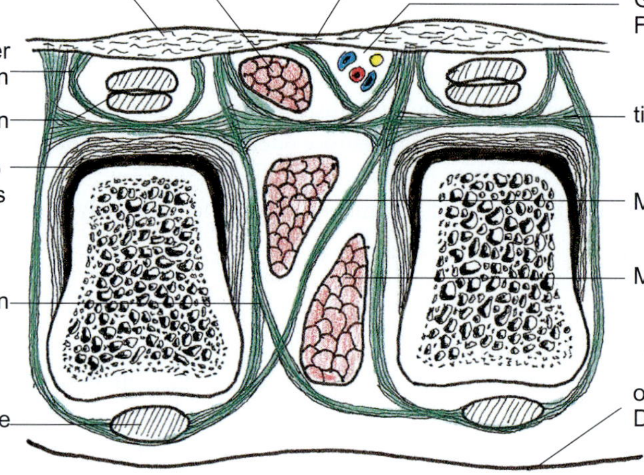

Abb. 2.12 Mittlere und tiefe Palmaraponeurose

Fasciculi longitudinales

Die Fasciculi longitudinales bilden die Fortsetzung des Retinaculum mm. flexorum und der Sehne des M. palmaris longus. Sie ziehen nach distal zu den Metakarpophalangealgelenken und strahlen mit acht zungenförmigen Ausläufern, jeweils zwei pro Finger, in die vier Finger ein. Diese Ausläufer sind an den Außenkanten jedes ersten Fingerglieds verankert und stellen die distalen Endpunkte der Fascia superficialis der oberen Extremität dar.

Vor den Sehnen werden die Fasern gebündelt und durch noch dünnere, flache intertendinöse (Zwischensehnen-)Bändchen zusammengehalten. Die Fasern dieser Bündel enden auf unterschiedliche Weise:

- Einige heften sich an die tiefe Hautschicht.
- Andere ziehen zur tiefen Palmaraponeurose und bilden Scheidewände, die in sagittaler Richtung mit der oberflächlichen und der tiefen Aponeurose Faszienkanäle begrenzen; durch die Tunnel ziehen Beugersehnen, Mm. lumbricales, Gefäße und Nerven der Finger.
- In Höhe der Metakarpophalangealgelenke zweigen aus den Faserbündeln vor den Sehnen einzelne perforierende Fasern ab, die das Lig. metacarpale transversum profundum durchqueren, das Metakarpophalangealgelenk umrunden und sich hinter der Streckersehne mit den Fasern der gegenüberliegenden Seite fortsetzen.

Das Retinaculum mm. flexorum reicht vom distalen Radius bis zur Basis des dritten Mittelhandknochens und baut das Lig. metacarpale transversum mit auf.

Fasciculi transversi

Sie sind von den Fasciculi longitudinales überlagert, außer im distalen Teil der Aponeurose, wo sie das Lig. metacarpale transversum superficiale und quer verlaufende interdigitale Bänder bilden.

Aponeurosis palmaris medialis und lateralis

Die beiden seitlichen Teile der Palmaraponeurose sind dünner als die Aponeurosis palmaris media und bedecken Thenar und Hypothenar (Daumen- und Kleinfingerballen).

Die laterale Aponeurose hat Ansatzstellen am Os scaphoideum, am Os trapezoideum und an der Außenseite des Os metacarpale I und dringt dann zwischen die Thenarmuskeln ein, um am Vorderrand des dritten Mittelhandknochens (Os metacarpale III) anzusetzen.

Die mediale Aponeurose setzt am Os pisiforme sowie an der Innenseite und Vorderfläche des Os metacarpale V an. Sie bildet somit die Loge für die Hypothenarmuskeln.

In Höhe der medialen Faszienloge spielt die Sehne des M. abductor digiti minimi (zur Abspreizung des Kleinfingers) eine wichtige Rolle für den Faszienaufbau. Sie steht mit dem palmaren Lig. metacarpale transversum und den Grayson-Bändern in Verbindung.

Tiefe Palmaraponeurose

Die tiefe Palmaraponeurose setzt sich proximal in den Faserstrukturen der Handwurzel fort und endet distal im Bereich der Metakarpophalangealgelenke, vor den Köpfchen der Ossa metacarpalia II bis V, mit einer Verdickung, dem Lig. metacarpale profundum.

ZUSAMMENFASSUNG

Die Faszie der oberen Extremität

Die Armfaszie bildet die Fortsetzung der Fascia cervicalis superficialis und steht mit den Rumpffaszien der Vorder- und Rückseite in Verbindung. Sie endet an den Fingern, ist aber zuvor am Ellbogen- und Handgelenk befestigt. Zahlreiche Venen, Lymphgefäße und Nerven ziehen an der Oberfläche dieser Faszie oder durch sie hindurch. Die Faszie besteht aus längs und schräg verlaufenden Fasern, die sich überkreuzen und durchdringen und so die Widerstandsfähigkeit des Gewebes erhöhen.

In der Tiefe zweigen von der Faszie mehrere Lagen ab:

- in sagittaler Richtung die intermuskulären Septen, mit denen sie am Periost fixiert ist und über die sie sich bis in die Knochentrabekel fortsetzt
- in Längsrichtung die Umhüllungen der unterschiedlichen Muskeln oder der Strukturen in tieferen Faszienschichten.

Die Faszie der oberen Extremität bildet schließlich auch eine Schutzhülle für oberflächliche und tiefe Gefäße und Nerven.

2.2.5 Die Faszie der unteren Extremität

Die Faszie der unteren Extremität (➤ Abb. 2.13) ist die Fortsetzung der thorakolumbalen und abdominalen Faszien und reicht bis zum Fuß hinunter. Die Beinfaszie bildet osteofasziale Kompartimente,

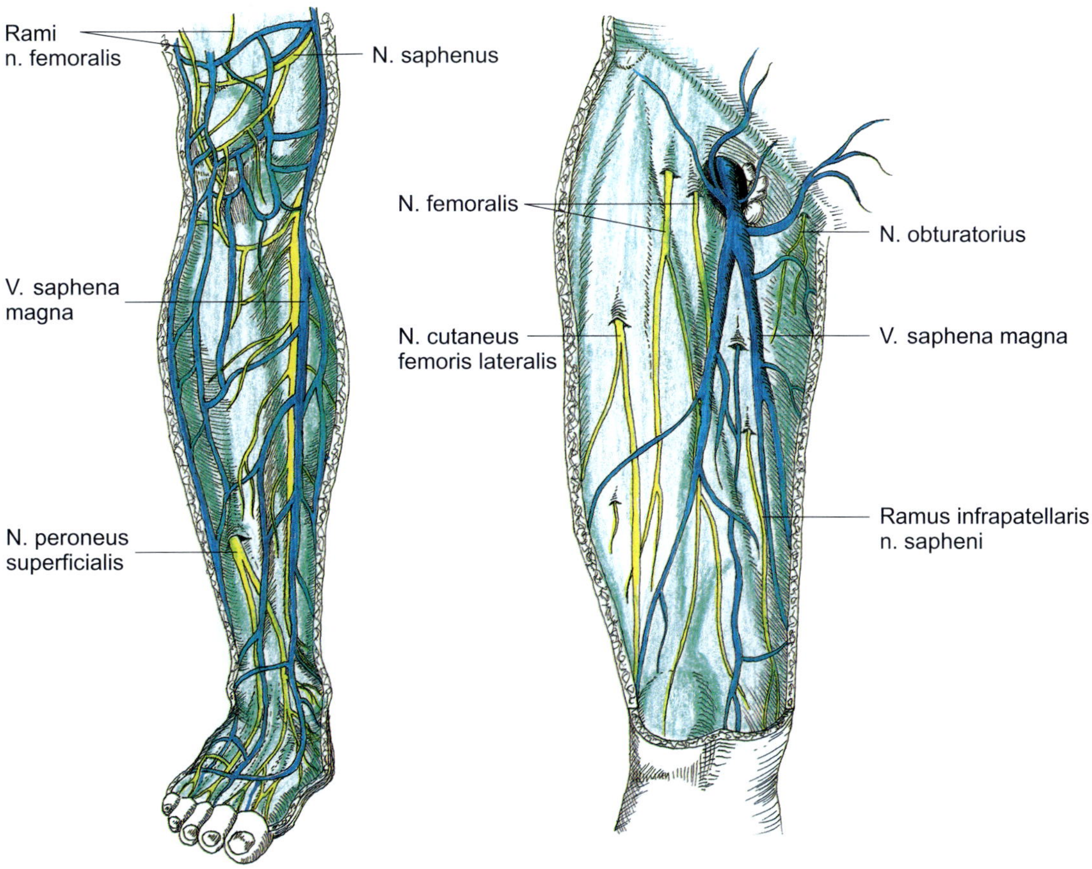

Abb. 2.13 Die Faszie der unteren Extremität (mit Nerven und Gefäßen)

fördert den venösen Rückstrom in den Beinen, verteilt Spannungskräfte so, dass sie sich nicht zu stark an einer Stelle konzentrieren, und schützt die von ihr umhüllten Strukturen. Als ununterbrochene Verbindung zwischen den verschiedenen Körperregionen spielt sie bei der Koordination der Muskelbewegungen und auch als propriozeptives Organ eine wichtige Rolle. In Verlängerung der Fascia thoracolumbalis und des Lig. sacrotuberale beginnt sie posterolateral an der Crista iliaca und am Sakrum. Auf der Vorderseite entspringt sie am Schambein (Os pubis), Sitzbein (Os ischii) und Leistenband (Lig. inguinale). Sie endet am Fuß, ist jedoch schon vorher am Knie- und Sprunggelenk befestigt. Ihre längs, quer und schräg verlaufenden Fasern überkreuzen sich gegenseitig.

Das Grundschema der Faszie zeigt, dass sie sich von oben nach unten und von außen nach innen um Ober- und Unterschenkel wickelt, was besonders deutlich am Oberschenkel zu erkennen ist. Während sie ventral und medial dünn ist, wird die Faszie dorsal und vor allem auf der Beinaußenseite dicker und dort als Fascia lata bezeichnet. Ihr lateraler Teil, der Tractus iliotibialis, ist der festeste und widerstandsfähigste Bereich der menschlichen Anatomie.

Die Faszie der unteren Extremität besteht aus:

- einer tiefen Schicht, von der verschiedene Septen abzweigen, die wir bei den einzelnen Faszienabschnitten näher untersuchen
- einer subkutanen, oberflächlichen Schicht, die durch die Fascia superficialis von der Haut getrennt ist und in der die Lymphgefäße, zwei wichtige Venen und die sensiblen Nerven verlaufen.

Über das Becken und insbesondere über die Sakroiliakalgelenke besteht eine funktionelle Beziehung zwischen abdominalen/dorsolumbalen Muskeln und der unteren Extremität.

Venen

Die Fascia superficialis unterteilt das venöse Gefäßsystem in oberflächliche und tiefe Venen, die durch ein transfasziales System so miteinander verbunden sind, dass das Blut aus den oberflächlichen zu den tiefen Venen fließt. Der venöse Rückstrom ist von den Venenklappen, der thorakoabdominalen (Zwerchfell) und der peripher-venösen Pumpfunktion, also von den Faszien, abhängig.

Die beiden wichtigsten oberflächlichen Venen sind:

- V. saphena parva: Sie entspringt am Außenrand des Fußes und verläuft ungefähr in der Mitte der Beinrückseite. In den meisten Fällen durchbricht sie die Beinfaszie in Höhe der Kniekehle und mündet in die V. poplitea. Anzumerken ist, dass ihre Durchtrittsstelle durch die Faszie variieren kann. Nach **Moosman** und **Hartwell** kann sie im oberen oder unteren Drittel des Unterschenkels oder nahe der Achillessehne liegen.
- V. saphena magna: Sie entspringt am Innenrand des Fußes, zieht vor dem Innenknöchel (Malleolus medialis) vorbei und auf der Unterschenkelinnenseite zum Oberschenkel weiter. Nach ihrem Durchtritt durch die Fascia cribrosa mündet sie in der Leistengegend in die V. femoralis. Die Fascia cribrosa legt sich dicht an die Tunica externa der Vene an und setzt sich auf ihr fort.

Hautnerven

Bei den Hautnerven lassen sich von oben nach unten und von innen nach außen folgende Strukturen unterscheiden:

- auf der Beinvorderseite (anteromedial und anterolateral):
  - N. ilioinguinalis im Leistenbereich
  - N. saphenus und Ramus infrapatellaris am weitesten medial; der N. saphenus reicht bis zur Großzehe, der Ramus infrapatellaris endet an der Innenseite des Knies.
  - Ramus cutaneus (N. obturatorius) an der Innenseite bis zum Knie
  - Ramus cutaneus anterior (N. iliohypogastricus) in der Beinmitte bis zum Knie
  - Ramus femoralis (N. genitofemoralis) in der Mitte des Oberschenkels
  - N. cutaneus femoris lateralis
  - N. cutaneus surae lateralis und N. suralis unterhalb des Knies an der Außenseite
  - N. peroneus superficialis an der Außenseite des Unterschenkels und am Fußrücken
- auf der Beinrückseite im Gesäßbereich:
  - Plexus coccygeus, innen gelegen
  - N. cutaneus femoris posterior im unteren Teil
  - Rami dorsales der Spinalnerven L1–L2 im oberen Teil
  - Ast des N. iliohypogastricus lateral

- auf der Beinrückseite im Oberschenkelbereich:
  - N. cutaneus femoris posterior in der mittleren Partie (median), bis zur Kniekehle
  - N. obturatorius und Ramus infrapatellaris zur Innenseite hin (posteromedial)
  - N. cutaneus femoris lateralis zur Außenseite hin (posterolateral)
- auf der Beinrückseite im Unterschenkelbereich:
  - N. cutaneus surae medialis (N. tibialis) (median)
  - N. suralis als Anastomose zwischen N. cutaneus surae lateralis und medialis (posterolateral)
  - N. saphenus (posteromedial).

Die Gesäßfaszie (Fascia glutea)

Die Gesäßfaszie (Fascia glutea) beginnt an der Crista iliaca, am Sakrum, am Steißbein (Os coccygis) und am Lig. sacrotuberale und setzt sich nach distal und ventral in der Oberschenkelfaszie (Fascia femoris) fort.

Sie bedeckt den M. gluteus medius. Am Vorderrand des M. gluteus maximus teilt sie sich in ein oberflächliches, ein mittleres und ein tiefes Blatt.

Oberflächliches und mittleres Blatt

Das oberflächliche und das mittlere Faszienblatt umkleiden die oberflächliche und die tiefe Schicht des M. gluteus maximus.

Tiefes Blatt

Das tiefe Faszienblatt ist dünn und zart und bedeckt folgende Strukturen:

- den hinteren Anteil des M. gluteus medius
- M. piriformis
- Mm. gemelli
- M. quadratus femoris

  Es wird von zwei Faszienlücken (Foramina) unterbrochen:
- Foramen suprapiriforme (oberhalb des M. piriformis) für den Durchtritt der oberen glutealen Gefäße und Nerven (A. und V. glutea superior, N. gluteus superior)
- Foramen infrapiriforme (unterhalb des M. piriformis) für den Durchtritt der A. und V. glutea inferior, des N. gluteus inferior sowie des N. ischiadicus.

  Es wird von zwei Faszienlücken (Foramina) unterbrochen:

Umhüllungen verschiedener Strukturen

Schließlich werden die tiefe Schicht des M. gluteus medius und die Außenseite des M. gluteus minimus noch von zwei zarten Blättern bedeckt, die im Zwischenraum zwischen M. gluteus medius und M. piriformis in das tiefe Blatt der Fascia glutea übergehen.

Die Fascia glutea teilt sich folglich in mehrere Blätter auf, die den Muskeln, die sie jeweils bedecken, ein Aufeinandergleiten ermöglichen. Darüber hinaus bilden diese Blätter Spalträume, die eine tiefe Palpation zulassen, so dass insbesondere der M. piriformis und die Mm. gemelli zwischen dem M. gluteus medius und dem M. gluteus maximus hindurch palpiert werden können.

Die Oberschenkelfaszie (Fascia femoris)

Die Oberschenkelfaszie (> Abb. 2.14) hat Ansätze am Leistenband, am Os pubis und am Ramus inferior ossis pubis. Sie bildet die seitliche und hintere Fortsetzung der Fascia glutea. Die

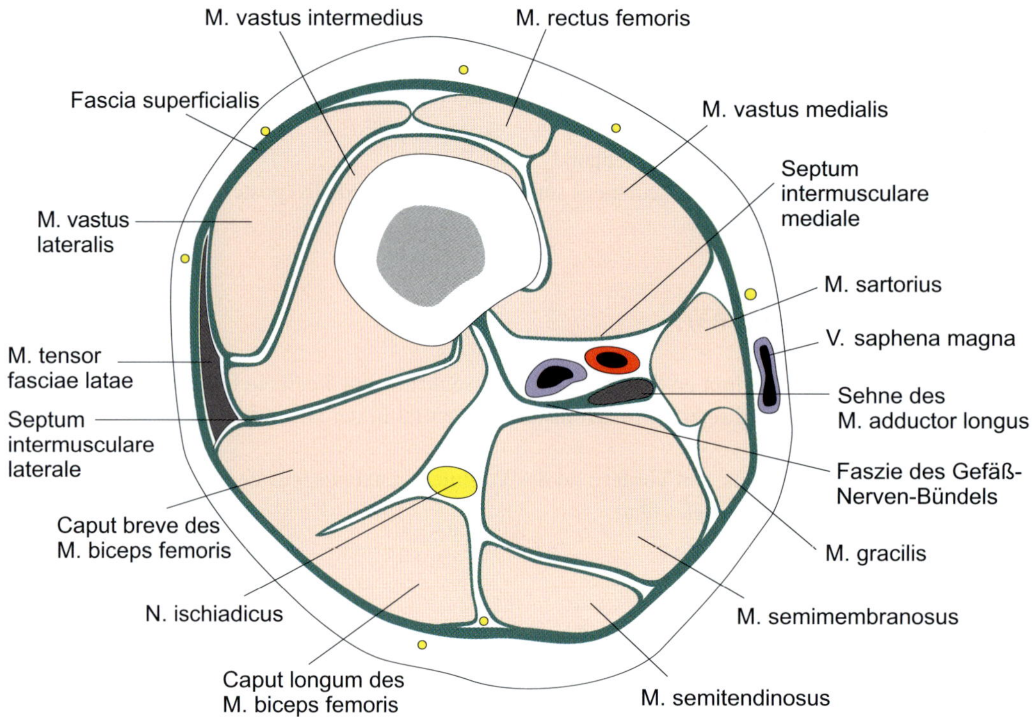

Abb. 2.14 Querschnitt durch den Oberschenkel in Höhe des Canalis adductorius

Oberschenkelfaszie (Fascia femoris ➤ Abb. 2.1[2]) wird nach distal durch die Unterschenkelfaszie (Fascia cruris) fortgesetzt, mit Anheftungsstellen im Bereich der Kniescheibe (Patella), der Tuberositas tibiae und des Wadenbeinköpfchens (Caput fibulae).

Die Oberschenkelfaszie weist proximal, im Bereich des Trigonum femorale (Scarpa-Dreieck), eine Besonderheit auf, die als Fascia cribrosa bezeichnet wird. Dabei handelt es sich um eine lockere, dünne Struktur, die siebartig (= cribrosa) aussieht, weil durch sie hindurch zahlreiche Lymphgefäße von der oberflächlichen zur tiefen Schicht übergehen. Besonders bemerkenswert ist die Durchtrittsstelle der V. saphena magna (Hiatus saphenus), die am Rand durch einen Faszienring verstärkt ist, der als Margo falciformis bezeichnet wird und an der Tunica der V. saphena magna ansetzt.

Die Fascia cribrosa stellt gleichzeitig eine Umschlagsfalte der Oberschenkelfaszie dar, die eine Abduktion-Innenrotation des Oberschenkels ermöglicht, ohne dass die Faszie zu sehr gespannt wird, und verhindert somit ein Einklemmen von Gefäß- und Nervenstrukturen.

Die oberflächliche Faszienschicht hüllt den M. sartorius ein. Ausläufer der tiefen Schicht umgeben jeden Oberschenkelmuskel mit einer eigenen Faszienhülle. Die Fascia femoris ist überdies durch zwei Septen (Septum intermusculare mediale und laterale) mit dem Femur verbunden.

Das Septum intermusculare mediale

Dieses Septum erstreckt sich diagonal vom Trochanter major und Trochanter minor zum Condylus medialis des Knies. Es setzt am Innenrand der Linea aspera an und ist im unteren Teil an der Ausbildung des Canalis adductorius beteiligt, durch den die A. femoralis verläuft.

Der Innenrand des Septums ist dick, erhaben und leicht zu palpieren, da er sich wie eine Sehne anfühlt. Nach distal scheint es sich mit dem Lig. collaterale mediale des Knies fortzusetzen. Die Vorderseite des Septums dient dem M. vastus medialis als Ansatzstelle, auf der Rückseite liegt es den Adduktoren an, mit deren Muskelfaszien es eng verbunden ist.

[2] „Fascia femoris" wird vom Autor als Gesamtbegriff für sämtliche Oberschenkelfaszien verwendet, die Fascia lata bildet einen Teil davon. (Anm. d. Ü.)

Das Septum intermusculare mediale unterteilt die Oberschenkelvorderseite in zwei Fächer (Logen):

- eine anteriore Loge, die den M. quadriceps enthält
- eine mediale Loge, die die AdduktUren, den M. gracilis und die Oberschenkelgefäße enthält und durch eine weniger starke Scheidewand von der posterioren Loge getrennt ist.

Das Septum intermusculare laterale

Dieses Septum erstreckt sich vom Trochanter major zum Condylus lateralis, über dem es, nach Anheftung an die „Außenlippe" der Linea aspera, eine stark hervortretende Sehne bildet. Das Septum dient im vorderen Teil als Ansatzstelle für den M. vastus medialis und im hinteren Teil für das Caput breve des M. biceps femoris. Es trennt die anteriore von der posterioren Loge.

Die Faszienhülle der Oberschenkelgefäße

Die Fascia lata bildet eine schützende Bindegewebshülle um die Oberschenkelgefäße. Diese Gefäßscheide, die vom inneren Schenkelring (Anulus femoralis) bis zum Adduktorenschlitz am Knie (Hiatus adductorius) reicht, wird im oberen Teil als Canalis femoralis und im unteren als Canalis adductorius (**HUNTER**) bezeichnet.

Der Querschnitt dieses leicht gewundenen Kanals ist dreieckig. Die Faszienanordnung dient auch hier wieder zum Schutz der im Canalis femoralis verlaufenden Gefäße und Nerven (A. und V. femoralis, N. saphenus) und verhindert, dass sie bei Hüftbewegungen, insbesondere bei der Abduktion-Außenrotation, zusammengedrückt oder gezerrt werden. Ein zusätzlich schützendes Element bildet der M. sartorius, der dem Kanal im unteren Teil aufliegt und ebenfalls spiralförmig schräg nach unten und innen zieht.

Die Oberschenkelfaszie hat in Kniehöhe zahlreiche Ansatzstellen, aus denen verschiedene Bänder hervorgehen und die Kniegelenkmechanik kontrollieren. Da die Bizepssehne Fasern zum Condylus femoris medialis, zur Popliteussehne und zum Lig. popliteum arcuatum entsendet, spielt auch sie eine wichtige Rolle für die Kniestabilität. Wahrscheinlich wirken Bizeps- und Popliteussehne synergistisch zusammen. Von der Kniekehle aus werden nicht nur Kniebewegungen in transversaler und frontaler Ebene gesteuert und kontrolliert, sondern auch das Vor- und Zurückbewegen des Außenmeniskus und die Innenrotation der Tibia am Beginn einer Knieflexion. In aufrechter Haltung trägt die Kniekehle zum Gleichgewicht bei. Mit ihrer lateralen Aufhängung an den Seitenbändern kann sie wie ein dreidimensionales bewegliches System das Knie stabilisieren. Den Innenflügel der Kniescheibe bilden quer vom Condylus femoris medialis und Tuberculum adductorium einstrahlende Fasern sowie schräg verlaufende Fasern des medialen Seitenbands. Von hier zieht auch ein Ausläufer zum Innenmeniskus.

Das Seitenband am Innenknie stellt ein ganz wesentliches Funktionselement dar, weil es eine Varusstellung, eine Außenrotation und ein Zurückgleiten nach hinten verhindert. Es enthält Mechanorezeptoren, die auf den M. vastus internus reagieren.

Die Unterschenkelfaszie (Fascia cruris)

Die Unterschenkelfaszie (Fascia cruris, ➤ Abb. 2.15) schließt auf der Beinrückseite direkt an die Fascia femoris an. Auf der Vorderseite hat sie Ansatzstellen an der Patella, an der Tuberositas tibiae und am Caput fibulae. In diesem Bereich nimmt sie Faszienausläufer einiger Oberschenkelmuskeln auf (des M. biceps von außen, des M. sartorius und des M. semitendinosus von innen). Von der tiefen Faszienschicht gehen verschiedene Faszienblätter ab, die sowohl die Muskeln umhüllen als auch Septen (Septum intermusculare cruris anterius und Septum intermusculare cruris posterius) bilden.

Das Septum intermusculare cruris posterius

Das hintere Septum reicht von der Innenfläche der Unterschenkelfaszie zum Außenrand der Fibula. Es trennt die anterolaterale von der posterioren Region des Unterschenkels.

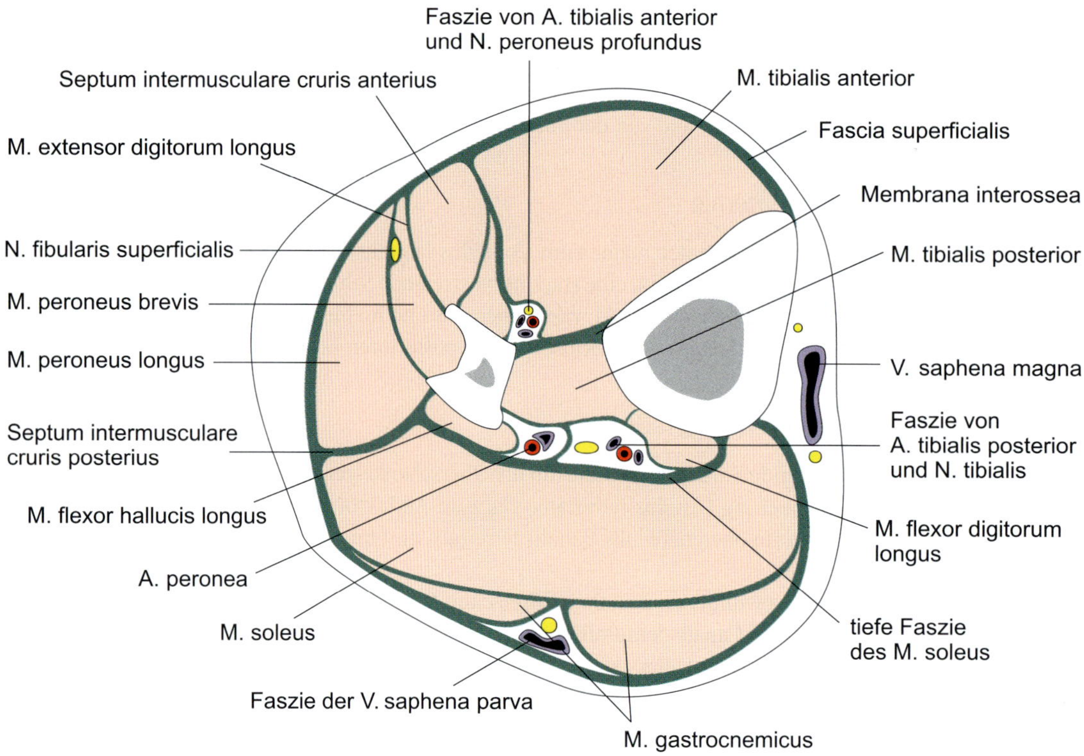

Abb. 2.15 Querschnitt durch den Unterschenkel in Höhe des mittleren Drittels

Das Septum intermusculare cruris anterius

Das vordere Septum erstreckt sich aus der Tiefe der Fascia cruris bis zum Vorderrand der Fibula und unterteilt die anterolaterale Region des Unterschenkels in zwei Logen:

- eine anteriore und
- eine laterale Loge (für die Mm. peronei).

Die anteriore Loge enthält den M. extensor hallucis longus, den M. tibialis anterior und den M. extensor digitorum longus, wobei die beiden letztgenannten Muskeln an der Fascia cruris ansetzen. Im Bereich des Fibulahalses existiert eine osteofibromuskuläre Röhre, die den N. peroneus communis aufnimmt, der an dieser Stelle leicht irritiert werden kann.

Auf der anteromedialen Seite liegt die Unterschenkelfaszie direkt auf dem Schienbein (Tibia) und ist fest mit dem Periost verwachsen. Im hinteren Abschnitt spaltet sich die Fascia cruris im Bereich der Kniekehle auf, um die tiefer liegenden Muskeln, Gefäß- und Nervenstrukturen zu bedecken und sie vom M. triceps zu trennen, damit er auf ihnen gleiten kann.

Die Fußfaszie

Die Fußfaszie (> Abb. 2.16) setzt die Fascia cruris über das Retinaculum mm. flexorum und das Retinaculum mm. extensorum fort und endet an den Zehen. Man unterscheidet Dorsal- und Plantaraponeurosen.

Die Dorsalaponeurosen

Es gibt drei Dorsalaponeurosen:

- die oberflächliche Fußrückenfaszie (Fascia dorsalis pedis superficialis)
- die mittlere Fußrückenfaszie (Fascia dorsalis pedis media) und
- die tiefe Fußrückenfaszie (Fascia dorsalis pedis profunda).

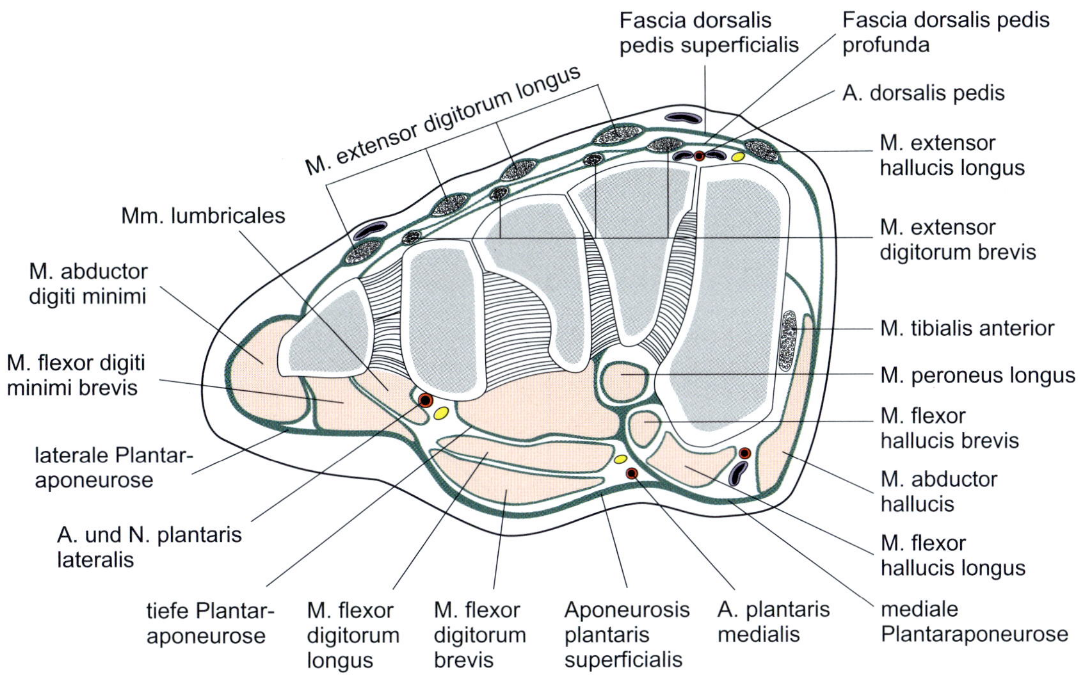

Abb. 2.16 Längsschnitt durch den Fuß mit Aponeurosen.

Fascia dorsalis pedis superficialis

Sie bedeckt die Sehnen der Extensoren, ist am Innen- und Außenrand des Fußes befestigt und verschmilzt dort mit der Plantaraponeurose.

Fascia dorsalis pedis media

Sie spaltet sich von der oberflächlichen Fußrückenfaszie ab und bedeckt den M. extensor digitorum brevis, die Gefäße des Fußrückens und den N. tibialis anterior. Lateral setzt sie am Außenrand des Fußes an, medial verschmilzt sie mit der oberflächlichen Faszie.

Fascia dorsalis pedis profunda

Sie geht vom Retinaculum mm. extensorum inferius ab und bedeckt die Dorsalseite der Metatarsalknochen und der Mm. interossei.

Die Plantaraponeurosen

Die Fußsohlenaponeurose (Aponeurosis plantaris) besteht aus einem oberflächlichen und einem tiefen Anteil.

Oberflächlicher Anteil

Der oberflächliche Anteil der Plantaraponeurose ist durch eine dicke Schicht Fettgewebe von der Haut getrennt und kann ebenso wie die Palmaraponeurose in drei Bereiche gegliedert werden: einen mittleren, einen innen (medial) und einen außen (lateral) gelegenen.

Mittlerer Bereich

In der Mitte ist die Plantaraponeurose sehr widerstandsfähig und vor allem im Fersenbereich sehr dick. Sie verstärkt das Fußlängsgewölbe und hat eine dreieckige Form. Vom Ansatz am Fersenbeinhöcker (Tuber calcanei) verbreitert sich nach vorn und endet in Höhe der Metatarsophalangealgelenke. Sie besteht aus sehr robusten Längsfasern (Fasciculi longitudinales), die vorne Bändchen vor den Sehnen bilden, und besonders im vorderen Teil des Fußes aus zahlreichen quer verlaufenden Fasern (Fasciculi transversi). Im Bereich der Metatarsophalangealgelenke bilden die Fasern ein Lig. metatarsale transversum superficiale, um das vordere Fußgewölbe zu unterstützen. Seitlich verschmilzt die mittlere mit der lateralen und medialen Plantaraponeurose.

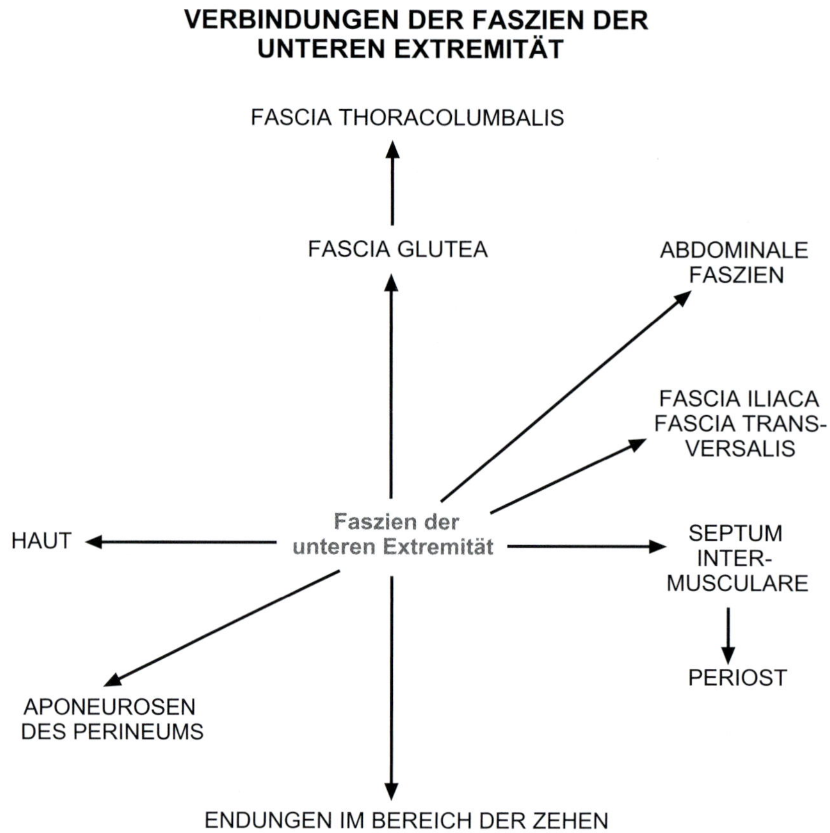

Medialer Bereich

Medial ist die Plantaraponeurose viel dünner als in der Mitte. Sie erstreckt sich von der Innenseite des Fersenbeinhöckers (Tuber calcanei) bis zur Wurzel der Großzehe und verschmilzt außen mit der mittleren Plantaraponeurose.

Lateraler Bereich

Der laterale Teil der Plantaraponeurose setzt hinten am Tuber calcanei (außen) und vorne an der Basis des Os metatarsale V an. Zur Innenseite der Fußsohle hin verschmelzen die laterale und die mittlere Plantaraponeurose. Von der Stelle, an der sich die mittlere mit der lateralen und der medialen Plantaraponeurose vereinigt, ziehen Ausläufer sagittal in die Tiefe, um sich an folgende Strukturen zu heften:

- Os naviculare, Os cuneiforme I und Unterseite des Os metatarsale I (medialer Ausläufer)
- Faszienhülle des M. peroneus longus und Os metatarsale V (lateraler Ausläufer).

Diese Septen unterteilen die Plantarseite in ein Großzehenfach, ein Mittelfach und ein Kleinzehenfach. Die Septen sind unvollständig und werden von Gefäßen und Nerven durchzogen.

Tiefer Anteil

Der tiefe Anteil der Plantaraponeurose bedeckt die Mm. interossei und verliert sich hinten im Bindegewebe der Ferse, während er vorne mit dem Lig. metatarsale transversum profundum verschmilzt.

Es sei daran erinnert, dass die Fascia cruris – ähnlich wie die Faszie der oberen Extremität – eine Umschlagsfalte bildet, um die oberflächlichen und tiefen Gefäß-Nerven-Bündel zu umhüllen und zu schützen. Besonders der N. ischiadicus ist, unabhängig davon, ob er sich weiter oben oder unten teilt, immer von einer Faszienhülle umgeben, die sich auch um den N. peroneus communis und den N. tibialis fortsetzt und im Rahmen von Erkrankungen eine Rolle spielen kann.

ZUSAMMENFASSUNG

Die Faszien der unteren Extremität

Die Beinfaszie bildet – über die zwischengeschaltete Fascia glutea – die Fortsetzung der Rumpffaszie. Sie ist am Knie- und Sprunggelenk befestigt und endet im Fußbereich. Ein Netz von Venen, Lymphgefäßen und Nerven durchzieht und durchbricht sie stellenweise. Ihre längs, schräg und quer verlaufenden Fasern, die sich überkreuzen und durchflechten, erhöhen die Widerstandsfähigkeit des Gewebes. Überdies sind oberflächliche und tiefe Gefäße und Nerven in die Umschlagsfalten der Faszie eingebettet und werden dadurch geschützt.
Von der tiefen Schicht gehen verschiedene Faszienblätter ab:

- Senkrecht in die Tiefe ziehende Muskelscheidewände (Septa intermuscularia) heften sich ans Periost und setzen sich hierüber in den Knochentrabekeln fort.
- In Längsrichtung umhüllen sie verschiedene Muskeln oder bilden tiefere Faszienschichten.

Die Faszie der unteren Extremität steht mit den Faszien der Brust-Bauch-Region sowie, über den M. piriformis und den M. obturatorius internus, mit der Fascia perinei superficialis und der Fascia pelvis, über den M. psoas mit der Fascia iliaca und schließlich, im Bereich des Leistenbandes, mit der Fascia abdominalis profunda und der Fascia transversalis in Verbindung.

2.3 Die inneren Faszien (Fasciae internae)

Wir werden nacheinander folgende Faszien betrachten, die mittlere und tiefe Halsfaszie (Fascia cervicalis media und profunda), danach die Faszien im Thorax-, Abdominal- und Beckenbereich.

2.3.1 Die mittlere Halsfaszie (Fascia cervicalis media)

Die mittlere Halsfaszie (Fascia cervicalis media bzw. Lamina praetrachealis fasciae cervicalis) (➤ Abb. 2.17) erstreckt sich vom Os hyoideum bis zur Rückseite von Klavikula und Sternum. Lateral umhüllt sie die Mm. omohyoidei und verschmilzt am Vorderrand des M. trapezius mit der oberflächlichen und tiefen Halsfaszie (Fascia cervicalis superficialis und profunda). Vorn am Hals liegt sie der Fascia cervicalis superficialis bis unterhalb des Kehlkopfs (Larynx) dicht an. Dann trennen sich die beiden Faszien, so dass sich oberhalb des Brustbeins ein Spalt (Spatium interfasciale suprasternale) bildet, durch den die V. jugularis anterior verläuft.

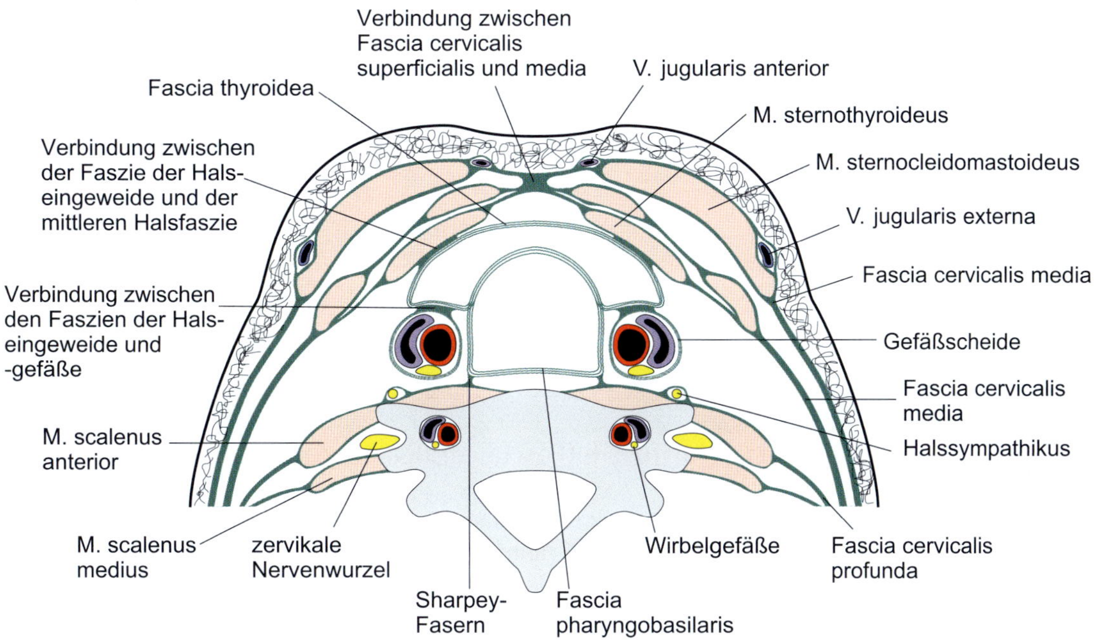

Abb. 2.17 Querschnitt durch den Hals in Höhe des 6. Halswirbels (C6)

Bei den vorderen Halsmuskeln teilt sich die mittlere Halsfaszie in eine Lamina superficialis, die den M. sternocleidomastoideus und den M. omohyoideus umhüllt, und eine Lamina profunda für den M. thyrohyoideus und den M. sternothyroideus auf.

Ihre tiefe Schicht stellt über Fortsätze eine Verbindung zur Fascia pharyngobasilaris und zum Gefäßstrang des Halses her und umgibt die A. carotis communis, die V. jugularis interna und den N. vagus, bevor sie jeweils ihre eigene Faszienhülle bekommen. Die mittlere Halsfaszie erstreckt sich auch auf die Schilddrüse und beteiligt sich am Aufbau der Schilddrüsenfaszie.

Im lateralen Teil ist sie unten an der Klavikula befestigt, von wo aus sehr widerstandsfähige Fasern zum Stamm der V. brachiocephalica und zur V. subclavia ziehen, um diese Venen zu stabilisieren und offen zu halten.

Die Fascia cervicalis media ist zusätzlich an der Bildung der Fascia subclavia beteiligt und setzt sich im vorderen Thorakalbereich in der Fascia endothoracica fort.

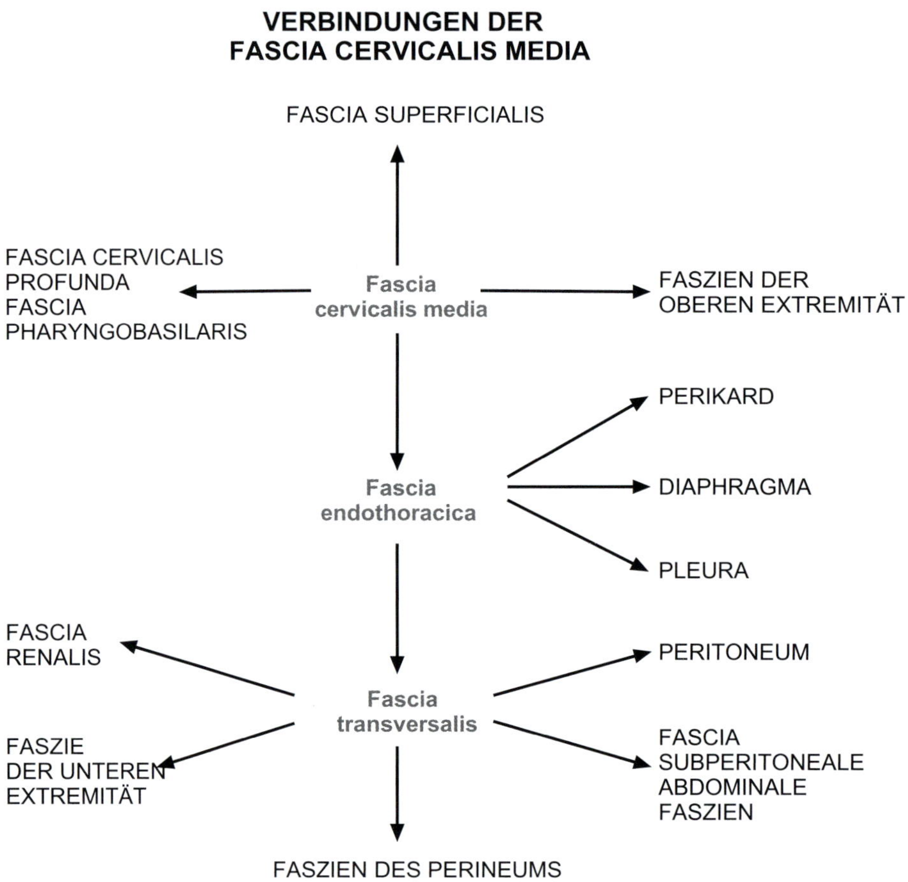

2.3.2 Die tiefe Halsfaszie (Fascia cervicalis profunda)

Die tiefe Halsfaszie (Fascia cervicalis profunda; ➤ Abb. 2.18) bedeckt vorne die prävertebralen Muskeln und wird deshalb auch als Lamina praevertebralis fasciae cervicalis bezeichnet. Befestigt ist sie:

- oben an der Pars basilaris des Os occipitale
- seitlich an den Querfortsätzen der Halswirbel, von wo aus sie sich in der Faszie der Mm. scaleni fortsetzt. Über sie erhält sie am Vorderrand des M. trapezius Anschluss an die tiefe

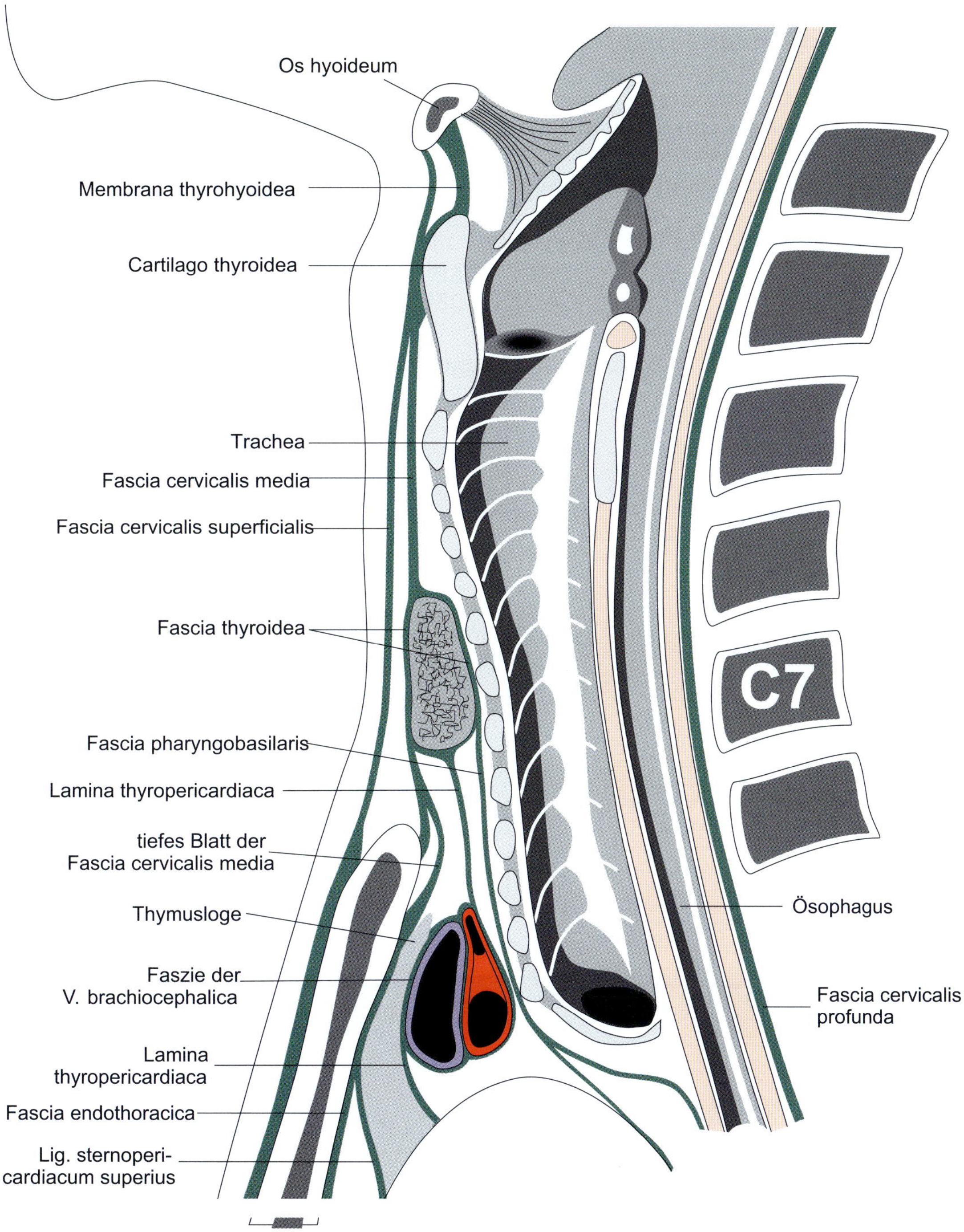

Abb. 2.18 Sagittalschnitt durch den Hals mit den Halsfaszien

Schicht der oberflächlichen Halsfaszie sowie an die Fascia cervicalis media und trennt so die Halseingeweidehülle (vorn) von der Halsmuskelscheide (hinten).

Vorn in der Mittellinie steht sie über eine sehr lockere Zellschicht mit dem Pharynx und dem Ösophagus in Verbindung. Seitlich legt sie sich der A. carotis communis, der V. jugularis interna und dem N. vagus an. Die vorderen Äste der Spinalnerven sind ebenfalls von der Fascia cervicalis profunda umgeben.

Hinten bedeckt sie die prävertebralen Muskeln und umhüllt mit Ausläufern den M. longus colli, den M. rectus capitis anterior und den M. longus capitis. Es sei darauf hingewiesen, dass diese Muskeln als einzige im Oberkörper vor der Wirbelsäule und somit innerhalb des Brustraums liegen.

Die tiefe Halsfaszie übt eine Stützfunktion für den sympathischen Grenzstrang und die Rami communicantes aus, die sich in einer Falte der Lamina praevertebralis oder in einer eigenen Faszienhülle befinden.

Im unteren Teil setzt sie am ersten Brustwirbel an und geht in die Fascia endothoracica über.

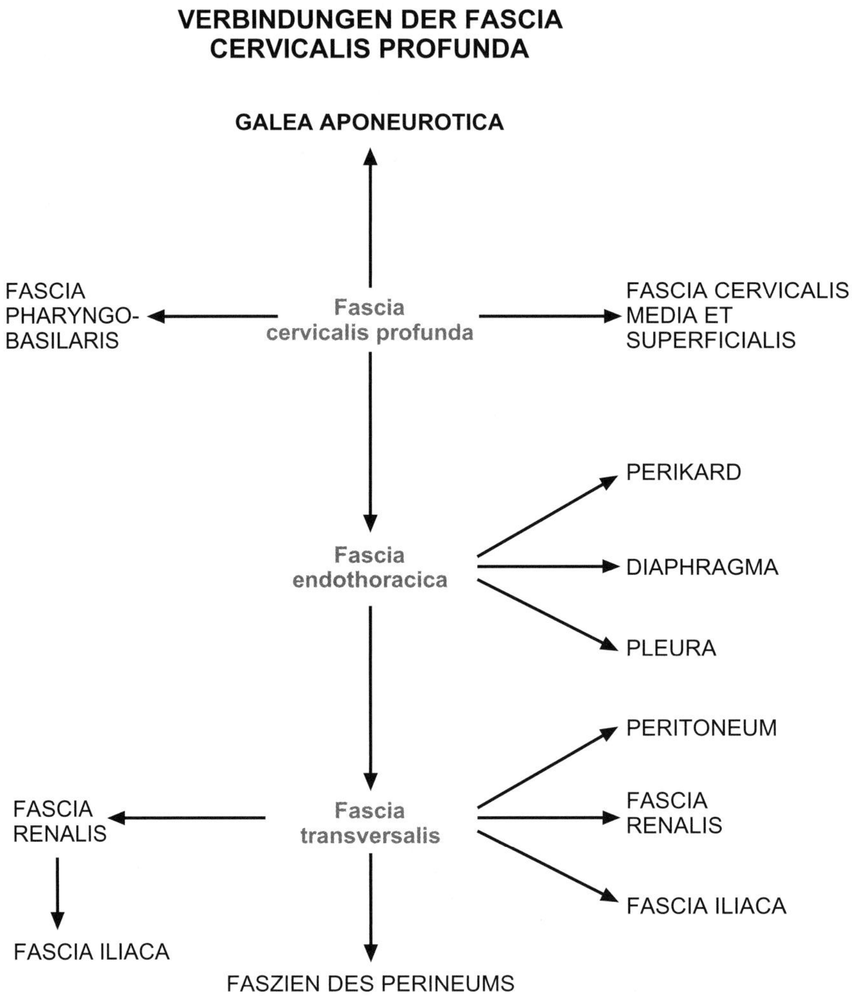

ZUSAMMENFASSUNG

Die Halsfaszien

Man unterscheidet drei Halsfaszien:

Oberflächliche Halsfaszie

Die Fascia cervicalis superficialis (bzw. Lamina superficialis fasciae cervicalis) bildet die Fortsetzung der Schädelfaszien nach unten. Sie endet an der oberen Thoraxapertur und wird durch die Faszien des Thorax (Fascia endothoracica) und der oberen Extremität fortgesetzt.

- Sie umhüllt die oberflächlichen Halsmuskeln vorn und im Nacken sowie oberflächliche Venen und Nerven.
- Mit der mittleren und tiefen Halsfaszie steht sie am äußeren Rand des M. trapezius in Verbindung, mit der mittleren auch auf der Vorderseite des Halses.

Mittlere Halsfaszie

Die Fascia cervicalis media (bzw. Lamina praetrachealis fasciae cervicalis) befindet sich im vorderen seitlichen Halsabschnitt. Sie beginnt am Os hyoideum, ist am Sternum befestigt und setzt sich dann in der Fascia endothoracica fort.

- Sie umhüllt die tiefen Muskelstrukturen anterolateral,
- ist an der Schilddrüsenfaszie beteiligt,
- steht mit der oberflächlichen und tiefen Halsfaszie sowie mit der Faszie im Pharynxbereich (Fascia pharyngobasilaris) in Verbindung.

Tiefe Halsfaszie

Die Fascia cervicalis profunda (bzw. Lamina praevertebralis fasciae cervicalis) hat ihren Ursprung an der Pars basilaris des Os occipitale.

- Nach ihrem Ansatz am ersten Brustwirbel (C1) setzt sie sich nach unten in der Fascia endothoracica fort.
- Hinten ist sie an den Querfortsätzen der Halswirbel befestigt.
- Sie bildet die Faszienhülle der Mm. scaleni, über die sie mit der oberflächlichen und mittleren Halsfaszie in Verbindung steht, und umhüllt auch die prävertebralen Muskeln.
- Für den Plexus cervicalis und Zervikalganglien, die sich in einer Umschlagsfalte der Faszie befinden, übt sie eine Stützfunktion aus.
- Anteroposterior verlaufende Septen verbinden sie mit der Fascia pharyngobasilaris.

2.3.3 Die innere Brustfaszie (Fascia endothoracica)

Die Fascia endothoracica (> Abb. 2.19) kleidet den Brustkorb innen aus. Sie liegt unter den Rippen und ist über Faserstrukturen mit den Zwischenrippenmuskeln (Mm. intercostales interni) verbunden. Dorsal ist sie zu den Seiten der Wirbelsäule dichter und über feine Ligamente (BRAINE) mit den Wirbeln verbunden.

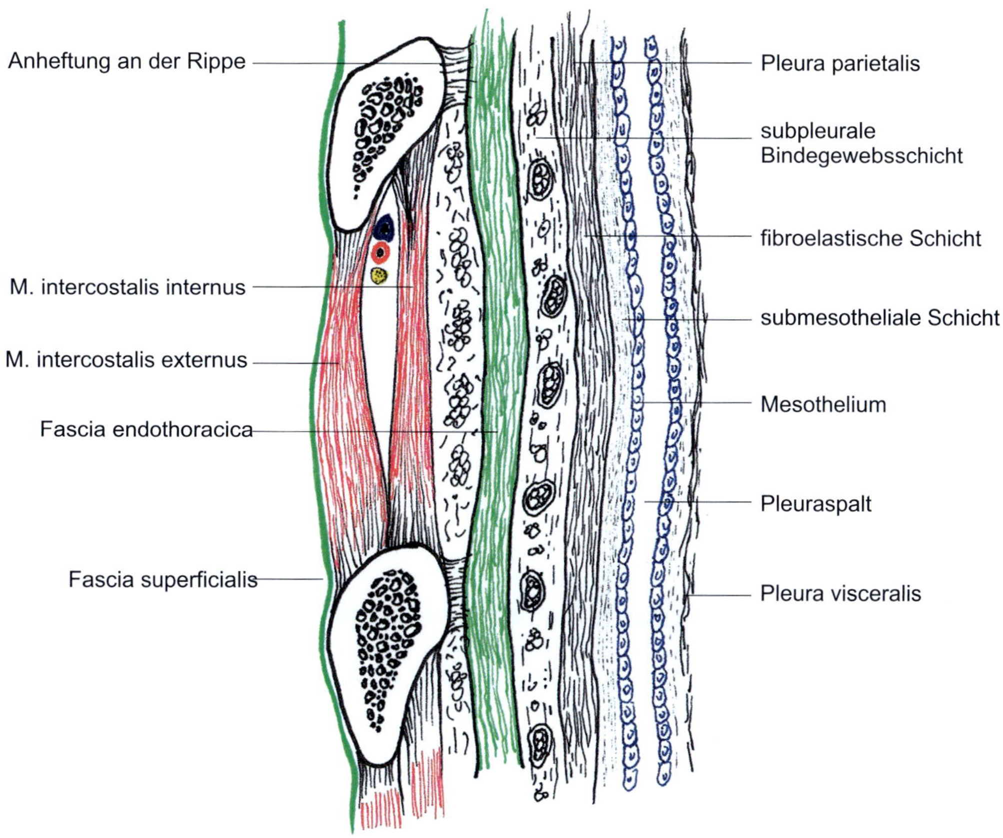

Abb. 2.19 Längsschnitt durch die Thoraxwand

Im oberen Abschnitt bedeckt die Fascia endothoracica die Pleurakuppel und ist mit dem Periost der 1. Rippe verwachsen, vornehmlich dorsal. Überdies haftet sie vorne an der Gefäßscheide der A. subclavia (dadurch Verbindung zur Fascia cervicalis media). Sie verdickt sich beträchtlich und bildet ein fibröses Septum, das Diaphragma cervicothoracale (**BOURGEREY**), in dem sich drei Aufhängebänder (Ligg. suspensoria) für die Pleura (**SEBILEAU**) unterscheiden lassen: Im unteren Abschnitt bedeckt die Fascia endothoracica das Zwerchfell (Diaphragma), mit dem sie engstens verbunden ist, und setzt sich durch die Fascia transversalis bis in die Bauchwand fort. Auf der Innenseite haftet die Faszie am parietalen Blatt der Pleura und somit an der Brustwand. Im Mediastinalbereich ist die Faszie dick und weich. Allerdings bildet sie auf der Oberfläche des Perikards eine fibröse Schicht, die mit dem Perikard verwachsen ist und direkt unter der Pleura liegt. Über die Fascia endothoracica ist die Pleura außerdem noch an die Brustwand geheftet:

- Lig. costopleurale
- Lig. transversopleurale
- Lig. vertebropleurale.
- vorne im Bereich des Trigonum sternocostale
- hinten zwischen dem Angulus posterior von Rippen und Wirbelsäule sowie an der Wirbelsäule.

Im unteren Abschnitt bedeckt die Fascia endothoracica das Zwerchfell (Diaphragma), mit dem sie engstens verbunden ist, und setzt sich durch die Fascia transversalis bis in die Bauchwand fort. Auf der Innenseite haftet die Faszie am parietalen Blatt der Pleura und somit an der Brustwand. Im Mediastinalbereich ist die Faszie dick und weich. Allerdings bildet sie auf der Oberfläche des Perikards eine fibröse Schicht, die mit dem Perikard verwachsen ist und direkt unter der Pleura liegt. Über die Fascia endothoracica ist die Pleura außerdem noch an die Brustwand geheftet:

2.3.4 Die innere Bauchwandfaszie (Fascia transversalis)

Manche Autoren bestreiten die Existenz einer solchen Faszie.

Die Fascia transversalis kleidet die Innenseite des Abdomens aus und ist über die Fascia subperitonealis, von der sie sich kaum abgrenzen lässt, auf das Engste mit dem parietalen Blatt des Peritoneums verbunden. Im hinteren Teil bildet sie eine Umschlagsfalte, die als eine Art Fasziensack je eine Niere aufnimmt. Dieser Fasziensack besteht aus:

- der Fascia retrorenalis, die sich im Mittelabschnitt an die großen Gefäße und Wirbel heftet, und
- der Fascia praerenalis.

Diese beiden Faszien sind vorn und seitlich zu dem erwähnten Fasziensack für die Nieren zusammengewachsen.

Die Fascia transversalis setzt proximal am Diaphragma und distal an der Fascia iliaca an. Im unteren Teil liegt sie den Organen im kleinen Becken auf und ist mit dem parietalen Blatt des Peritoneums verschmolzen. Eine Ausstülpung der Faszie geht zum Leistenkanal und bildet die Bindegewebshülle für den Samenstrang (Funiculus spermaticus).

Auf der Ebene der iliakalen Gefäße setzt sich die Fascia transversalis in der Tunica der A. und V. iliaca externa fort. Im vorderen Mittelteil wird sie durch die Henlé- und Hesselbach-Bänder verstärkt.

Ihren Ursprung hat die Fascia transversalis hinten am lateralen Rand der Lendenregion, wo sie sich mit der Fascia iliaca vereint, ventral ist sie sehr eng mit der Linea alba verbunden. Sie besteht aus quer verlaufenden Fasern, die überall von schräg und längs verlaufenden Fasern durchsetzt sind, besonders im vorderen Abschnitt. Ihre Schichtdicke variiert, aber am dicksten ist sie unterhalb des Nabels.

Die Fascia transversalis ist vorn-seitlich mit den Abdominalfaszien verbunden, von denen sie dorsal durch die Fascia renalis getrennt wird. Letztere liegt wiederum der Fascia iliaca auf, die ihrerseits eine Umschlagsfalte der posterioren Abdominalfaszien darstellt. Die Fascia iliaca hat folgende Ansätze:

- auf der Innenseite an den Wirbelkörpern, der Psoasarkade und der Linea innominata
- auf der Außenseite an der Faszie des M. quadratus lumborum.

Die Fascia iliaca weist an ihrer Oberseite eine Verdickung auf, die als Psoasarkade (Lig. arcuatum mediale) bezeichnet wird. Dieses Band setzt wiederum am Wirbelkörper des 2. Lendenwirbels an, umrundet den M. psoas von vorn und endet am Querfortsatz des 1. Lendenwirbels.

Die vorn eng mit dem Lig. inguinale in Verbindung stehende Fascia iliaca hat auf ihrer Innenseite eine faserige, widerstandsfähige Verdickung, den Arcus iliopectineus, der den Schenkelring (Anulus femoralis) nach außen hin begrenzt.

Unterhalb des Lig. inguinale setzt sich die Fascia iliaca bis zum Ansatz des M. iliopsoas am Trochanter minor fort und ist an der Bildung der Fascia femoris beteiligt.

Im Leistenkanal, an dem sie ebenfalls beteiligt ist, wirkt sie in Höhe des Anulus inguinalis profundus wie eine Art Sphinkter, der den Durchmesser verringert.

ZUSAMMENFASSUNG

Fascia endothoracica und Fascia transversalis

Die Fortsetzung der mittleren und tiefen Halsfaszie bildet die Fascia endothoracica, die sich über das Diaphragma als Kreuzungspunkt zur Fascia transversalis verlängert. Beide Faszien haben folgende Verbindungen:

Fascia endothoracica

- auf ihrer Außenseite zur Innenwand der Brusthöhle
- auf ihrer Innenseite zur Pleura und zum Perikard
- nach unten zum Diaphragma und danach zur Fascia transversalis

Fascia transversalis

- nach oben zum Diaphragma und zur Fascia endothoracica
- auf ihrer Außenseite zu den tiefen Abdominalaponeurosen sowie zur Fascia renalis
- auf ihrer Innenseite zum Peritoneum
- nach unten zu den Faszien des kleinen Beckens und, über Ausläufer zum Lig. inguinale, zu den Faszien der unteren Extremität, über die eine Verbindung zur Körperaußenseite geschaffen wird.

2.3.5 Die Faszien des Perineums und des kleinen Beckens

Die Faszien des Perineums (➤ Abb. 2.20) schließen die Bauchhöhle nach unten hin ab. Es handelt sich um sehr widerstandsfähige Faszienstrukturen, die am Beckenrand ansetzen und in anterior-posteriorer Richtung mehrere Öffnungen aufweisen, wobei der vordere Bereich bei Mann und

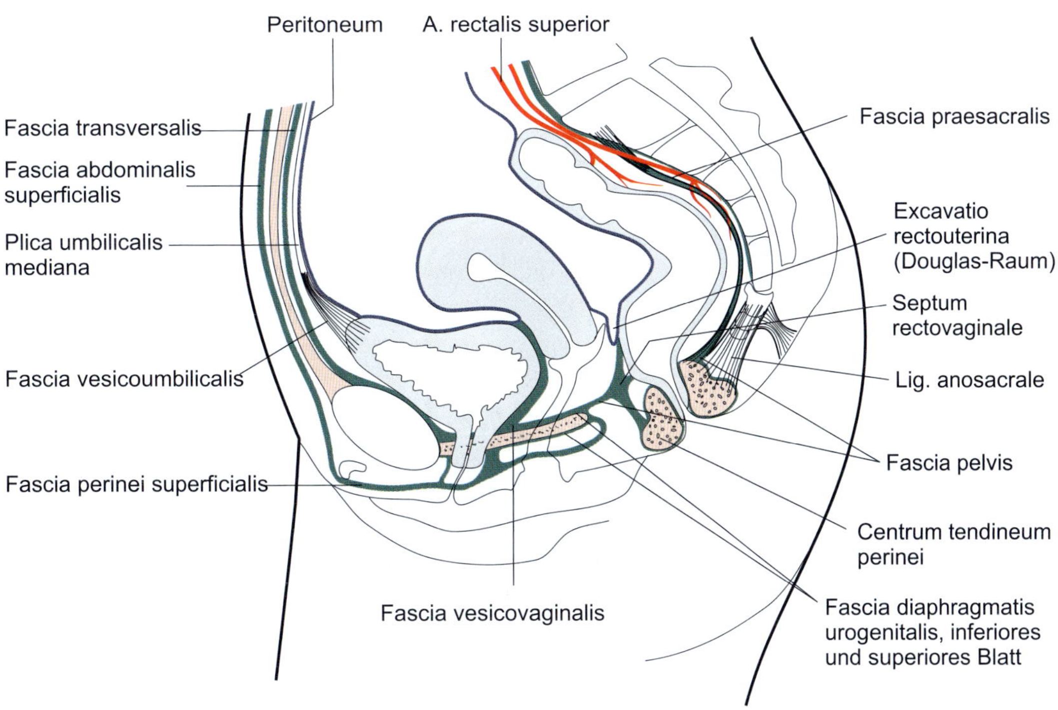

Abb. 2.20 Die Faszien des kleinen Beckens bei der Frau

Frau unterschiedlich ausgebildet ist. Dieser Unterschied tritt schon früh in Erscheinung. Zu den wichtigsten Strukturen im Dammbereich gehört die Fascia rectalis.

Da die Faszien im Dammbereich die drei Muskelschichten des kleinen Beckens unterstützen und verstärken, unterscheidet man drei Faszienstrukturen:

- die Fascia perinei superficialis
- die Fascia diaphragmatis urogenitalis (auch: Fascia perinei media)
- die Fascia pelvis (auch: Fascia perinei profunda).

Die Fascia perinei superficialis

Diese subkutane Faszie (➤ Abb. 2.21) befindet sich lediglich im vorderen Dammbereich.

- Sie heftet sich auf beiden Seiten an den Ramus superior des Os ischii.
- Ihre nach vorn gerichtete Spitze setzt sich in der fibrösen Hülle des Penis fort. Bei der Frau verliert sie sich im Bindegewebe der kleinen Schamlippen und setzt sich in der Fascia clitoridis fort.
- Ihre Basis erstreckt sich zwischen den beiden Sitzbeinknorren (Tuber ischiadicum) und bildet die Grenze zwischen vorderem und hinterem Perineum.

In diesem Bereich wölbt sie sich nach oben und vereint sich, nachdem sie den posterioren Rand des M. transversus perinei superficialis umrundet hat, mit dem inferioren Blatt der Fascia diaphragmatis urogenitalis. Dorsal ziehen Ausläufer zum Centrum tendineum perinei. An der Unterseite umhüllen Ausläufer der Faszie den M. transversus perinei superficialis, den M. ischiocavernosus und den M. bulbospongiosus. Diese Ausläufer vereinigen sich mit dem tiefen Blatt der Fascia diaphragmatis urogenitalis.

Die Fascia diaphragmatis urogenitalis

Die mittlere Perinealfaszie wird auch als Carcassonne-Band, Colles-Band, Lig. reflexum bzw. Fascia triangularis oder von deutschen Anatomen als Faszie des Diaphragma urogenitale (Fascia diaphragmatis urogenitalis) bezeichnet. Der Form nach dreieckig, bedeckt sie lediglich das vordere Dreieck, d.h. den urogenitalen Teil des Damms. Die Beschreibungen, unter anderem von

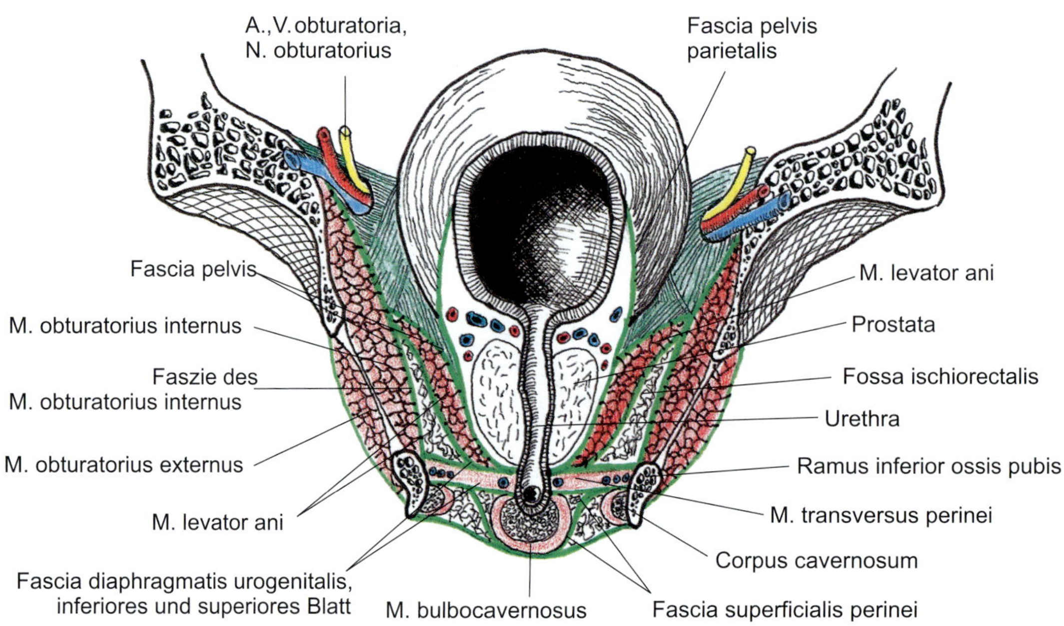

Abb. 2.21 Frontalschnitt durch das männliche Becken, etwa in der Mitte des Ramus inferior ossis pubis

ZUCKERKANDL, **SHARPEY**, **DELBET**, **GRÉGOIRE**, **MONIER** und **HOVELACQUE**, sind oft widersprüchlich, was die besondere Komplexität dieser Faszie unterstreicht.

Zur Vereinfachung und zum besseren Verständnis wird nachstehend auf die Ausführungen von **TESTUT** und **ROUVIÈRE** Bezug genommen. Demnach besteht die Fascia diaphragmatis urogenitalis aus zwei Blättern, einem unteren (inferioren) und einem oberen (superioren) Blatt, zwischen denen sich die mittlere Muskelschicht befindet: hinten der M. transversus perinei profundus, vorn der M. sphincter urethrae.

Das inferiore Blatt oder Carcassonne-Band

Dieses dicke, robuste Faszienblatt inseriert außen an der Innenfläche des Os ischii, an der inneren Lippe am Unterrand des Ramus ossis pubis – unmittelbar über den Ansätzen des Corpus cavernosum und des Corpus ischiocavernosum, denen es, außer im hinteren Teil, anhaftet. Es erstreckt sich in der Transversalebene und ist entlang der Mittellinie eng mit der Tunica albuginea und dem Corpus spongiosum der Urethra verbunden.

Am hinteren Rand vereint es sich nach unten mit der Fascia perinei superficialis und nach oben mit dem tiefen Blatt der Fascia diaphragmatis urogenitalis. Rückwärts ziehen Ausläufer zum Centrum tendineum perinei, vorn verschmilzt es mit dem superioren Blatt. Man könnte das inferiore Blatt der Fascia diaphragmatis urogenitalis als eine Art Aufhängungsapparat für den Bulbus penis und das Corpus spongiosum auffassen, der sie fest mit dem Schambeinast verbindet (**PAUL DELBET**).

Seine Beschaffenheit ist nicht überall gleich. Das hinten auf dem M. transversus perinei profundus relativ dünne Blatt wird in der Umgebung der Pars membranacea der Harnröhre zu einer sehr dicken und widerstandsfähigen Struktur; hier sieht es wie ein Band aus und wird als Lig. transversum perinei bezeichnet. Noch etwas weiter vorn verschmilzt die dicke Faszie und mit dem Lig. arcuatum pubis, das den oberen vorderen Dammbereich abschließt.

Das superiore oder tiefe Blatt

Das superiore Blatt der Fascia diaphragmatis urogenitalis (➤ Abb. 2.22) bedeckt die Oberseite des M. transversus perinei profundus und den M. sphincter urethrae.

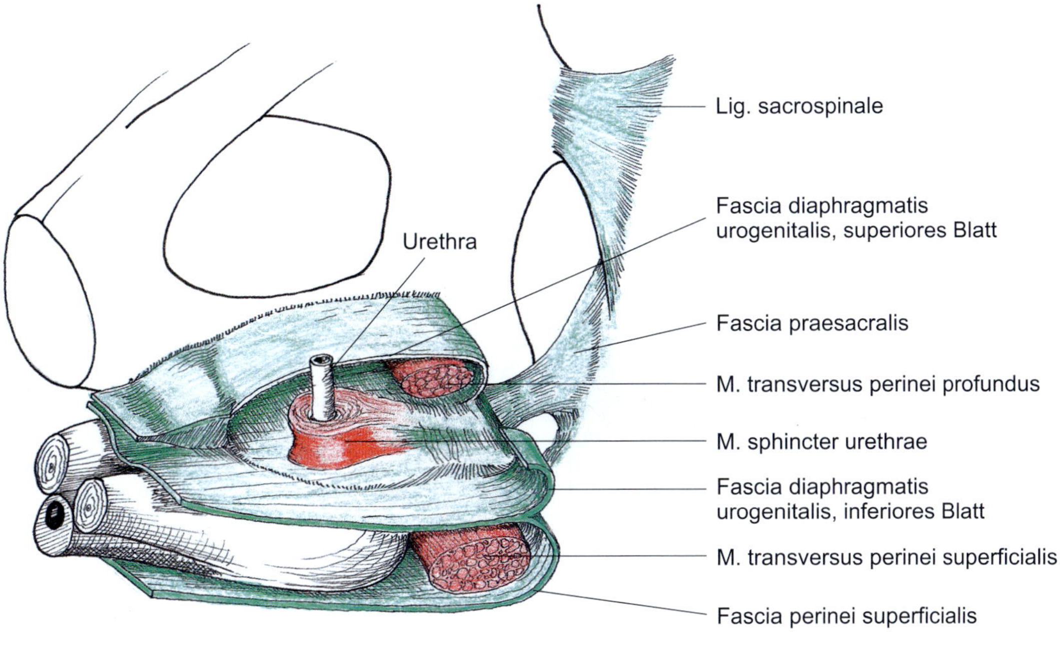

Abb. 2.22 Oberflächliche und mittlere Dammfaszie (Fascia perinei superficialis und Fascia diaphragmatis urogenitalis).

An der Rückseite verbindet es sich mit der Fascia perinei superficialis und entsendet Fasern zum Centrum tendineum perinei. Ganz vorn verbindet es sich mit dem inferioren Blatt und bildet mit ihm zusammen das Lig. transversum perinei (HENLÉ-Band), bevor es am Lig. arcuatum pubis endet.

Seitlich ist das superiore Blatt – oberhalb der Ansatzstelle des M. transversus perinei profundus – an den Ästen des Schambeins (Ramus ossis pubis) befestigt und gibt einige Ausläufer zur Faszie des M. obturatorius internus ab. Durch diese Faszienduplikatur entsteht ein Kanal, in dem der Gefäß-Nerven-Strang des N. pudendus verläuft, der Canalis pudendalis (ALCOCK-Kanal).

Vom rückwärtigen Teil der Fascia diaphragmatis urogenitalis steigt ein Septum auf, das zwischen der Prostata und der Urethra vorne und dem Rektum hinten verläuft. Dieses Septum heftet sich oben an den DOUGLAS-Raum (Excavatio rectouterina) und bildet das Septum rectovesicale oder die DENONVILLIERS-Faszie, die sich in zwei Scheidewände aufspaltet:

- die hintere bildet das eigentliche Septum rectovesicale
- die vordere bedeckt die Samenbläschen, den Ductus deferens und den hinteren Teil der Prostata. Sie bildet somit eine Loge für die Prostata, deren vorderer Teil von der Fascia diaphragmatis urogenitalis abgeht.

Bei der Frau ist die DENONVILLIERS-Faszie durch das dünne Septum rectovaginale ersetzt. Beim Mann umschließt die Fascia diaphragmatis urogenitalis mit ihren beiden Blättern die Glandulae bulbourethrales (COWPER-Drüsen).

Die Fascia diaphragmatis urogenitalis weist zwei Öffnungen auf:

- die Öffnung für die V. dorsalis penis superficialis zwischen dem Lig. arcuatum pubis und dem Lig. transversum perinei (HENLÉ-Band) und weiter hinten
- die Öffnung für die Pars membranacea der Urethra, die vom M. sphincter urethrae umgeben ist.

Die Beckenfaszie (Fascia pelvis)

Die Fascia pelvis (➤ Abb. 2.23) ist viel großflächiger als die beiden vorgenannten Faszien und bedeckt sowohl den vorderen als auch den rückwärtigen Teil des Damms. Sie überschreitet sogar die Grenzen des Perinealraums und zieht an den Seitenwänden des Beckens nach kranial, stellenweise bis zum Beckeneingang hoch.

Der obere Teil der Beckenhöhle (Cavitas pelvis) wird von acht Muskeln gebildet:

- im Zentrum von den Mm. levatores ani

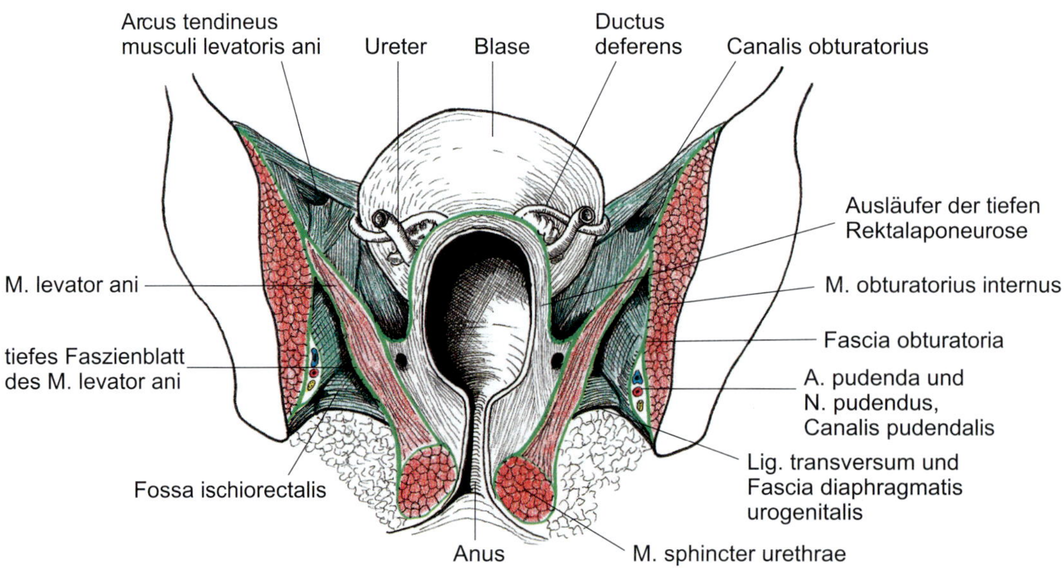

Abb. 2.23 Frontalschnitt durch das männliche Becken und den Anus

- posterior von den Mm. coccygei
- lateral von den Mm. obturatorii
- posterolateral von den Mm. piriformes.

Jeder der acht Muskeln ist von einer Faszienhülle umgeben, die gemeinsam die Fascia pelvis bilden. Zusammen mit den genannten Muskeln verschließt sie alle Öffnungen im Dammbereich, außer denen in der Medianebene. Die Beckenmuskelfaszien stellen eine Verlängerung der abdominalen Faszien dar. Aus den Faszienhüllen der Gefäße gehen die seitlichen Stützbänder der Harnblase (Ligg. lateralia vesicae) hervor. Die vertikalen Bänder stehen mit der A. rectalis superior, den Ovarialgefäßen, Harnleitern und den Nn. hypogastrici in Verbindung.

Ausgespannt sieht die Fascia pelvis wie eine trichterförmige Auskleidung aus.

Um sie besser beschreiben zu können, betrachten wir die Fascia pelvis nachfolgend in zwei symmetrische Hälften aufgeteilt. Jede besteht aus einem Außenrand, einem Innenrand, sowie aus einer Unterseite und einer Oberseite.

- Der Außenrand weist folgende Ansätze auf:
  - vorn an der Rückseite des Schambeins (Corpus ossis pubis) und seines horizontal verlaufenden Astes (Kontinuität mit der vorderen Fascia abdominalis)
  - an dem fibrösen Band, das den Canalis obturatorius (an dessen Ausbildung diese Faszie beteiligt ist) nach unten begrenzt
  - an der Linea innominata, da er sich hinter dem Kanal bis zum Beckeneingang hochzieht; dort verschmilzt er mit der Fascia iliaca (Kontinuität zwischen der lateralen Fascia abdominalis und der Fascia pelvis), senkt sich dann bis zur Incisura ischiadica major ab und folgt dem Oberrand des M. piriformis, bis er schließlich auf die Fascia praesacralis trifft
  - innen ist er an die Kreuzbeinlöcher (Foramina sacralia pelvina) geheftet (Kontinuität mit den posterioren Abdominalfaszien).
- Der Innenrand:
  - Die beiden Hälften der Fascia pelvis berühren sich in der Mittellinie nur an zwei Stellen: an der Raphe perinei und am Lig. anococcygeum.
  - Vor der Raphe perinei sind die beiden Hälften durch eine dreieckige Platte der Fascia diaphragmatis urogenitalis getrennt.
  - Zwischen der Raphe perinei und dem Lig. anococcygeum sind die beiden Hälften durch den Ausgang des Rektums getrennt, jedoch mit der Faszienhülle des Rektums vereint.
  - Im Bereich der Prostata verbindet sich die rektale Faszienhülle mit der lateralen Prostatafaszie und auf diese Weise mit der Fascia diaphragmatis urogenitalis.
- Mit der Unterseite liegt die Fascia pelvis direkt auf den darunter befindlichen Muskeln, verbunden durch eine dünne Schicht Zellgewebe.
- Die Oberseite der Fascia pelvis ist durch einen subperitonealen Bindegewebsraum, in dem die Urethra, der Ductus deferens sowie Gefäße und Nerven der Beckeneingeweide verlaufen, vom Peritoneum getrennt.

Ausläufer der Fascia pelvis

Die Fascia pelvis ist nicht gleichmäßig dick, sondern weist drei Verstärkungen auf, die von der Spina ischiadica ausstrahlen und einen dreizackigen Stern aus folgenden Strukturen bilden:

- dem Arcus tendineus musculi levatoris ani, der zum Os ischii zieht
- einer Verstärkung, die am Oberrand der Incisura ischiadica major verläuft
- einer Verstärkung zwischen dem M. coccygeus einerseits und dem M. piriformis und dem Plexus sacralis andererseits.

Es sei noch angemerkt, dass die Faszie des M. obturatorius internus, die im oberen Teil fest mit der Fascia diaphragmatis urogenitalis und der Fascia perinei superficialis verbunden ist, sich nach unten im Lig. sacrotuberale fortsetzt und sich auf der Vorderseite des M. gluteus maximus noch in den Teil verlängert, der über dieses Band hinausreicht (Verbindung mit der Fascia perinei superficialis).

Von der Fascia pelvis strahlen auch Fasern zum Centrum tendineum perinei aus. In anterior-posteriorer Richtung wird die Fascia pelvis durch den Analsphinkter und die Urethra am Ausgang der Prostata bzw. die Vagina bei der Frau unterbrochen, die eine wichtige Dehiszenz (Spaltbildung) darstellt. Die Fascia pelvis übernimmt eine wichtige Stützfunktion für die Vagina, an deren Rändern sie ansetzt. In die Fascia pelvis strahlen überdies Fasern der Darmaufhängung ein, die eine Verbindung zu den viszeralen Faszien herstellen Über die Faszie des M. piriformis wird die Fascia pelvis im hinteren-seitlichen Abschnitt zu einer Stützstruktur für den Plexus lumbosacralis.

Weitere Faszien des Beckens

Weitere Faszienstrukturen ergänzen die Fascia pelvis und unterteilen das kleine Becken von hinten nach vorne in Fächer (➤ Abb. 2.24). Genauer untersuchen wollen wir:

- die Fascia praesacralis
- das Septum rectovesicale (DENONVILLIERS) bzw. Septum rectovaginale (siehe oben)
- das Septum vesicovaginale und die Parametrien bei der Frau
- die Fascia vesicoumbilicalis
- die Laminae sacro-recto-genito-pubicales (DELBET), die den Plexus hypogastricus und die entsprechenden Arterien überspannen.

Die vier Erstgenannten sind in einer Frontalebene über die Gefäße gespannt, während die zuletzt genannten Laminae sagittal ausgerichtet sind.

Fascia praesacralis

Sie folgt der A. rectalis media aus dem Bauchraum (Kontinuität mit den Abdominalfaszien) nach unten. Auf der Vorderseite des Sakrums verschmilzt sie mit der Bindegewebshülle auf der hinteren Fläche des Rektums, die von der Fascia retrorectalis gebildet wird und vom Ende des Mesosigmoids bis hinunter zum Beckenboden reicht. Im hinteren Bereich der Fascia praesacralis endet die Fascia pelvis. Auch die Laminae sacro-recto-genito-pubicales setzen an ihr an.

Die Fascia praesacralis bildet eine Stützstruktur für den Plexus sacralis und das Glomus coccygeum (LUSCHKA).

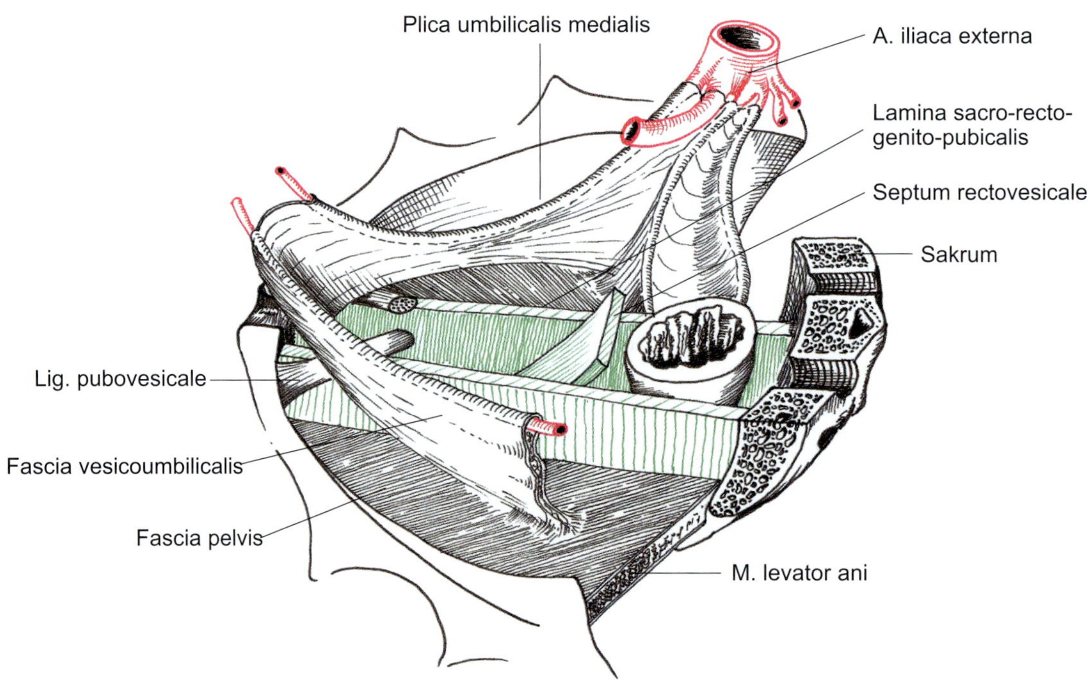

Abb. 2.24 Der Faszienaufbau des kleinen Beckens

Septum rectovesicale bzw. rectovaginale

Ausführliche Darstellung siehe oben.

Septum vesicovaginale und Parametrien

Eine mehr oder weniger gut erkennbare Zellschicht trennt den Blasengrund von der Vagina: Es ist das Septum vesicovaginale (oder HALBAN-Faszie), das von den Endabschnitten der Harnleiter durchquert wird, die in die Blase münden.

Das Septum vesicovaginale strahlt wie das Septum rectovesicale in das Lig. latum uteri („breites Mutterband") ein. Dabei handelt es sich um eine Struktur aus verdicktem Peritoneum, die den Uterus sowie beidseits den Eileiter, Eierstock und das Lig. teres uteri („rundes Mutterband") bedeckt. Da Struktur und Verlauf sehr kompliziert sind, folgt nur eine Kurzbeschreibung.

Ligamentum latum uteri

Das Lig. latum uteri wird von einer Bauchfellfalte (Plica peritonealis) gebildet, deren zwei Blätter von den Seiten des Uterus ausgehen und seine Vorder- bzw. Rückseite bedecken. Beide Blätter bleiben kontinuierlich in Verbindung und schmiegen sich aneinander, während sie nach lateral zur Beckenwand ziehen, dort umschlagen und zum Peritoneum parietale der Beckenwand werden. Genauso ist es unten am Beckenboden; hier gehen die beiden Blätter von vorne nach hinten auseinander, das eine schlägt nach vorn und das andere nach hinten um, um zum Peritoneum des Beckenbodens zu werden (➤ Abb. 2.25).

Im Retrorektalbereich haben wir eine Fascia praehypogastrica und eine Fascia parietalis praesacralis, die sich in der DENONVILLIERS-Faszie fortsetzen und alle drei mit der Fascia (retro)rectalis in Verbindung stehen.

Das Lig. latum uteri bildet also, schematisch betrachtet, ein schräg verlaufendes, viereckiges Septum, das sich vorne stark nach unten neigt und hinten als Ganzes stark hochwölbt. Man unterscheidet zwei Abschnitte des Lig. latum uteri.

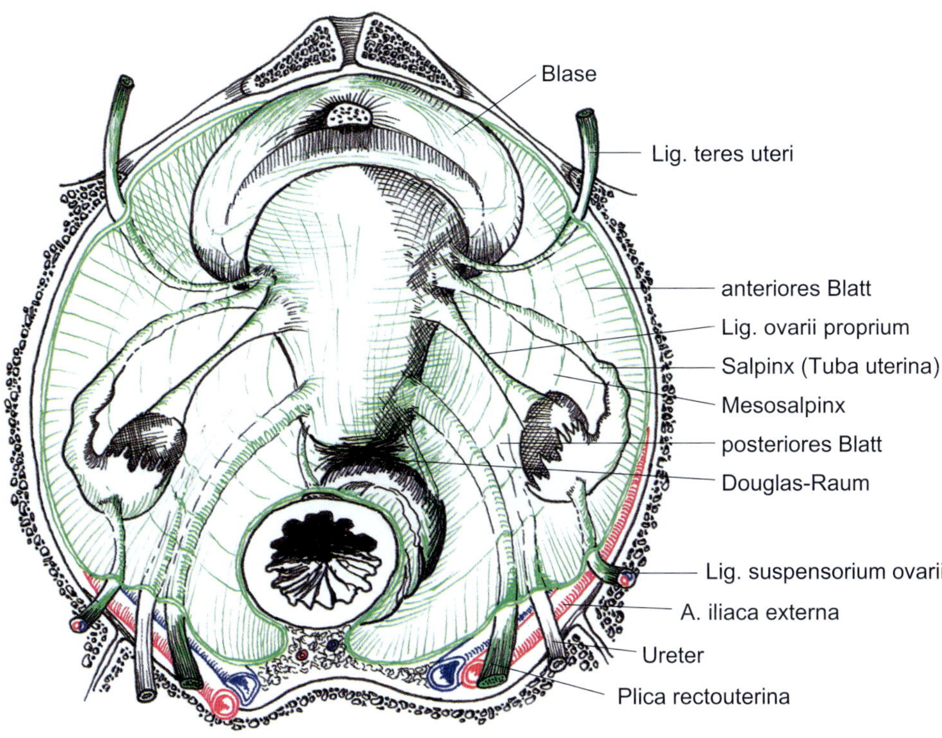

Abb. 2.25 Das weibliche Becken mit Lig. latum uteri und Adnexen

- Sein unterer Abschnitt ist dick und fest und sowohl mit der Beckenwand als auch mit dem isthmozervikalen Bereich des Uterus (Gebärmutterhals) und der Vagina eng verbunden. Er entspricht dem Parametrium (Stützgewebe des Uterus) und dem Parakolpium (oberes Stützgewebe der Vagina).
- Sein oberer Abschnitt, das Mesometrium, umfasst drei Teile:
  - den tubaren Teil oder die Mesosalpinx („Eileitergekröse")
  - den funikulären (strangförmigen) Teil mit dem Lig. teres uteri
  - das Mesovarium („Eierstockgekröse"), das durch das Lig. ovarii proprium und das Lig. suspensorium ovarii gespannt wird (➤ Abb. 2.26).

Die Fascia vesicoumbilicalis

Die Fascia vesicoumbilicalis (➤ Abb. 2.27) spannt sich über die Gefäßgeflechte der umbilikalen (Nabel-) und vesikalen (Blasen-)Arterien, die sie seitlich unterstützt. In der Mittellinie ist sie auch am Urachus befestigt. Der Form nach dreieckig und stark nach hinten gewölbt, ist sie

- mit der Spitze des Dreiecks am Nabel angeheftet
- und verläuft dann nach unten und hinten zum Blasendach.

Dort wird sie unvermittelt breiter und faltet sich so zusammen, dass sie eine nach hinten ausgebuchtete Rinne bildet. Vorn und seitlich liegt sie der Blase an und zieht auf der Blasenoberfläche zum Beckenboden hinab. Hier endet sie folgendermaßen:

- in der Mittellinie durch Verschmelzung mit den Ligg. pubovesicalia und
- auf beiden Seiten durch Vereinigung mit der Beckenfaszie des Lig. pubovesicale bis zum vorderen Rand der Incisura ischiadica major und minor.

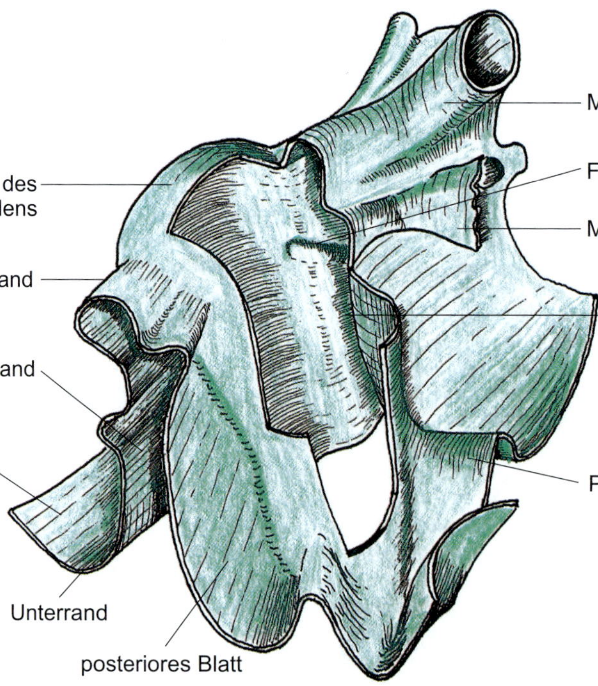

Abb. 2.26 Das Lig. latum uteri

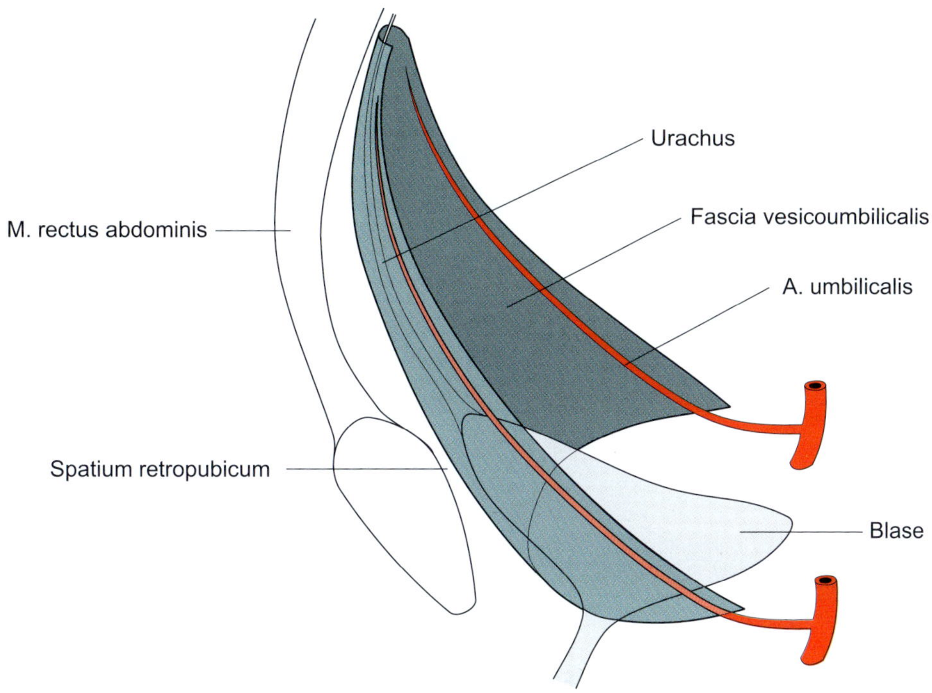

Abb. 2.27 Die Fascia vesicoumbilicalis

Die Seitenränder der Fascia vesicoumbilicalis erstrecken sich von der Incisura ischiadica major schräg zum Nabel hoch und sind an mehreren Stellen an die Bauch- bzw. Beckenwand geheftet:

- unten an die Faszie des M. obturatorius internus
- oben an die Muskelscheide des M. rectus abdominis und an die Fascia transversalis bis ca. drei oder vier Zentimeter unterhalb der Linea arcuata im DOUGLAS-Raum.

Im unteren Teil der Fascia vesicoumbilicalis bleibt zwischen Blase und Bauchwand ein Raum ausgespart: das Spatium retropubicum (oder RETZIUS-Raum).

Laminae sacro-recto-genito-pubicales (DELBET)

Diese Faserplatten entsprechen dem Gefäßgeflecht der Aa. iliacae internae (➤ Abb. 2.28). Sie ziehen sagittal von hinten nach vorn, vom Sakrum – über die Kreuzbeinlöcher (Foramina sacralia) – zur Rückseite des Os pubis. Seitlich folgen sie den Beckeneingeweiden, zu denen sie einige Fasern aussenden.

Auf der Innenseite werden sie durch eine Nervenschicht verdoppelt und verstärkt, die dem Plexus hypogastricus entspricht.

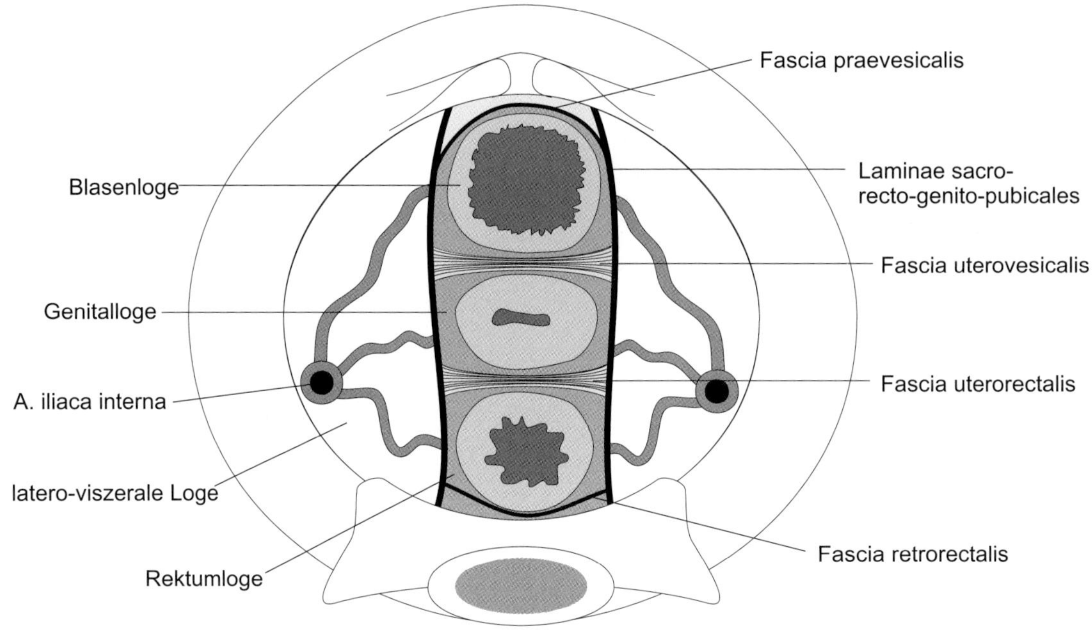

Abb. 2.28 Die Laminae sacro-recto-genito-pubicales (DELBET).

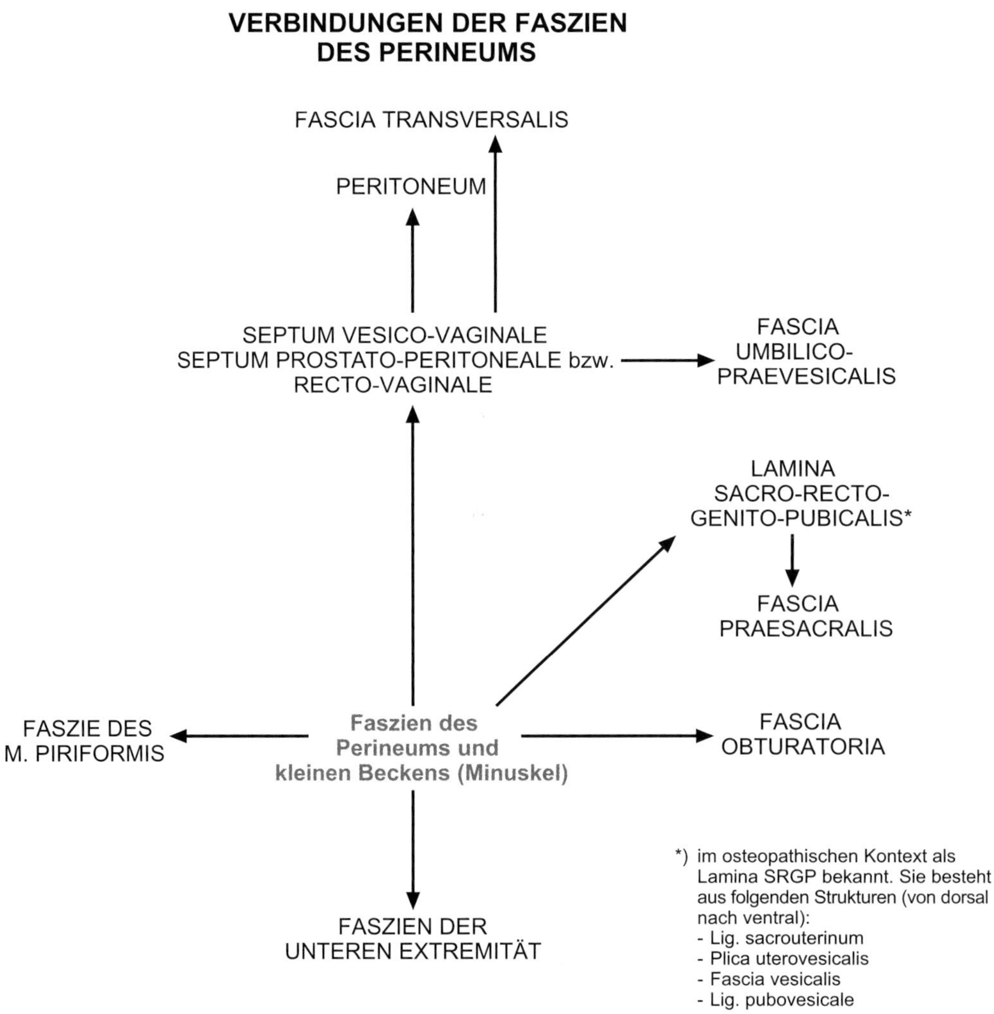

ZUSAMMENFASSUNG

Die Faszien im Dammbereich (Perineum) und im kleinen Becken

Im Bereich des Perineums bilden drei Faszien den Abschluss des unteren Abdominalraums. Verstärkt werden sie durch die Muskeln, die sie umhüllen.

Faszien des vorderen Dammbereichs

- Oberflächliche Dammfaszie (Fascia perinei superficialis), mit Verbindung zur:
  - oberflächlichen Abdominalfaszie (Fascia abdominalis superficialis)
  - Faszie der unteren Extremität
  - Fascia glutea
- Mittlere Schicht der Dammfaszie (Fascia diaphragmatis urogenitalis), die aus zwei Blättern besteht, mit Verbindung zur:
  - Fascia perinei superficialis
  - Fascia pelvis
  - tiefen Abdominalfaszie (Fascia abdominalis profunda)
- Tiefe Dammfaszie (Fascia pelvis), die sehr widerstandsfähig ist und den gesamten Damm bedeckt, mit Verbindung zur:
  - Fascia diaphragmatis urogenitalis (unten)
  - Fascia abdominalis profunda und Fascia vesicoumbilicalis
  - Faszie des M. obturatorius internus (seitlich und über sie nach außen)
  - Fascia ischiococcygea und Faszie des M. piriformis (hinten seitlich); die beiden Faszien sind eigentlich ein Teil der Fascia pelvis; über den M. piriformis besteht eine Verbindung nach außen
  - Fascia praesacralis (hinten)
  - Fascia transversalis (im gesamten Verlauf).

Darüber befindliche Faszien und Septen

Oberhalb dieser Faszien und häufig von ihnen abgeleitet haben wir zwei Strukturen, die anterior-posterior und zentral verlaufen:

- die Lamina sacro-recto-genito-pubicales **(DELBET)**. Sie sind in sagittaler Richtung durch mehrere Septen unterteilt; und zwar von vorne nach hinten durch:
  - die Fascia vesicoumbilicalis
  - das Septum vesicovaginale (oder Halban-Faszie) bei der Frau
  - das Septum rectovaginale bei der Frau bzw. das Septum rectovesicale beim Mann
  - die Fascia praesacralis.
- Den oberen Abschluss dieser Region bilden das Peritoneum beim Mann bzw. das Peritoneum und die Parametrien bei der Frau.

Eine besondere Struktur in diesem Bereich ist das Centrum tendineum perinei, das unsere Beachtung verdient. Dabei handelt es sich um eine fibröse Struktur zwischen dem Anus und der Wurzel des Skrotums beim Mann bzw. zwischen dem Rektum und der unteren Wurzel der großen Schamlippen bei der Frau. Das Centrum tendineum perinei ist der tiefste Punkt des Dammbereichs und somit der Brust- und Bauchhöhle. Gebildet wird es von Ausläufern der drei Dammfaszien und aller Perinealmuskeln, mit Ausnahme des M. ischiocavernosus und des M. ischiococcygeus. Es gleicht einem „Bindfaden", mit dem der thorakoabdominale „Fasziensack" unten zugeschnürt ist.

2.4 Die Faszien der Mittelachse

2.4.1 Die Fascia interpterygoidea

Die Fascia interpterygoidea (wörtlich: Faszie zwischen den Flügelmuskeln) bildet ein Viereck mit folgenden Ansätzen:

- oben von hinten nach vorn:
  - an den beiden Rändern der Fissura tympanosquamosa
  - am Felsenbein (Pars petrosa) zwischen der Fissura petrotympanica und der Fissura tympanopetrosa
  - an der Spina ossis sphenoidalis
  - am Innenrand des Foramen ovale
- unten:
  - an der Maxilla, unmittelbar oberhalb der Ansätze des M. pterygoideus medialis
  - an der Spina mandibulae.

- Ihr Hinterrand ist frei.
- Ihr Vorderrand
  - ist am Hinterrand der Lamina lateralis des Processus pterygoideus („Flügelfortsatz") befestigt;
  - weiter unten zieht sie zum Außenrand der Zungenunterseite, wo sie sich mit der vorderen Verlängerung der Fascia pharyngobasilaris verbindet.

Die Fascia interpterygoidea sieht nicht überall gleich aus. Im hinteren Abschnitt ist sie dick und widerstandsfähig und wird dort auch als Lig. sphenomandibulare bezeichnet. Im vorderen Abschnitt ist sie durch das Lig. pterygospinale in zwei Teile geteilt.

2.4.2 Die Fascia pterygotemporomandibularis

Die Fascia pterygotemporomandibularis (oder „Flügelgrubenfaszie"; ➤ Abb. 2.29) liegt weiter außen als die Fascia interpterygoidea und hat folgende Ansätze:

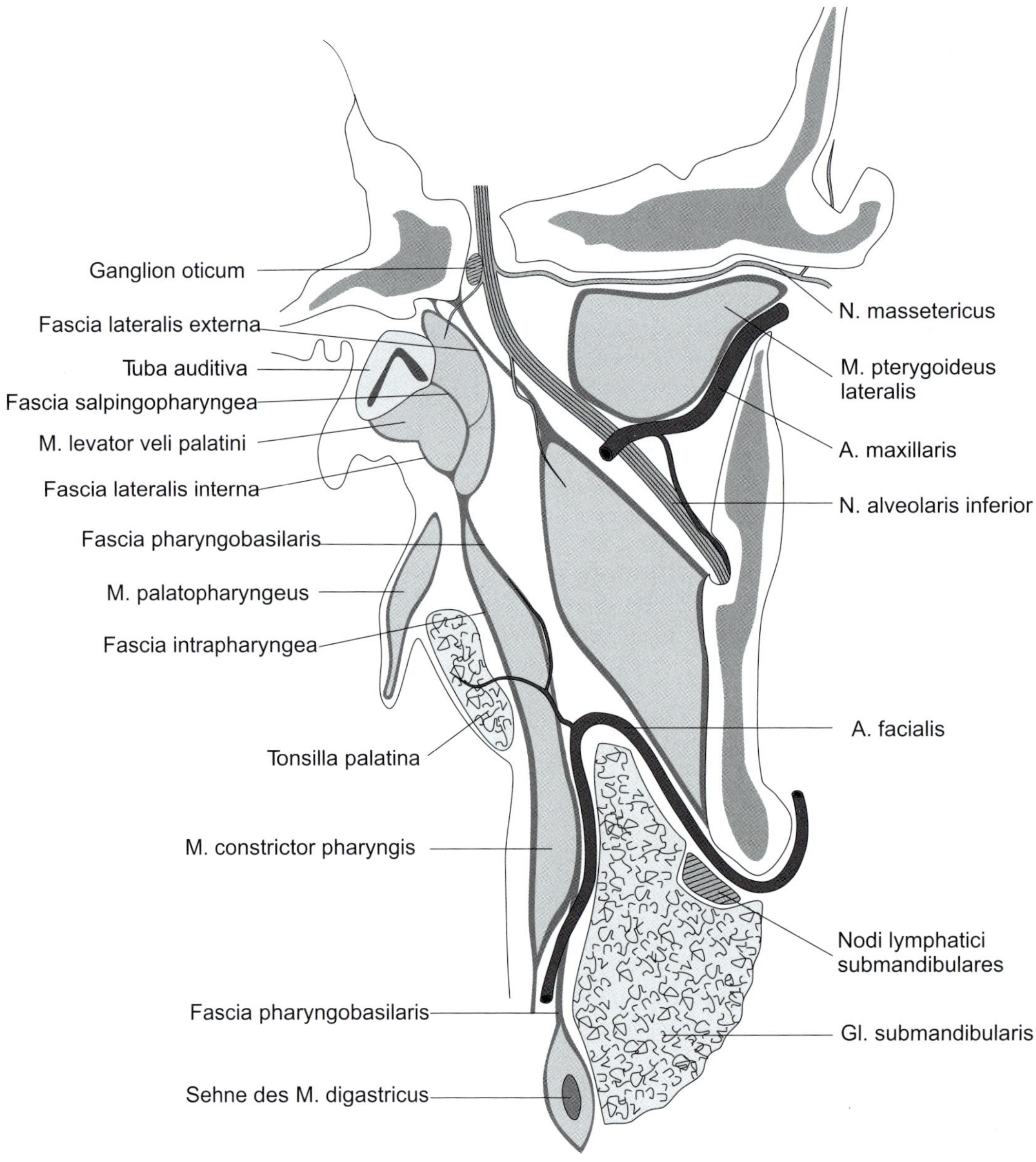

Abb. 2.29 Längs- und Horizontalschnitt durch Pharynx, Tuba auditiva und Mandibula

- oben: an der Ala major ossis sphenoidalis (großer Keilbeinflügel)
- vorn: am oberen Teil der Lamina medialis des Processus pterygoideus
- Ihr Oberrand ist frei; oberhalb und außerhalb des Foramen ovale nimmt sie an Stärke zu und bildet das HYRTL-Ligament.
- Am unteren Ansatz verschmilzt sie mit der Fascia interpterygoidea.

2.4.3 Die Fascia palatina

Die Fascia palatina (Gaumenfaszie), die als sehr robuste Faserplatte die Muskeln des Gaumensegels (M. tensor veli palatini und M. levator veli palatini) bedeckt, schließt an den harten Gaumen (Palatum durum) an und bildet das Gerüst für den vorderen Teil des Gaumensegels. Sie hat folgende Ansätze:

- vorn: am hinteren Rand des harten Gaumens
- seitlich: am unteren Rand der Lamina medialis des Processus pterygoideus und dem hakenförmigen Fortsatz (Hamulus pterygoideus)
- hinten verliert sie sich in der Dicke des Gaumensegels.

Sie besteht großenteils aus sehnigen Fasern der Gaumensegelmuskeln und setzt sich über diese nach hinten fort. Die Muskeln stehen mit der Rachenfaszie in Verbindung, deren Ausläufer den absteigenden Teil der Mm. tensor und levator veli palatini bedecken.

2.4.4 Die Rachenfaszie (Fascia pharyngea und Fascia pharyngobasilaris)

Die Peripharyngealregion umfasst drei Räume: einen Retropharyngealraum (Spatium retropharyneum) vor den Halswirbeln sowie zwei Räume hinter dem Pharynx, die sich vor bzw. hinter dem Processus styloideus des Schläfenbeins befinden und die Fettgewebe bzw. Gefäße und Nerven (A. carotis, V. jugularis, die vier unteren Kranialnerven und den Truncus sympathicus cervicalis) enthalten.

Die Fascia pharyngobasilaris (➤ Abb. 2.30) umhüllt als ziemlich feste, faserige Membran den Ösophagus und die Trachea. Sie setzt sich oben im Kiefer-/Mund-Rachen-Raum auf den Gaumenwänden fort und verlängert sich nach unten zu einer viszeralen Hülle bis in das Mediastinum.

Oberhalb des M. constrictor pharyngis superior vereinigt sich die Fascia pharyngobasilaris mit der Fascia intrapharyngea und setzt mit ihr an der Schädelbasis an:

- am Hinterkopf (Pars basilaris des Os occipitale) im Bereich des Tuberculum pharyngeum
- an der Unterseite des Felsenbeins (Pars petrosa des Os temporale) vor und innerhalb Canalis caroticus, aus dem die A. carotis interna austritt
- an der Faserschicht, die das Foramen lacerum verschließt
- an der Basis des Processus pterygoideus im posterolateralen Abschnitt
- an der unteren fibrösen Wand der Ohrtrompete (Tuba auditiva)
- an der Raphe pterygomandibularis.

Nach vorn geht von der Faszie ein Ausläufer zur Zunge ab, der die Pars glossopharyngea des M. constrictor pharyngis superior begleitet. Beide Faszien (Fascia intrapharyngea und Fascia pharyngobasilaris) haben Fortsätze, die den absteigenden Teil der Mm. tensor und levator veli palatini bedecken.

Die Fascia pharyngobasilaris wird unterhalb des M. tensor veli palatini durch das Lig. tympanopterygomandibulare (LE BLANC) verstärkt.

Am hinteren Rand der Schilddrüse teilt sich die Fascia pharyngobasilaris in zwei Blätter:

- Das innere oder mediale Blatt setzt den Eingeweideschlauch in Luftröhre und Kehlkopf fort und bildet das tiefe Blatt der Schilddrüsenfaszie.
- Das äußere oder laterale Blatt legt sich von innen nach außen um die Rückseite der Schilddrüsenlappen und verbindet sich am lateralen Rand mit dem tiefen Blatt der Fascia cervicalis media, die von vorn die Schilddrüsenfaszie vervollständigt.

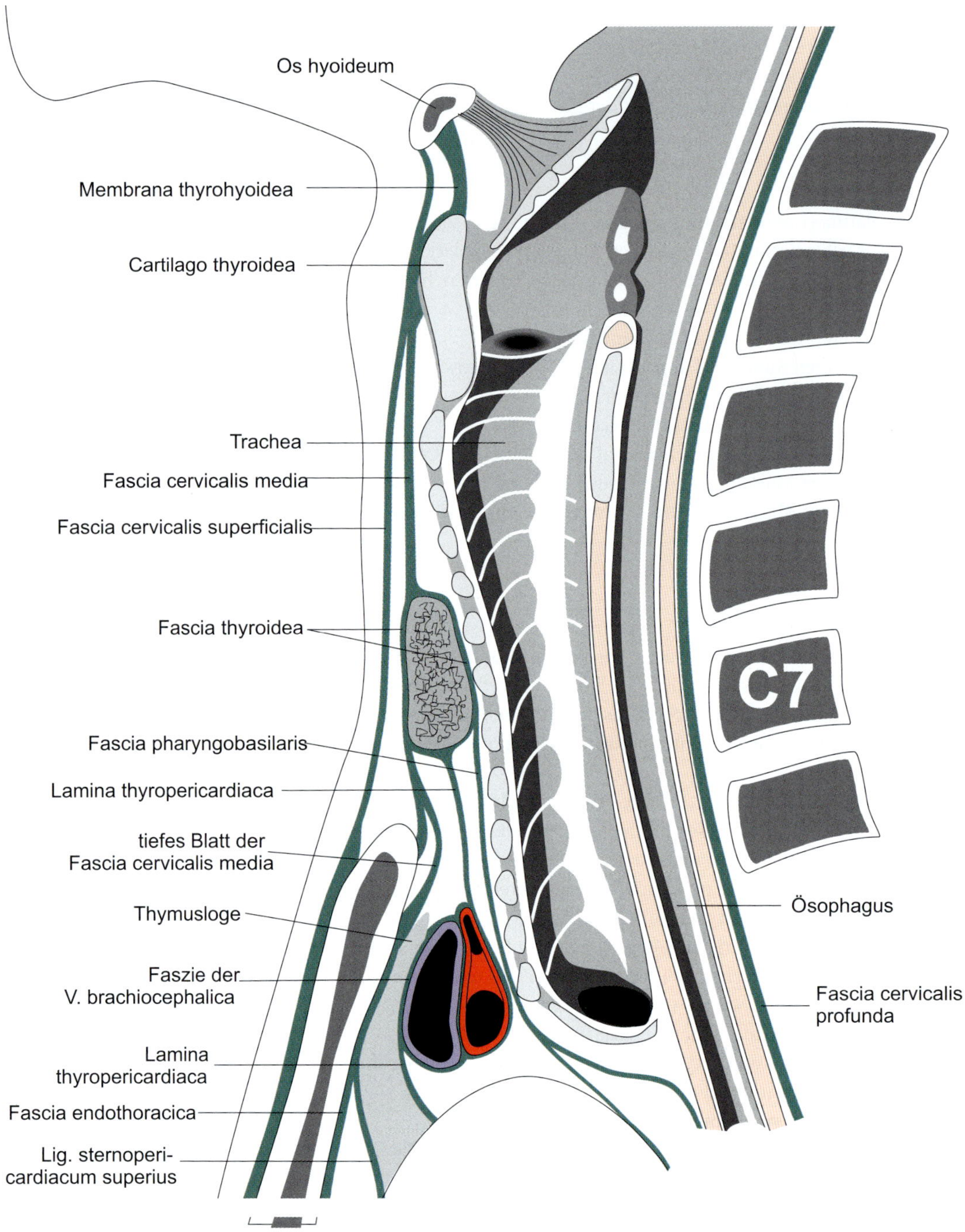

Abb. 2.30 Sagittalschnitt durch den Hals und die Halsfaszien

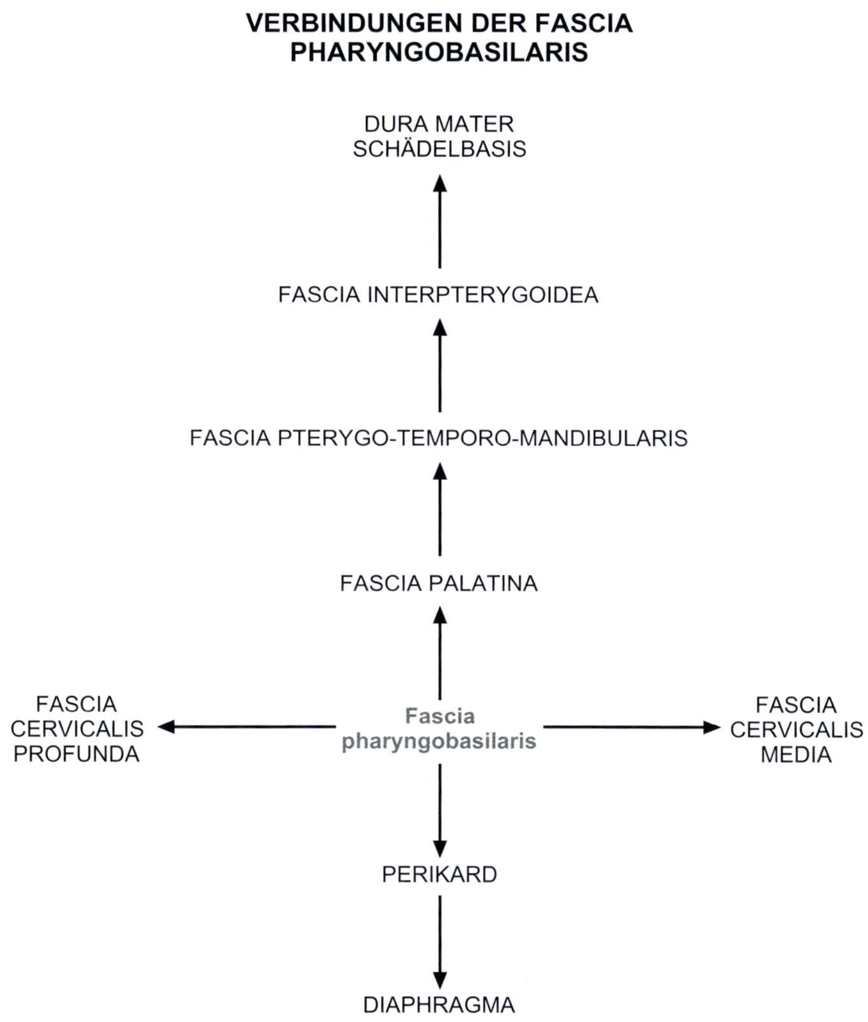

Im vorderen Teil der viszeralen Hülle, die sich am unteren Schilddrüsenrand entlangzieht, ist die Fascia praetrachealis am Schildknorpel befestigt. Von ihr geht ein Ausläufer ab, der die Schilddrüsenvenen (Vv. thyroideae) begleitet, den Stamm der linken V. brachiocephalica umgibt, sich nach unten in der Aortenbogenfaszie fortsetzt und bis zum Perikard reicht. Die Lamina cervicopericardiaca und ihr angrenzendes Perikard umschließen gemeinsam mit dem tiefen Blatt der mittleren Halsfaszie und dem Lig. sternopericardiacum superius einen Raum, in dem die Thymusdrüse sitzt: das Spatium thymi oder die Thymusloge (➤ Abb. 2.31).

Die peripharyngeale Faszie verlängert sich zur Ösophagusfaszie. Im pharyngoösophagealen Übergangsbereich befindet sich der Ösophagussphinkter. Der hintere Teil der Faszie setzt sich in den Aufhängebändern (Ligg. suspensoria) des Ösophagus fort.

Von der Innenauskleidung des Halses ziehen die sog. sagittalen Septen (**SHARPEY**) als Ausläufer sagittal nach hinten und verbinden sich mit der tiefen Halsfaszie (Fascia cervicalis profunda); über diese besteht eine Verbindung zu den Querfortsätzen der Halswirbel, an deren Tuberculum anterius die Muskeln ansetzen.

Eine Verlängerung nach hinten bildet die Fascia stylopharyngea. Sie zieht zum Processus styloideus und steht überdies mit den großen und kleinen Hörnern des Zungenbeins (Cornu majus und Cornu minus des Os hyoideum) in Verbindung.

Im Bereich des M. constrictor pharyngis superior gibt es einen Faszienausläufer, der die Fascia intrapharyngea bildet. Sie hat die Form einer Rinne, weil sie nur die Hinter- und Seitenwände des Pharynx bedeckt. Im oberen Teil faserig und fest, im unteren zart und zellreich, setzt sie sich hinten in der Adventitia des Ösophagus und vorn im Perikard fort.

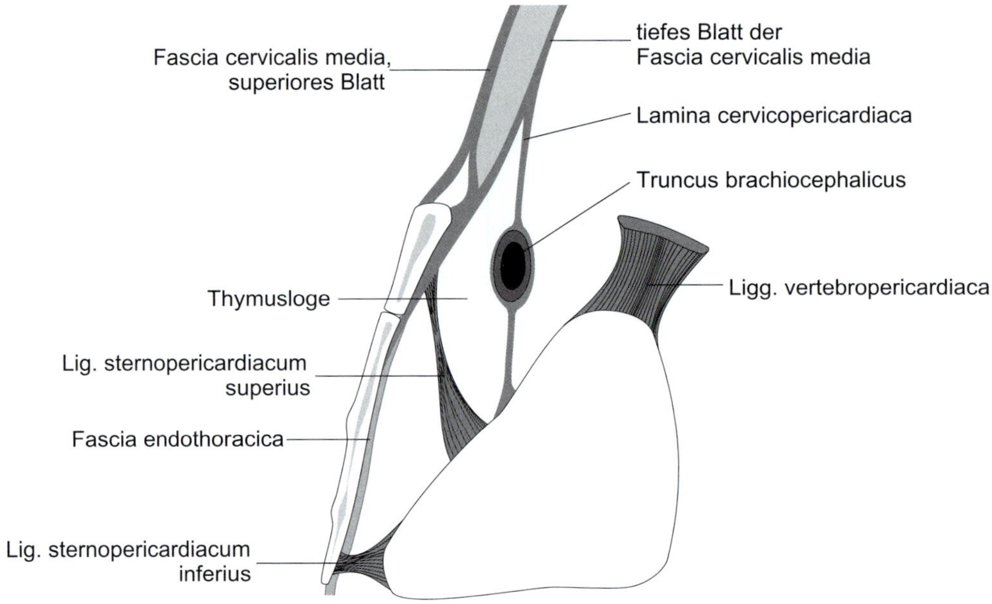

Abb. 2.31 Thymusloge

2.4.5 Das Perikard

Das Perikard, der „Herzbeutel", ist die fibrös-seröse Hülle des Herzens und besteht aus:

- einer inneren, serösen Schicht mit zwei Blättern:
  - dem viszeralen Blatt (Epikard), das Herz und Gefäßen direkt anliegt, und
  - dem parietalen Blatt, das das viszerale Blatt bedeckt
- einer äußeren, fibrösen Schicht, die das parietale Blatt wie ein dicht abschließender Beutel umgibt und das Herz schützt und stabilisiert.

Im Folgenden werden wir vor allem auf das fibröse Perikard eingehen und anschließend ganz kurz das seröse Perikard beschreiben.

Das Pericardium fibrosum (fibröses Perikard)

Es bildet, wie schon erwähnt, die Fortsetzung der Fascia pharyngobasilaris.

Das Pericardium fibrosum (➤ Abb. 2.32) ist eine dicke, feste Membran. Es liegt dem parietalen Blatt des serösen Perikards auf und bildet einen fibrösen Beutel, der von den großen Herzgefäßen durchquert wird. Feste Bandstrukturen fixieren es am Zwerchfell, an der Vorder- und Hinterwand des Thorax und an der Halsregion.

Form und Verbindungen

Weiß schimmernd wie Perlmutt, wird der Herzbeutel von gebogenen Fasern gebildet, die sich in allen Richtungen überkreuzen und sich, zu Bändern verdichtet, als Faserringe um die Gefäße legen.

Der Herzbeutel umhüllt das Herz in Form eines unten stumpfen Kegels. Seine Basis liegt dem Zwerchfell, genauer dem anterioren Teil des Centrum tendineum, auf, ist aber immer durch eine dünne Schicht von Fettzellen von ihm getrennt, die eine Fortsetzung der Fascia endothoracica darstellt.

Mit seiner Vorderfläche passt sich das Perikard dem Vorderrand der Lungen, dem vorderen Pleuraspalt (Recessus costomediastinalis) und dem Sternokostalbereich an. Seine hintere Fläche steht mit den Mediastinalorganen und vor allem der Pars thoracica des Ösophagus in Verbindung. Seine stumpfe Spitze endet an den Gefäßen der Herzbasis, oberhalb des serösen Perikards, und bildet, wie bereits erwähnt, eine Fortsetzung der Fascia pharyngobasilaris.

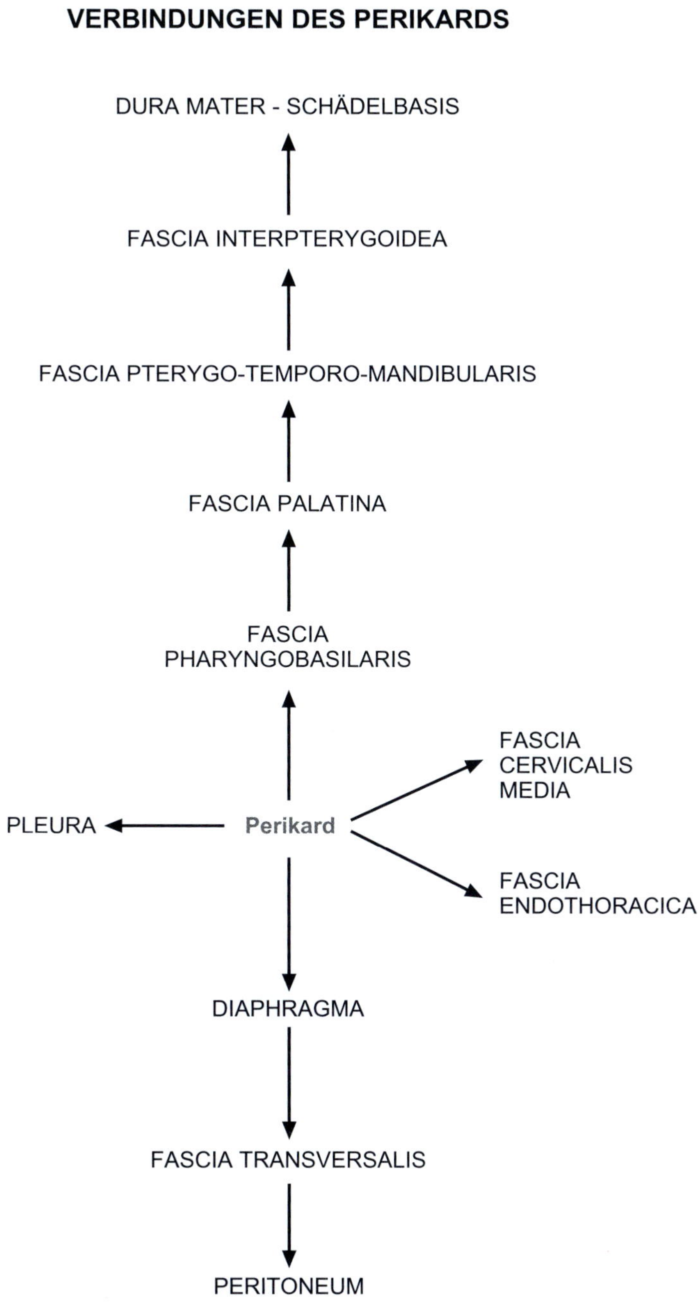

Bandstrukturen

Vom Perikard gehen mehrere Ausläufer ab, die es stabilisieren (➤ Abb. 2.33).

Ligg. phrenicopericardiaca

Bei den Ligg. phrenicopericardiaca handelt es sich um drei sehr feste Bandstrukturen aus der Fascia endothoracica:

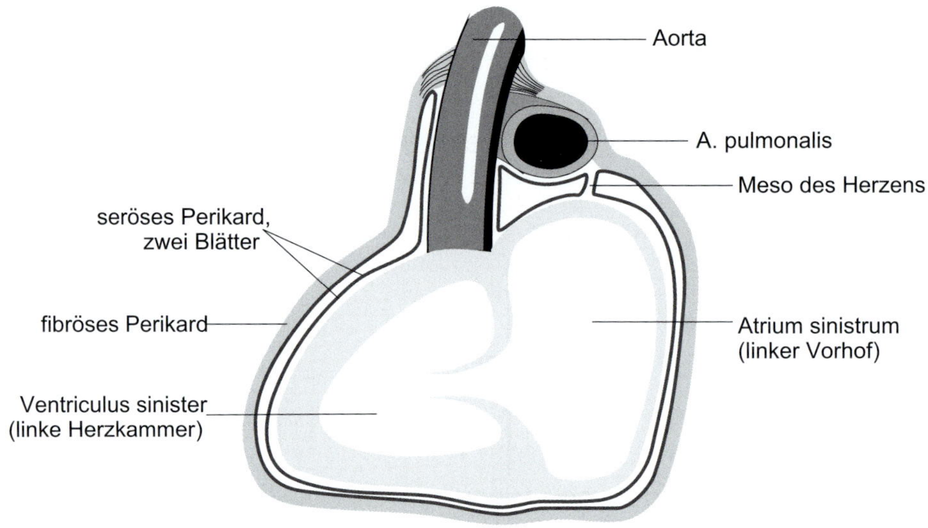

Abb. 2.32 Das Perikard

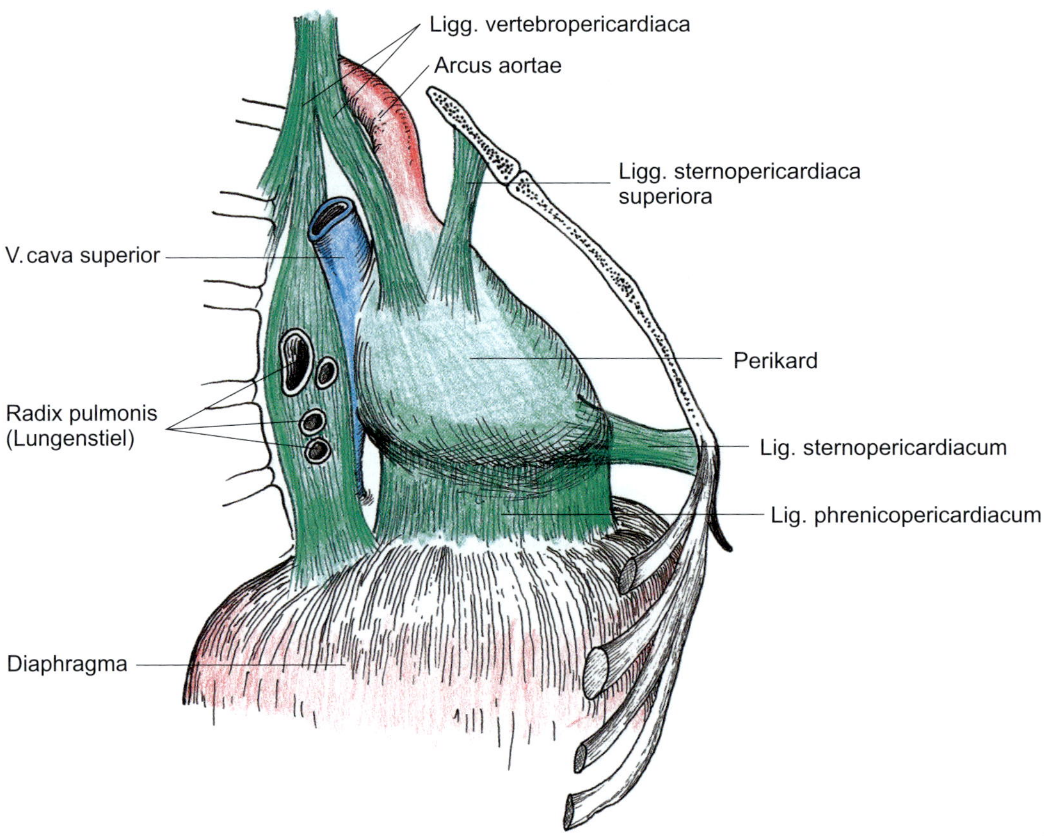

Abb. 2.33 Die Bandstrukturen des Perikards

- Das vordere Lig. phrenicopericardiacum setzt am Zwerchfell an.
- Das rechte befindet sich rechts von der V. cava inferior.
- Das linke befindet sich links von der V. cava inferior.

Die beiden zuletzt genannten Bänder umschließen die V. cava inferior und bilden die Ligg. phrenicopericardiaca lateralia (TEUTLEBEN).

Ligg. sternopericardiaca

Es gibt zwei Ligg. sternopericardiaca:

- Das obere (Lig. sternopericardiacum superius) verläuft vom Manubrium sterni zum Perikard. Es bildet sowohl eine Verlängerung des tiefen Blatts der mittleren Halsfaszie als auch eine Fortsetzung der vorderen Wand der viszeralen Halsauskleidung.
- Das untere (Lig. sternopericardiacum inferius) zieht von der Unterseite des Processus xiphoideus des Sternums zum Perikard.

Ligg. vertebropericardiaca

Bei den Ligg. vertebropericardiaca handelt es sich um fibröse Bänder, die sich aus den sagittalen Septen entwickeln. Vom 6. Halswirbel bis zum 3. Brustwirbel lassen sich ihre Ansätze nicht von den Ansätzen der sagittalen Septen der Fascia pharyngobasilaris an der Fascia cervicalis profunda unterscheiden. Sie enden am Oberrand des Perikards.

Ligg. cervicopericardiaca

Die Ligg. cervicopericardiaca bilden die Lamina thyropericardiaca (RICHET), eine Fortsetzung der viszeralen Bindegewebshülle des Halses, die wiederum von der Schilddrüsenfaszie abgeht. Als frontal ausgerichtete Schicht begrenzt sie die Thymusloge nach hinten und endet an der Vorderfläche des Perikards.

Ligg. visceropericardiaca

Die Ligg. visceropericardiaca sind einfache Faserzüge, die das Perikard mit folgenden Strukturen verbinden:

- dorsal mit der Pars thoracica des Ösophagus: Ligg. oesophagopericardiaca
- oben mit der Bifurcatio tracheae: Ligg. tracheopericardiaca und Ligg. bronchopericardiaca
- lateral mit den Lungenvenen.

Das Pericardium serosum (seröses Perikard)

Das seröse Perikard besteht aus zwei Blättern: Sein viszerales Blatt (auch Epikard) liegt dem Herzen direkt auf.

Das parietale Blatt liegt über dem viszeralen und ist mit dem fibrösen Perikard verbunden. Beide Blätter bilden Umschlagsfalten um die großen Gefäße und begrenzen dadurch einen geschlossenen Raum.

Das fibröse Perikard ist nicht dehnbar und wird vom N. phrenicus innerviert. Das seröse Perikard verfügt über vasomotorische und sensible Fasern aus dem Plexus cardiacus („Herzgeflecht"), dessen Stimulierung keinen Schmerz erzeugt.

ZUSAMMENFASSUNG

Die Faszien der Mittelachse

Die Faszien der Körpermittelachse setzen sich zusammen aus:

- der Fascia interpterygoidea, der Fascia pterygotemporomandibularis und der Fascia palatina, die eine Verbindung zur Schädelbasis herstellen und sich durch:
- die Fascia pharyngea und die Fascia pharyngobasilaris bis ins Perikard fortsetzen.

Die Faszienverbindungen

Die Faszien der Mittelachse haben folgende Verbindungen:

- nach oben zu den Hirnhäuten, unter Zwischenschaltung der Hirnnerven
- nach hinten über sagittale Septen zur Fascia cervicalis profunda
- nach vorne zur Fascia cervicalis media, mit der sie folgende Strukturen bilden:
  - die Bindegewebshülle der Schilddrüse sowie die Thymusloge
  - die laterale Pleura im Bereich des Thorax
  - die Fascia endothoracica (vorn und hinten) über die Bandstrukturen des Perikards
- nach unten zum Zwerchfell (Diaphragma).

2.5 Das Diaphragma

Das Diaphragma oder Zwerchfell (➤ Abb. 2.34) ist der wichtigste Atemmuskel des Körpers, doch darüber hinaus können wir es auch als eine Art Faszie betrachten. Als bindegewebig-muskuläre Struktur befindet sich das Zwerchfell zwischen Brust- und Bauchraum, trennt also zwei Körperregionen mit physiologisch unterschiedlichen Funktionen. Während der obere (Thorakal-)Bereich funktionell auf den Kreislauf und Gasaustausch ausgerichtet ist, steht der untere (Abdominal-) Bereich im Dienste des Stoffwechsels bzw. der Nährstoffassimilation und der Ausscheidung.

Das Centrum tendineum (die zentrale Sehnenplatte des Zwerchfells), das sich vom zervikalen Teil des Septum transversum herleitet, zieht die gesamten Faszien, die wir untersucht haben, beim

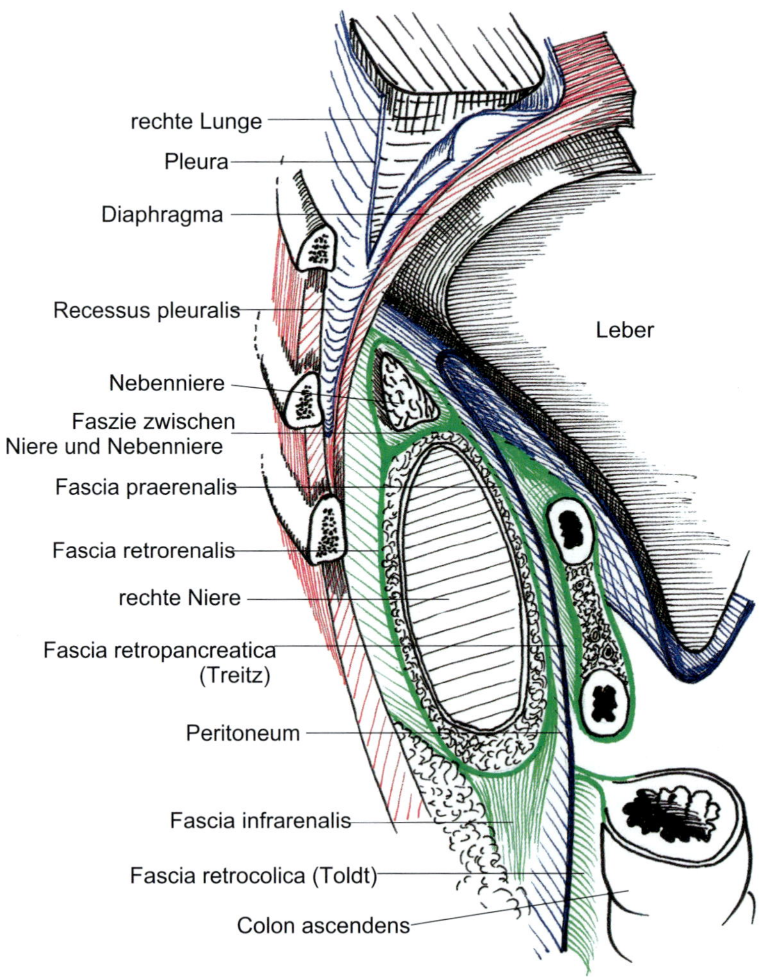

Abb. 2.34 Die Verbindung Thorax – Abdomen – Nieren

Hinabsteigen wie eine Säule nach sich. Das Zwerchfell wahrt die Kontinuität der thorakalen und abdominalen Faszien, indem es Brust- und Bauchhöhle voneinander trennt. Seine Oberseite ist von der Fascia endothoracica und der darüber liegenden Pleura bedeckt, und diese Faszie setzt sich im Abdomen als Fascia transversalis weiter fort. Von der mit Peritoneum ausgekleideten Unterseite des Zwerchfells gehen die Nierenfaszien (Fasciae renales) ab, außerdem steht sie mit der Faszie des M. psoas in Verbindung.

Über das Peritoneum auf seiner Unterseite sind Leber und Magen am Zwerchfell aufgehängt. Im oberen Teil ist das Zwerchfell selbst durch eine vom Perikard gebildete Faszienhülle aufgehängt, die über die Fascia pharyngobasilaris, dann die Fascia interpterygoidea und die Fascia palatina mit der Schädelbasis verbunden ist. Das Zwerchfell bildet eine Relaisstation für die Fascia endothoracica und die beiden Pleurablätter, die sich in der Fascia transversalis und im Peritoneum fortsetzen, um dann als Fascia transversalis und Fascia praesacralis bis zum Perineum zu reichen. In anterior-posteriorer Richtung wird die Faszienhülle durch die Ligg. vertebropericardiaca und sternopericardiaca stabilisiert.

Das Diaphragma verkörpert somit die Kontinuität der Faszien zwischen Schädelbasis, Hals, Thorax und Abdomen. Es ist eine Schnittstelle und ein wichtiger Stoßdämpfer, wie wir später noch sehen werden.

Wegen der zahlreichen Aufhängungen an Rippen, Sternum und Wirbeln übertragen sich Zwerchfellkontraktionen in kranialer und kaudaler Richtung. Wenn sich die Zwerchfellkuppel beim Einatmen abflacht, ist in der gesamten Wirbelsäule eine Bewegung spürbar, die vom Halsbereich bis zum Sakrum hinunterläuft. Ihre Übertragung erfolgt im Wesentlichen durch das Lig. supraspinale, das vom Okziput zum Sakrum zieht, und das Lig. longitudinale anterius (auch: Lig. vertebrale commune anterius, LVCA), das mit den Zwerchfellschenkeln verbunden ist, die Wirbelsäule stabilisiert und sich bei der Atmung ständig mitbewegt.

2.6 Die Faszien in der Brust- und Bauchhöhle

2.6.1 Die Pleura

Die Pleura besteht aus zwei voneinander unabhängigen Teilen, der linken und der rechten Pleura. Sie ist eine seröse Schicht aus zwei Blättern: Das viszerale Blatt, die Pleura visceralis oder pulmonalis, überzieht die Lunge („Lungenfell“). Das parietale Blatt, die Pleura parietalis, kleidet den Brustkorb aus („Brustfell“).

Das parietale und das viszerale Blatt kommen am Lungenhilus zusammen, indem sie die Umschlagsfalte der Pleura bilden. Zwischen beiden Blättern befindet sich normalerweise ein Flüssigkeitsfilm. Der von ihnen begrenzte virtuelle Raum wird als Pleuraspalt bezeichnet.

Die Pleura visceralis

Das viszerale Blatt der Pleura überzieht die gesamte Oberfläche der Lunge, außer einem Teil der Facies mediastinalis. An dieser Stelle, im Bereich des Lungenhilus, schlägt es um und wird zum parietalen Blatt. Diese Umschlagsfalte setzt sich unterhalb des Hilus als Lig. pulmonale fort.

Die Pleura visceralis bzw. pulmonalis dringt in die Lunge ein, indem sie die Spalten zwischen den Lungenlappen (Fissurae interlobares) auskleidet und sich dann teilt, um die Lungenlappen zu umhüllen. Sie ist über eine dünne Lage von subpleuralem Zellgewebe mit dem Lungenparenchym verbunden. Dieses Zellgewebe setzt sich im Parenchym fort und bildet das Gerüst oder Interstitium der Lunge.

Die Pleura parietalis

Die Pleura besteht aus einschichtigem Mesothel, das die Lunge sowie den inneren Brustkorb kleidet und so den Pleuraspalt bildet.

Die Mesothelzellen liegen auf einer Kollagenmatrix, elastischen Fasern, Blut- und Lymphgefäßen auf, die es der Lunge und der Brust ermöglichen, sich zu weiten bzw. zu kontrahieren. Unterstützt wird dies durch die Pleuraflüssigkeit, die Reibung verhindert sowie durch die Beschaffenheit des Mesothels. Durch eine großzügige Blutzufuhr und durch das Lymphsystem genau auf Höhe des Mesothels, ist die Pleura eine dynamische Schicht, die die Lunge sowie die Pleurahöhle vor Infektionen schützt und die Atmungskraft weiterleitet, ohne dabei das darunter liegende Lungenparenchym zu beschädigen.

Das parietale Blatt der Pleura (➤ Abb. 2.35) kleidet den Brustkorb von innen fast gänzlich aus. Es liegt wie eine zweite, innere Schicht der Fascia endothoracica auf der Brustkorbwand.

Man kann mehrere Abschnitte unterscheiden:

- im Bereich der Rippen die Pleura costalis
- im Bereich des Mediastinums die Pleura mediastinalis
- im Bereich des Zwerchfells die Pleura diaphragmatis.

Alle drei setzen sich übergangslos fort und bilden die Recessus pleurales („Ausdehnungsräume").

Pleura costalis

Die Pleura costalis kleidet die Rippen und Interkostalräume von innen aus und wird nur durch die Fascia endothoracica von ihnen getrennt.

- Vorn erstreckt sie sich bis zu den Rändern des Sternums, schlägt nach hinten um und wird zur Pleura mediastinalis.
- Hinten reicht sie bis zu den seitlichen Furchen neben der Wirbelsäule, wo sie sich ebenfalls zur Pleura mediastinalis umfaltet.
- Unten wird sie nach dem Umschlagen zur Pleura diaphragmatis.

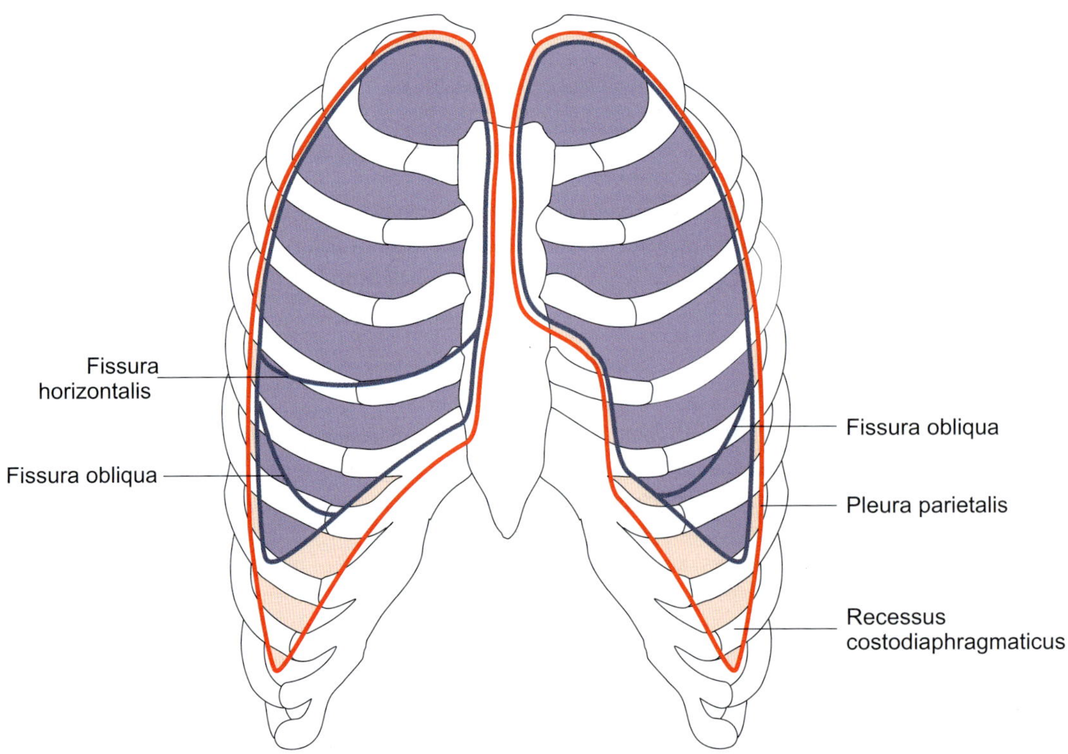

Abb. 2.35 Anteriore Pleura- und Lungengrenzen

Pleura diaphragmatis

Die Pleura diaphragmatis ist dünner als die Pleura costalis. Sie hängt mit der Fascia endothoracica zusammen, über die sie sehr fest, aber nicht ganz vollständig mit der Oberseite der Zwerchfellkuppel verbunden ist. Auf der linken Seite bleibt nämlich der Teil ausgespart, an dem das Perikard ansetzt. Rechts überzieht sie den ganzen Bereich der Zwerchfellkuppel außerhalb einer von anterior nach posterior verlaufenden Linie, die den äußeren Rand der Mündung der V. cava inferior schneidet.

Pleura mediastinalis

Die Pleura mediastinalis bedeckt die mediastinalen Organe in anterior-posteriorer Richtung, angefangen vom Sternum bis zu den Furchen am Übergang zwischen Rippen und Wirbeln. Dabei handelt es sich um folgende Strukturen:

- im vorderen Mediastinalraum: Perikard, N. phrenicus und die oberen Gefäße des Zwerchfells, Thymus, V. brachiocephalica dextra sowie die V. cava inferior und superior
- im hinteren Mediastinalraum: Ösophagus und Trachea, V. azygos und Truncus vagalis posterior auf der rechten Seite, absteigender Teil der Brustaorta (Pars descendens aortae), beide Vv. hemiazygos und den Ductus thoracicus auf der linken Seite.

Um den Lungenstiel und seine Strukturen legt sich die Pleura mediastinalis fast kreisförmig wie eine Manschette herum, indem sie ihn von vorn, hinten und oben bedeckt. Im Bereich des Lungenhilus schlägt sie um und wird zum viszeralen Blatt der Pleura. Die Pleurafalte im Hilusbereich setzt sich als Lig. pulmonale bis zum Zwerchfell fort.

Das linke Lig. pulmonale verläuft fast senkrecht, das rechte hingegen schräg, weil es durch die V. cava inferior nach unten und hinten abgelenkt wird. Das Lig. pulmonale folgt auf jeder Seite dem Ösophagusrand innen, mit dem es über die Fascia perioesophagealis ziemlich fest verbunden ist.

Die Pleurakuppel

Die Pleurakuppel (➤ Abb. 2.36) überdacht die Lungenspitze. Sie ist fest mit der Fascia endothoracica verbunden, die sich in diesem Bereich deutlich verdickt und das sog. zervikothorakale Diaphragma (**BOURGEREY**) bildet, in dem folgende Aufhängungsbänder der Pleura erkennbar sind (siehe Fascia endothoracica):

- das Lig. costopleurale
- das Lig. transversopleurale
- das Lig. vertebropleurale

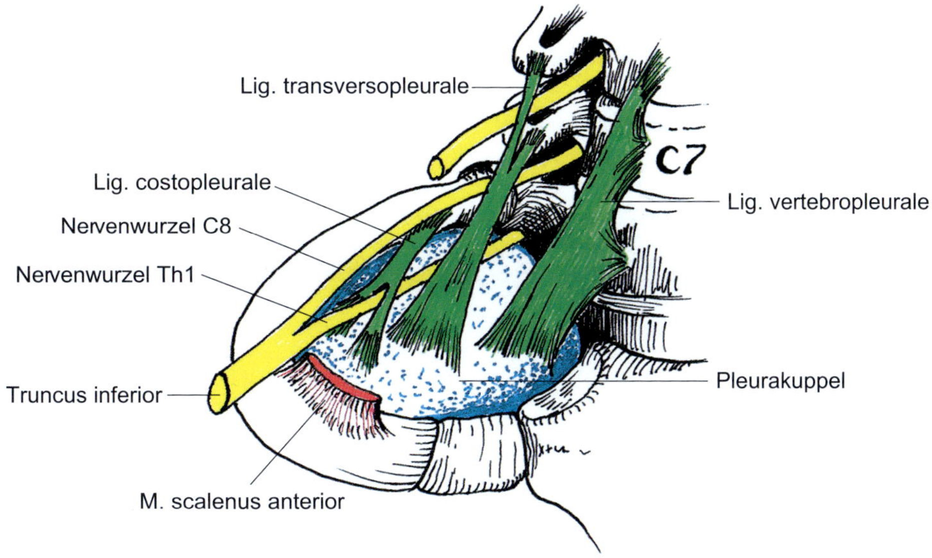

Abb. 2.36 Aufhängungsapparat der Pleura

Die Pleura parietalis wird durch interkostale und thorakoabdominale Nerven sowie durch den N. phrenicus innerviert.

VERBINDUNGEN DER PLEURA

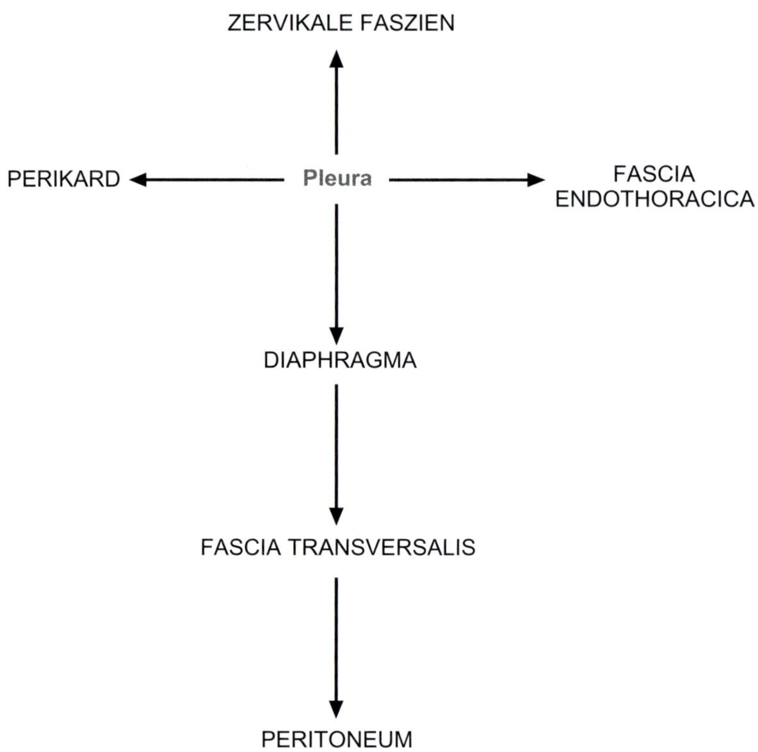

ZUSAMMENFASSUNG

Die Pleura

Pleurablätter

Die Pleura besteht aus zwei Blättern, die durch den Pleuraspalt getrennt werden, der als virtueller, flüssigkeitsgefüllter Raum ein Gleiten der beiden Blätter ermöglicht.

- Das innere, viszerale Blatt (Pleura visceralis bzw. Pleura pulmonalis) überzieht die Lunge und spaltet sich in der Tiefe der Fissurae interpleurales auf, um die Lungenlappen und -läppchen zu umhüllen.
- Das äußere, parietale Blatt (Pleura parietalis) hält die Lunge an den Rändern fest und sorgt für ihre Dehnbarkeit (Pumpfunktion).

Pleuraverbindungen

Die Pleura steht in Verbindung:

- nach innen mit dem Perikard
- nach außen mit der Fascia endothoracica und über sie mit der Brustkorbinnenwand
- nach unten mit dem Zwerchfell (Diaphragma)
- nach oben mit der Fascia endothoracica und über sie bzw. die Pleurabänder mit den Halsfaszien.

2.6.2 Das Peritoneum und der Peritonealraum

Das Peritoneum oder „Bauchfell“ (➤ Abb. 2.37) ist eine seröse Membran, die Bauchhöhle und Becken von innen auskleidet und die dort befindlichen Organe bedeckt. Nach mehreren Veränderungen im Laufe der embryonalen und fetalen Entwicklung weist das Peritoneum des Erwachsenen schließlich zahlreiche Duplikaturen auf, deren äußerst komplexe Struktur sich aus der Embryologie erklärt.

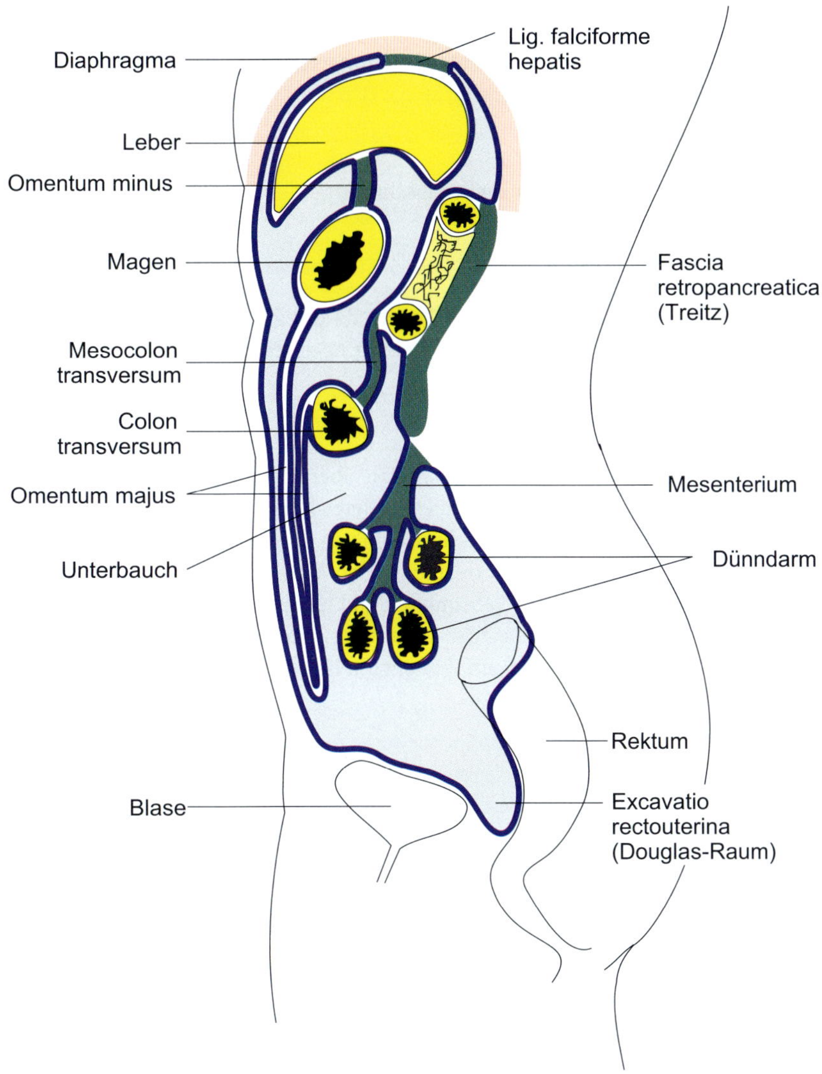

Abb. 2.37 Das Peritoneum beim Mann

Wie jede Serosa besteht auch das Peritoneum aus zwei Blättern:

- einem parietalen Blatt, das die Innenfläche der Bauchhöhle auskleidet, und
- einem viszeralen Blatt, das die Oberfläche der Bauchorgane überzieht.

Die beiden Blätter begrenzen die „Bauchfellhöhle" bzw. den Peritonealraum (Cavitas peritonealis), der wie ein geschlossener Sack die Bauchorgane enthält.

Bei der Frau ist der Peritonealraum allerdings nicht hermetisch geschlossen, sondern im Ovarialbereich (sog. Mesovarium der Eierstöcke) offen. Diese Kontinuitätsunterbrechung ermöglicht, dass Peritonealflüssigkeit durch die Eileiter abfließt, und erklärt auch, weshalb es bei aufsteigenden Infektionen gynäkologischen Ursprungs zu einer Peritonitis kommen kann. Beim Mann stülpt sich das Peritoneum während des Descensus testis im Hodenbereich fingerförmig zur Tunica vaginalis aus. Dabei werden die Fascia transversalis (Tunica fibrosa) sowie Muskelfasern des M. transversus perinei und des M. obliquus internus abdominis (M. cremaster) mitgezogen. Den tiefsten Punkt des Peritonealraums bildet der DOUGLAS-Raum (Excavatio rectovesicalis bzw. rectouterina).

Oft hebt sich das Peritoneum parietale durch subperitoneales Bindegewebe (Fascia subperitonealis) von der Abdominalwand ab. Besonders im unteren Teil, wo die Fascia subperitonealis dick ist und der Leibeswand nur locker anliegt, lässt es sich leicht abheben. Überall sonst bleibt das Peritoneum enger an der Abdominalwand, weil sie dünner und straffer ist.

Das Peritoneum parietale

Es kleidet die Bauchhöhle innen aus. Man unterscheidet:
- die Pars diaphragmatica
- die Pars posterior
- die Pars anterior
- die Pars inferior bzw. den Beckenabschnitt.

Pars diaphragmatica

Die Pars diaphragmatica liegt der Unterseite des Zwerchfells (Diaphragma) eng an, außer im Bereich des Lig. coronarium hepatis, wie wir noch sehen werden.

Pars posterior

Die Pars posterior des Peritoneum parietale überzieht die Fascia transversalis und daher auch die hintere Abdominalwand. Doch in diesem Bereich liegt das Peritoneum der Wand nicht direkt an, sondern ist durch den Retroperitonealraum von ihr getrennt, der folgende Strukturen umfasst:
- in der Mittellinie die großen Gefäße vor der Wirbelsäule (Aorta, V. cava)
- seitlich davon die Nieren, Nebennieren und Harnleiter (Ureter).

Es sei darauf hingewiesen, dass der Ureter über seine Bindegewebshülle, die von der Fascia subperitonealis gebildet wird, vorn am Peritoneum befestigt ist. Hebt man das Peritoneum ab, wird der Ureter mitgezogen.

Pars anterior

Die Pars anterior des Peritoneum parietale überzieht die vordere und seitliche Bauchwand von innen, ist aber durch einen subperitonealen Zwischenraum von ihr getrennt, der zur Mittellinie hin immer kleiner wird. Unterhalb des Nabels entfernt sich das Peritoneum immer mehr von der Wand, weil die Fascia vesicoumbilicalis es nach hinten abdrängt.

In diesem Bereich wird es durch den Urachus und die Ligg. umbilicovesicalia lateralia abgehoben, so dass auf der Innenseite drei Vertiefungen (Fossae) entstehen:
- die Fossa supravesicalis (oberhalb der Blase)
- die Fossa inguinalis medialis (innere Leistengrube) und
- die Fossa inguinalis lateralis (äußere Leistengrube).

In der Fossa inguinalis lateralis befindet sich die innere Mündung des Leistenkanals, durch den der Samenstrang zieht.

Die Fossae sind die Schwachstellen der Bauchwand, da Dünndarmschlingen in sie eindringen, also Leistenbrüche (Inguinalhernien) entstehen können.

Etwas unterhalb des Leistenbandes ist der vordere Abschnitt des Peritoneums durch einen schmalen Raum von der Wand getrennt: das Spatium retroinguinale **(BOGROS)**.

Pars inferior

Die Pars inferior des Peritoneum parietale kleidet den Beckenraum aus und bedeckt seitlich sowie in der Mittellinie den Subperitonealraum mit den darin enthaltenen Organen: Rektum, innere Geschlechtsorgane, Blase. Das pelvine (Becken-)Peritoneum legt sich eng um die Harnblase, die es lateral und superior überzieht. Hinter der Blase
- bedeckt es beim Mann den Ansatz der Samenbläschen und bildet den **DOUGLAS**-Raum, dahinter dann das Rektum, wo es die „laterorektalen Rinnen" auf jeder Seite bildet
- haftet es bei der Frau fest am Parametrium, das den Uterus und die Adnexe bedeckt, und bildet zwei Räume:
  - ventral die weniger gut abgrenzbare Excavatio vesicouterina
  - dorsal die Excavatio rectouterina (**DOUGLAS**-Raum).

In diesen Räumen kann es zur Flüssigkeitsansammlung – besonders im stark geneigten **DOUGLAS**-Raum – oder zum Vorfall von Dünndarmschlingen (mit Einklemmungsgefahr) kommen.

Das Peritoneum viscerale

Das Peritoneum viscerale liegt der Innenfläche des Peritoneum parietale und den Oberflächen der Baucheingeweide ganz fest an.

Die Peritonealblätter begrenzen den Peritonealraum, in dem sich die Verdauungsorgane befinden. Er ist durch Peritonealfalten unterteilt, die Septen, Fossae und sogar Recessus bilden. Die wichtigste Bauchfellausbuchtung (Recessus) ist die Bursa omentalis, so dass der Peritonealraum in zwei Bereiche unterteilt werden kann. Wichtig ist außerdem eine Bauchfellfalte, die das Colon transversum mit der hinteren Rumpfwand verbindet und eine schräg nach vorn-unten verlaufende Trennlinie bildet. Sie unterteilt die große Peritonealhöhle in zwei Ebenen:

- die große Peritonealhöhle und
- die dahinter befindliche Bursa omentalis.
- den Oberbauch oberhalb des Mesocolons und
- den Unterbauch unterhalb des Mesocolons.

Wichtig ist außerdem eine Bauchfellfalte, die das Colon transversum mit der hinteren Rumpfwand verbindet und eine schräg nach vorn-unten verlaufende Trennlinie bildet. Sie unterteilt die große Peritonealhöhle in zwei Ebenen: Wir werden uns nun mit den Peritonealfalten befassen, deren räumliche Verteilung sehr komplex ist; daher ist zum besseren Verständnis ein Blick auf die Embryologie unerlässlich.

VERBINDUNGEN DES PERITONEUMS

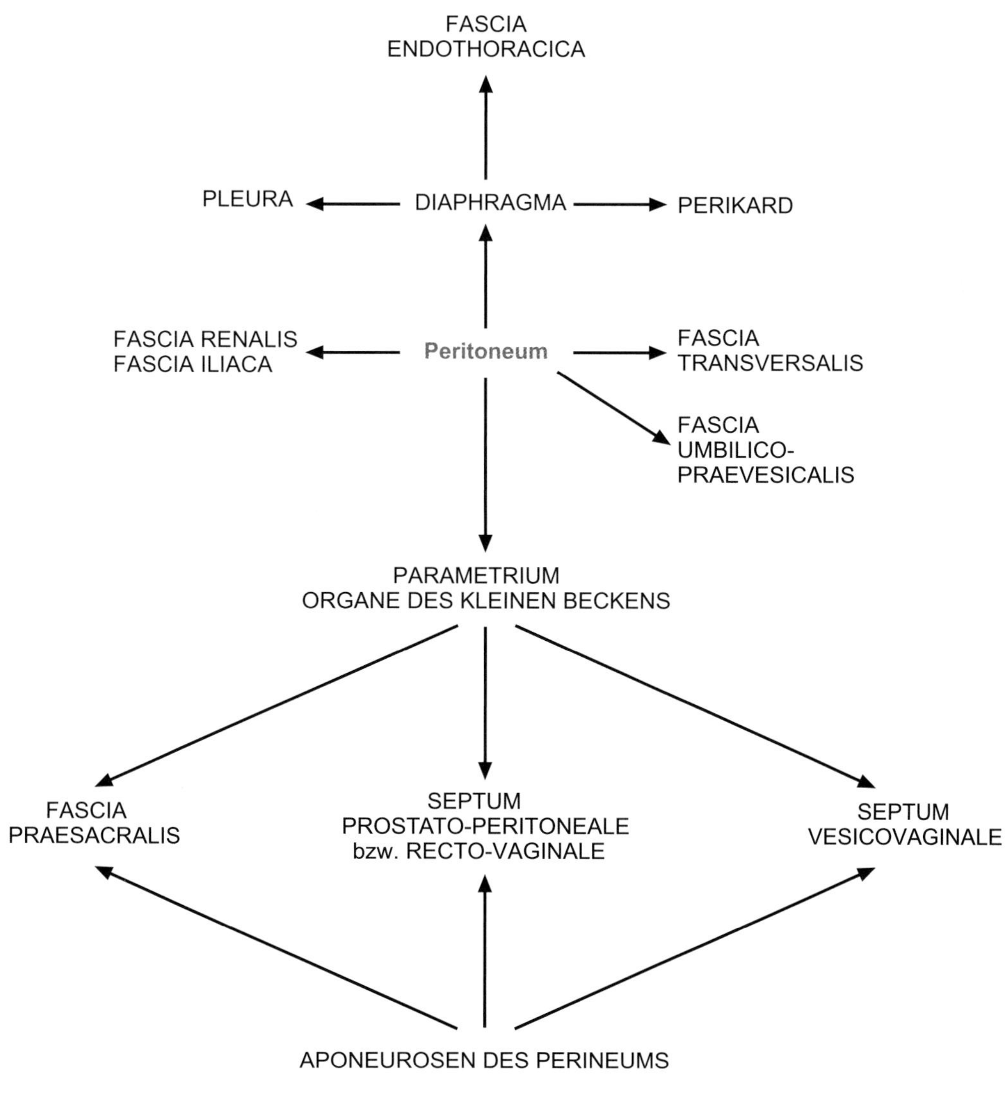

Die Peritoneal- oder Bauchfellfalten

Was die Serosa des Peritoneums so komplex erscheinen lässt, ist die große Anzahl von Bauchfell- oder Peritonealfalten mit Bezeichnungen wie Mesos (Mesenterien), Ligamente, Omenta.

Die Mesos

Durch die Mesos (Mesenterien) werden die Baucheingeweide an der Leibeswand befestigt und mit Gefäßen und Nerven versorgt. Ein Meso entsteht, indem sich das Peritoneum parietale auf dem Peritoneum viscerale umfaltet und dabei die Gefäße und Nerven des betreffenden Organs umhüllt. Der Wandbereich, den beide Meso bildenden Blätter umgrenzen, stellt die Wurzel, d. h. den Ursprung des Mesos dar. Die Länge des Mesos gibt dem Organ einen mehr oder minder großen Bewegungsspielraum in der Peritonealhöhle. Dies gilt auch für die erste embryonale Anordnung, bei der man folgende Elemente unterscheiden kann:

- ein Mesogastrium im Bereich des Magens
- ein Mesenterium im Bereich des Dünndarms
- ein Mesocolon im Bereich des Dickdarms.

Infolge der Verlängerung des primitiven Darmrohrs und der Drehung von Magen und Darm werden einige Organe gegen die hintere Abdominalwand gedrückt. Dann verschmilzt das posteriore Blatt ihres Mesenteriums mit dem posterioren Peritoneum parietale, und es entsteht eine Anheftungsfaszie. Faszien sind also gefäßlose Trennflächen, die jetzt mehr oder weniger stark mit der Wand der Organe verbunden sind, die sie umgeben.

Nach der Geburt sind die untere Speiseröhre (Ösophagus) und der Anfangsteil des Magens sowie das linke Ende des Pankreas über das Mesogastrium posterior miteinander verbunden:

- Duodenum und Pankreas sind über die **TREITZ**-Faszie (Fascia retropancreatica) ebenfalls miteinander verbunden.
- Colon ascendens und Colon descendens sind über die **TOLDT**-Faszie (Fascia retrocolica) miteinander verbunden.

Der Magen, der obere Teil (Pars superior) des Duodenums, der Dünndarm, das Colon transversum und das Colon sigmoideum bleiben hingegen frei beweglich und sind über Mesos mit der Leibeswand verbunden.

Wir werden nun die Mesos und die von ihnen abgeleiteten Anheftungsfaszien genauer untersuchen.

Das Meso des Magens

Das Meso des Magens (➤ Abb. 2.38) wird von zwei Gefäßsträngen gebildet: dem der A. gastrica sinistra und dem der A. hepatica communis.

Der Strang der A. gastrica sinistra bzw. das Lig. gastropancreaticum (**HUSKE**)[3] spannt sich zwischen dem Truncus coeliacus und dem oberen Drittel der kleinen Magenkurvatur aus. Sein unterer Rand ist frei. Nach unten konkav und nach vorne rechts gerichtet, begrenzt es oben das Foramen epiploicum (auch Foramen omentale), den Zugang zur Bursa omentalis.

Der Strang der A. hepatica communis bzw. das Lig. duodenopancreaticum verläuft in umgekehrter Richtung; sein oberer Rand ist frei. Es ist nach oben konkav und begrenzt den unteren Teil des Foramen epiploicum.

Das Mesenterium

Das Mesenterium im engeren Sinne ist das Mesenterium des Dünndarms. Es befestigt die Dünndarmschlingen an der hinteren Leibeswand und stellt ihre Versorgung mit Gefäßen und Nerven sicher.

Es hat die Form eines Kreissegments, dessen Strahlen (Radien) den wandständigen (parietalen) Rand oder die Mesenterialwurzel darstellen und dessen Bogenstück auf einer Länge von 5–6 m an den Dünndarm angrenzt und sehr mobil ist.

[3] auch Plica gastropancreatica

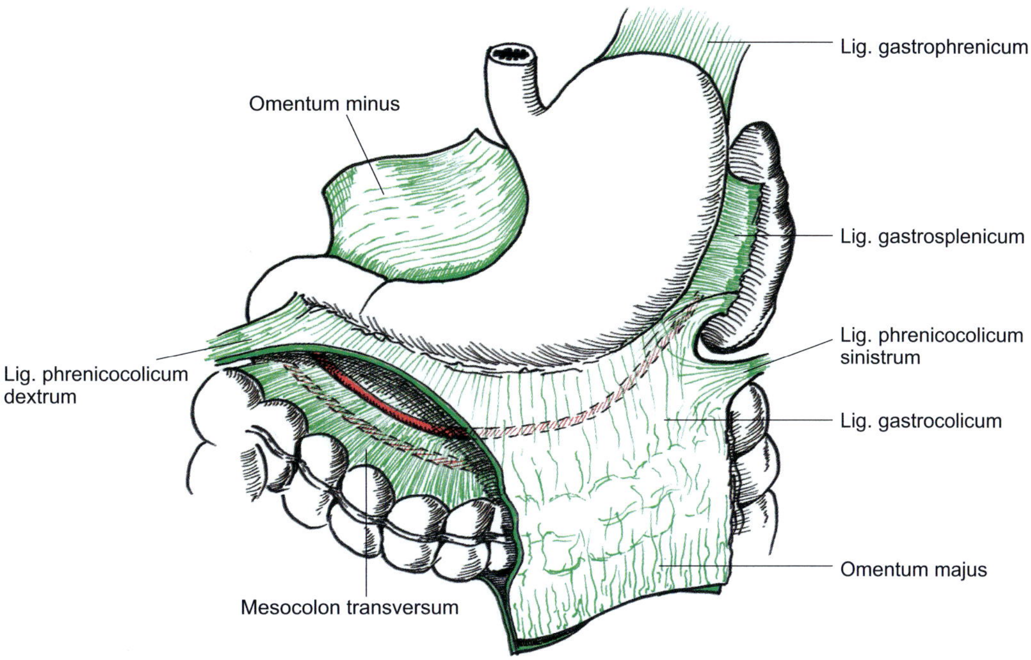

Abb. 2.38 Großes und kleines Netz (Omentum majus und minus), Ligamente und Meso des Magens

Die Wurzel (Radix mesenterii) ist besonders im Mittelabschnitt sehr straff mit der hinteren Bauchwand verbunden. Mit einer Länge von 15 cm und einer Breite von 18 mm beschreibt sie eine durchbrochene Linie, die schräg nach rechts unten verläuft. Man unterscheidet drei Abschnitte:

- Im oberen Abschnitt zieht sie von der Flexura duodenojejunalis, wo sie am linken Querfortsatz des 2. Lendenwirbels (L2) befestigt ist, über den M. suspensorius duodeni (Treitz-Muskel) schräg nach rechts unten, zum unteren Rand der Pars descendens des Duodenums, d. h. bis vor den Wirbelkörper von L3.
- Ihr mittlerer Abschnitt ist vertikal und kürzer, der stabilste Teilbereich, in dem die A. und V. mesenterica superior ins Mesenterium eindringen. Er befindet sich in Höhe von L3/L4.
- Ihr unterer Abschnitt erstreckt sich wieder schräg nach rechts unten, von der Bandscheibe zwischen L4 und L5 bis zum Ileozökalwinkel oberhalb der rechten A. iliaca communis, und überquert dabei den Ureter und die A. testicularis (bzw. die A. ovarica bei der Frau).

Das Mesocolon transversum

Es ist quer zwischen der rechten und linken Leibeswand ausgespannt, verläuft schräg nach vorn-unten und unterteilt den Peritonealraum:

- in den oberhalb des Mesocolons liegenden Oberbauch und
- den unterhalb des Mesocolons liegenden Unterbauch.

Es heftet das Colon transversum an die hintere Leibeswand. Am vorderen Rand ist es, vor allem links, sehr locker, am hinteren Rand dagegen an der Bauchwand befestigt. Das Mesocolon transversum kreuzt den Pankreaskopf, mit dem es verwachsen ist, und zieht oberhalb der Flexura duodenojejunalis unten am Pankreaskörper entlang; sein linker Abschnitt bildet die untere Wand der Bursa omentalis.

Das Mesocolon sigmoideum (Mesosigma)

Das Colon sigmoideum (Sigma) ist über ein Meso mit zwei Wurzeln an die hintere Leibeswand geheftet:Ausläufer der Mesos, die das Colon sigmoideum mit der Leibeswand und den benachbarten Organen verbinden, bilden folgende Ligamente:

- Die erste, senkrecht in der Mittellinie absteigende Wurzel geht von der A. mesenterica inferior zur Vorderseite von S3.

- Die zweite, schräg nach links unten verlaufende Wurzel geht von der A. mesenterica inferior zum Innenrand des linken M. psoas. Sie folgt der A. iliaca communis am äußeren Rand, dann der A. iliaca externa und überkreuzt die A. spermatica (A. ovarica) sowie den Ureter.
- Das Lig. colicoiliacum verbindet das Colon links mit der Wand der Iliakalarterie und verlängert so die zweite Wurzel nach links.
- Das Lig. colicotubare ist variabel (also nicht immer vorhanden) und führt vom Mesosigma zum linken Eileiter (Tuba uterina).
- Das Lig. colicomesentericum ist ebenfalls variabel und verbindet das Mesosigma mit dem rechten Blatt des Mesenteriums.

Ausläufer der Mesos, die das Colon sigmoideum mit der Leibeswand und den benachbarten Organen verbinden, bilden folgende Ligamente:

Die Faszien

Die Faszien stellen, wie bereits erwähnt, Anheftungsstrukturen der Mesenterien dar.

Treitz-Faszie

Die TREITZ-Faszie oder Fascia retropancreatica (➤ Abb. 2.39) dient zum Anheften von Duodenum und Pankreaskopf und fixiert diese Organe an der hinteren Leibeswand. Am stärksten befestigt ist der Winkel zwischen der Pars descendens und der Pars horizontalis des Duodenums und ein Ausläufer zum Querfortsatz von L2. Der TREITZ-Muskel (M. suspensorius duodeni) selbst strahlt in den linken Schenkel (Crus sinistrum) des Zwerchfells, den rechten Ösophagusrand und die Umgebung des Hiatus aorticus ein.

Toldt-Faszie

Die TOLDT-Faszie (Fascia retrocolica) dient zum Anheften des Colon ascendens und des Colon descendens an der hinteren Abdominalwand. Im Bereich des Colon ascendens reicht sie vom

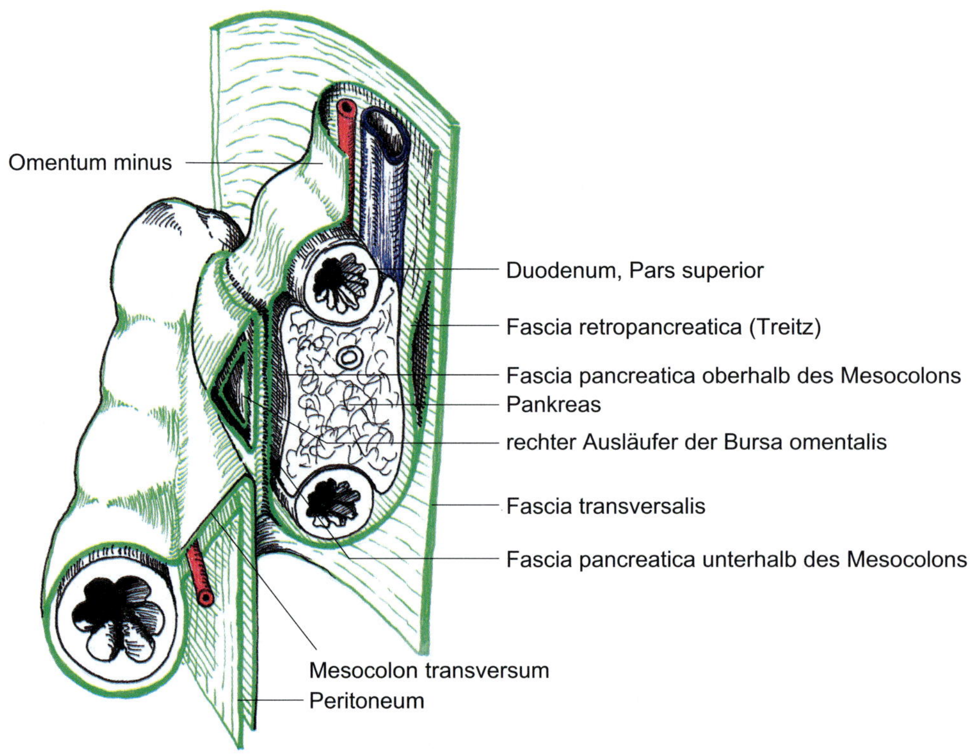

Abb. 2.39 Anheftungsfaszien zwischen Pankreas und Duodenum

Zökum bis zur rechten Dickdarmbiegung (Flexura coli dextra). Sie fixiert das Kolon am posterioren Peritoneum parietale. Allerdings ist diese Anheftung in manchen Fällen nicht vorhanden und das Kolon somit frei beweglich in der Bauchhöhle.

Die Toldt-Faszie setzt sich nach unten im Lig. laterocolicum fort, das den Außenrand des Zökums mit der lumboiliakalen Abdominalwand verbindet.

Der Innenrand des Zökums ist über das Lig. retroileocolicum mit der iliakalen Abdominalwand verbunden; dabei handelt es sich lediglich um eine Verlängerung des tiefen Ansatzes der Radix mesenterii. Von der Radix mesenterii geht auch die Befestigung der Appendix (sog. Mesoappendix) aus, die sich nach unten im Lig. appendicoovaricum fortsetzt.

Im oberen Abschnitt setzt sich die Toldt-Faszie bis zur Flexura coli dextra fort. In diesem Bereich entsteht eine tiefe Fixierungsebene für die rechte Flexur, bei der wiederum zwei Ligamente zu erkennen sind:

- das Lig. renocolicum und
- das Lig. phrenicocolicum.

Erinnern wir uns, dass noch andere Ligamente zur Fixierung der Flexura coli dextra dienen:

- auf der mittleren Ebene das Lig. vesicoduodenocolicum und das Lig. hepatocolicum
- auf der oberflächlichen Ebene das Lig. omentocolicoparietale.

Im Bereich des Colon descendens reicht die Toldt-Faszie von der Flexura coli sinistra bis zum Colon sigmoideum. Sie heftet das Colon descendens an das hintere Peritoneum und setzt sich nach unten im Mesosigma fort. Im oberen Teil bildet sie die tiefere Ebene der Fixierung: durch die Aufhängung der Flexura coli sinistra (**BUY**).

Erinnern wir uns, dass noch andere Ligamente zur Fixierung der Flexura coli sinistra dienen:

- auf der mittleren Ebene das Lig. splenocolicum, das sich nach unten über das Lig. gastrosplenicum und das Lig.pancreaticosplenicum fortsetzt
- auf der oberflächlichen Ebene ist das Lig. phrenicocolicum sinistrum am wichtigsten, das gleichzeitig den Boden der Milznische bildet.

Anzumerken ist, dass sich das Colon ascendens und das Colon descendens leicht von der hinteren Abdominalwand ablösen lassen und dass ihr Anheftungsperitoneum üblicherweise bis in die Mitte des Abdomens verlängert ist. Dies erklärt auch, warum es viel leichter ist, den Darm zur Mittellinie zu bewegen, statt ihn nach lateral abzudrängen.

Die Ligamente

„Peritoneale Ligamente“ oder peritoneale Bänder bestehen aus zwei Blättern und verbinden die Organe untereinander oder mit der Abdominalwand, führen aber keine wichtigen Gefäße mit sich. Manche dieser Ligamente entstehen durch peritoneale Umschlagsfalten, andere bilden Verlängerungen der Mesos oder der Netze (Omentum majus und minus).

Es gibt eine Vielzahl von Ligamenten. Einige stellen sehr kräftige Befestigungsstrukturen dar. Andere sind variabel und haben nur bedingt eine stabilisierende oder fixierende Funktion. Man unterscheidet folgende Ligamente.

Lig. teres hepatis

Das Lig. teres hepatis ist ein Überbleibsel der Nabelvene. Es bildet eine breite sagittale Falte, die als Lig. falciforme hepatis oder Aufhängeband der Leber bezeichnet wird. Das Lig. teres hepatis stellt eine vertikal nach hinten verlaufende Scheidewand dar, die vom Nabel zur Rückseite der Leber führt und die konvexe Fläche der Leber mit dem Zwerchfell und der vorderen Leibeswand verbindet. Es besteht aus zwei Blättern, die im vorderen Teil bis zum Nabel zusammenhaften und ab dem Nabel durch das Lig. vesicoumbilicale mediale – dies bildet den Rest des Urachus – fortgesetzt werden.

Hinten, etwa in Höhe des hinteren-oberen Leberrands, trennen sich die beiden Blätter. Das eine zieht nach rechts zum rechten Leberlappen, das andere nach links über den gesamten linken Leberlappen, bevor sie sich im oberflächlichen Blatt des Lig. coronarium fortsetzen.

Lig. coronarium hepatis

Das Lig. coronarium hepatis verbindet die Leberrückseite mit dem Zwerchfell (Diaphragma). Es besteht aus zwei Blättern:

- einem anterosuperioren Blatt, das vom Diaphragma zur Leber umschlägt, am hinteren-oberen Leberrand entlangzieht und sich dann in der Mittellinie, wie bereits beschrieben, im Lig. falciforme fortsetzt
- einem inferioren Blatt, das sich vom vertikalen Abschnitt des Diaphragmas abfaltet, dem Unterrand der Leber, dann der V. cava inferior und schließlich dem quer verlaufenden Teil des Ductus venosus (Arantii) folgt, wo es sich mit dem posterioren Blatt des Omentum minus vereint.

Vom Lig. coronarium gehen drei Ausläufer zur V. cava inferior:

- ein variables hepatokavales Meso (von der Leber zur V. cava), das sich um die V. cava inferior herum fortsetzt
- das Lig. triangulare dextrum und das Lig. triangulare sinistrum, die beim Zusammentreffen des superioren und des inferioren Blatts des Lig. coronarium entstehen. Beide enden mit einem freien Rand, der senkrecht vom Diaphragma zur Oberseite der Leber verläuft.

Erinnern wir uns, dass sich die Leber, embryologisch gesehen, im Septum transversum (dem späteren Centrum tendineum des Zwerchfells) entwickelt, das aus dem Kiemenbogen hervorgeht. Aufgrund der Volumenzunahme verlagert sich die Leber hinunter in die Bauchhöhle, und durch die Dehnung ihrer Befestigungen bilden sich das Lig. coronarium, das Lig. falciforme und das Omentum minus aus. Gleichzeitig stammt die Leberkapsel (Capsula fibrosa, **GLISSON**-Kapsel), die sie umgibt, vom Centrum tendineum ab. Infolgedessen ist die Leber, bis auf die Abgangsstelle des Lig. coronarium, wo sie direkten Kontakt mit dem Zwerchfell hat, vollständig von Peritoneum bedeckt (peritonisiert).

Lig. gastrophrenicum

Das Lig. gastrophrenicum entsteht als Umschlagsfalte der beiden Peritoneumblätter, die den Magen umgeben, auf dem Diaphragma. Es verläuft von der Rückseite der Kuppel zum linken Schenkel (Crus sinister) des Zwerchfells und wird wie folgt fortgesetzt:

- rechts durch den oberen Anteil des kleinen Netzes (Omentum minus)
- links durch das Lig. gastrosplenicum.

Lig. gastrocolicum

Das Lig. gastrocolicum erstreckt sich von der großen Magenkurvatur zum Colon transversum und leitet sich vom großen Netz (Omentum majus) ab.

Lig. latum uteri

Das Lig. latum uteri fixiert als ein breites Band das Peritoneum am Uterus und an den Adnexen, wie wir bereits gesehen haben.

Aufhängebänder der Kolonflexuren

Als Aufhängebänder (Ligg. suspensoria) der Flexurae coli dienen das linke und das rechte Lig. parietocolicum. Dabei handelt es sich um seitliche Ausläufer des Omentum majus und die wichtigsten Fixierungen der Kolonflexuren.

Die Netze (Omenta)

Unter einem Netz (Omentum) versteht man Bauchfellduplikaturen, die teilweise Gefäße führen und im Peritonealraum von einem Organ zum anderen verlaufen. Es gibt vier Omenta, von denen drei einen Ansatz am Magen haben[4].

---

[4] Nach der internationalen anatomischen Nomenklatur werden diese Omenta teilweise ebenfalls als Ligamente bezeichnet, wir führen sie aber dennoch, wie im französischen Originaltext, unter dem Abschnitt Omenta an. (Anm. d. Ü.)

Omentum minus

Das Omentum minus (kleines Netz) bzw. Lig. hepatogastricum ist eine viereckige, frontal gestellte Peritonealplatte und spannt sich

- von der kleinen Magenkurvatur, mit Fortsätzen zum rechten Rand des Ösophagus und zum oberen Abschnitt (Pars superior) des Duodenums, bis
- zur Unterfläche der Leber, d. h. zum Hilusbereich, aus; von dort folgt es dem Verlauf des Ductus venosus (Arantii) und der linken Längsfurche und biegt im rechten Winkel nach hinten zur Rückseite der Leber um, wo es schließlich am Zwerchfell ansetzt.

Es sei daran erinnert, dass das Omentum minus auch Fortsätze des Lig. coronarium und des Lig. gastrophrenicum aufnimmt. Rechts hat es einen freien Rand, der das Foramen epiploicum (auch Foramen Winslowi) und somit den Zugang zur Bursa omentalis bildet. Innerhalb des Omentum minus befinden sich die Gallenwege und der Gefäß-Nerven-Strang der Leber.

Omentum majus

Das Omentum majus (großes Netz; ➤ Abb. 2.38) ist eine viereckige Peritonealplatte und wie eine mehr oder weniger stark gespannte Schürze auf den Darmeingeweiden ausgebreitet.

Oben an der großen Magenkurvatur befestigt, bildet es das Lig. gastrocolicum. Es ist an das Colon transversum geheftet und zieht an ihm vorbei hinunter in die Bauchhöhle, wo es mit einem freien Rand endet.

Die seitlichen Fortsätze zu den Abdominalwänden bilden die Aufhängebänder (Ligg. suspensoria) der Kolonflexuren.

Am linken Rand setzt sich das Lig. gastrocolicum mit dem Lig. gastrosplenicum fort. Dabei handelt es sich um eine ausgedehnte Bauchfellplatte aus vier verklebten Blättern.

Lig. gastrosplenicum

Das Lig. gastrosplenicum bildet die Fortsetzung des Lig. gastrocolicum nach oben hin. Es ist eine zweiblättrige Platte, die sich zwischen der großen Magenkurvatur und der Vorderseite des Milzhilus ausspannt. Am Milzhilus trennen sich die beiden Blätter:

- Das vordere (anteriore) Blatt legt sich auf den vorderen Teil der Milzinnenseite.
- Das hintere (posteriore) Blatt faltet sich im Bereich des Hilus und bildet das rechte vordere Blatt des Lig. pancreaticosplenicum.

Lig. pancreaticosplenicum

Das Lig. pancreaticosplenicum besteht aus zwei Blättern, die hinten und innen im Bereich des Pankreasschwanzes und im hinteren Wandbereich ansetzen, und erstreckt sich bis zum Milzhilus.

Sein rechtes vorderes Blatt setzt sich im hinteren Blatt des Lig. gastrosplenicum fort. Sein sehr kurzes hinteres Blatt faltet sich nach außen und geht ins posteriore Peritoneum parietale über.

Bursa omentalis

Hinter dem Magen bilden die vier genannten Omenta bzw. Ligamente einen flachen, anterior-posterior ausgerichteten Hohlraum, die Bursa omentalis. Die Fascia propria teilt sich in das vordere und hintere Blatt der prärenalen Faszie auf. Sie begrenzt außerdem die vorderen und hinteren Logen der pararenalen Räume sowie den vorderen und hinteren Bereich der eigentlichen Nierenloge. Nach oben setzt sich die Faszie bis zum Zwerchfell und nach unten bis zum Becken und Urogenitalbereich fort.

Die Bursa omentalis ist wie folgt begrenzt:

- hinten vom posterioren Peritoneum parietale
- vorn vom Omentum minus, der Rückseite des Magens und des Colon transversum
- unten vom Mesocolon transversum, das den Boden der Bursa bildet
- links vom Lig. gastrosplenicum und vom Lig. pancreaticosplenicum.

Rechts hat die Bursa omentalis über das Foramen epiploicum Verbindung zum großen Peritonealraum. Sie stellt eine verschiebliche Ebene dar, die dem Magen eine große Mobilität innerhalb der Bauchhöhle verleiht.

Die Innervation des Peritoneums erfolgt durch den N. phrenicus, thorakale und abdominale Nerven sowie den Plexus lumbalis mit sensitiven und vasomotorischen Fasern.

Die Radix mesenterii weist nozizeptive Nervenfasern auf, die besonders empfindlich auf Dehnung reagieren.

ZUSAMMENFASSUNG

Das Peritoneum

Das Peritoneum besteht aus zwei Blättern, die durch einen „Raum" getrennt werden, der ihr Gleiten ermöglicht.

Das Peritoneum parietale

Es kleidet die Innenseite der Abdominalhöhle aus und hat folgende Verbindungen:
- oben zum Diaphragma
- seitlich zur Fascia transversalis
- unten zu den Organen des kleinen Beckens sowie zum Dammbereich über die
  - Fascia vesicorectalis
  - Fascia vesicovaginalis
  - Fascia rectovaginalis
  - Fascia prostatica

Das Peritoneum viscerale

Es liegt nicht direkt dem parietalen Blatt an, sondern bildet zahlreiche Falten (Duplikaturen):
- Ligamente
- Mesos
- Faszien
- Omenta

Funktionen

Das Peritoneum hat eine Stützfunktion für das Gefäß- und Nervensystem und umhüllt die Abdominalorgane. Beim Mann setzt es sich mit einer Ausstülpung durch den Leistenkanal bis zum Skrotum fort. Bei der Frau ist es nicht vollkommen geschlossen, sondern hat über das Mesovarium Verbindung zu den Eileitern.

2.7 Faszien im Inneren knöcherner Strukturen: die Hirnhäute (Meningen)

Die zerebrospinale (Hirn-Rückenmarks-)Achse ist vollständig von drei konzentrisch angelegten Membranen umgeben: den Hirnhäuten oder Meningen. Von außen nach innen sind es: die Dura mater, die Arachnoidea, die Pia mater.

Im Folgenden wollen wir zuerst die kranialen, dann die spinalen Abschnitte beschreiben.

Die Dura mater besteht von außen nach innen aus einer Fibroblastenschicht, einer einfachen Epithelschicht als Zwischenlage und Zellschichten im Inneren. Sie enthält extrazelluläres Kollagen und nur wenige „tight junctions". Die Arachnoidea oder Spinnengewebshaut setzt sich aus einer äußeren Schicht sehr dicht gepackter Zellen mit zahlreichen, sehr festen „tight junctions" ohne extrazelluläres Kollagen zusammen, die wegen der festen Struktur als morphologische und physiologische Blut-Liquor-Schranke zwischen dem Blutkreislauf der Dura mater und der Flüssigkeit im Subarachnoidalraum (Liquor cerebrospinalis) angesehen wird. Auf der Innenseite ist sie durch eine eng mit dem Kollagen der Arachnoidea verwobene Lamina basalis charakterisiert. Diese Zellschicht besitzt zahlreiche Mitochondrien und ist über eine Desmosomenschicht in der Unterfläche der Arachnoidea verankert. Gesäumt wird die Innenschicht von einer locker verzweigten, zusätzlichen Zellreihe.

2.7.1 Die Dura mater

Die Dura mater ist die dickste und widerstandsfähigste Hirn- und Rückenmarkshaut, die für beide Strukturen eine Schutzfunktion erfüllt. Auf Dehnungen reagiert sie mit einem nichtlinearen Spannungsanstieg, der typisch für kollagenes Bindegewebe ist. Dabei zeigt die Dura mater spinalis eine langsamere Reaktion, während sich die Dura mater cranialis rascher wieder entspannt. Dass die Strukturelemente der Dura mater axial angeordnet sind, ist auf kranialer Ebene nicht ohne Weiteres ersichtlich, und die Dura mater spinalis enthält zudem mehr Elastin. Während der Entwicklung des Neurokraniums werden verschiedene Phänomene der Zellentwicklung im Hirn- und Schädelbereich von der Dura mater gesteuert. Die Morphogenese der Schädelknochen und -nähte (Suturen) hängt von ihrer Interaktion mit der Dura mater ab, die sowohl die Knochengröße und -form als auch die Möglichkeit einer Nahtbildung kontrolliert. Genauso wie die Hirnentwicklung mit der Dura mater in Verbindung steht, wird auch die Anlage des Gyrus parahippocampalis (oder Gyrus hippocampi) von ihr beeinflusst. Die Dura mater stammt von der kranialen Neuralleiste ab und wird ab dem 10. Tag von Zellen des paraxialen Mesoderms durchsetzt, die später zum vorherrschenden Zelltyp werden.

Dura mater cranialis

Die Dura mater (➤ Abb. 2.40) ist eine dicke – 0,3 mm bis maximal 1 cm im Bereich des Foramen magnum – und widerstandsfähige Membran. Sie besteht aus Bündeln von faserigem Bindegewebe vermischt mit elastischen Fasern und kleidet den knöchernen Schädel innen aus, wobei sie dem Periost so dicht anliegt, dass sie sich nur schwer abgrenzen lässt. Eine Unterscheidung zwischen Periost und Dura mater ist nur am großen Hinterhauptsloch (Foramen magnum) möglich. Dort

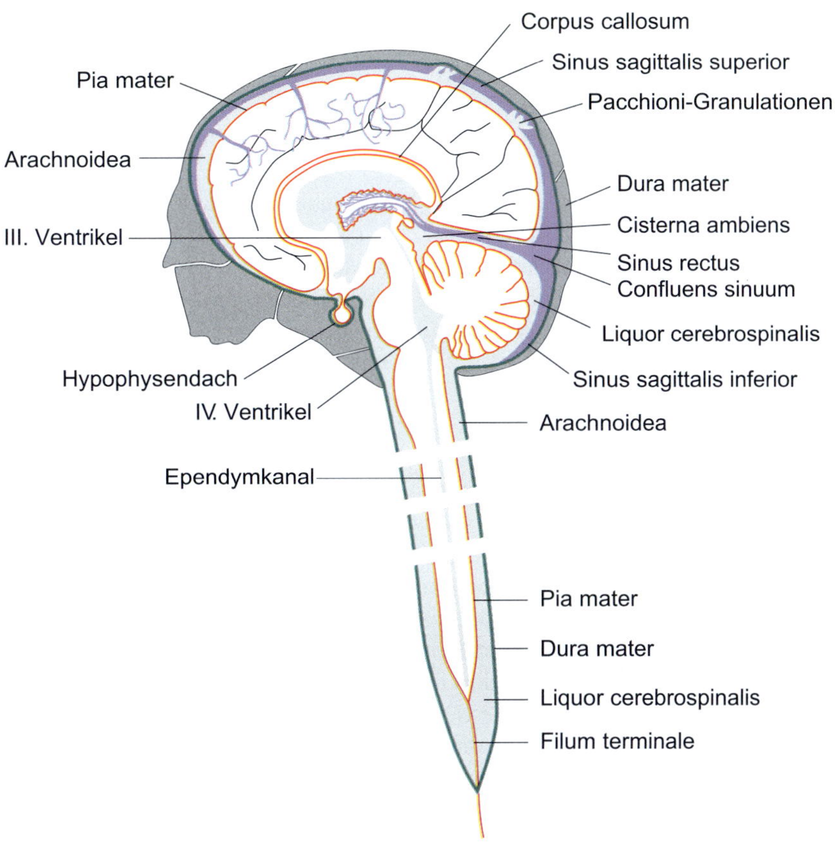

Abb. 2.40 Die Meningen und der Liquor cerebrospinalis

trennt sich die Dura mater cranialis vom Periost und setzt sich in der Dura mater spinalis fort. In Untersuchungen am Hund haben **KUCHIWAKI** und Kollegen festgestellt, dass die Dicke der Dura mater vom intrakranialen Druck abhängt. Je mehr der Druck steigt, desto dünner wird sie.

Man unterscheidet eine Innen- und eine Außenfläche der Dura mater.

Die (periostale) Außenfläche der Dura

Mit ihrer Außenfläche kleidet die Dura mater cranialis die gesamte Innenfläche des knöchernen Schädels aus, an den sie mit Fortsätzen der bindegewebigen Gefäß- und Nervenhüllen geheftet ist. Es besteht jedoch ein Unterschied zwischen ihrer Anheftung am Schädeldach und an der Schädelbasis. Die Anheftung der Dura mater cranialis verändert sich auch altersabhängig. Sie ist beim Erwachsenen ausgeprägter als beim Kind und nimmt, auch ohne pathologische Einflüsse, mit dem Alterungsprozess weiter zu. Gefäße und Nerven werden bis zu ihren jeweiligen Austrittsstellen (Foramina) aus dem Schädel von Fortsätzen der Dura begleitet. Jenseits der Foramina verbindet sich die Dura mit dem epikranialen Periost. Von Fortsätzen der Dura begleitet werden:

- Am **Schädeldach** ist die Anheftung schwach ausgeprägt, nur im Bereich der Schädelnähte stärker. Relativ leicht lösen lässt sich die Dura in dem Bereich, den **MARCHAND** als „ablösbare Zone" bezeichnet hat. Er erstreckt sich:
  - von vorn nach hinten: vom Hinterrand der kleinen Keilbeinflügel (Alae minores ossis sphenoidalis) bis 2 oder 3 cm vor die Protuberantia occipitalis interna
  - von oben nach unten: von einem wenige Zentimeter außerhalb der Falx cerebri befindlichen Punkt bis zu einer horizontalen Linie, die vom Hinterrand der kleinen Keilbeinflügel zum Oberrand des Felsenbeins (Pars petrosa ossis temporalis) und über dem horizontalen Teil des Sinus lateralis verläuft.
- An der **Schädelbasis** ist die Anheftung sehr stark, besonders an folgenden Stellen:
  - an der Crista galli
  - am Hinterrand der kleinen Keilbeinflügel (Alae minores ossis sphenoidalis)
  - am Processus clinoideus anterior und posterior
  - am Oberrand des Felsenbeins (Pars petrosa ossis temporalis)
  - am Rand des Foramen magnum.
- der N. hypoglossus bis zum Condylus occipitalis
- N. vagus, N. glossopharyngeus und N. accessorius sowie die V. jugularis interna bis ins Foramen jugulare
- Gesichts- (N. facialis) und Hörnerv (N. vestibulocochlearis) bis in den inneren Gehörgang, wo die Dura mit dem Periost verwächst
- der N. mandibularis bis ins Foramen rotundum
- die Riechfäden (Nn. olfactorii) bis in die Nasenhöhlen

Die Anheftung der Dura mater cranialis verändert sich auch altersabhängig. Sie ist beim Erwachsenen ausgeprägter als beim Kind und nimmt, auch ohne pathologische Einflüsse, mit dem Alterungsprozess weiter zu. Gefäße und Nerven werden bis zu ihren jeweiligen Austrittsstellen (Foramina) aus dem Schädel von Fortsätzen der Dura begleitet. Jenseits der Foramina verbindet sich die Dura mit dem epikranialen Periost. Von Fortsätzen der Dura begleitet werden:Im Bereich des Foramen opticum und der Fissura orbitalis superior dringt die Dura mater in die Augenhöhle (Orbita) vor, wo sie sich einerseits mit dem Periost der Orbita verbindet und andererseits den N. opticus mit einer fibrösen Hülle ausstattet, die ihn bis zum Augapfel (Bulbus oculi) begleitet und dort in die Lederhaut (Sklera) übergeht.

Oberhalb des Sehnervs (N. opticus) bildet die Dura mater eine sichelförmige Falte (Tentorium des N. opticus), die von der Kante des Keilbeins (Limbus sphenoidalis) zu seinem vorderen Fortsatz (Processus clinoideus anterior) führt.

Dass der Sehnerv über seine Nervenscheide an die Wände des Canalis opticus geheftet ist, erklärt, warum er bei Frakturen, die in den Canalis opticus einstrahlen, geschädigt und bei Nebenhöhlenentzündungen mitbetroffen sein kann. Diese Fortsätze verstärken noch den Zusammenhalt der Dura mit der Schädelbasis.

Im Bereich der Suturen verlassen feine, in lockeres Bindegewebe gehüllte Gefäß-Nerven-Bündel die Dura mater durch sinusartige transossäre Kanälchen in Richtung Kopfhaut.

Die (meningeale) Innenfläche der Dura

Von der Innenfläche der Dura gehen Fortsätze aus, die das Gehirn in unterschiedliche Bereiche unterteilen und in der richtigen Position halten, unabhängig von der Kopfhaltung. Insgesamt gibt es fünf dieser Septen:

- das Tentorium cerebelli
- die Falx cerebri
- die Falx cerebelli
- das Diaphragma sellae
- das Tentorium bulbi olfactorii.

Das Tentorium cerebelli

Das Tentorium cerebelli (Kleinhirnzelt) ist ein Septum, das sich horizontal zwischen dem Kleinhirn, dessen Oberfläche es bedeckt, und der Unterseite der Okzipitallappen ausspannt. Man unterscheidet zwei Seiten und zwei Ränder.

Ober- und Unterseite

Die Oberseite ist in der Mitte höher als in den Seitenbereichen, denn in der Mittellinie des Tentoriums setzt die Falx cerebri an, der beidseitig die Okzipitallappen anliegen. Die Unterseite liegt haubenförmig auf dem Kleinhirn und an ihrer Mittellinie setzt die Falx cerebelli an.

Vorderrand

Der Vorderrand oder die Circumferentia minor wölbt sich stark nach vorne und bildet mit dem vorderen Ende des Sulcus basilaris den Tentoriumschlitz (Incisura tentorii), die Durchtrittsstelle für den Hirnstamm. Die vorderen Enden des Tentorium cerebelli ziehen über die Pars petrosa, treffen dort außerhalb des hinteren Keilbeinfortsatzes (Processus clinoideus posterior) auf die Circumferentia major und setzen schließlich am Außenrand des vorderen Keilbeinfortsatzes (Processus clinoideus anterior) an.

Hinterrand

Der Hinterrand oder die Circumferentia major ist nach hinten gewölbt und setzt von innen nach außen an der Protuberantia occipitalis interna, an den beiden Rändern des Sinus lateralis, am Oberrand der Pars petrosa und am Processus clinoideus posterior an. An diesem Rand entlang ziehen die Sinus laterales rückwärts und die Sinus petrosi superiores seitlich weg.

Die beiden Ränder des Tentorium cerebelli bilden an den Enden ein Dreieck, dessen dritte Seite einer von vorn nach hinten verlaufenden Verbindungslinie zwischen beiden Processus clinoidei entspricht. Das von einer Duraplatte bedeckte Dreieck wird vom N. oculomotorius und vom N. trochlearis durchbrochen. Von den Kanten des Dreiecks ziehen drei Ausläufer zur Schädelbasis hinunter und verwachsen fest mit ihr: zwischen der Vorderseite der Pars petrosa und der Fissura orbitalis superior sowie am Boden der Sella turcica. Diese Ausläufer bilden die Innen-, Außen- und Rückwand des Sinus cavernosus.

Nahe der Spitze der Felsenbeinpyramide weist der Hinterrand des Tentoriums eine Öffnung für den N. trigeminus auf; die Öffnung ist auch der Zugang zum Cavum trigeminale (**MECKEL**), in dem sich das Ganglion trigeminale (**GASSER**) befindet.

Das hintere Durablatt setzt sich bis ins Cavum trigeminale hinein fort. Das Dach des Cavum trigeminale, in dem sich der N. trigeminus befindet, ist dicker als der Boden und von einer Bindegewebeplatte bedeckt, die sich vom Tentorium bis zum Ganglion trigeminale erstreckt. Zwischen dem Cavum trigeminale und dem venösen Sinus cavernosus gibt es praktisch in jedem zweiten Fall eine Faserschicht, die vom Tentorium bis zum Boden des Sinus cavernosus reicht. Nachdem sie der Wölbung der mittleren Schädelgrube gefolgt ist, geht diese periostale Dura mater in die extrakraniale Knochenhaut über. Die Dura bildet Innen- und Seitenwand des Sinus cavernosus. Letztere besteht aus einem dünnen äußeren und dickeren inneren Blatt, das nach hinten zu dünner wird.

Die Falx cerebri

Die Falx cerebri (Großhirnsichel) ist ein Septum, das senkrecht in die Fissura longitudinalis cerebri eingebettet ist und die beiden Hirnhälften voneinander trennt. Sie besteht aus zwei Seiten, zwei Rändern, einer Basis und einer Spitze:

- Ihre Seiten entsprechen der Innenseite der Hirnhälften.
- Ihre Basis liegt posterior und ist nach unten-hinten geneigt. Sie setzt an der Mittellinie des Tentorium cerebelli an und hält es gespannt. An der Verbindungslinie zwischen der Falx cerebri und Tentorium cerebelli befindet sich der Sinus rectus.
- Ihre Spitze setzt an der Crista galli an und sendet Fortsätze ins Foramen caecum.
- Ihr Oberrand ist stark gewölbt (konvex) und befindet sich in der Medianlinie zwischen der Protuberantia occipitalis interna und dem Foramen caecum. Im Oberrand der Falx cerebri befindet sich der Sinus sagittalis superior.
- Ihr Unterrand ist konvex und dünn. Er folgt der Oberseite des „Balkens" (Corpus callosum), liegt ihm aber nur im posterioren Teil direkt auf. Der Unterrand nimmt den Sinus sagittalis inferior auf.

Die Falx cerebri kann ganz oder teilweise verknöchert sein.

Die Falx cerebelli

Die Falx cerebelli (Kleinhirnsichel) ist eine senkrecht in der Medianlinie stehende Platte und trennt die beiden Hälften des Kleinhirns:

- Ihre Seitenflächen liegen den beiden Kleinhirnhälften an.
- Ihre nach oben gerichtete Basis vereinigt sich in der Medianlinie mit dem Tentorium cerebelli.
- Ihre nach vorn unten gerichtete Spitze zweigt sich auf, um das Foramen magnum zu umrunden und anschließend zum Foramen jugulare weiterzuziehen. In diesen beiden Durafalten verläuft der untere Teil des Sinus occipitalis posterior.
- Ihr konvexer Hinterrand setzt an der Crista occipitalis interna an. Er enthält den Sinus occipitalis posterior.
- Ihr konkaver Vorderrand ist frei und steht mit dem unteren „Kleinhirnwurm" (Vermis inferior) in Verbindung.

Beim Arnold-Chiari-Syndrom fehlt die Kleinhirnsichel. Es scheint so, als würde die Spannung in der Schädelgrube zu einer Hemmungsfehlbildung der Falx cerebelli und ihres Ansatzes an der Crista occipitalis interna führen.

Bei einem Auffahrunfall kann es zu einem Dezelerationstrauma mit Verletzung der Falx cerebelli ohne Läsion eines Schädelknochens kommen. Während der Gehirnentwicklung spielt die Kontrolle der beteiligten Kräfte durch die Kleinhirnsichel eine wichtige Rolle. Das gilt besonders für die Ausbildung des Großhirns, aber ebenso für die Anpassung im (aufrechten) „Zweifüßlerstand". Wie Entwicklungsstudien gezeigt haben, dreht sich der zentrale Teil infolge der disproportionalen Hirnentwicklung nach hinten zur Schädelbasis hinunter, so dass der supratentorielle Teil stärker als der infratentorielle wächst.

Das Diaphragma sellae

Das Diaphragma sellae bildet ein horizontales Septum über dem „Türkensattel" (Sella turcica) und das Dach der Hypophyse. Es hat folgende Ansätze:

- dorsal am Oberrand des Dorsum sellae und
- vorn am hinteren Rand des Canalis opticus.

Es besteht aus zwei Blättern:

- einem oberflächlichen Blatt, dem eigentlichen Hypophysendach und
- einem tiefen Blatt, das die Sella turcica bedeckt und am Canalis opticus mit dem oberflächlichen Blatt zusammentrifft.

Das Hypophysendach spannt sich über die Hypophyse, es hat eine Durchtrittsöffnung (Hiatus diaphragmaticus) für den Hypophysenstiel und enthält den Sinus coronarius.

An der Verbindungslinie zwischen der oberen und der Innenwand des Sinus cavernosus vereinigt sich das Diaphragma sellae mit dem Sinus. Überdacht werden die Sinus cavernosi und das Diaphragma sellae von einem Ausläufer der lateralen Dura, der bis zu den beiden Wülsten der Plicae petroclinoideae anteriores reicht. Seitlich wechselt das Durablatt seine Verlaufsrichtung, wird zur Außenwand der Sinus cavernosi und verbindet die Dura mater mit der mittleren Schädelgrube. In der Mittellinie wickelt es sich um die Sella turcica und das Foramen im Diaphragma sellae und bildet einen Durasack, der die Hypophyse umgibt und an der Unterseite des Diaphragma sellae befestigt ist.

Vom Diaphragma sellae hängt die Bodenform der Sella turcica ab: Wenn es voll ausgebildet ist, weist der Boden eine tiefe konvexe Wölbung auf, die bei unvollständigem Diaphragma flacher ist. Als Formvariante kann die Sella turcica in 50 % der Fälle konkav gewölbt sein, in mehr als 30 % der Fälle ist sie flach und in einigen Fällen konvex. Von der Entwicklung des Diaphragma sellae wird aber nicht nur die Form, sondern auch der Inhalt der Sella turcica bestimmt. In den seltenen Fällen, in denen es ganz oder teilweise fehlt, ist die kleinere Hypophyse im unteren oder hinteren Teil der Sella lokalisiert, während die knöchernen Strukturen am Boden sehr fragil sind.

Das Tentorium bulbi olfactorii

Als Dach des Riechkolbens (Bulbus olfactorius) bezeichnet man eine kleine sichelförmige Durafalte, die sich beidseits der Mittellinie, zwischen der Crista galli und dem Rand der Augenhöhle (Margo supraorbitalis), über das vordere Ende des Bulbus olfactorius spannt. Das Tentorium bulbi olfactorii ist nicht immer vorhanden.

Innervation

Die Dura mater cranialis und die Kopfhaut werden vom N. trigeminus, Sinus-cavernosus-Ästen sowie durch das autonome Nervensystem versorgt. Neben ihrer reichen Innervation verfügt die Dura mater cranialis noch über eine erhebliche Anzahl von Zellen, die an der Entstehung gefäßbedingter Kopfschmerzen mitzuwirken scheinen, nämlich Mastzellen und Gefäßäste des N. trigeminus. In der Dura mater der Hals- und Lendenwirbelsäule sind sie in geringerer Anzahl vertreten und scheinen im Unterschied zur kranialen Dura auch nicht an Schmerzprozessen beteiligt zu sein. Diese Elemente sind eher im Lig. longitudinale posterius und periduralen Gewebe lokalisiert.

Man unterscheidet folgende Nervenäste für die Hirnhaut (Rami meningei):

- anterior: vom N. ophthalmicus ausgehende Fasern der Nn. ethmoidales
- lateral: Äste des N. trigeminus – einer dieser Rami meningei, der auch als Ramus tentorii (ARNOLD) bezeichnet wird, stammt vom N. ophthalmicus und teilt sich am Tentorium in einen Ramus meningeus des N. maxillaris, der durch das Foramen rotundum zieht, und einen Ramus meningeus des N. mandibularis, der durch das Foramen ovale verläuft
- posterior: Äste des N. vagus und des N. hypoglossus, die die Dura mater in der hinteren Schädelgrube versorgen, und Rami meningei aus C1, C2 und C3, die durch das Foramen magnum ziehen.

Vaskularisation

Die **arterielle** Gefäßversorgung des Schädels erfolgt durch die A. carotis interna und die A. vertebralis. Nach ihrem Eintritt in den Schädel sind die Vertebralarterien von Arachnoidea umhüllt.

Bei der **venösen** Gefäßversorgung lässt sich ein oberflächliches und ein tiefes System zerebraler Venen unterscheiden:

- Das oberflächliche System wird von den Sinus sagittales und Venen in der Hirnrinde gebildet, die venöses Blut aus beiden Hirnhemisphären nahe der Oberfläche ableiten.
- Das tiefe System umfasst die äußeren Sinus, Sinus rectus und Sinus sigmoideus, in den die tiefen Venen einmünden. Beide zerebralen Venensysteme strömen zu den Vv. jugulares internae.

Zum relativ variablen oberflächlichen System gehören zahlreiche Anastomosen, während das tiefe System relativ konstant ist. Die zerebralen Venen verlaufen nicht genauso wie die Arterien, besitzen keine Muskelschicht und sind auch nicht mit Venenklappen ausgestattet. Sie durchdringen Arachnoidea und Dura mater, um in die venösen Sinus einzumünden.

Eine Besonderheit des zerebralen Venensystems besteht in seiner Ausdehnung und den zahlreich vorhandenen Blutleitern (Sinus) und flüssigkeitsgefüllten „Seen“ (Cisternae). Es fungiert zum Teil als „Stoßdämpfer“ und dient daher zum Schutz der Hirnsubstanz, aber vor allem als „Kühlsystem“ des Gehirns.

2

Die Dura mater spinalis

Die Dura mater spinalis (➤ Abb. 2.41) bildet einen fibrösen Schlauch, in dem das Rückenmark und die Spinalnerven enthalten sind. Sie reicht vom Foramen magnum bis zum 2. Sakralwirbel. Ihr Durchmesser ist größer als der des Rückenmarks und kleiner als der des Wirbelkanals.

Kraniales Ende

An ihrem (oberen) kranialen Ende ist die Dura mater spinalis fest mit dem 3. Halswirbel, dem Axis und dem Rand des Foramen magnum verbunden und setzt sich dann in der Dura mater cranialis fort. Im Bereich des oberen Kopfgelenks (Articulatio atlantooccipitalis) wird sie von den Wirbelsäulenarterien (Aa. vertebrales) durchzogen.

Kaudales Ende

Das (untere) kaudale Ende reicht tiefer als das kaudale Ende des Rückenmarks und umgibt die Cauda equina und das Filum terminale. Es endet als Blindsack am 2. Sakralwirbel, setzt sich jedoch mit dem Filum terminale über das Lig. coccygeum noch bis zum Steißbein (Os coccygis) fort. Das Lig. coccygeum ist durch ein geschlossenes oder gefenstertes mittleres Septum, das Lig. sacrodurale anterius **(trolard)**, am hinteren Längsband der Wirbelsäule (Lig. longitudinale posterius) befestigt.

Außenfläche

Die Außenfläche der Dura mater spinalis ist von den Wänden des Wirbelkanals durch den Epiduralraum getrennt. Dieser wird von Venen durchzogen und enthält eine halbflüssige Fettsubstanz, die besonders posterior reichlich vorhanden ist. Bei Druckschwankungen im Thorax und Abdomen wird das Fett in den Kanal hinein- bzw. herausgepresst.

Im Epiduralraum gibt es kein Bindegewebe, sondern homogene Zellen mit einer dünnen Hüllmembran. Das dorsale epidurale Fettgewebe ist am hinteren Teil des Wirbelkanals befestigt und im medianen Teil fest mit der Dura mater verbunden, wodurch es relativ beweglich im Kanal ist. Ventral heftet sich die Dura mater jeweils in Höhe der Bandscheiben an den Wirbelkanal. Die Venen befinden sich vorwiegend im ventralen Epiduralraum.

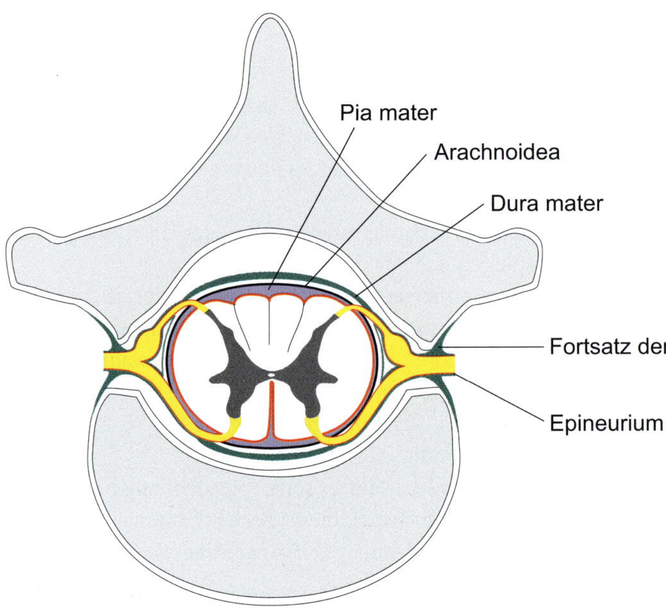

Abb. 2.41 Die Dura mater spinalis

Auf der Vorderseite ist der Epiduralraum sehr eng.

Die Dura mater ist über **HOFMANN**-Bänder oder Ligg. anteriora durae matris mit dem tiefen Faserbündel des Lig. longitudinale posterius verbunden. Diese auf allen Ebenen der unteren Hals- (C7) bis Lendenwirbelsäule (L5) vorkommenden Bänder können sich auf ein Segment beschränken oder sich über mehrere Wirbelsegmente erstrecken, besonders im unteren Wirbelsäulenbereich. Ihre Ausrichtung ändert sich in den einzelnen Abschnitten: im oberen Thorakalbereich längs bzw. kraniokaudal orientiert, verlaufen sie in Höhe von Th8–Th9 quer und im Lumbalbereich schließlich wieder vertikal. Sie stützen und schützen den Durasack und das Rückenmark. Dass sie besonders zahlreich im Lendenbereich vorkommen, könnte mit zu Lumbalgien beitragen.

HACK und Kollegen konnten bei Dissektionen am Menschen nachweisen, dass eine anterior-posterior verlaufende Faserbrücke im Okzipitalbereich die Dura mater mit der Membrana atlantooccipitalis und über sie dem M. rectus capitis posterior minor verbindet. Es besteht folglich eine Kontinuität zwischen der Dura mater und dem Nackenband (Lig. nuchae) im Atlantookzipital- und Atlantoaxialgelenk sowie eine Faszienverbindung zwischen dem M. rectus capitis posterior minor und der Membrana atlantooccipitalis, deren schräg verlaufende Fasern sich lateral mit der perivaskulären Hülle der Vertebralarterien verbinden. Das Nackenband zieht sich seitlich bis in die Temporookzipitalregion hinein. Diesen Zusammenhang gilt es im Hinblick auf Kopfschmerzen und ebenso bei der osteopathischen Behandlung zu beachten.

Für manche Autoren besteht das Lig. longitudinale posterius aus drei Schichten. Im Halswirbelsäulenbereich stellt es ein breites, im unteren Teil gezacktes Band (Lig. denticulatum) dar, das an den Bandscheiben und angrenzenden Wirbelkörpern ansetzt, ohne dass sich oberflächliche und tiefe Schichten voneinander abgrenzen lassen. Vor dem Längsband befindet sich eine peridurale, an den „Wirbelbogenfüßen“ (Pediculi arcus vertebrae) befestigte Membran und seine Rückseite bedeckt eine dünne separate Membran.

Im Wirbelkanal dringen Rückenmarksnerven durch die Dura mater hindurch und werden bis ins Foramen intervertebrale von einer Duraschicht umhüllt. Nach der Abgabe einiger Fasern ans Periost des Foramens verschmelzen sie allmählich mit dem Epineurium (➤ Abb. 2.42).

Wie Studien von **WHITE** oder **YASZEMSKI** zeigten, gibt es im Lendenbereich Duraligamente, die vom Durasack zum hinteren Längsband und von der Hülle der Nervenwurzel zur Innenseite des Neuralkanals ziehen. Außer den beschriebenen existieren noch weitere Verbindungen zwischen Dura mater und Nervenwurzeln. Im Innern dieser Gewebe befinden sich Duravenen.

Die Verbindung zwischen Nerven und hinterem Längsband beginnt im Bereich der Bandscheibe und endet an den lateralen Fortsätzen des Lig. longitudinale posterius. Die Stärke des Längsbands variiert individuell und je nach der Wirbelhöhe.

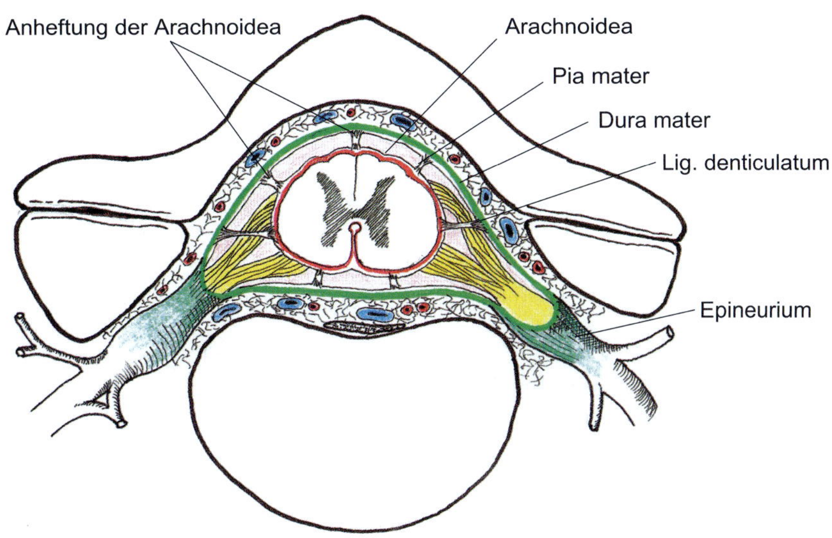

Abb. 2.42 Die Fortsätze der Dura mater

Innenfläche

Die Innenfläche der Dura mater entspricht dem parietalen Blatt der Arachnoidea. Sie ist mit der Pia mater durch einen Bindegewebszug verbunden, der

- in anterior-posteriorer Richtung nur aus einfachen Fasernetzen besteht und
- in transversaler Richtung eine echte Membran bildet, die die gesamte Länge des Rückenmarks überzieht und als Lig. denticulatum bezeichnet wird.

All diese Verlängerungen halten und fixieren das Rückenmark im Zentrum des fibrösen Durakanals und schützen es zugleich auch.

Innervation

Die Innervation der Dura mater spinalis erfolgt im vorderen Teil durch Rami meningei der Spinalnerven (LUSCHKA), durch Nervenplexus des hinteren Längsbands und radikuläre Arterienäste. Im hinteren Teil ist die Dura mater weniger gut innerviert; hier empfängt sie Äste der hinteren duralen Plexus, die bis acht Segmente versorgen, was übertragene Schmerzen in gewisser Entfernung zum Schädigungsort erklären könnte.

Es gibt zwei Arten der Innervation: eine segmentale, direkt über die Spinalnerven, und eine nichtsegmentale sympathische, die auch an der Propriozeption beteiligt ist.

2.7.2 Die Pia mater

Die weiche Hirnhaut (Pia mater) ist die innerste der drei Membranen. Es handelt sich um eine gefäßführende Hirnhaut, die man deshalb auch als nährende Membran bezeichnen kann.

Die Pia mater bildet eine Hülle um die Nervenstränge, die sie außerhalb des Schädels und der Wirbelsäule noch bis zu ihren Endpunkten begleitet: das Epineurium.

Die Pia mater cranialis

Im Schädelbereich ist die Pia mater dünner und gefäßreicher als im Wirbelkanal und zudem weniger festhaftend. Die Pia mater cranialis bedeckt die Außenseite des Gehirns, indem sie allen Hirnwindungen folgt. An der Protuberantia und den Pedunculi ist sie stärker befestigt als am Groß- bzw. Kleinhirn. Dort führt sie auch weniger Gefäße und ist widerstandsfähiger.

Innenfläche

Die Innenfläche der Pia mater hat unmittelbaren Kontakt zur Nervensubstanz, mit der sie über Bindegewebsfäden und vor allem über eine Vielzahl kleiner Gefäße locker verbunden ist, die von der Pia mater zur Nervensubstanz ziehen oder umgekehrt.

Außenfläche

Mit ihrer Außenfläche hat die Pia mater Kontakt zum Subarachnoidalraum, in dem der Liquor cerebrospinalis zirkuliert. Im Bereich der großen Querfurche zwischen Groß- und Kleinhirn (Fissura transversa cerebri [BICHAT]) dringt die Pia mater cranialis tief ins Innere des Gehirns vor und bildet dort die Tela choroidea und den Plexus choroideus.

Die Pia mater spinalis

Die Pia mater spinalis bildet die Fortsetzung der Pia mater cranialis und reicht bis zum Filum terminale hinunter, wo sie den Namen Lig. coccygeum trägt und an der Basis des Steißbeins (Os coccygis) ansetzt. Das Lig. coccygeum ist zwar fein, aber recht widerstandsfähig und trägt dazu bei, den Rückenmarksstrang am unteren Ende zu stabilisieren.

Innenfläche

Auf der Innenfläche steht die Pia mater spinalis dank zahlreicher Bindegewebssepten, die zwischen die Fasern der weißen Substanz eindringen, kontinuierlich mit der Nervensubstanz in Verbindung. Zudem sendet sie Ausläufer zur medianen Längsspalte vorn am Rückenmark (Fissura mediana anterior spinalis) und zur medianen Längsfurche hinten am Rückenmark (Sulcus medianus posterior spinalis).

Außenfläche

Die Außenfläche der Pia mater spinalis wird vom Liquor cerebrospinalis umspült. Mit der Dura mater ist sie über Bindegewebszüge verbunden, die anterior-posterior und lateral ausgerichtet sind.

- Die vorn besonders zarten und hinten etwas robusteren und zahlreicher vorhandenen anterior-posterioren Bindegewebsfortsätze bilden in der Medianlinie ein echtes Septum (**SCHWALBE**). Sie sind vor allem im Dorsolumbalbereich ausgeprägt.
- Die lateralen Bindegewebsfortsätze (Lig. denticulatum) verbinden die Pia mater in transversaler Ebene mit der Dura mater, angefangen von der Massa lateralis atlantis bis zum 1. Lendenwirbel.

Das Lig. denticulatum befindet zwischen der Vorder- und Hinterwurzel der Spinalnerven und hat einen gezackten äußeren Rand. Diese „Zähne" graben sich zwischen den Austrittsstellen zweier benachbarter Spinalnerven in die Dura mater ein. Zwischen den „Zähnen" bleibt der äußere Rand des Ligaments frei, damit die Wurzeln des entsprechenden Spinalnervs einen Durchgang haben.

Am weitesten kranial reicht das Lig. denticulatum nahe dem Foramen magnum hinauf, wo es mit der A. vertebralis und mit dem N. hypoglossus verbunden ist.

2.7.3 Die Arachnoidea

Die Spinnwebenhaut des Gehirns (Arachnoidea) ist eine dünne Bindegewebsmembran zwischen Pia und Dura mater und liegt der Dura mater auf ganzer Länge an. Sie begrenzt den Subarachnoidal- und den Subduralraum. Der fast virtuelle Subduralraum wird von zahlreichen Arterien und Venen sowie einem Netz von Nervenfasern durchzogen, die zum Hauptnervenstrang hin- bzw. wegführen. Im Bereich der Wirbelsäule kommen noch Bindegewebszüge und das Lig. denticulatum hinzu, die Pia und Dura mater verbinden.

Das äußere parietale Blatt der Arachnoidea ist für den Liquor cerebrospinalis undurchlässig. Durch leptomeningeale Bälkchen (Trabekel) wird der Subarachnoidalraum unterteilt und eine Verbindung zwischen Arachnoidea und Pia mater hergestellt. Auf der Oberfläche von Gehirn und Rückenmark bildet die Pia mater eine Umschlagsfalte um die Blutgefäße. Mit den Arterien ins Gehirn ziehende Faserzüge der weichen Hirnhäute (Leptomeninx) unterstützen die Drainage der interstitiellen Flüssigkeit, die wichtig und ein wesentlicher Aspekt bei Entzündungsreaktionen ist. Spezialisierte leptomeningeale Zellen in den Plexus choroidei bilden Kollagenablagerungen, die mit zunehmendem Alter verkalken. Leptomeningeale Zellen, die sich zu Kanälchen in den Granulationes arachnoideales umbilden, ermöglichen die Liquordrainage in die venösen Sinus.

Die Arachnoidea entsteht etwa am 12.–13. Tag der fetalen Entwicklung. Bis zur 30. Woche ist sie dünn und oft noch unvollständig, in der 38. Woche wird sie widerstandsfähiger. Bis zum 3. Lebensjahr lässt sich eine Zunahme ihrer Stärke und Querverbindungen beobachten.

Das Lig. denticulatum entwickelt sich um den 41. Tag.

Die Arachnoidea cranialis

Das viszerale Blatt der Arachnoidea, das mit der Dura mater verwachsen ist, folgt nicht wie die Pia mater den Windungen des Gehirns, sondern überdeckt sie wie eine Brücke. Dadurch entstehen Erweiterungen des Subarachnoidalraums (➤ Abb. 2.43), in denen sich mehr oder weniger große

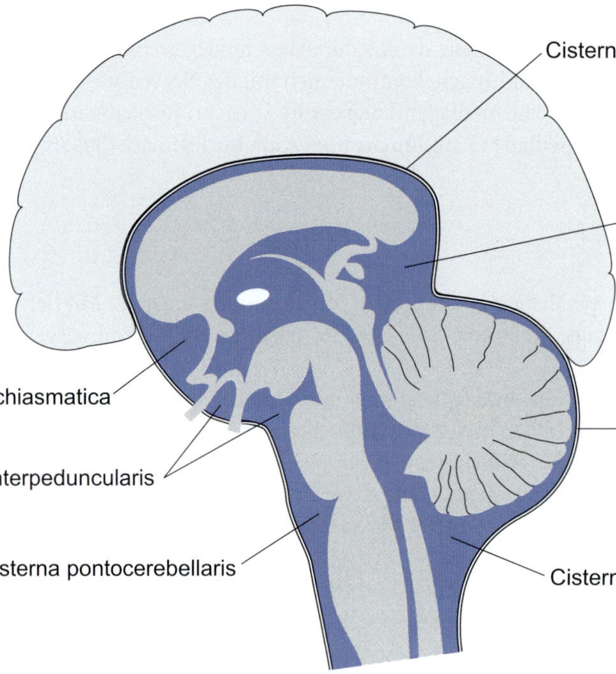

Abb. 2.43 Die äußeren Liquorräume im Subarachnoidalraum

Mengen an Liquor cerebrospinalis ansammeln. Diese werden als äußere Liquorräume (Cisternae) bezeichnet. Man unterscheidet folgende:

- Cisterna cerebellomedullaris
- Cisterna pontocerebellaris
- Cisterna interpeduncularis
- Cisterna chiasmatica
- Cisterna quadrigeminalis
- Cisterna ambiens
- Cisterna corporis callosi
- Cisterna fossae lateralis
- Cisterna venae magnae

Die Arachnoidea stellt insofern eine Flüssigkeitsbarriere dar, als sie im Übergangsbereich zur Dura mater sehr dichte „tight junctions" aufweist, während die Verbindung mit zerebralen Astrozyten lockerer ist. Daraus lässt sich ableiten, dass der Bereich beim Stoffaustausch zwischen Gehirn und Liquor eine Rolle spielt (Liquor-Hirn-Schranke).

Die Arachnoidea cranialis enthält PACCHIONI-Granulationen, d.h. kleine knospenförmige Massen, die sich vor allem in der Nähe der Sinus befinden und der Reabsorption des Liquor cerebrospinalis dienen. Diese Granulationes arachnoideae zeigen eine Tendenz, sich exzentrisch auszudehnen, d.h. sich von innen nach außen zu vergrößern. Dadurch stoßen sie bis zur knöchernen Wand vor, in der sie mehr oder weniger tiefe Grübchen aushöhlen, was vor allem bei älteren Menschen vorkommt. Im – sehr seltenen – Extremfall kann dies zu einer Perforierung der Schädelkalotte und Vorwölbung der Schädelhaut führen.

Die Arachnoidea spinalis

Die Arachnoidea cranialis setzt sich ab dem Foramen magnum als Arachnoidea spinalis (➤ Abb. 2.44) bis zur Cauda equina fort. Dabei liegt sie der Dura mater an. Sie umgibt alle Gefäße und Nerven sowie die Ligg. denticulata und begleitet die Nervenwurzeln bis zum Zwischenwirbelloch (Foramen intervertebrale).

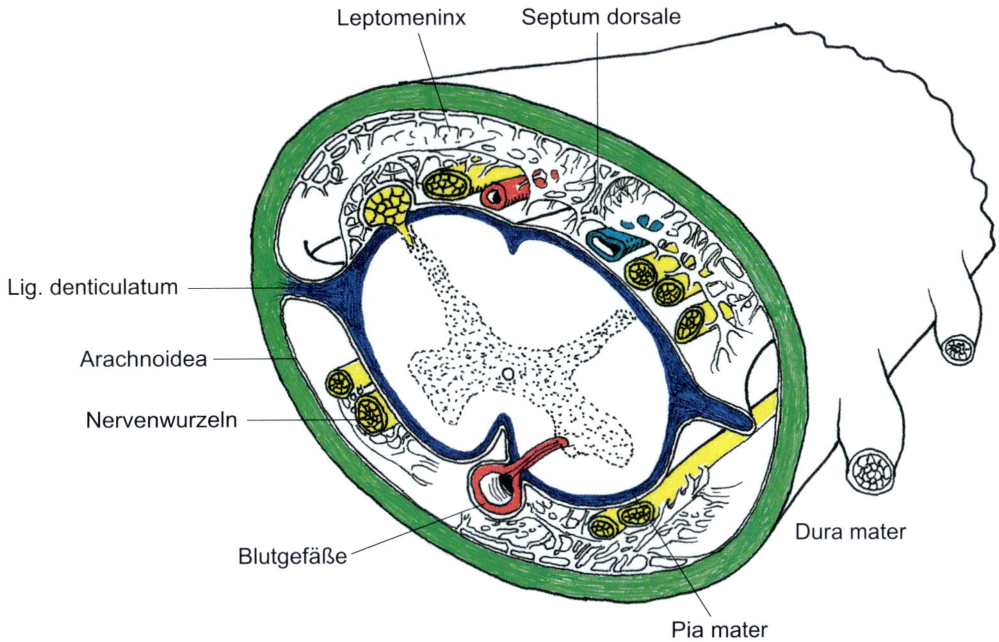

Abb. 2.44 Querschnitt durch das Rückenmark und die Meningen

Wie die Arbeiten von NICHOLAS und WELLER sowie von PARKINSON bestätigt haben, wird die Innenseite der Arachnoidea spinalis durch eine Leptomeninx verdoppelt. Diese Leptomeninx findet sich nur im medullären, nicht im zerebralen Bereich. Sie ist vor allem auf der Rückseite des Rückenmarks anzutreffen. Im Wirbelkanal ist der Subarachnoidalraum durch die Pia mater vom Spatium perivasculare (VIRCHOW-ROBIN-Raum) getrennt, was im Schädel nicht der Fall ist.

Die Leptomeninx liegt der Arachnoidea auf der Innenfläche an und faltet sich im Bereich der Medianlinie um, so dass sich nach posterior Septen bilden, die die Arachnoidea locker mit der Pia mater verbinden. Wichtig ist, dass es dorsal ein laterales Septum gibt. Die Leptomeninx bedeckt auch die Pia mater und die Ligg. denticulata. Die Kollagenfasern der Ligg. denticulata sind auf der Seite der Dura mater dicker als auf der Seite der Pia mater.

Die Leptomeninx ist gefenstert, denn die Bälkchen (Trabekel), aus denen sie besteht, setzen sowohl an den Nerven und Gefäßen der Pia mater als auch an der Pia mater selbst an. Über Kollagenfasern, die dorsal besonders zahlreich sind, ist die Pia mater mit dem Rückenmark verbunden. Diese Aufhängungen sind nicht durchlöchert. Auch auf der Ventralseite gibt es eine – weniger stark durchbrochene – Leptomeninx. Sie umgibt die A. medullaris anterior. In diesem Bereich konnten keine Septen nachgewiesen werden.

Dass Leptomeninx und Ligamente vor allem beim Menschen ausgebildet sind, ist sicherlich durch die aufrechte Haltung bedingt. Ihre Fenestrierung in der Umgebung der Gefäße dient wahrscheinlich dazu, Druckschwankungen bei einem Positionswechsel auszugleichen und abzufedern. Die Leptomeninx dürfte auch zur Stabilisierung der Nerven und Gefäße im Subarachnoidalraum sowie des Rückenmarks beitragen. Sie begrenzt einen Raum, der sie von der Pia mater trennt und in dem der Liquor cerebrospinalis fließt. Im spinalen Bereich füllen ihn Perineuriumhüllen und Spinalganglien aus.

Innerviert werden die Arachnoidea und die Pia mater cranialis durch Nervenplexus in Begleitung der Gefäße.

Statt einer Zusammenfassung folgt abschließend ein Schema, das die Verbindungen der Meningen zeigt, sowie ein allgemeiner Überblick (➤ Abb. 2.45) über die in diesem Kapitel beschriebenen Faszien und ihre Verbindungen untereinander.

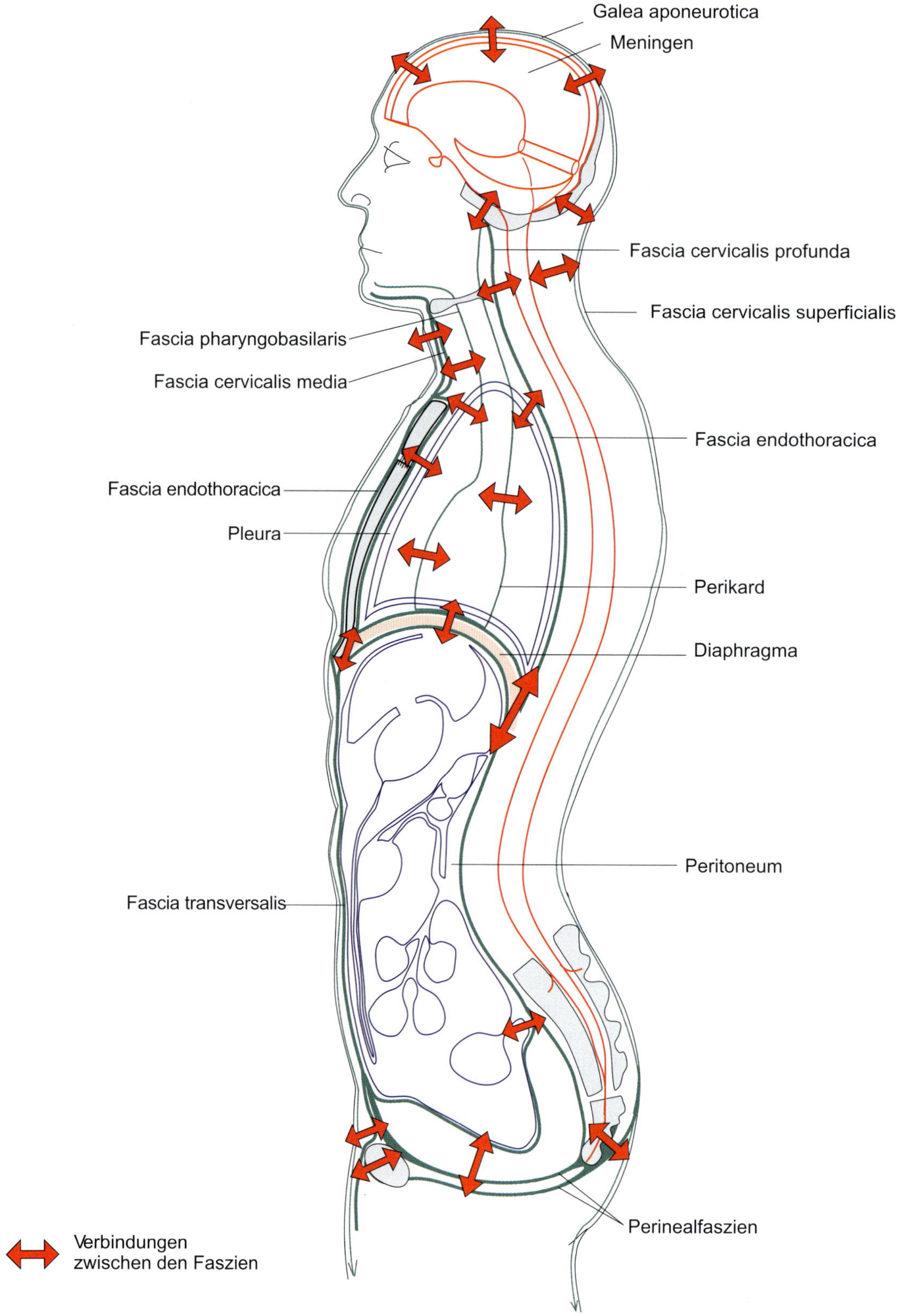

Abb. 2.45 Allgemeine Anordnung der Faszien und ihre Verbindungen untereinander

VERBINDUNGEN DER MENINGEN

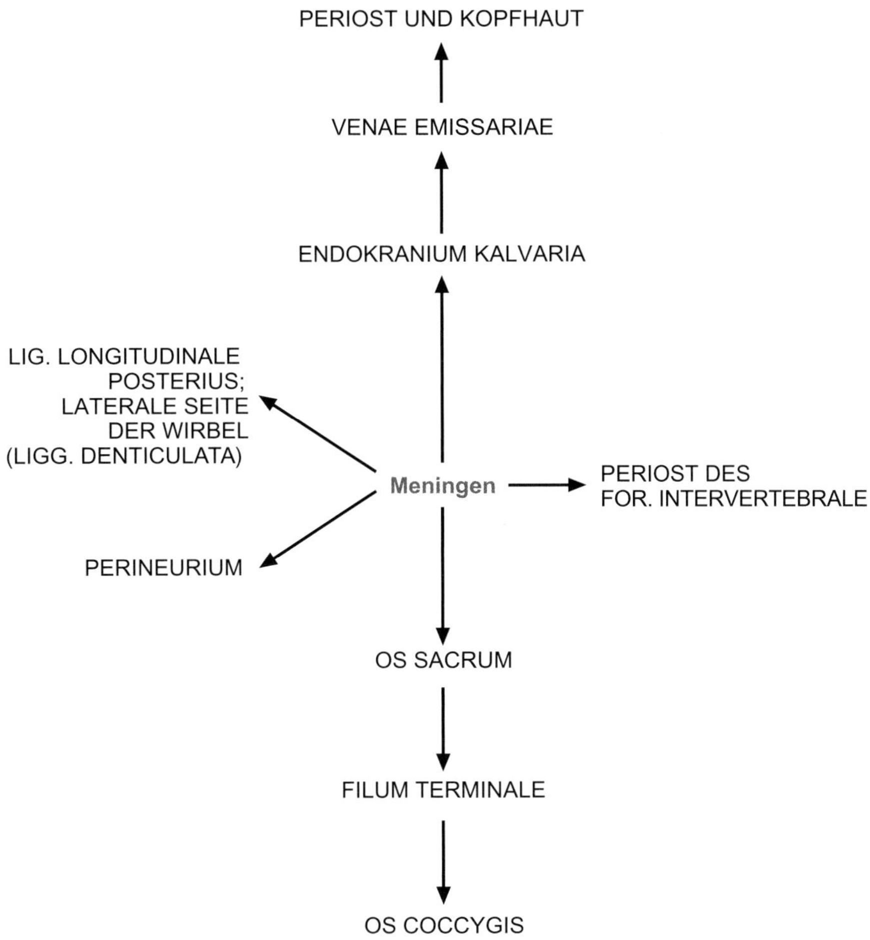

KAPITEL

3 Mikroanatomie und Histologie

Gewebe können als die erste suprazelluläre Organisationsebene definiert werden: Es sind Ansammlungen differenzierter Zellen, deren Verbindung gleichzeitig ortsbezogen, funktionell und biologisch ist. J. Racadot

3.1 Mikroanatomie des Binde- und Stützgewebes

BERNANDIN und KAIYOS definieren Bindegewebe biochemisch auf der Grundlage von vier spezifischen Makromolekülen: Kollagen, Elastin, Proteoglykane und Struktur-Glykoproteine.

Es handelt sich dabei um zelluläre Verbindungen, die ein weitmaschiges Netz aus gewebespezifischen (fixen) und freien Zellen sowie aus Interzellularsubstanz bilden.

Die Interzellularsubstanz setzt sich zusammen aus:

- einer Grundsubstanz und
- verschiedenen Fasern.

Die fixen Zellen werden genauso bezeichnet wie das Gewebe, das sie bilden; dementsprechend gibt es Bindegewebszellen, Knorpelzellen, Knochenzellen etc. Man unterscheidet folgende Gewebe:

Bindegewebe	Knorpelgewebe
embryonales Bindegewebe	hyaliner Knorpel
retikuläres Bindegewebe	elastischer Knorpel
interstitielles (lockeres) Bindegewebe	Faserknorpel
fibröses (straffes) Bindegewebe	Knochengewebe
Fettgewebe	

3.1.1 Bindegewebe

Es gibt mehrere Arten von Bindegewebe (➤ Abb. 3.1), die jedoch nicht ganz eindeutig voneinander abgegrenzt werden können.

Zusammensetzung des Bindegewebes

Bindegewebe besteht aus zellulären Elementen und Interzellularsubstanz.

Die zellulären Elemente

- Fixe Bindegewebszellen
  - Fibrozyten (entwickeln sich aus Fibroblasten)
  - Mesenchymzellen

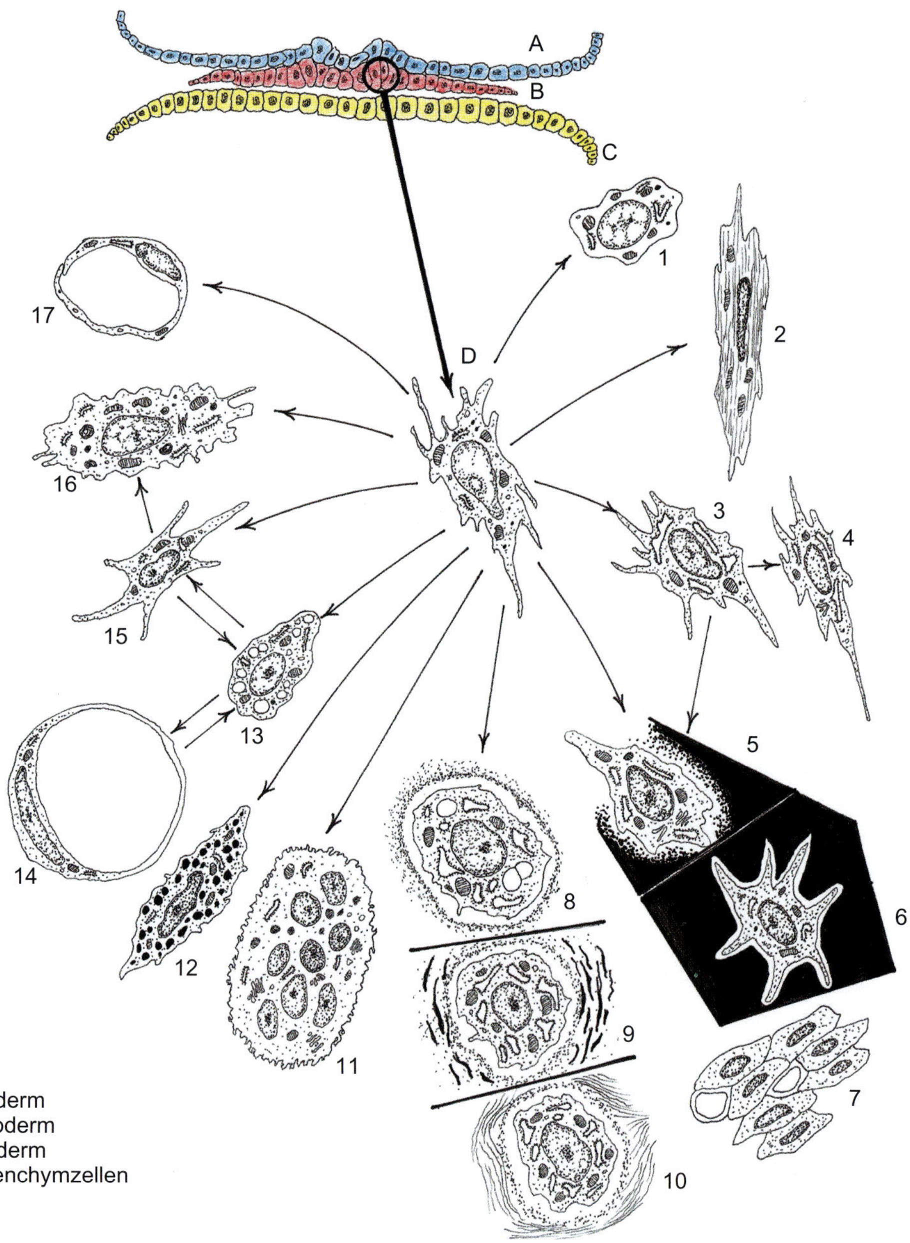

A Ektoderm
B Mesoderm
C Entoderm
D Mesenchymzellen

1 Stammzellen der Blutzellen
2 Glatte Muskelzellen
3 Fibroblasten
4 Fibrozyten
5 Osteoblasten
6 Osteozyten
7 Odontoblasten
8 hyaline Chondrozyten (Knorpelzellen)
9 elastische Chondrozyten
10 fibröse Chondrozyten
11 Chondroklasten
12 Mastzellen
13 Lipoblasten
14 Adipozyten (Fettzellen)
15 Retikulumzellen
16 Histiozyten
17 Endothelzellen

Abb. 3.1 Ursprung der Bindegewebe

  - Retikulumzellen
  - Pigmentzellen
  - Adipozyten (Fettzellen).
- Freie Zellen
  - Histiozyten
  - Mastzellen (die häufigsten)
  - Lymphozyten

- Plasmozyten
- Granulozyten.

Fibroblasten bzw. Fibrozyten sind die vorherrschenden Zellen im Bindegewebe. Die spindel- oder sternförmigen Zellen mit ihren langen zytoplasmatischen Fortsätzen entwickeln sich ebenso wie Adipozyten, Chondro-, Osteo- und Myoblasten aus einer pluripotenten mesenchmalen Stammzelle. Organellen der Fibroblasten sind an der Proteinsynthese beteiligt. Je nach Aktivitätsgrad kann sich der Phänotyp von Fibroblasten verändern (z. B. Transformation zu Myofibroblasten). Fibroblasten synthetisieren Protein- und Polysaccharid-Makromoleküle in der extrazellulären Matrix (Glykokalix) des Bindegewebes. Sie können darüber hinaus weitere Moleküle (Zytokine, Wachstumsfaktoren, Enzyme) ausscheiden und spielen bei der Gewebereparatur oder bei der Unterhaltung entzündlicher Reaktionen eine wichtige Rolle.

Die Interzellularsubstanz

Sie besteht vorwiegend aus Retikulin- und Kollagen- sowie elastischen Fasern.

- Retikulinfasern werden vor allem von retikulären Bindegewebszellen gebildet, die von Fibroblasten abstammen. Unabhängig vom Bindegewebe sind Retikulinfasern auch noch in anderen Organen vorhanden. Sie bestehen aus einem Gitternetz sehr feiner Fibrillen (0,2–1,0 µm im Durchmesser). Diese 20 nm dünnen Mikrofibrillen zeigen die typische Streifenbildung (64 nm) von Tropokollagen; noch dünner sind Protofibrillen (5 nm). Retikulinfasern sind nicht nur im retikulären Bindegewebe der Milz, in Lymphknoten und Knochenmark zu finden, sondern auch in Leber, Nieren, Muskeln, endokrinen Drüsen und der Basalmembran anzutreffen. Retikulinfasern sind nicht sehr zugfest und durch ihr Gitternetz dehnbarer als Kollagenfasern. Da sie tief ins Parenchym eindringen und die Zellen umgeben, dienen sie als feines Stützgewebe der Organe. Als Blutfilter in der Milz spielen sie ebenfalls eine Rolle.
- Kollagenfasern bestehen aus Fibrillen, die eine amorphe Kittsubstanz zusammenhält. Sie sind nur sehr gering dehnbar und in den Geweben immer in Faserbündeln angeordnet. Man findet Kollagenfasern vor allem in den Sehnen, im Trommelfell und in manchen Faszien.
- Elastische Fasern sind unter anderem in den Koronararterien und in bestimmten Bändern (Lig. flavum) zu finden.

Die Grundsubstanz

Sie wird teilweise von Gewebezellen gebildet und dient dem Stoffaustausch zwischen den Zellen und dem Blut.

Verschiedene Arten von Bindegewebe

Unterschieden wird zwischen embryonalem, retikulärem, interstitiellem und straffem Bindegewebe sowie Fettgewebe (Kap. 3.2.3).

Embryonales und retikuläres Bindegewebe

Embryonales Bindegewebe kommt als Mesenchym vor.

Beim retikulären Bindegewebe unterscheidet man:

- das lymphoretikuläre Bindegewebe (Lymphknoten) und
- das myeloretikuläre Bindegewebe (Knochenmark).

Interstitielles Bindegewebe

Interstitielles Bindegewebe ist ein lockeres, ungeformtes Bindegewebe, dessen Funktion darin besteht, die Zwischenräume zwischen einzelnen Strukturen (z. B. Muskeln, Organe) auszufüllen und als Verschiebeschicht zu dienen. Außerdem spielt es im allgemeinen Stoffwechsel und bei der Regeneration eine Rolle. Es besteht aus:

- Kollagenfasern
- elastischen Fasern
- Retikulinfasern
- Grundsubstanz und
- Zellen.

Straffes Bindegewebe

Fibröses (faseriges) oder straffes Bindegewebe ist durch einen hohen Anteil an Kollagenfasern gekennzeichnet, während freie Zellen und Grundsubstanz nicht so reichlich wie im interstitiellen Bindegewebe vorhanden sind. Es kommt vor allem in Sehnen sowie in den Plantar- und Palmaraponeurosen vor.

Fettgewebe

Beim Fettgewebe unterscheidet man zwei Arten: weißes Fettgewebe aus univakuolären Fettzellen und braunes Fettgewebe aus plurivakuolären Fettzellen. Letzteres findet sich beim Säugling noch in größeren Mengen, beim Erwachsenen aber nur noch an wenigen Stellen (z. B. Nierenfettkapsel).

Fettgewebe besteht aus Fettzellen und interstitiellem Bindegewebe. Man unterscheidet:

- Speicherfett: abhängig vom Ernährungszustand ist es vor allem in subkutanen Fettkissen abgelagert und bei Bedarf verwendbar.
- Baufett findet sich unabhängig vom Ernährungszustand in folgenden Strukturen:
  - Gelenken
  - Knochenmark
  - Wangenfettkörpern (**BICHAT**).

3.1.2 Knorpelgewebe

Die intrinsische Elastizität von Knorpelgewebe hängt mit seinem Kollagenanteil und der mikroskopischen Gewebestruktur zusammen, während seine (Nicht-)Verformbarkeit von Proteoglykanen und deren Molekülstruktur sowie vom Wassergehalt bestimmt wird. Knorpelgewebe besteht aus Knorpelzellen und einer sehr wasserhaltigen (70 %) Interzellularsubstanz und ist fast völlig frei von Nerven und Gefäßen. Durch den hohen Wassergehalt lässt es sich leicht verformen.

Knorpel verdankt seine mechanischen Eigenschaften (Komprimierbarkeit und Elastizität) Proteoglykanen, hauptsächlich dem Aggrecan. Die Glykosaminoglykane (Chondroitin- und Keratansulfat) sulfatierter Proteoglykane sind reich an hydrophilen Säureradikalen und deshalb für den Wassergehalt und die Elastizität von Knorpel verantwortlich. Diese Proteoglykane sind mit Hyaluronsäure und COMP (cartilage oligomeric matrix protein) kombiniert.

Die extrazelluläre Matrix enthält darüber hinaus proteolytische Enzyme (Metalloproteinasen und Aggrecanasen), die sie während ihrer Erneuerung abbauen, sowie eine Vielzahl weiterer Wachstumsfaktoren und Zytokine, die von den Chondrozyten und/oder anderen Zellen (Monozyten, Makrophagen, Synovialozyten) gebildet werden. Während die kollagene Viskoelastizität eine wichtige Rolle für die Knorpelelastizität spielt, ist der Flüssigkeitsdruck für das mechanische Verhalten bei Kompression bestimmend.

Die mechanischen Eigenschaften von Knorpelgeweben hängen von der komplexen Struktur und biochemischen Bestandteilen (Wasser, Elektrolyte, Kollagene, Proteoglykane) ab. Ihre viskoelastischen Eigenschaften beruhen vor allem auf Flüssigkeitsströmen durch die Matrix.

Bei Störungen kann es zur Knorpeldegeneration kommen. Mögliche Auslöser eines solchen Ungleichgewichts sind Verletzung/Trauma, Überlastung, Ruhigstellung und übermäßiger Druck.

Knorpelarten

Man unterscheidet hyalinen, elastischen Knorpel und Faserknorpel.

Hyaliner Knorpel

Hyaliner Knorpel enthält dicke, entlang von Spannungslinien ausgerichtete Typ-I-Kollagen-Faserbündel. Darüber hinaus besteht er aus Interzellularsubstanz, einer Vielzahl dünner Kollagenfibrillen und vereinzelten elastischen Fasergeflechten. An den Rändern ist er vom Perichondrium („Knorpelhaut") umgeben, das ihm lückenlos aufliegt.

Vorkommen: in Gelenk- und Rippenknorpeln, in Knorpelspangen der Atemwege, in Epiphysenfugen und im präformierten Skelett.

Elastischer Knorpel

Elastischer Knorpel unterscheidet sich durch seine viel größere Zelldichte und zahlreichen elastischen Fasern (mit Orcein- oder Fuchsin-Resorcin-Färbung darstellbar) von den anderen Knorpelarten. Da die elastischen Fasern zu einem dreidimensionalen Gitter angeordnet sind, lassen sie sich verformen und kehren danach wieder zur ursprünglichen Form zurück. Die Interzellularsubstanz von elastischem Knorpel enthält reichlich elastische Fasern und weniger Kollagenfibrillen.

Vorkommen: z. B. in der Ohrmuschel oder in der Epiglottis.

Faserknorpel

Faserknorpel enthält weniger Zellen, ist jedoch reich an kollagenen Faserbündeln.

Vorkommen: besonders in Bandscheiben und den Ligamenten der Symphysis pubica.

Das Verrutschen einer Bandscheibe (Discus intervertebralis) wird durch Faserknorpel verhindert, der sehr fest am Wirbelkörper haftet und in dem sich die Bandscheibe bis zum Ansatz an den SCHMORL-Knötchen des Wirbelkörpers fortsetzt.

In Bandscheiben sorgt ein nicht unbedeutendes Netz elastischer Fasern für die Kontrolle der (Bewegungs-)Mechanik. Bei Skoliose-Patienten war eine Verringerung und Desorganisation elastischer Fasern festzustellen, so dass sie an der Pathogenese beteiligt sein könnten.

Das fest an den Bandscheiben haftende Lig. longitudinale posterius stellt eine Verbindung und fasziale Kontinuität zwischen knöchernem Knorpel- und faserigem Bindegewebe her.

Perichondrium

Die meisten Knorpelgewebe werden per Diffusion über die Zellmembran aus Kapillargefäßen in der Innenschicht des Perichondriums ernährt. Bis auf den Gelenkknorpel sind alle Knorpelarten im erwachsenen Organismus von einer „Knorpelhaut" (Perichondrium) überzogen, deren Bindegewebe aus Fibroblasten und einem dichten Kollagenfasernetz besteht. Da es im Unterschied zu Knorpel vaskularisiert ist, spielt das Perichondrium für Ernährung, Wachstum und Reparatur des Knorpelgewebes eine Rolle. In der Innenschicht der Knorpelhaut befindliche Mesenchymzellen können sich in Chondrozyten umwandeln und die Matrix bilden.

3.1.3 Knochengewebe

Die Knochenentwicklung ist von der intramembranösen und enchondralen Knochenbildung abhängig. Diese beiden Mechanismen kommen auch beim Knochenersatz zum Tragen, nur dass die Reparaturvorgänge von Umweltfaktoren bestimmt werden. Besondere Bedeutung für das Wachstum und die Erhaltung des Knochengewebes haben seine Gefäßversorgung und das interzelluläre lakunär-kanalikuläre Kommunikationssystem (HAVERS-Kanäle).

Knochengewebe besteht aus:

- Knochenzellen oder Osteozyten
- Grundsubstanz
- Kollagenfibrillen
- Kittsubstanz und
- verschiedenen Salzen.

Das verdeutlicht, dass auch Knochen teilweise aus zwei Elementen gebildet ist, die zu den Grundbestandteilen aller Gewebe zählen: aus der Grundsubstanz und Kollagenfibrillen. In diesem Sinn könnte man Knochengewebe als eine maximal verdichtete Faszie bezeichnen.

Die Kollagenfibrillen gehören zum organischen, die Salze zum anorganischen (mineralischen) Anteil des Knochens.

Die Knochenfestigkeit hängt zum Teil von den organischen Komponenten ab, denn wenn sie nicht in ausreichender Menge vorhanden sind, verliert der Knochen seine Biegefestigkeit (Elastizität) und wird brüchig. In Knochen müssen sich also, wie bei allen Faszien, drei grundlegende Eigenschaften miteinander verbinden: Elastizität, Plastizität und Festigkeit.

Knochenarten

Je nach Anordnung der Fibrillen unterscheidet man zwei Knochenarten, Geflechtknochen und Lamellenknochen.

Geflechtknochen

Er entsteht durch den Umbau von Bindegewebe in Knochengewebe, hauptsächlich während der kindlichen Entwicklung. Beim Erwachsenen findet man ihn nur noch in Nähe der Schädelnähte.

Lamellenknochen

Alle anderen Knochen sind Lamellenknochen, da Geflechtknochen im Laufe der ersten Lebensjahre durch stabilere Lamellenknochen (➤ Abb. 3.2) abgelöst wird. Lamellenknochen weisen eine deutliche Schichtbildung mit abwechselnden Lagen aus lamellenförmiger Grundsubstanz und Osteozyten auf. Diese Lamellen ordnen sich konzentrisch um die HAVERS-Gefäßkanäle an; so entsteht das sog. HAVERS-Lamellensystem oder Osteon (Gefäßkanal mit Lamellen). Zwischen den Osteonen befinden sich Schaltlamellen. Die längs ausgerichteten HAVERS-Kanäle sind untereinander durch kleinere, quer verlaufende (VOLKMANN-)Kanäle verbunden. Wie die Osteone gebaut

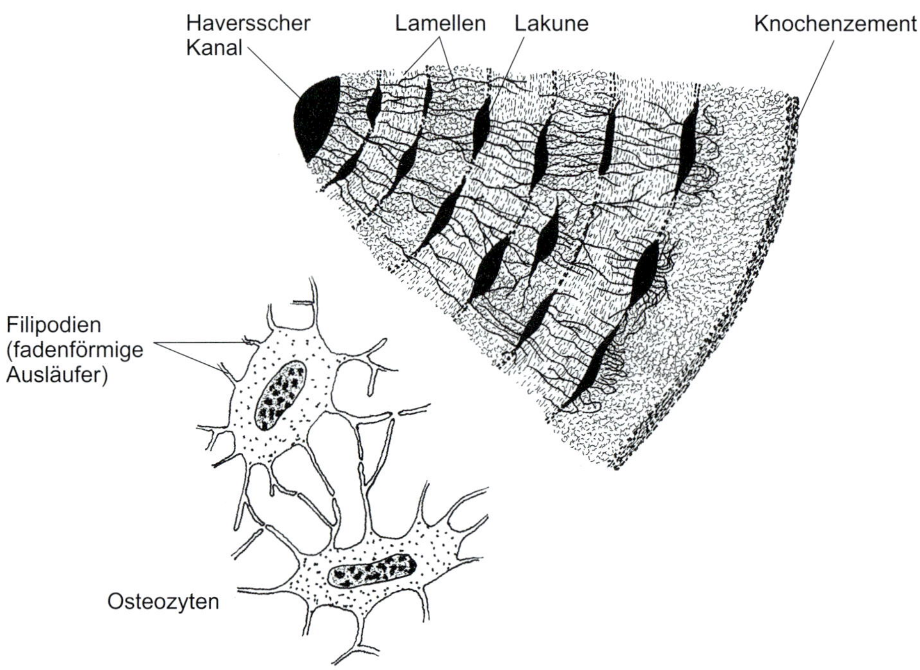

Abb. 3.2 Zwei Osteozyten und Ausschnitt eines HAVERS-Systems (schematisch)

und angeordnet sind, hängt von der Belastung des Knochens ab (die Veränderlichkeit und Anpassungsfähigkeit – also das gleiche Schema wie bei den Faszien – erfordert).

Knochengewebe entwickelt sich dank der von Mesenchymzellen (Ursprungszellen aller Gewebe) abstammenden Osteoblasten. Diese spezialisierten Zellen sondern Osteoid ab, eine Interzellularsubstanz, die anfänglich aus weicher Grundsubstanz und kollagenen Fasern besteht. Durch elektrische Stimulation kommt es dann zur Synthese von extrazellulärer Matrix, zur Verkalkung (Kalzifikation) und Knochenbildung (Ossifikation). Elektrische Felder stimulieren die Zelldifferenzierung und steigern die Synthese der Zellmoleküle.

Während durch die inneren biophysikalischen Kräfte ein Knochenwachstum in allen drei räumlichen Ebenen gefördert wird, kanalisieren es die äußeren Kräfte in Richtung der Bewegungsfunktionen. Hierin können übrigens auch pathologische Veränderungen ihren Ursprung haben.

Ossifikation

Man unterscheidet zwei Arten der Verknöcherung, die direkte oder desmale Ossifikation und die indirekte oder chondrale Ossifikation (Ersatzknochenbildung durch Knorpelumbau).

Desmale Ossifikation

Bei dieser Art der Verknöcherung entwickelt sich Knochen direkt aus dem Bindegewebe. Der anfängliche Faser- bzw. Bindegewebsknochen wird zu Lamellenknochen umgebaut. Eine desmale Ossifikation liegt vor bei:

- den Knochen des Schädeldachs
- den Knochen des Gesichtsschädels und
- der Klavikula.

Chondrale Ossifikation

Voraussetzung der chondralen Ossifikation sind knorpelig vorgebildete Teile des Skeletts, die in der Folge durch Knochen ersetzt werden. Das geschieht, indem Chondroklasten die Knorpelsubstanz abbauen und so die Bildung von Knochengewebe durch die Osteoblasten ermöglichen. Man unterscheidet zwei Arten bzw. zwei Stufen der Ersatzknochenbildung:

- die enchondrale Ossifikation im Inneren eines Knorpels, vor allem im Bereich der Epiphysen, und
- die perichondrale Ossifikation, die vom Perichondrium („Knorpelhaut") ausgeht und auf die Diaphysen beschränkt ist.

Im Bereich der Metaphysen (Wachstumsfugen) entsteht durch enchondrale Knochenfusion die Knochenkortikalis. Diese Fusion ist mit einer Osteoblasten-Vermehrung verbunden und wird sicherlich vom Periost aus induziert.

Das Periost

Knochen sind auf ihrer gesamten Länge, mit Ausnahme der Knorpel, vom Periost umgeben, der faserreichen, elastischen „Bein-" bzw. „Knochenhaut", deren Elastingehalt (ca. 2,1 %) sich mit zunehmendem Alter nicht zu verändern scheint. Mit Muskeln und Faszien verbindet sich das Periost an deren Ansatzstellen am Knochen (was wiederum ein Beleg für die fasziale Kontinuität ist). Wie stark das Periost am Knochen haftet, ist sehr unterschiedlich. Der Zusammenhalt von Periost und Knochen beruht auf:

- an kurzen Knochen sehr stark
- an großflächigen Knochen schwach
- an den Diaphysen langer Knochen schwach, im Bereich der Epiphysen dagegen stark.
- Sehnen- und Faszienansätzen, die es am Knochen fixieren
- Nerven und Gefäßen, die vom Periost aus in den Knochen einwachsen

- SHARPEY-Fasern, d. h. Bindegewebsfasern, die aus dem Periost in Knochen einstrahlen (Kontinuität von Faszien, Periost und Knochen am Endpunkt der Faszien)
  Der Zusammenhalt von Periost und Knochen beruht auf:

Aufbau

Auf seiner Innenseite weist das Periost ein verzweigtes Netz von Gefäßen und Nerven zur Versorgung des Knochens und eine Schicht von Knochenmarkzellen auf. Seine Außenseite steht mit Muskeln, Sehnen und Faszien in Verbindung. An manchen Stellen hat sie sogar Kontakt zur Haut, von der sie nur noch durch eine Faszie oder eine dünne Zellschicht getrennt ist (z. B. am Schienbein oder Jochbogen).

Das Periost besteht aus Fasergewebe, wobei sich zwei Schichten unterscheiden lassen:
- eine Außenschicht aus Bindegewebe, das mit elastischen Fasern durchsetzt ist
- eine Innenschicht aus denselben Elementen, die hier nur feiner sind.

Die Innenschicht ist dünner und hat ein engmaschigeres Netz elastischer Fasern. Von ihr zweigen die Bindegewebs- und elastischen Fasern ab, die in den Knochen einstrahlen (RANVIER-Fasern). Aus der Innenschicht stammen auch die Osteoblasten, die, obwohl sie nach Abschluss der Wachstumsphase verschwinden, jederzeit zurückkehren können, um den Knochen nach einer Fraktur wiederherzustellen.

Zellen

Das Periost ist von grundlegender Bedeutung für das Längen- und besonders für das Breitenwachstum (Umfangszunahme) von Knochen. Beim Kind besteht es aus einer oberflächlichen faserigen und einer tiefen zellreichen Schicht mit Stammzellen und Vorstufen der Osteoblasten. In dieser tiefen Zell- oder Kambiumschicht sind dicke Bündel gebogener Kollagenfasern erkennbar, die tief ins Knochengewebe einstrahlen (SHARPEY-Fasern). Im Kontaktbereich von Periost und Knochen finden sich neben kubischen reifen Osteoblasten auch einzelne Osteoklasten und osteoklastische Vorläuferzellen.

Beim Erwachsenen geht man von einem physiologischen Ruhezustand des Periosts aus. Die oberflächliche Faserschicht lässt sich kaum noch von der tiefen zellreichen Schicht abgrenzen. Dennoch handelt es sich bei einigen länglichen, wie Fibroblasten aussehenden Zellen um Stammzellen, die sich unter dem Einfluss unterschiedlicher Stimuli (mechanischer Stress, Parathormon, Knochenfraktur) ausdifferenzieren können.

Funktionen

Das Periost ist sehr gefäßreich und dient der Ernährung des Knochens: Wird es entfernt, kommt es zu einer Knochennekrose. Da es von einem dichten Nervengeflecht durchzogen wird, ist das Periost verständlicherweise besonders empfindlich. Ein Teil der Nervenfasern dringt mit den Blutgefäßen in den Knochen ein. Im Periost gibt es außerdem zahlreiche Lymphgefäße.

Das Periost erfüllt nicht nur eine biologische, sondern auch eine biomechanische Funktion. Dass es Knochen mechanischen Halt geben und ihre Biegsamkeit bei Flexionen verbessern kann, liegt vermutlich an seinen fibroelastischen Eigenschaften. Vom Periost aus bildet sich Kallusgewebe zwischen den Bruchenden nach einer Knochenfraktur, und zudem dient es als Vektor bei der Revaskularisierung. Wenn diese Kontinuität nicht gewahrt bleibt, können sich Probleme bei der Knochenheilung ergeben.

Die Flüssigkeitsbewegung im Knochengerüst erzeugt elektrokinetische Potenziale. Da die Mikroporosität von Knochen ihre innere Oberfläche beträchtlich vergrößert, scheint es zu Niederfrequenzströmen zu kommen.

Aufbau des Knochengewebes

Knochen bestehen aus Knochenzellen (Osteoblasten, Osteozyten, Osteoklasten) und einer interzellulären Matrix.

Die interzelluläre Matrix besteht aus organischer Grundsubstanz sowie aus mineralisierten Kollagenfasern und Mineralsalzen.

- Die organische Matrix umfasst:zahlreiche Kollagenfasern. Nachgewiesen wurden tubuläre intraossäre Fibrillen, die Verlängerungen der Ansatzfibrillen von Sehnen oder Faszien sein könnten. Sie werden als SHARPEY-Fasern bezeichnet.
- Die spärliche Grundsubstanz enthält Mukopolysaccharide, Glykoproteine, Strukturproteine, Wasser und Elektrolyte.
- Mineralsalze verleihen dem Knochengewebe Härte. Es handelt sich um Hydroxylapatitkristalle aus Kalzium und Phosphat.

Knochenbildung und Knochenabbau

Knochengewebe wird während des gesamten Lebens ständig erneuert und abgebaut.

Die Knochenbildung erfolgt durch Osteoblasten, die eine Vorstufe der Knochensubstanz (Osteoid) bilden, indem sie Glykoproteine, Mukopolysaccharide und Tropokollagenmoleküle synthetisieren und freisetzen. Danach kommt es zur Mineralisierung durch:

- Einlagerung von Kalziumphosphat und
- Bildung von Hydroxylapatitkristallen.

Am Knochenabbau sind zwei Vorgänge beteiligt:

- Osteoklastische Knochenresorption: Stimuliert durch Nebenschilddrüsenhormone beginnen die Osteoklasten mit der Ausscheidung von
  - Wasserstoffionen (H^+), die die mineralische Substanz auflösen
  - sauren Hydrolasen, die die Glykoproteine und Mukopolysaccaride polymerisieren, sowie
  - Kollagenasen, die das Kollagen angreifen.
- Periosteozytäre Knochenresorption: Manche Osteoklasten fördern durch ihre verstärkte Lyseaktivität die Demineralisierung und Auflösung des umgebenden Knochengewebes. Eingeleitet wird die Destruktion, indem sich die Osteoklasten an der Knochenoberfläche festsetzen und im Anschluss spezifische morphologische Veränderungen durchmachen. Der Prozess der Knochendestruktion beginnt damit, dass die Osteoklasten zuerst die Hydroxylapatitkristalle auflösen und dann die organische Grundsubstanz zerstören.

Zum Abschluss des Kapitels über Bindegewebe wollen wir noch kurz auf das Muskel-, Nerven- und Epithelgewebe sowie die Haut eingehen. Denn all diese Gewebe haben einen bestimmten Bezug zum Bindegewebe, das eine Stütz- und Trägermatrix für sie darstellt.

3.1.4 Muskelgewebe

Muskelgewebe ist untrennbar mit Faszien verbunden. Faszien umhüllen die Muskeln nicht nur, sondern dienen ihnen auch als Auflage- und Ansatzpunkt. Außerdem versorgen sie sie mit Gefäßen und Nerven (➤ Abb. 3.3).

Ein Muskel ist in mehrere Einheiten unterteilt, die von einer Bindegewebshülle (Faszie bzw. Perimysium externum) umgeben sind. Diese dringt ins Innere des Muskels ein, um als Perimysium internum jeweils ein Primärbündel zu umgeben. Auch das Perimysium internum teilt sich wiederum auf und wird zur bindegewebigen Hülle um die einzelnen Muskelfasern (Sarkolemm). Im Sarkolemm befinden sich die Myofibrillen als Grundeinheiten des Muskels.

Der Muskel setzt sich ohne Unterbrechung in seiner Sehne fort (die mit einem sehr festen, widerstandsfähigen und elastischen Strang einer Faszie oder Membran vergleichbar ist). Die Sehne wird aus zwei Sorten Bindegewebe gebildet, aus straffem und lockerem Bindegewebe.

Sehnen bestehen aus Primärbündeln bzw. aus umhüllten Fasern. Diese Faserbündel lagern sich zu sog. Sekundärbündeln zusammen, die von einer Membran umgeben sind. Auch die Sekundärbündel sind wiederum gebündelt zu einer Sehne, die ebenfalls von einer Membran (Sehnenscheide)

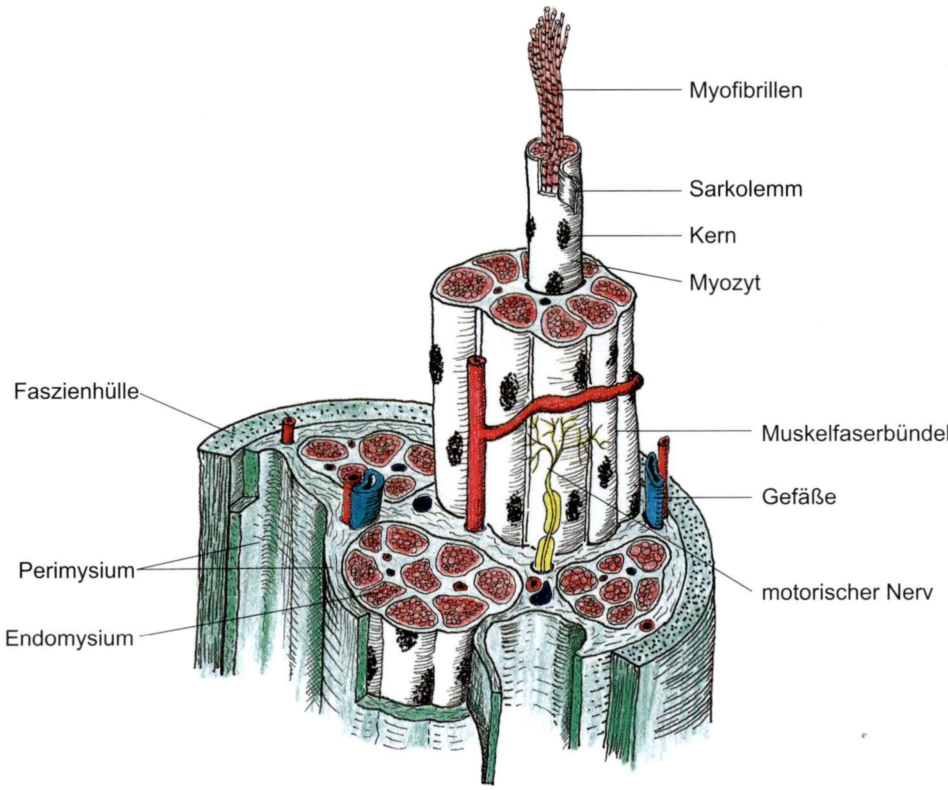

Abb. 3.3 Skelettmuskelstruktur

umhüllt ist. Im Extremfall kann sich sogar echte Knochensubstanz in Sehnen entwickeln, und zwar zu Lasten des Sehnengewebes; so entstehen die Sesambeine. Das bekannteste Beispiel hierfür ist die Patella.

Glatte und quer gestreifte Muskulatur

Muskelgewebe lässt sich in zwei Kategorien einteilen, in glattes und quer gestreiftes. Bei der glatten Muskulatur bestehen die Zellen aus:

- einem zentralen Kern
- einem Zytoplasma mit Myofilamenten und
- einer Plasmamembran mit einer Lamina basalis (Basalmembran), an der die Kollagenfaserbündel ansetzen.

Die Zellen der quer gestreiften Skelettmuskulatur sind ebenfalls von einer Basalmembran umgeben und besitzen mehrere hundert membranständige Zellkerne (der Plasmamembran anliegend).

Die Muskelfaserbündel werden durch gefäßreiches Bindegewebe zusammengehalten. An den Skelettknochen setzen sie über Aponeurosen und Sehnen an, deren Kollagenfasern am Ende jeder einzelnen Muskelzelle befestigt sind.

3.1.5 Nervengewebe

Nerven bestehen aus (Reiz-)Leitungsstrukturen und einem Mesenchym mit Stütz- und Schutzfunktion.

Zentralnervensystem

Stütz- und Hüllgewebe des Zentralnervensystems (ZNS) ist die vom Ektoderm abstammende Neuroglia. Sie erfüllt hier die Funktionen eines Bindegewebes (Stützfunktion, Austausch, Resorption und Narbenbildung bei pathologischen Prozessen). Man unterscheidet drei Arten von Zellen: Astrozyten, Oligodendrozyten und Mesogliazellen.

Astrozyten

Protoplasmatische Astrozyten kommen häufiger in der grauen Substanz vor, während die fibrösen (faserigen) Astrozyten in der weißen Substanz überwiegen. Sie haben lange, dünne Fortsätze und führen nach der Zerstörung von ZNS-Gewebe zu Glianarben.

Astrozyten sind Stützelemente und bilden eine Glia-Grenzmembran in den Randbezirken des Gehirns. Als ihre Ausläufer ziehen sog. Mikrotubuli zu den Gefäßen, die gemeinsam mit der Basalmembran dazu beitragen, das vom Ektoderm abstammende Hirngewebe gegenüber dem vom Mesoderm abstammenden Kapillargewebe abzudichten. Auf diese Weise entsteht eine selektive Blut-Hirn-Schranke für die im Blut zirkulierenden Substanzen.

Astrozyten sind nur begrenzt mobil.

Da der Extrazellularraum des ZNS aus einem dichten Netz gewundener Kanäle besteht, die von den fibrösen und protoplasmatischen Astrozyten ausgehen, steht zu vermuten, dass Astrozyten den interzelluären Transport von Makromolekülen erleichtern.

Astrozyten fördern die Axonregeneration. Tatsächlich zeigte sich nach der Transplantation von Astrozyten, die von inhibitorischen Glia-Vorläuferzellen in Höhe der Rückenmarksläsion abstammten, ein deutlich verbessertes neuronales Wachstum.

Oligodendrozyten

Oligodendrogliazellen umgeben wie Satelliten die Nervenzellen in der grauen Substanz. In der weißen Substanz sind sie in Reihen zwischen den Nervenfasern angeordnet. Man nimmt an, dass sie die Myelinscheiden (Markscheiden) der Nerven bilden.

In einer rhythmisch pulsierenden Bewegung kontrahieren und dilatieren sich ihre Zellkörper.

Oligodendrozyten enthalten spezifische Antigene wie Galaktozerebroside, Myelinproteine und Proteolipide, zyklische 2',3'-Nukleotide, 3'-Phosphohydrolase und Myelin-Glykoproteine. Zudem konnten MHC-(major histocompatibility complex-)Antigene wie HLA-A, HLA-B, HLA-C und HLA-DR nachgewiesen werden.

Die Axonregeneration hängt davon ab, dass Astrozyten und Oligodendrozyten inhibitorische Moleküle bilden. Anzumerken ist, dass sich embryonale Neurone sehr viel leichter als adulte Neurone regenerieren.

Mesogliazellen

Die auch als Mikroglia- oder HORTEGA-Zellen bezeichneten Mesogliazellen sind in der Lage, zerstörtes Hirngewebe zu phagozytieren. Sie bewegen sich schnell zwischen den Fortsätzen der Astrozyten hin und her und ändern dabei ständig ihre Form.

Die Neuroglia legt sich schützend um das Neuron, die funktionelle Einheit des Nervensystems.

Neurone

Neurone bestehen aus einem Zellkörper, der das trophische (nährende) Zentrum der Zelle bildet, Zellfortsätzen (Dendriten), die Erregungen empfangen und leiten, und einem Hauptfortsatz (Axon), der von einer myelinisierten Axon- oder SCHWANN-Scheide umgeben sein kann und Nervenerregungen leitet. Im zentralen Teil einer Nervenfaser ist Exoplasma, ein halbflüssiges Element enthalten, das vom Zellkörper zur Peripherie abfließt.

Peripheres Nervensystem

Die Grundeinheit peripherer Nerven (➤ Abb. 3.4) sind Nervenfasern, deren Zellkörper sich im Rückenmark oder in den Zervikal- bzw. Spinalganglien befinden. Sie können von einer myelinisierten (markhaltigen) SCHWANN-Scheide umgeben sein. Diese Nervenscheide besteht aus Kollagenfasern, die in Längsrichtung angeordnet sind und gemeinsam mit der Basalmembran die endoneurale Hülle um periphere Nerven bilden.

Zusammengefasst zu Bündeln stellen die Nervenfasern die funktionelle anatomische Einheit von Nerven dar. Innerhalb dieser Faserbündel sind die Fasern von lockerem Bindegewebe umgeben, dem Endoneurium. Die Nervenfaserbündel sind ihrerseits vom Perineurium mit vornehmlich längs verlaufenden Fasern umgeben. Ausschlaggebend für die mechanische Widerstandsfähigkeit peripherer Nerven ist der Anteil ringförmiger elastischer Fasern; im Gelenkbereich der Gliedmaßen ist das Perineurium verstärkt.

Die Nervenfaserbündel sind ins Epineurium eingebettet, ein lockeres Bindegewebe, das Fettgewebe sowie Blut- und Lymphgefäße enthält. Die gesamte Struktur ist von Ausläufern der Pia mater bzw. Dura mater (unterschiedliche Angaben je nach Autor) umgeben, die als Neurilemm bezeichnet werden, und wird so zum peripheren Nerv. Auf dem ganzen Weg zu ihren Zielorganen erhalten die Nerven Unterstützung von Faszien, die sie zusätzlich umhüllen, schützen und mit Blutgefäßen versorgen.

ZUSAMMENFASSUNG

Nervenbindegewebsschichten

Die einzelnen Nervenfasern sind vom Endoneurium umgeben und durch das Perineurium zu Nervenfaserbündeln zusammengefasst. Darüber liegt als Schutzhülle das Epineurium.
Das Perineurium bildet eine Diffusionsbarriere zwischen Epineurium und Endoneurium. Außen ist der Nerv von einer peripheren Verlängerung der Pia mater, dem Neurilemm, umhüllt.

Nervenläsionen und Regeneration

Mit steigender Spannung nimmt die Dehnungsresistenz eines Nervs immer weiter zu. Unter konstanter Dehnung verringert sich die Nervenspannung in den ersten 10 Minuten um 30 %, lässt aber in den darauffolgenden 20 Minuten nur noch wenig nach. Während eine mäßige Spannung die Nervenregeneration kaum beeinträchtigt, werden die Heilungsaussichten durch stärkere Spannungen drastisch eingeschränkt.

Bei einer Nervenkompression kommt es zu intraneuralen Mikrozirkulationsstörungen und zur Schädigung von Nervenfasern, die eine veränderte Gefäßpermeabilität mit Ödembildung und Veränderungen an den (Nerven-)Zellmembranen nach sich ziehen. Die intraneurale Minderdurchblutung führt zu einer epi- und perineuralen Verdickung und blockiert so die Nervenleitung. Aufgrund von Axonläsionen zeigen sich im weiteren Verlauf sensible und motorische Defizite.

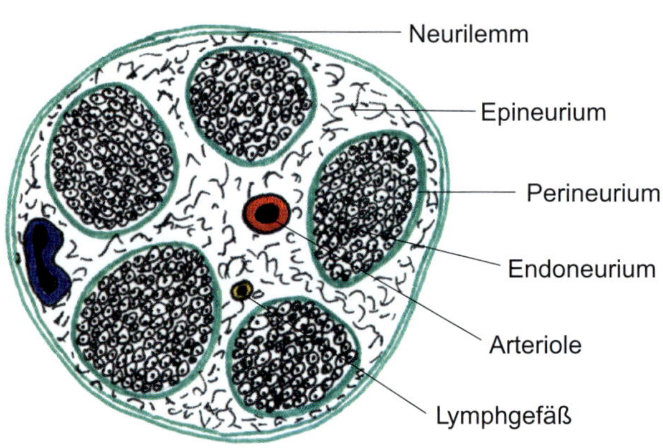

Abb. 3.4 Querschnitt durch einen Nerv und seine Faszienhüllen

Abschließend sei noch auf den günstigen Einfluss der Amnionflüssigkeit hingewiesen, die als Schutzfaktor wirkt und durch ihren hohen Gehalt an neurotrophen Faktoren die Regeneration peripherer Nerven unterstützt.

3.1.6 Das Oberflächenepithel

Das Oberflächenepithel besteht aus eng aneinanderliegenden Zellen und bedeckt die äußere Oberfläche und die Hohlräume des Körpers.

Interzelluläre Verbindungen

Für den Zusammenhalt der Zellen sorgen die Interdigitationen (Verzahnungen) ihrer Plasmamembranen und vor allem unterschiedliche Arten von Zell-Zell-Verbindungen, die eine bemerkenswerte Geschlossenheit der Epithelschichten sicherstellen. Man unterscheidet die drei Arten von interzellulären Verbindungen.

Typ „tight junction“ Bei dieser auch als Zonula occludens bezeichneten Verbindung verschmelzen zwei benachbarte Zellmembranen leistenförmig miteinander, indem intramembranöse Proteine wie ein Reißverschluss ineinandergreifen.

Typ „Desmosom“ Diese Verbindung (auch: Zonula adhaerens) kommt durch eine interzelluläre Kittsubstanz zustande.

Typ „gap junction“ Bei dieser Verbindung „kommunizieren“ benachbarte Zellen über Tunnelproteine, die in ihren Membranen gebildet werden und einen direkten Kontakt von einer Zelle zur anderen ermöglichen.

Beziehung zwischen Epithel und Bindegewebe

Die Oberseite des Epithels ist direkt dem Lumen der Höhle, die es umgibt, zugewandt. Mit der Unterseite liegt es, unter Zwischenschaltung einer Basalmembran aus Grundsubstanz, dem Bindegewebe auf (➤ Abb. 3.5). Diese Basalmembran besteht aus zwei Schichten:

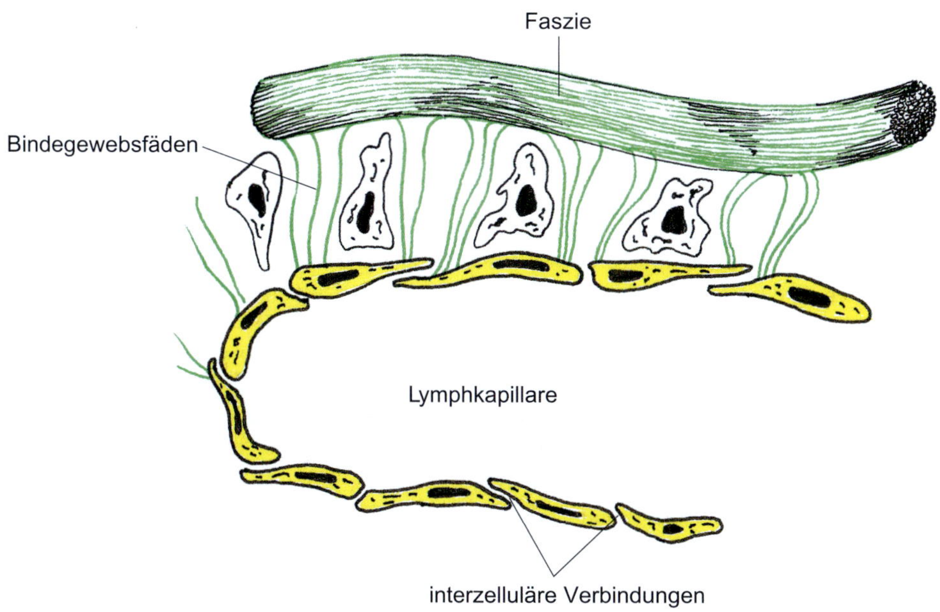

Abb. 3.5 Die Verbindung zwischen Faszie und Kapillargefäßen

- einer oberflächlichen Schicht oder Basallamina aus Glykoproteinen und Typ-IV-Kollagen (Lamina densa) und
- einer tiefen Schicht aus Retikulinfasern (Lamina lucida).

Die Basalmembran übernimmt eine Stützfunktion und fungiert als Barriere (Filtration, Diffusion, Austausch).

Zelluläre Differenzierung und funktionelle Spezialisierung

Um ihre unterschiedlichen Funktionen erfüllen zu können, bestehen Epithelgewebe meist aus Zellen mit einer besonderen Differenzierung. Ihre Lebensdauer ist nur kurz, und die Erneuerung geht von undifferenzierten Epithelzellen aus, die entlang der Basalmembran angesiedelt sind:

- verhornte (keratinisierte) Hautzellen: mit Schutzfunktion
- Melanin bildende Pigmentzellen in der Retina: zum Lichtschutz
- Sinnes- oder neurosensorische Zellen: z. B. im Innenohr (für Gleichgewichtssinn), für Geschmacks- oder Geruchsempfinden
- Zellen von Austauschgeweben: z. B. Mesothel der Serosaschicht, Alveolarepithel der Lungen
- Flimmerzellen: in den Atemwegen, Genitalien (Eileiter)
- Drüsenzellen
- mehrreihig angeordnete Zellen mit Bürstensaum oder Stereozilien: auf die Resorption spezialisierte Zellen.

3.2 Histologie des Bindegewebes

3.2.1 Aufbau und chemische Zusammensetzung des Bindegewebes

Kollagen

Kollagene sind mit einem Anteil von 60–70 % der Bindegewebsmasse die wichtigsten Proteinbestandteile des menschlichen Körpers. Grundeinheit aller Kollagene ist das Tropokollagen.

Tropokollagen

Tropokollagen enthält in einem hohen Prozentsatz die Aminosäure Glycin und unterscheidet sich dadurch von anderen Proteinen im Körper, mit Ausnahme des Elastins. Ein Viertel seiner Aminosäuren besteht aus Prolin.

Kollagenbiosynthese

Für die Kollagensynthese sind vornehmlich Fibroblasten zuständig. Doch auch glatte Muskelzellen, Endothel- und Epithelzellen können Kollagen synthetisieren. Die Synthese von Prokollagen (Polypeptid-α-Ketten) erfolgt in Ribosomen, die zum endoplasmatischen Retikulum (granuliertes ER) gehören. Zuerst wird durch Tropokollagen-Prolin-Hydroxylase und Tropokollagen-Lysin-Hydroxylase die Hydroxylierung der Aminosäuren Prolin und Lysin katalysiert. Danach folgt die Glykolyse von Disacchariden (Galaktose und Glykosylgalaktose), die am Hydroxy-Ende bestimmter Hydroxylysine gebunden sind.

Nach ihrer Freisetzung aus den Ribosomen sind die drei Peptidketten parallel ausgerichtet und verdrehen sich dann spiralförmig zu einer Tripelhelix, dem Prokollagen. Prokollagen wird vermutlich durch Vesikel des Golgi-Apparats und/oder des endoplasmatischen Retikulums in den Extrazellularraum abgegeben. Dort bilden sich Fäden (Fibrillen): Indem Überlängen der α-Ketten abgespalten werden, entsteht aus dem Prokollagen als nächste Vorstufe das zur Aggregation befähigte Tropokollagen. Die Abspaltung von Überlängen kann jedoch auch unterbleiben, wie etwa beim Kollagen der Basalmembran, das keine Fibrillen bildet.

Fibrillen entstehen durch Polymerisation der Tropokollagen-Moleküle. Zudem scheint es einen Zusammenhang mit den an Tropokollagen-Moleküle gebundenen Kohlenhydraten zu geben, denn die Fibrillenbildung verhält sich umgekehrt proportional zur Menge dieser Kohlenhydrate. Dies würde auch erklären, warum das Kollagen der Basalmembran, das reich an Kohlenhydraten ist, keine Fibrillen aufweist.

Die extrazelluläre Reifung mit Ausbildung der Kollagenfibrillen und -fasern hängt im Wesentlichen von den Proteoglykanen und den Glykosaminoglykanen ab.

Kollagen ist sehr widerstandsfähig gegen eiweißspaltende (proteolytische) Enzyme und kann nur durch Kollagenasen abgebaut werden.

Die Neubildung von Kollagen erfolgt:

- entweder langsam in allen festen Geweben
- oder sehr rasch unter bestimmten Bedingungen (Narbenbildung, Uterus in der Schwangerschaft).

Das Kollagen hat eine piezoelektrische Fähigkeit. Der Höhepunkt der Synthese liegt zwischen dem 45. und 60. Lebensjahr. Ab diesem Alter erleben wir eine deutliche Senkung von Elastin und Proteoglykanen.

Kollagentypen

Es gibt vier verschiedene Arten von Kollagen:

- Typ I ist die häufigste Kollagenart (Haut, Knochen, Sehnen) mit Fibrillen, die besonders widerstandsfähig gegenüber Spannungskräften sind.
- Typ II ist mit Proteoglykanen verbunden, bildet nur wenige Fibrillen und findet sich vor allem im Knorpelgewebe.
- Typ III hat einen hohen Gehalt an Hydroxyprolin und Cystein. Aus diesem Kollagen besteht die fetale Haut. Es kommt außerdem gemeinsam mit Typ I in der Papillarschicht der Haut, in Gefäßen, Darm, Uterus und Lungen vor.
- Typ IV findet man in den Basallaminae. Dieses Kollagen weist einen hohen Prozentsatz an Kohlenhydraten und Hydroxylysin auf.

Kollagen aller vier Typen kann durch verschiedene Zellen synthetisiert werden, manchmal werden auch mehrere Typen von einer Zellart hergestellt (z. B. Typ I–III durch Fibroblasten).

Diese vier entsprechen den vier „Grundtypen" von Kollagen, doch inzwischen sind über 20 Kollagentypen bekannt. Da regelmäßig weitere neu entdeckte Kollagene hinzukommen, ist die Liste keineswegs als komplett anzusehen. Aktuell kennen wir 28 verschiedene Typen.

Das Kollagen Typ VI spielt eine äußerst wichtige Rolle bei Adhäsionen, Replikationen und dem Erhalt der Zellen durch Interaktion von Integrinen und anderen transmembranösen Rezeptoren. Dieses Kollagen ist auch an der Gestaltung der extrazellulären Matrix beteiligt. Es spielt eine Schlüsselrolle bei der Regulierung der Verbindung, Zusammensetzung und dem Verhalten der Fibroblasten der Hautmatrix. Auch bei der Narbenbildung sowie der Regeneration des Gewebes spielt es eine wichtige Rolle.

Elastin

Elastin ist ein Protein, aus dem die ungeformte (amorphe) Komponente der elastischen Fasern besteht. Sein Vorläufer Tropoelastin wird von Mesenchymzellen (Fibroblasten, glatte Muskelzellen) im endoplasmatischen Retikulum synthetisiert.

Elastin entsteht als Ergebnis einer intermolekularen Brückenbildung.

Seine Erneuerung vollzieht sich sehr langsam. Der Abbau von Elastin setzt das Eingreifen einer Elastase voraus.

Proteoglykane

Proteoglykane binden Wasser und Kationen und bilden somit das extrazelluläre Milieu oder die Grundsubstanz des Bindegewebes. Da sie die viskös-elastischen Eigenschaften der Gelenke und anderer mechanisch verformbarer Strukturen bestimmen, sind sie wichtige Einflussgrößen.

Proteoglykane können folgende vier Nährstoffe speichern:

- Kohlenhydrate in Form von Glukose/Galaktose
- Eiweiße (Albumine) in Form der NH-Gruppen
- Fette (Lipide) der Kohlenhydratketten
- Wasser als den wichtigsten Nährstoff; verringert sich ihr Wassergehalt, ziehen sie sich zusammen.

Proteoglykane, Struktur-Glykoproteine und die Glykokalix – die als Membran um die Zellaußenfläche den „Austausch" mit der Grundsubstanz ermöglicht – dienen als Vermittler und Fasern für den Informationsaustausch. Proteoglykane bestehen aus Polypeptidketten mit verzweigten Zucker-(Kohlenhydrat-)Ketten, die als Glykosaminoglykane oder Mukopolysaccharide bezeichnet werden. Im Inneren des granulierten endoplasmatischen Retikulums und – in einer zweiten Phase – im Golgi-Apparat hergestellt, werden diese Glykosaminoglykane anschließend in den Extrazellularraum freigesetzt.

Ihre Verteilung im Gewebe ist unterschiedlich:

- Dermatansulfat befindet sich vor allem in der Haut, in Sehnen und Arterienwänden
- Keratansulfat in der Kornea, im Knorpel und im Nucleus pulposus
- Hyaluronsäure in gelartigen Geweben (wie Glaskörper oder Synovialflüssigkeit).

Struktur-Glykoproteine

Die Struktur-Glykoproteine spielen vermutlich eine wichtige Rolle bei der intermolekularen Brückenbildung und der Ausrichtung der Faserproteine. Zwischen der Regelmäßigkeit von Kollagenfasern und ihrer Verbindung zu Glykoproteinen scheint es einen Zusammenhang zu geben. In elastischen Bändern dürften sie die Einlagerung von Tropoelastinmolekülen ermöglichen.

3.2.2 Die Bestandteile des Bindegewebes

Die Grundsubstanz

Bei der Grundsubstanz (➤ Abb. 3.6) handelt es sich um ein homogenes visköses Material, dessen Beschaffenheit sich von flüssig über halbflüssig bis zu einem gelartigen Zustand verändern kann. Es ist eine kolloidale Lösung aus verschiedenen Mukopolysacchariden (Glykosaminoglykanen): Chondroitinsulfat, Keratansulfat, Heparansulfat und Hyaluronsäure (die keine Sulfatgruppe hat), wobei Proteoglykane und Struktur-Glykoproteine überwiegen.

Die veränderliche Beschaffenheit (Viskosität) ermöglicht, Wasser im Gewebe zu binden, verhindert eine Infektionsausbreitung und beeinflusst den Zellstoffwechsel. Wasser liegt bei Körpertemperatur zu 50 % in Form flüssiger Kristalle vor.

In die stark wasserhaltige Grundsubstanz sind Faserproteine eingebettet. Sie ist gleitfähig, dient als Stoßdämpfer und leistet bei Druck (Kompression) Widerstand. Von ihrer elektrischen Ladung werden zahlreiche Elemente inner- und außerhalb des Bindegewebes beeinflusst. Aufgrund des Stoffaustauschs mit den reichlich vorhandenen Blutkapillaren im Bindegewebe spielt die Grundsubstanz auch bei der Zellernährung eine wichtige Rolle.

Proteoglykane und Strukturproteine bilden einen Molekülfilter, den alle Stoffwechselprodukte auf dem Weg von der Kapillare zur Zelle und umgekehrt passieren müssen. Zu große Moleküle oder Moleküle mit einer bestimmten elektrischen Ladung bleiben ausgeschlossen.

Die Porengröße dieses Filters hängt von der Proteoglykankonzentration im betreffenden Gewebekompartiment ab. Aufgrund ihrer negativen Ladung zur Wasserbindung und zum Ionenaustausch befähigt, gewährleisten Proteoglykane die Isoionie, Isoosmie und Isotonie der Grundsubstanz.

Man könnte die Grundsubstanz oder die Matrix des Bindegewebes auch als ein Labor betrachten, von dem aus alle Funktionen des Bindegewebes gesteuert werden. Da sie die Zellen stützt und

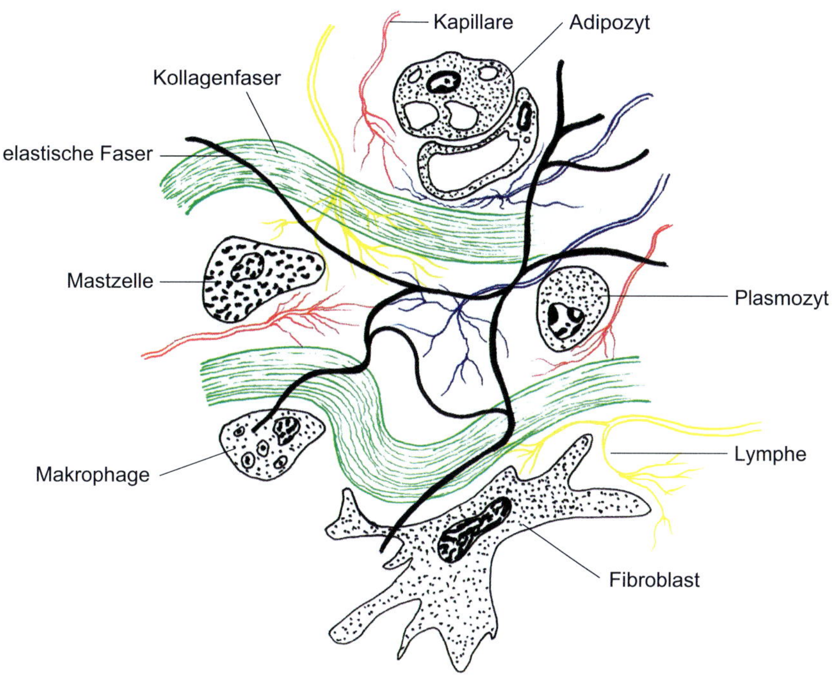

Abb. 3.6 Faszienbestandteile

verbindet und auch der Austausch von Blutzellen über sie stattfindet, spielt die Grundsubstanz eine aktive Rolle, indem sie an der Entwicklung, Migration, Proliferation, am Formwandel und den Stoffwechselfunktionen der Gewebe beteiligt ist.

Die Bestandteile der Grundsubstanz stammen aus dem Bindegewebe, d. h. von Fibroblasten, oder aus dem Blutplasma. Von den Blasten synthetisierte und durch Exozytose freigesetzte Glykosaminoglykane wie Hyaluronsäure, Chondroitin-, Dermatan- und Keratansulfat verbinden sich mit den Kern-(Core-)Proteinen zu Proteoglykan-Aggregaten, die den Hydrierungszustand der Grundsubstanz aufrechterhalten. Darüber hinaus werden von den Blasten auch Strukturproteine (Glykoproteine) wie Laminin und Fibronektin gebildet.

- Hyaluronsäure ist eine visköse Substanz, die Bindegewebszellen zusammenhält und auch in der Gelenkschmiere enthalten ist. Sie scheint die Migration von Phagozyten bei der Entwicklung des Bindegewebes und der Wundheilung/Narbenbildung zu unterstützen.
- Chondroitinsulfat ist eine gelartige Substanz, die dazu beiträgt, die Zellen im Knorpel- und Knochengewebe, in der Haut und den Blutgefäßen zu stützen und zusammenzuhalten.
- Dermatansulfat kommt vor allem in der Haut, in Sehnen, Blutgefäßen und Herzklappen in größeren Mengen vor.
- Keratansulfat ist spezifisch in Knorpel-, Knochengewebe und der Kornea anzutreffen.

In der Grundsubstanz sind außerdem Bindungsproteine enthalten, die ihre Bestandteile untereinander und an Zelloberflächen binden. Wichtigstes Bindungsprotein ist Fibronektin.

Die Bindegewebsfasern

In der Grundsubstanz befinden sich auch Bindegewebsfasern, und zwar Kollagenfasern, elastische Fasern und Retikulinfasern. In welcher Menge und Kombination die drei Arten vertreten sind, ist je nach Faszie unterschiedlich.

Kollagenfasern

Kollagenfasern stellen mit 60–70 % den mengenmäßig größten Anteil der Bindegewebsfaser (➤ Abb. 3.7). Kollagenfasern schimmern perlmuttweiß, sind länglich, leicht gewellt und nicht

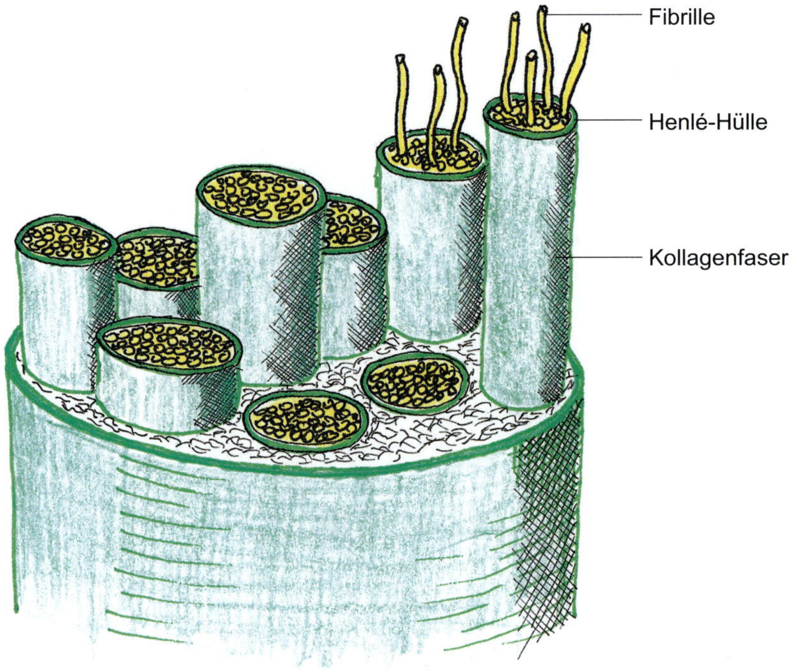

Abb. 3.7 Kollagenfasern

elastisch. Sie bestehen aus Bündeln nicht verzweigter, parallel angeordneter Fibrillen. Die Bündel können sich allerdings untereinander verbinden. Zusammengehalten werden die Fibrillen durch eine Kittsubstanz, die gleichzeitig jede Einzelfaser umgibt.

Chemisch bestehen sie aus Kollagen. Beim Kochen von Kollagen entsteht Gelatine. Da Kollagen nicht elastisch ist, weisen kollagenfaserige Organe eine einzigartige Kombination aus Flexibilität und Widerstandsfähigkeit auf.

ZUSAMMENFASSUNG

Kollagen

Im menschlichen Körper und allen lebenden Organismen ist Kollagen ein weit verbreitetes Protein, das mit seiner faserigen (wenig elastischen) Beschaffenheit den Hauptbestandteil des Bindegewebes bildet. Bekanntlich wird Kollagen auch zur Faltenbehandlung verwendet.

Genauer gesagt ist Kollagen ein Gerüsteiweißkörper (Skleroprotein) im Bindegewebe, der sich durch Emulgierung in Gelatine (Retikulin) umwandelt. Bindegewebe besteht aus Zellen, Bindegewebs- und elastischen Fasern und dient dazu, verschiedene Gewebe und Organe zusammenzuhalten und zu stützen. Skleroproteine gehören zu den Holoproteinen, die manchmal einfach nur („echte") Proteine genannt werden. Als „Holoproteine" bezeichnet man eine Proteingruppe, deren Hydrolyse (Spaltung) fast ausschließlich Aminosäuren ergibt; Aminosäuren sind ein Grundbaustein von Proteinen. Kollagen ist das Protein mit dem höchsten Anteil im menschlichen Körper; es kommt in vielen Geweben vor und „kittet" sie zusammen, Knochen genauso wie Haut- und Unterhautschichten, Faszien und Aponeurosen.

Es liegt in Form sehr langer Fasern aus drei kollagenhaltigen Fibrillen vor, die zu einer Tripelhelix aus drei Ketten zusammengesetzt sind und dem Bindegewebe Stabilität geben. Die Ketten bestehen aus Tausenden von Aminosäuren, am häufigsten aus Glycin (Glykokoll), Prolin und Lysin, und werden von spezialisierten Zellen im Körperinneren getrennt für jede der Fibrillen produziert. Unter der Mitwirkung von Enzymen lagern sich dann jeweils drei Fibrillen zu einer Helix in Fibroblasten bzw. Bindegewebszellen zusammen. (Auch Enzyme sind Proteine, die bei biochemischen Reaktionen im Körper eine wichtige Rolle spielen.) Kollagenfasern sind an die Gewebestruktur angepasst und entsprechend unterschiedlich angeordnet:

- Maximale Widerstandsfähigkeit (Belastbarkeit) wird durch parallel ausgerichtete, dicht aneinanderliegende Kollagenfasern erreicht, wie es z. B. bei Sehnen der Fall ist.
- Muss ein Gewebe mittlere Belastungen aushalten (z. B. im Viszeralbereich), sind die Fasern kreuz und quer und in geringerer Dichte angeordnet.

Kollagenfasern reagieren empfindlich auf den Hydrierungsgrad. Daher führt Wassermangel zu Verschiebungen in der Molekülstruktur und einer Zunahme von Wasserstoffverbindungen in den Kollagenmolekülen – das Kollagen trocknet aus und wird härter.

WYCKOFF und KENNEDY konnten nachweisen, dass Kollagenfibrillen eine röhrenförmige Struktur haben. ERLINGHEUSER vertritt die Ansicht, dass der Liquor cerebrospinalis über röhrenförmige Kollagenfibrillen durch den Körper zirkuliert.

Im Hirngewebe ist nur wenig Kollagen enthalten; man findet es vor allem in den Membranen. Neuere Studien haben jedoch gezeigt, dass Kollagen während der Hirnentwicklung an der Anlage von Axonen, der Entstehung von Synapsen und der Differenzierung von SCHWANN-Zellen beteiligt ist.

Elastische Fasern

Sie sind lang und dünn und bilden untereinander Anastomosen. Sie lassen sich auf das Doppelte bis Eineinhalbfache ihrer Länge dehnen. Chemisch bestehen elastische Fasern aus Elastin, einer gegenüber Hitze, Säuren und Basen sehr beständigen albuminartigen Substanz von gelblicher Farbe.

Elastische Fasern bestehen aus einer ungeformten (amorphen) und einer fibrillären Komponente, den Mikrofibrillen. Mit zunehmendem Alter vergrößert sich der amorphe Anteil, während die Mikrofibrillen zur Peripherie verdrängt werden. Die amorphe Komponente besteht aus Elastin und strukturelle Glykoproteine stellen die mikrofibrilläre Komponente dar.

Elastin wird durch Fibroblasten in der Haut und den Sehnen sowie durch glattmuskuläre Zellen in den großen Blutgefäßen gebildet, und zwar in Form von Tropoelastin. Wie für Kollagen ist auch für Elastin eine Körpertemperatur von 37 °C funktionell am besten.

In Bandscheiben sind reichlich Mikrofibrillen aus Elastin vorhanden und mit Mikrofibrillen aus Kollagen verdrillt, so dass sie parallel und in dieselbe Richtung wie die Kollagenfasern orientiert sind. Im Bandscheibenkern konzentriert sich besonders viel Elastin; es bildet in dem Bereich ein Fasernetz, das sich hauptsächlich um die Zellen herum legt.

Elastin spielt auch bei der Heilung von Hautwunden eine Rolle. Es fördert den Fibroelastin-Transport über die Plasmamembran von Fibroblasten und trägt so dazu bei, Elastin-Vorstufen in den verletzten Mikrofibrillen zu fixieren. Indem sie in der Anfangsphase der Gewebereparatur aus Elastin gebildete Peptide binden, verhalten sich die „Elastin-Rezeptoren“ wie echte Rezeptoren.

Retikulinfasern

Retikulinfasern sind kleinkalibrige Kollagenfasern (Typ-III-Kollagen), die in spärlicher Zahl in die Grundsubstanz eingestreut und besonders reich an Mikrofilamenten sind. Sie zeigen dieselbe periodische Streifung (76 nm breit) wie Kollagenfasern, unterscheiden sich aber dadurch, dass sie nicht gebündelt, sondern voneinander getrennt sind.

Retikulinfasern bilden keine Anastomosen und haben einen kleineren Durchmesser als Kollagenfasern. Sie verzweigen und verbinden sich zu einem feinen weit gespannten Netz. Oft sind sie gekreuzt statt anastomosiert (➤ Abb. 3.8).

Retikulinfasern findet man häufig im Bereich von Basalmembranen der dermo-epidermalen Übergangszone, von Gefäß-, Nerven- und Fettzellen sowie in lymphatischen und blutbildenden Organen in Verlängerung der Kollagenfasern. Sie enthalten keine Grundsubstanz. Im lockeren Bindegewebe und Fettgewebe können fibrilläre Elemente (Fibrillen, Kollagenfasern) vorhanden sein.

Retikulinfasern unterscheiden sich durch einen größeren Anteil an Asparaginsäure und Hydroxyaminosäure und eine geringere Menge Prolin von Kollagenfasern. Ihr Zuckergehalt ist besonders hoch.

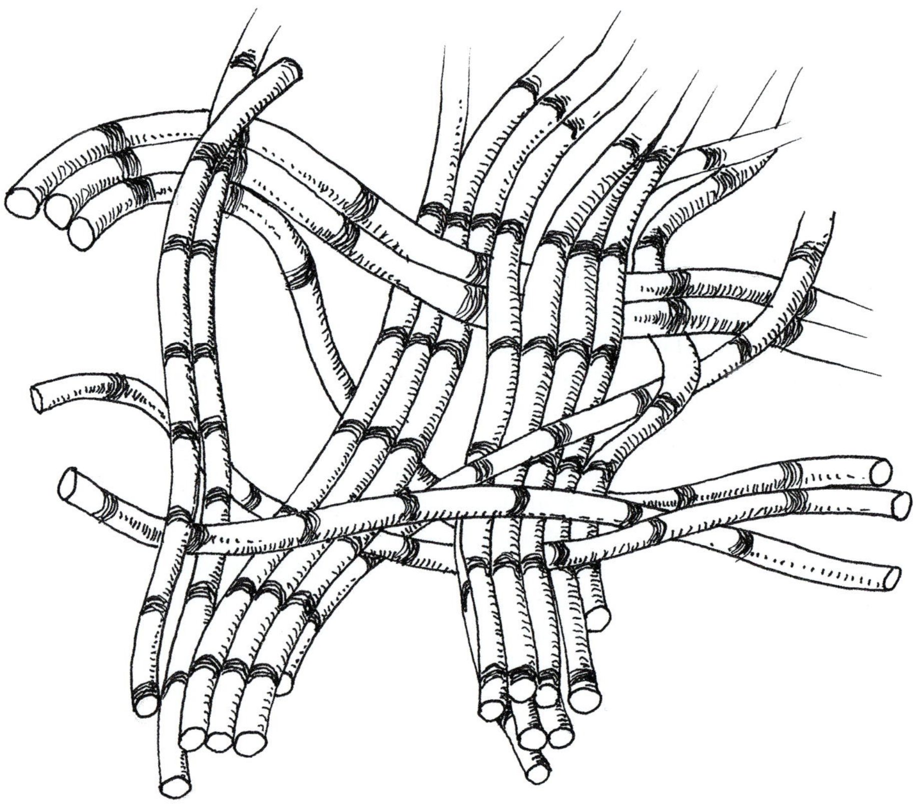

Abb. 3.8 Retikulinfasern

3.2.3 Bindegewebszellen und verschiedene Arten von Bindegewebe

Bindegewebszellen

Mesenchymzellen

Mesenchymzellen verfügen über zytoplasmatische Ausläufer, die sie häufig sternförmig aussehen lassen und sie mit Nachbarzellen verbinden. Sie stehen jedoch nicht dauernd miteinander in Kontakt, weil Mesenchymzellen immer eigenständig und beweglich bleiben. Manche Autoren vertreten die Ansicht, dass sie auch in erwachsenen (adulten) Geweben vorkommen und sich in Fibroblasten, Makrophagen oder Parenchymzellen der Nebenniere umwandeln können.

Fibroblasten

Fibroblasten sind fixe Bindegewebszellen, die den größten Anteil darstellen und zahlreiche Eigenschaften besitzen: Durch intensive und aktive Zellvermehrung produzieren sie die meisten Bestandteile der Interzellularsubstanz und spielen eine wichtige Rolle bei der Narbenbildung und der Infektionsabwehr (auch antiviral). Aktiv sind junge Fibroblasten, während die reifen nur wenig Aktivität zeigen (Ruheform) und deshalb als Fibrozyten bezeichnet werden.

Fibroblasten sorgen für die Freisetzung von Enzymen und gewährleisten dadurch den Katabolismus bestimmter Makromoleküle sowie die Erneuerung von Strukturen wie der Basalmembran. Im endoplasmatischen Retikulum und im GOLGI-Apparat wird Prokollagen produziert und dann in die Grundsubstanz ausgeschieden. Fibroblasten synthetisieren darüber hinaus Glykosaminoglykane (Chondroitin-, Dermatan-, Keratan- und Heparansulfat), die sich mit Kern-(Core-)Proteinen zu Proteoglykanen verbinden, sowie Glykoproteine (unter anderem Laminin, Fibronektin, Chondronektin, Thrombospondin, Osteonektin und Fibrillin).

Unter dem Einfluss mechanischer Faktoren verändern Fibroblasten ihr Verhalten. Jede Spannung, jeder Druck auf das Fasziengewebe führt zur:

- Fibroblastenvermehrung
- Ausrichtung der Fibroblasten entlang von (durch Druck oder Spannung erzeugten) Kraftlinien
- vermehrten Sekretion von Makromolekülen durch die Fibroblasten, um die Faszie bei gesteigerter Belastung zu verstärken.

Bleibt die Spannung bestehen, kommt es zu einer Verdichtung der Faszie, die nun entlang der Spannungs-/Kraftlinien fester und perlmuttfarben erscheint, wie sich bei Sektionen immer wieder feststellen lässt.

Fibroblasten sind das entscheidende Steuerungselement in der Grundsubstanz, denn einzig dieser Zelltyp ist in der Lage, auf die anderen zellulären und nervösen Einflüsse zu reagieren und eine der jeweiligen Situation angepasste Grundsubstanz zu produzieren.

Ein Fibroblast kann nicht zwischen „Gut und Böse“ unterscheiden; ist er verändert, scheidet er eine Grundsubstanz aus, die zwar noch strukturiert, aber nicht mehr physiologisch ist. Aus den von ihr beeinflussten zellulären Elemente können sich chronische Erkrankungen und Tumoren entwickeln.

Retikulumzellen

Dabei handelt es sich um große sternförmige Zellen, die größtenteils aus dem Mesenchym stammen. Doch die meisten Zellen des Thymus und der Tonsillen dürften ihren Ursprung in Endoblasten haben.

Mastzellen

Mastzellen (Mastozyten) sehen wie Maulbeeren aus, sie besitzen einen gelappten Kern und metachromatische Granula in den Randbezirken. Mit Vasodilatanzien und Antikoagulanzien sind wichtige chemische Substanzen in den Granula enthalten. Durch Degranulation werden Immunglobuline (IgE) aus den Plasmamembranen freigesetzt, die eine allergische Reaktion auslösen.

Mastzellen gehören zum Immunsystem und werden in das Bindegewebe entsendet, um die Immunreaktion zu verbessern. Mastzellen findet man vor allem im Gewebe von Organen, die einen hohen Heparingehalt aufweisen. Sie bilden Histamin, Heparin, Dopamin, Serotonin und Hyaluronsäure und scheiden sie dann in die Grundsubstanz aus.

Makrophagen

Makrophagen sind stimulierte Histiozyten von beträchtlicher Größe, die zum retikuloendothelialen System (RES) gehören und Abwehrfunktionen erfüllen. Sie fungieren als Fresszellen (Phagozyten). Manche sind ortsständig, andere bewegen sich frei zwischen Zellen und Fasern und „verleiben“ sich Bakterien, Zelltrümmer und Fremdmaterial ein. Aus dem Blutkreislauf in Zellräume gelangte Monozyten können sich in Makrophagen umwandeln. Da sie sich bewegen können und zur Phagozytose befähigt sind, spielen die Makrophagen hauptsächlich eine Rolle in der körperlichen Abwehr durch die Sekretion von Enzymen und Interferon.

Makrophagen sind die häufigsten Zellen des lockeren und straffen Bindegewebes. Ihre Aktivität und ihre Anzahl erhöhen sich bei Krankheitszuständen.

Fremdkörperriesenzellen

Wenn die Zelltrümmer in gereizten oder entzündeten Regionen zu groß sind, um von den Makrophagen abgeräumt werden zu können, treten Fremdkörperriesenzellen (durch Fusion von Makrophagen) auf.

Leukozyten

Leukozyten können aus dem Blut ins Bindegewebe gelangen. Manchmal handelt es sich um Lymphozyten, Monozyten und vielkernige eosinophile Granulozyten.

Plasmozyten

Plasmozyten (Plasmazellen) sind im normalen Bindegewebe selten. Einzig in der Lamina propria des Magens gibt es sie in größeren Mengen. Plasmazellen findet man auch im blutbildenden Gewebe und in chronisch entzündeten Bereichen (z. B. Magenschleimhaut, Lymphknoten, Milz). Sie sind eine Untergruppe der Lymphozyten und zuständig für die Antikörperproduktion.

Adipozyten

Fettzellen (Adipozyten) sind große Zellen mit flachem, nach peripher gedrängtem Kern, die große Lipidmengen speichern und als Energiereserve bereithalten können. Es lassen sich zwei Arten unterscheiden, nämlich Adipozyten des weißen oder Adipozyten des braunen Fettgewebes, wobei letztere nur während der Fetalperiode nachweisbar sind.

Fettzellen treten einzeln oder in Gruppen zwischen den Kollagenfasern auf. Man findet sie in allen Geweben. In manchen Bereichen, wie in der Umgebung der Nieren oder Nebennieren, folgen die Fettzellen einem kontinuierlichen Kreislauf von Wachstum und Abbau.

Fettgewebe besteht vor allem aus weißem Fett. Das braune Fettgewebe kommt vor allem bei Säuglingen häufiger vor. Wichtigste Aufgabe der Adipozyten ist die Fettspeicherung mit unterschiedlicher Zielsetzung:

- als Reservedepot für neutrale Fette (durch Lipogenese), die bei Energiebedarf ins Blut freigesetzt werden (Lipolyse) – die wichtigste Aufgabe
- als Wärmespeicher
- als mechanischer Schutz (Puffer oder Stoßdämpfer), um Druck und Stöße abzufangen.

Pigmentzellen

Sie enthalten Pigmente einer bestimmten Farbe und Struktur. Am bekanntesten ist das Melanin, ein dunkelbraunes oder schwarzes Pigment, das man in den Melanozyten findet.

Die verschiedenen Bindegewebsarten

Embryonales Bindegewebe

Mesenchym ist ein embryonales Gewebe und gekennzeichnet durch einen Mangel an Fasern und eine wässrige Grundsubstanz.

Bei der WHARTON-Sulze handelt es sich um das geleeartige Bindegewebe der Nabelschnur. Es enthält weniger Zellen und mehr Grundsubstanz als das Mesenchym, auch eine geringe Anzahl von Fasern. Beim Erwachsenen tritt dieses Bindegewebe nur in Form pathologischer Veränderungen auf (Papillom, Myxom).

Retikuläres Bindegewebe

Das retikuläre Bindegewebe ist das einfachste Bindegewebe des Erwachsenen. Es besteht aus einem Gitter retikulärer Zellen und sehr feiner argyrophiler Fasern. Manche Zellen sitzen an den Fasern fest, andere sind frei. Retikuläres Gewebe findet man z. B.:

- in Lymphknoten
- in Milz und Leber
- im Knochenmark.

Lockeres Bindegewebe

Typisch für lockeres (oder vaskuläres) Bindegewebe ist die reichlich zwischen den Zellen vorhandene extrazelluläre Matrix.

Lockeres Bindegewebe besteht aus einem großmaschigen Netz von Kollagenfasern, elastischen Fasern und Retikulinfasern, das in reichlich Grundsubstanz geringer Viskosität eingebettet ist. Außer Retikulumzellen sind sämtliche Zellen des adulten Bindegewebes in ihm vertreten.

Alle Austauschvorgänge zwischen Blutgefäßen und dem Parenchym der Organe laufen über dieses Gewebe, das somit nährende Funktion hat. In der Submukosa des Verdauungstrakts ist es auch an der Verdauungstätigkeit beteiligt.

Die mechanischen Eigenschaften (wie Plastizität und Elastizität) des lockeren Bindegewebes sind großteils durch die Grundsubstanz bedingt. Im lockeren Bindegewebe verlaufen Gefäße und Nerven. Es dient als Füllmaterial, indem es das Stroma der meisten Hohlorgane bildet:

- Chorion (Zottenhaut) und Submukosa des Verdauungstrakts
- Chorion der Atemwege, der Harnwege und Genitalien
- Dermis
- Submesothelschicht der Serosa.

Beteiligt ist es auch am Aufbau peripherer Nerven und Muskeln. Zudem findet es sich in oberflächlichen und tiefen Faszien. Es stützt und umhüllt Gewebe und Organe und lässt zahlreiche Stoffe zwischen Blut und Gewebe passieren. Da auch freie Zellen des Immunsystems (Lymphozyten und Plasmozyten, Monozyten und Makrophagen, Granulozyten und Mastzellen) im lockeren Bindegewebe angesiedelt sind, spielt es bei entzündlichen Reaktionen und Immunphänomenen sowie bei der Wundheilung bzw. Narbenbildung (durch Proliferation von Fibroblasten und Bildung von Makromolekülen der extrazellulären Matrix) eine wichtige Rolle.

Fettgewebe

Das Fettgewebe stellt ein Bindegewebe dar, das reich an Adipozyten und Blutkapillaren ist. Manche Körperregionen (z. B. Nieren, Fossa ischiorectalis, Omentum, Unterhaut, Mesenterium) weisen besonders viel Fettgewebe auf. Während der Embryonalentwicklung treten in diesen Regionen kugelige Kapillargeflechte auf, noch bevor die Fetteinlagerung beginnt. An einer Stelle dieser Geflechte entwickelt sich dann ein Fettgewebeläppchen, das weiterwächst, bis sich die angrenzenden Läppchen berühren, aber weiter durch fibröse Septen getrennt bleiben. Im subkutanen Gewebe werden diese Septen als Hautligamente bezeichnet.

Es gibt zwei Arten von Fettgewebe, das weiße und das braune. Beim Menschen ist im Wesentlichen weißes Fettgewebe vertreten, das zu Adipositas und Cellulite führen kann. Bei Neugeborenen überwiegt noch braunes Fettgewebe. Das vor allem bei Winterschläfern (wie Murmeltieren) reichlich vorhandene braune Fettgewebe kommt also auch beim Menschen vor, besonders am Anfang des Lebens. Beim Fetus und Neugeborenen ist es im Bereich zwischen den Schultern, um die großen Gefäße (Achseln, Hals), die Nieren und das Herz herum verteilt. Ob es bei Erwachsenen noch vorliegt, ist umstritten.

Braunes Fettgewebe ist an der zitterfreien und nahrungsinduzierten Wärmeerzeugung (Thermogenese) beteiligt. Da es sich gewöhnlich in unmittelbarer Nähe großer Blutgefäße befindet, breitet sich die produzierte Wärme leicht im ganzen Körper aus. Vaskularisation und sympathische Innervation des braunen Fettgewebes sind gut entwickelt. Jeder Adipozyt trägt β3-adrenerge Rezeptoren an der Oberfläche und steht mit einer noradrenergen sympathischen Nervenendigung in Verbindung.

Fettgewebe besteht hauptsächlich aus Adipozyten, die im Wesentlichen Triglyzeride speichern bzw. freisetzen und deren Anteil 85 % beträgt. Außerdem sind noch 10 % Wasser und 5 % nichtlipide Trockensubstanzen im Fettgewebe enthalten. Es gibt zwei Speicherzonen. Die oberflächliche Fetteinlagerung erfolgt in der Unterhautfett- oder Subkutanschicht zwischen Dermis und Fascia superficialis, die manchmal durch eine dünne Zellschicht von der Muskelaponeurose getrennt ist. Sofern die zweite Schicht (zwischen Oberflächenfaszie und Muskelaponeurose) vorhanden ist, können sich darin so viele Adipozyten einlagern, dass die oberflächliche Gewebeschicht unter Spannung gerät und Lipodystrophien oder Steatome entstehen.

Weiße Adipozyten sind zugleich endokrine und (auto)parakrine sekretorische Zellen, die Zytokine ausscheiden.

Straffes Bindegewebe

Straffes Bindegewebe erfüllt eine mechanische Funktion. Es enthält zahlreiche Fasern, ist aber kaum vaskularisiert. Straffes Bindegewebe besteht hauptsächlich aus Kollagen- und elastischen Fasern. Man unterscheidet zwei Arten: unstrukuriertes und strukturiertes straffes Bindegewebe.

Unstrukturiertes straffes Bindegewebe

Das unstrukturierte straffe Bindegewebe (➤ Abb. 3.9) ist mit dem lockeren Bindegewebe vergleichbar, doch seine Kollagenfasern sind größer und dichter. Es hat eine festere, widerstandsfähigere Gewebekonsistenz. Man findet es in der Dermis, in einigen Organkapseln, in der Dura mater, tiefen Faszien, im perichondralen Periost sowie in Gelenkkapseln, Knorpeln und Knochen.

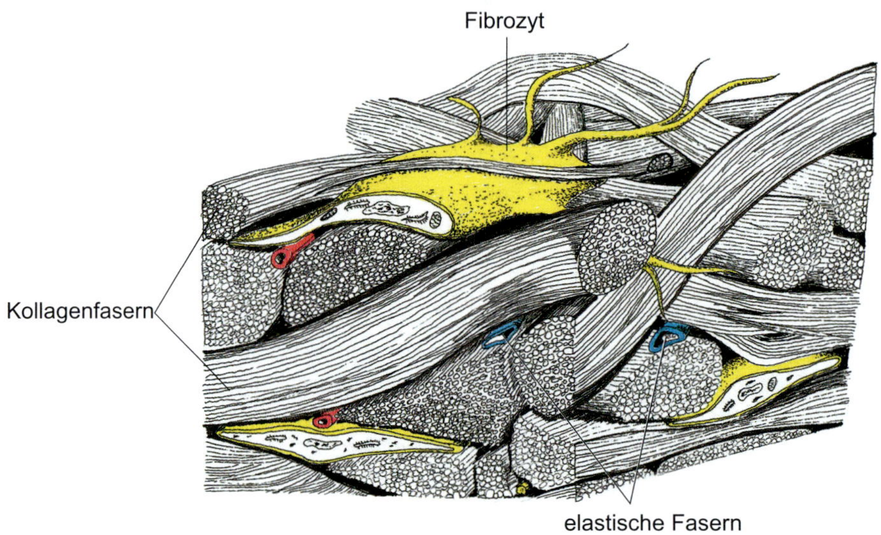

Abb. 3.9 Das unstrukturierte straffe Bindegewebe

Strukturiertes straffes Bindegewebe

Strukturiertes straffes Bindegewebe findet man in Sehnen, Aponeurosen, Bändern und dem Stroma der Hornhaut.

Sehnen bestehen aus parallel angeordneten Bündeln dicker, eng aneinanderliegender Kollagenfasern. Diese Bündel sind durch lockeres Bindegewebe voneinander getrennt. Umhüllt wird das Ganze von einer fibrösen Hülle aus straffem Bindegewebe (➤ Abb. 3.10).

Aponeurosen bestehen aus parallel und schichtweise angeordneten Fasern, die sich im rechten Winkel kreuzen. Durch die Verschmelzung von Aponeurosen entstehen Faszien mit derselben Grundstruktur.

Vom histologischen Standpunkt aus betrachtet, sind Bänder (Ligamente) mit den Sehnen vergleichbar. Die elastischen Ligamente (gelb) enthalten überdies parallele Bündel dicker elastischer Fasern, die durch wenig Bindegewebe zusammengehalten werden. Die Anzahl der Fibroblasten ist hier gering.

Mechanische Eigenschaften des Bindegewebes

Die mechanischen Eigenschaften des Bindegewebes bestehen in seiner Elastizität, Viskosität, Plastizität und Widerstandsfähigkeit.

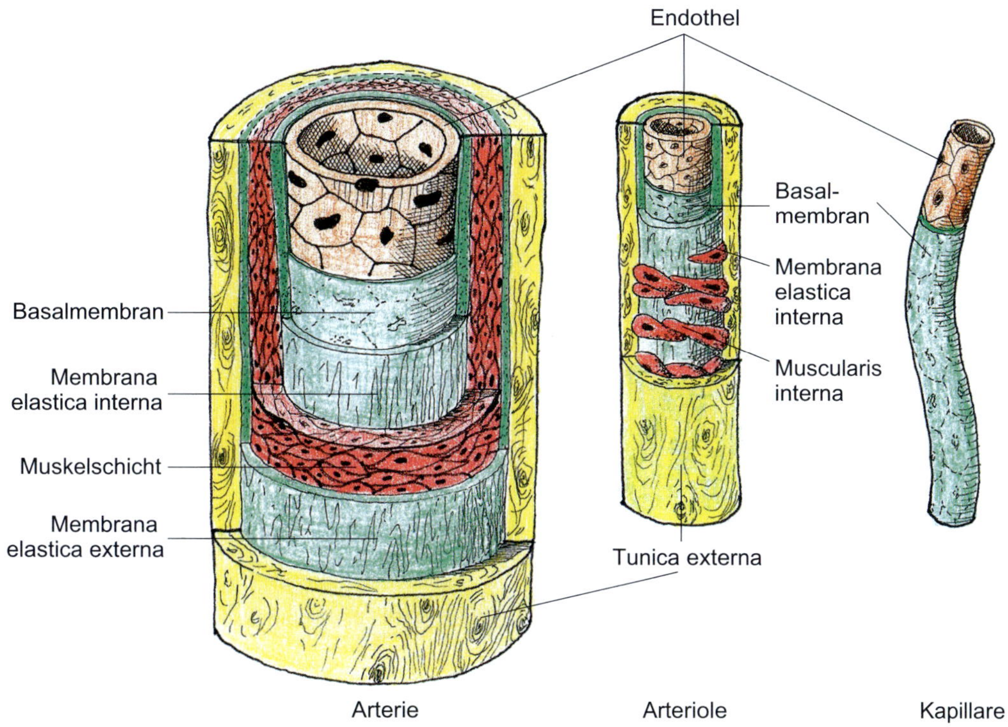

Abb. 3.10 Das Bindegewebe der Arterien

KAPITEL

4 Pathologie der Faszien

Bindegewebe gibt es in allen Bereichen des menschlichen Körpers, d. h. auch im Bereich der Gefäße, im Bereich des Nervensystems und der inneren Organe. Überdies stehen alle diese Gewebe in enger wechselseitiger Beziehung zueinander. Daher erscheint es logisch, dass sich jede Beeinträchtigung des Körpers automatisch und zwangsläufig, mehr oder weniger stark auf das Bindegewebe auswirkt. So wird sich beispielsweise jede neurologische, rheumatologische, kardiologische oder gastroenterologische Erkrankung im Zustand des Bindegewebes widerspiegeln.

In Pathologie-Büchern findet man die bindegewebsspezifischen Erkrankungen eingeteilt in Kollagenosen und Entzündungen des Bindegewebes. Dabei handelt es sich um sehr unterschiedliche Erkrankungen, deren gemeinsames Merkmal die degenerative Veränderung der Grundsubstanz des Bindegewebes ist. Die Besonderheit dieser Krankheitsbilder ist ihr diffuser Charakter, was angesichts der Allgegenwärtigkeit des Bindegewebes keineswegs erstaunlich ist.

Weitere gemeinsame Merkmale dieser Erkrankungen:

- das klinische Bild entzündlicher Erkrankungen
- progredienter Verlauf
- Überlagerung atypischer Symptome, die die Diagnose erschweren.

4.1 Die Kollagenosen

Zu den Kollagenosen gehören:

- der systemische Lupus erythematodes
- die Sklerodermie
- die Dermatomyositis/Polymyositis und
- das Sjögren-Syndrom.

Wir wollen hier nicht im Detail auf diese vier Erkrankungsformen eingehen, sondern lediglich darauf hinweisen, dass sie eine Vielzahl klinischer Symptome mit mehr oder weniger großer Übereinstimmung aufweisen. Sie treten an unterschiedlichen Stellen in Erscheinung: kutan, muskulär, artikulär, neurologisch und/oder viszeral.

Die Beteiligung des Bindegewebes lässt sich am Beispiel der Hauterkrankungen gut darstellen. Bei der Sklerodermie etwa kommt es zu einer gesteigerten Produktion von Kollagen. Im Bereich der Haut werden die dichten Anhäufungen von Kollagenfasern, die parallel zur Epidermis ausgerichtet bleiben, von einer atrophierten Epidermis bedeckt. Von der Dermis breiten sich fingerförmige Kollagenausläufer ins Subkutangewebe aus und stabilisieren die Haut auf einer tieferen Ebene. Dass im Anschluss an das Bindegewebe auch andere Organsysteme des Körpers mehr oder weniger stark befallen werden, spricht für den systemischen Charakter dieser Erkrankungen und unterstreicht die Bedeutung des Bindegewebes, das in allen Bereichen des Körpers vorhanden ist.

4.2 Andere Bindegewebserkrankungen

Auch im Rahmen folgender Krankheiten ist das Bindegewebe pathologisch verändert:

- Bei der Wegener-Granulomatose, einer sehr schweren Erkrankung der oberen Atemwege, der Lunge und der Nieren
- Beim Sharp-Syndrom, einer sog. „Mischkollagenose"
- Beim Marfan-Syndrom, das gekennzeichnet ist durch:
  - Hochwuchs
  - lange, schmale Gliedmaßen, besonders Hände und Füße
  - Kyphoskoliose mit Trichterbrust
  - Instabilität der Bänder
  - viszerale Symptome
  - vaskuläre Symptome: Ein Elastinmangel könnte die Fragilität der Gefäße erklären.
- Bei der Polyarthritis rheumatica (auch: rheumatoide Arthritis), die sich im Gewebe auf drei Arten manifestiert:
  - Synovitis
  - Vaskulitis
  - Rheumaknoten.

Rheumaknoten können nicht nur subkutan auftreten, sondern auch in Pleura, Lunge, Herz etc. und in sehr seltenen Fällen in der Leberkapsel und den Stimmbändern. Rheumaknoten bestehen aus einer zentralen Zone mit fibrinoider Nekrose, an die sich eine Schicht von Histiozyten anschließt, die wiederum von faserigem, mit Lymphozyten und Plasmozyten infiltriertem Bindegewebe umgeben ist.

Ebenfalls zu den Bindegewebserkrankungen zählen wir die Dupuytren-Kontraktur, die durch Verhärtung und Schrumpfung der mittleren Palmaraponeurose gekennzeichnet ist. Bei dieser Erkrankung unbekannter Ursache handelt es sich um eine sehr spezifische und lokal begrenzte Faszienerkrankung. Im Bereich der Hautschrumpfung ist eine Verdrängung und Verdickung der Fettschichten zu beobachten, die auf einer Bindegewebsproliferation und -verdickung beruht. Die senkrecht zur Haut verlaufenden Kollagenfasern weisen vermehrte Überkreuzungen und eine Dickenzunahme auf. In den Palmarfaszien sind Durchmesser und Struktur der Kollagenfasern verändert.

Neben den spezifischen Bindegewebserkrankungen gibt es noch weitere Veränderungen, die in den meisten Fällen kein so dramatisches klinisches Bild wie die Kollagenosen im vorigen Abschnitt bieten, aber sicherlich zu den häufigsten pathologischen Veränderungen des Bindegewebes gehören: in erster Linie Narben und Verwachsungen (Adhäsionen, Fixierungen).

Elektromagnetische Felder fördern die Reparatur von fibrosierten Weichteil- sowie von Knorpelgewebe, indem sie die Synthese der extrazellulären Matrix beschleunigen und eine Vernarbung bewirken. Tierstudien konnten diese Angaben bestätigen und zeigten, dass eine elektrische Stimulation das Wachstum, die Regeneration und die Umbildung von weichen und festen Geweben positiv beeinflussen kann.

Für Osteopathen sind solche Veränderungen oder Dysfunktionen des Bindegewebes aufgrund ihrer Häufigkeit von besonderem Interesse. Narben und Adhäsionen können zudem langfristig zu Irritationen führen, zu Fixierungen, die ihrerseits die Funktionsabläufe der Gelenke und Organe stören. Das hat zunächst sog. funktionelle Symptome zur Folge, die oft subklinisch bleiben und weder radiologisch (Röntgen) noch biochemisch (Laborwerte) nachweisbar sind. Dabei handelt es sich aber um Läsionen, die besondere Beachtung verdienen.

Im letzen Abschnitt dieses Kapitels wollen wir einige Studien vorstellen, die Bindegewebe und speziell die Grundsubstanz untersuchten, um aufzuzeigen, dass sich vor allem auf dieser Ebene Krankheiten entwickeln, wenn die Grundsubstanz überlastet wird.

4.2.1 Narben

Eine Narbe ist das Ergebnis einer natürlichen (spontanen) Geweberegeneration. Durch einen Schnitt, eine Ruptur, einen Riss oder Stich verursachte Läsionen füllen sich mit Kollagen auf, das alle Hautfasern verbinden und das Ganze vernetzen kann.

Es dauert etwa ein Jahr, bis sich eine Narbe entwickelt hat. Dies geschieht in drei Wundheilungsphasen. In den ersten 20 Tagen bilden sich schöne, gerade, mehr oder weniger feine Narben. Nach ca. 2–3 Monaten werden sie hart, gerötet und leicht hypertrophisch, manchmal jucken sie auch. Vom 6. bis 12. Monat folgt dann eine Regressionsphase. Wenn der Heilungsprozess normal verläuft, entsteht genau so viel Narbengewebe, dass die Wunde fest und lokal begrenzt durch eine weiche, weiße, unempfindliche, gerade Narbe ersetzt wird.

Die Narbenbildung ist ein dynamisches biologisches Phänomen, das sich in drei Phasen (Entzündungs-, Proliferations- und Reifungs-/Konsolidierungsphase) vollzieht und von zahlreichen Faktoren wie Bakterien, Sauerstoffkonzentration, Blutungen sowie dem psychischen und physischen Zustand des Patienten beeinflusst wird.

Dennoch kommt es auch vor, dass sich atrophische (Aknenarben), hypertrophische oder Wulstnarben (Keloide) entwickeln, weil die Narbenbildung nicht normal verläuft. Solche Narben können als ästhetisch störend empfunden werden oder sogar die Gelenkbeweglichkeit einschränken.

Folgende Faktoren wirken sich auf die Narbenbildung aus:

- Not- oder geplante Operation: Besonders nach Notfalleingriffen in Körperbereichen, die unter Spannung stehen, können kleinflächige Einblutungen (Ekchymosen) auftreten.
- Übergewicht: Das dickere Fettgewebe erschwert den Zugang zum Operationssitus und macht größere Schnitte (und damit größere Narben) erforderlich.
- Verzögerte oder schlechte Wundheilung: Es gibt eine Vielzahl von Einflüssen, die bei bestimmten Patienten auch kombiniert vorliegen, wie Infektionen, Mangelernährung, Diabetes, Gefäßerkrankungen, Immunschwäche/-defizite, Kortikoide, Stress (durch sympathische Stimulation und Freisetzung vasokonstriktorischer Substanzen).

Neben narbigen Einziehungen und Keloiden (Bindegewebswucherungen, die sich bei bestimmter Veranlagung im Narbenbereich bilden), die glücklicherweise nur selten auftreten, können auch ganz banale Narben ein Störfeld für den Körper darstellen. Obwohl die meisten Narben nicht weiter stören, können einige doch Schmerzen und Dysfunktionen oder sogar subjektiv unerträgliche Beschwerden wie im Fall der Kausalgien verursachen.

Nach einer Verletzung setzt die Wundheilung ein. Es kommt zur lokalen Aussprossung und Vermehrung von elastischen und Bindegewebsfasern, um eine möglichst vollständige Reparatur des verletzten Gewebes zu erreichen. An der Wundheilung sind außer dem Wachstumsfaktor TGF-β auch das Nerven-, das endokrine und das Immunsystem beteiligt. Ebenfalls eine Rolle bei der Gewebereparatur (einschließlich der Hirngewebe) spielt Aktivin, das Vorgänge wie die epitheliale Differenzierung, die Fibroblastenproliferation und die Molekülexpression der extrazellulären Matrix beeinflusst und neuroprotektiv wirkt.

So subtil die Gewebereparatur auch sein mag, hinterlässt doch jede Narbe Spuren in den tiefen Faszien. Wie bereits erwähnt, werden in der Mehrzahl der Fälle anschließend keine Probleme auftreten. In einigen nicht zu vernachlässigenden Fällen kann eine Narbe jedoch eine Störung oder pathologische Veränderung in ihrer Umgebung bedeuten, die zu Reizerscheinungen führt. Sie kann auch die Stelle sein, an der Verwachsungen die mechanischen und physiologischen Abläufe des menschlichen Körpers stören.

Die Irritation durch eine Narbe ist ein Störfaktor im Bindegewebe und setzt es unter Spannung, woraufhin sich seine Struktur, Plastizität und Elastizität im Narbenbereich verändert. Früher oder später kommt es langfristig zu einer Störung der Faszienmechanik, die sich auf den Funktionszustand einer mehr oder weniger großen Zone auswirkt.

Befindet sich die Narbe im Abdominalbereich, was allein schon aufgrund der vielen Appendektomien häufig der Fall ist, wird sie Nachbarorgane beeinträchtigen. Diese werden, weil sie ständiger Spannung und Irritation ausgesetzt sind, weniger beweglich und stärker fixiert sein. Nun haben wir aber gesehen, dass die Mobilität der Faszien bzw. der Organe auch physiologisch von großer Bedeutung ist. Die eingeschränkte Mobilität kann eine Dysfunktion des Organs nach sich ziehen, aus der sich unter Umständen langfristig eine echte Erkrankung entwickelt.

Narben können auch eine eigene Pathologie entwickeln, wenn bei einer Verletzung Fremdkörper ins Gewebe eindringen. So hat KELLNER im Rahmen einer Studie folgende Narbeneinschlüsse nachgewiesen: Talkumkristalle in Operationsnarben, Splitter von Projektilen und Stoffreste bei Kriegsverletzten, Sandkörner, Teerteilchen und Glassplitter bei Straßenverkehrsopfern.

Fremdkörper werden nur sehr langsam, wenn überhaupt, resorbiert. Sie führen zu einer Azidose des Gewebes mit nachfolgenden Veränderungen der Grundsubstanz. Bei Messungen der elektrischen Spannung ergaben sich im Bereich „störender" Narben um 1400 Kilo-Ohm höhere Werte als in der umliegenden Haut, während die Werte bei den anderen Narben nahezu normal waren.

Narben müssen als potenzielle Störfelder betrachtet werden.

4.2.2 Verwachsungen (Adhäsionen und Fixierungen)

Verwachsungen (Adhäsionen und Fixierungen) zählen zu den häufigsten Erkrankungen des Bindegewebes. Sie können Folge einer Vernarbung, Entzündung oder Infektion, einer Reizung oder erhöhten Druckbelastung an einer beliebigen Körperstelle sein. Besonders leicht entstehen sie im Thorakal- und Abdominalbereich. Allein schon die Inzision des Peritoneums kann zur Entwicklung von Adhäsionen führen. Adhäsionen treten vor allem nach abdominalen und gynäkologischen Eingriffen auf, mit einer Häufigkeit von 90 % im Bauch- und 55–100 % im weiblichen Beckenbereich. Die häufigsten Folgen solcher Verwachsungen sind Infertilität, chronische Becken- und Abdominalschmerzen sowie Schwierigkeiten bei zukünftigen chirurgischen Eingriffen.

Adhäsionen im Peritonealbereich entstehen nach einem Trauma mechanischer, thermischer, chemischer, infektiöser oder ischämischer Art. Dabei handelt es sich im Allgemeinen um eine vorübergehende Verklebung, die sich unter dem Einfluss fibrinolytischer, im Peritoneum vorhandener Substanzen wieder auflöst. Wenn die Produktion fibrinolytischer Substanzen allerdings gestört wird, insbesondere durch Zytokine, bilden sich Verwachsungen. Sie nehmen mit dem Alter zu, und es ist oft erstaunlich, wie viele Adhäsionen im Bereich von Pleura, Lunge und Peritoneum bei Sektionen zu Tage treten.

Adhäsionen wirken sich wie Narben aus. In manchen Fällen bilden sie regelrechte unelastische Faserbrücken zu den beteiligten Organen. Und der Teufelskreis von Hypomobilität, Dysfunktion und sogar Erkrankung beginnt erneut.

Dieses Thema wird im Kapitel über die Haut und den Tastsinn noch einmal aufgegriffen.

4.2.3 Das Bindegewebe als Ausgangspunkt für Krankheiten

Histologische Studien und Untersuchungen zur Rolle des Bindegewebes haben gezeigt, dass jedes Trauma, jeder Schock oder Stress sich automatisch direkt auf das Bindegewebe auswirkt. Man kann also sagen, dass eskeine Erkrankung ohne Entsprechung auf der Faszienebene gibt – oder noch besser –, dass sich ein pathologischer Prozess erst ausbreitet, wenn die Kapazitäten des Bindegewebes überschritten wurden.

EPPINGER behauptet, dass Krankheiten in der Grundsubstanz beginnen und sich von dort in die Parenchymzellen ausbreiten. Nachdem eine Läsion auf der Zellebene stattgefunden hat, zeigt sich erst viel später als in der Prodromalphase von Infektionen die spezifische Symptomatik, die zur Diagnose führt. Trotz vielfältiger Ursachen für Irritationen des Bindegewebes ist allen Situationen gemeinsam, dass die Faszien unter Stress stehen, sei es bei Verletzungen, mechanischen Belastungen, physikalischen oder chemischen Läsionen oder einem Trauma wie einer Operation, zu dessen Bewältigung der Organismus meist ca. 21 Tage benötigt.

Von der Grundsubstanz gehen nicht nur Informationen zu den Zellen, zum Hormon- und Nervensystem, sondern sie verändert sich ihrerseits auch durch funktionelle Störungen der Gewebe. Bereits eine minimale Stimulation von kurzer Dauer bewirkt eine partielle Entladung (Depolarisation) der Proteoglykane, die in einem funktionierenden System durch eine Kompensationsladung ausgeglichen wird. Treten diese minimalen Stimuli ununterbrochen auf, kommt es zu konstanten Depolarisationen. Sie führen zu strukturellen Veränderungen in der Grundsubstanz und schließlich zum Übergang in den Gelzustand. Anfänglich bleiben diese Veränderungen lokal begrenzt, da die isolierenden Eigenschaften der Schleimhäute, Septen und Faszien die Ausbreitung der Information in Grenzen halten.

Im Anfangsstadium können die im Bindegewebe induzierten Störungen kaum nachgewiesen werden, zumal sie meist keine spezifischen Irritationssymptome auslösen. So können – manchmal über sehr lange Zeit – gestörte Informationen ausgesendet werden und die Regulationssysteme der Zellen, Gewebe, Hormone und Nerven in einem Zustand der (Vor-)Spannung halten. Diese Veränderungen der Regulation breiten sich zunehmend weiter aus. Bei (sekundärer) Beteiligung der Wirbelsäulenachse weitet sich die Symptomatik auch auf die kontralaterale Seite aus. Eine zusätzliche Stimulierung führt im „vorgewärmten" System dann oft zu einer unangemessenen und übersteigerten Reaktion.

Eine fortgeleitete Störung (z. B. in einem Organ) kann die Irritation durch den Primärherd noch verstärken und, wenn nichts unternommen wird, in einer Erschöpfungsphase – mit einer reaktiven Blockade als Ausgangspunkt einer schweren Erkrankung – enden.

PERGER zufolge entwickelte sich bei 25 % der Patienten, die eine „Blockade der Grundregulation" aufwiesen, in den folgenden Jahren ein Tumor. Dass Regulationsstörungen an der Entwicklung von Tumorerkrankungen beteiligt sind, darf daher nicht vernachlässigt werden. Übrigens konnte bei chronisch Kranken ein aktives Potenzial und eine erhöhte Leitfähigkeit auf der betroffenen Seite nachgewiesen werden.

Die Störung bleibt zunächst lokal, auf das Dermatom und das Myotom, beschränkt. Unter dem Einfluss des vegetativen Nervensystems verändern dann sich die Vasomotorik und andere vegetative Funktionen im betroffenen Quadranten, was einer Verstärkung der Stimulation entspricht. In der Folge werden zentrale Regulationsprozesse mit einbezogen, und es kommt zu einer Halbseitensymptomatik (einer Körperhälfte). Aus einer lokalen Veränderung kann sich später also, nachdem sekundäre und tertiäre Faktoren wirksam geworden sind, eine systemische Erkrankung entwickeln.

Obwohl das Bindegewebe in seiner Gesamtheit reagiert, geschieht dies nicht unbedingt homogen. Die Unterschiede sind umso deutlicher, je kürzer die Zeitspanne bis zum Auftreten einer chronischen Erkrankung gewesen ist. Der Zeitfaktor, die Einwirkungsdauer der ursprünglichen Schädigung, spielt eine entscheidende Rolle bei der Ausbreitung von Störungen im gesamten Organismus.

Manche Mesenchymzellen im Bindegewebe des Erwachsenen bleiben undifferenziert und bewahren das embryonale „Gedächtnis", sie können sich bei Bedarf in andere spezialisierte Zellreihen umwandeln. Normalerweise sind sie in ihrer Aktivität gehemmt (Ruhephase), doch im Fall einer Verletzung oder Krankheit werden sie wieder zur Mitose aktiviert, um so der Schädigung entgegenzuwirken.

Es scheint so, als würden die Abwehrmechanismen im Bindegewebe autonom von der Peripherie her eingeleitet, während das zentrale System erst in zweiter Linie eingreift. Dies wird gestützt von der Tatsache, dass die stärksten Beeinträchtigungen immer von der Körperhälfte ausgehen bzw. zu finden sind, die stärker gestört war. Auflösungen des Gewebeverbands (wie Entzündungen, Narben, Adhäsionen), die sich nicht zurückbilden, begünstigen solche halbseitigen Veränderungen.

KELLNER hat nachgewiesen, dass das Säure-Basen-Gleichgewicht vom Basensystem abhängig ist: Im sauren Milieu wird der pH-Wert durch die Lyse von Fibroblasten neutralisiert, während seine Normalisierung im alkalischen (basischen) Milieu durch ihre Vermehrung erfolgt.

MCLAUGHLIN hat festgestellt, dass embryonale Epithelzellen in vitro undifferenziert und ungeordnet wachsen und sich erst bei Zugabe von Mesenchymzellen zu differenzieren beginnen. Zuerst bildet sich eine Basalmembran, die durch eine zelluläre Schichtbildung vervollständigt wird.

Diese beiden Experimente scheinen den Beweis dafür zu erbringen, dass im Bindegewebe ein von zentralen Einflüssen unabhängiges Organisationssystem enthalten ist.

Bei Dauerstress kommt es zu funktionellen Störungen und Veränderungen des molekularen Filters, durch die sich die Synthese der Grundsubstanz verändert und ein Zustand entsteht, der chronische Erkrankungen begünstigt.

HEINE konnte nachweisen, dass sich bei schwer verletzten Straßenverkehrsopfern bereits nach 30 Minuten das Kollagen im Septum alveolare eindeutig vermehrt hatte.

Dagegen zeigten Tierversuche von **SPEARANSKY**, dass eine intensive Stimulierung von Haut- oder Muskelrezeptoren in dem Gebiet, das von der Medulla oblongata oder dem oberen Teil des Rückenmarks innerviert wird, oder auch eine direkte mechanische oder chemische Stimulierung des Nervenzentrums tiefgreifende Veränderungen des Lungengewebes, ähnlich wie bei einer Pneumonie, bewirken kann.

Wenn das Bindegewebe also autonom erscheint und ebenso der Ursprung eines eigenen, unabhängigen Abwehrsystems wie der Ausgangspunkt eines unabhängigen pathologischen Prozesses sein könnte, ist anzunehmen, dass dieser Mechanismus nicht ausschließlich durch eine periphere oder zentrale Stimulierung afferenter Nerven, sondern auch direkt zu Störungen des Bindegewebes führt. Diesen Aspekt sollten wir immer mitbedenken, wenn wir die Störung oder Erkrankung eines Körperbereichs richtig diagnostizieren wollen.

Die Primärreaktion an der betroffenen Stelle ist keine typische biochemische Reaktion, sondern resultiert vor allem aus der Verschiebung des pH-Werts in Richtung einer Azidose. Die weitere Ausbreitung einer Bindegewebeschädigung erfolgt über die Nervenbahnen.

Bis sich Bindegewebe im Innern normalisiert, kann es zwei oder drei Jahre dauern. Es gibt keine Möglichkeit regulierend einzugreifen, wenn die Mechanik des Bindegewebes wie im Fall eines fortschreitenden chronischen Prozesses gelähmt ist.

KAPITEL

5 Die Funktion der Faszien

Wie sich aus ihrer Histophysiologie ableiten lässt, erfüllen Faszien vielfältige Aufgaben im Körper. Mittels glatter Muskelzellen kann sich die in Fibroblasten vorhandene Faszie kontrahieren und die Dynamik des Muskel-Skelett-Apparats beeinflussen. Faszien spielen eine wichtige Rolle in der Kraftübertragung und der Bewegungskontrolle. Über kontraktile Fasern wirken sie sich auf die Muskelaktivität aus. Auch pathologische Faszienkontrakturen sind möglich.

In allen Körperbereichen sind Faszien und damit im weiteren Sinne Bindegewebe vorhanden. Seine anatomische und histophysiologische Untersuchung erlaubt die Aussage, dass Bindegewebe eine fundamentale Rolle für die Aufrechterhaltung aller Körperfunktionen spielt. Wie verschiedene Studien belegen, ist es ein wichtiger Garant für die Funktionsfähigkeit des Körpers und somit für die Gesundheit. „Das Bindegewebe verbindet nicht nur die unterschiedlichen Teile des Körpers, sondern im weiteren Sinne auch die zahlreichen Fachrichtungen der Medizin" (**SNYDER**).

Wir wollen nacheinander die folgenden Funktionen der Faszien untersuchen:

- Stütz- und Trägerfunktion
- Schutzfunktion
- Stoßdämpferfunktion
- Rolle in der Hämodynamik
- Abwehrfunktion
- Rolle bei Kommunikation und Austausch
- Biochemische Funktion.

Das Bindegewebe stellt eine lückenlose Verbindung zwischen den Körperteilen und den Organen her. Unsere Betrachtung der Anatomie (Kap. 2) hat ja in der Tat gezeigt, dass es an keiner Stelle zu einer Unterbrechung zwischen verschiedenen Geweben kommt, sondern dass alle zusammenhängen und zum harmonischen, perfekten Funktionieren beitragen.

5.1 Stützfunktion

Faszien helfen die anatomische Unversehrtheit zu wahren. Würde alles außer den Faszien bei einem Menschen entfernt, bliebe durch sie ein menschliches Erscheinungsbild erhalten (➤ Abb. 5.1). Das wäre selbst dann so, wenn nur das Gefäß- oder das Nervensystem erhalten bliebe, was auch logisch ist, da Faszien das tragende Element und die Leitstruktur dieser beiden Systeme darstellen. Dies unterstreicht erneut die wechselseitige Abhängigkeit und unlösliche Verbindung der unterschiedlichen Körperstrukturen.

Es sind die Faszien, die das Muskelsystem funktionieren lassen, wie wir im Abschnitt über die Faszienmechanik noch sehen werden. Dank der Faszien bleiben Stabilität und Funktion der Gelenke erhalten. Das Muskelsystem ist zwar der Motor der Gelenkbewegungen, wird aber selbst durch die fasziale Mechanik koordiniert.

Zudem sind Faszien dafür verantwortlich, dass Organe ihre anatomische Form bewahren und an knöchernen Strukturen befestigt sein können. Faszien sorgen also für einen guten Zusammenhalt der Organe und sogar für deren physiologische Funktionsweise.

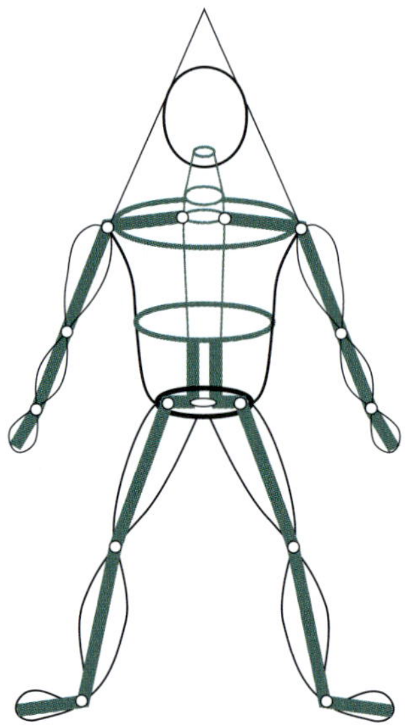

Abb. 5.1 Stützfunktion der Faszien

5.2 Trägerfunktion

Die Faszien sind die tragende Struktur für das Nerven-, Gefäß- und Lymphsystem. Wie unsere anatomische Betrachtung gezeigt hat, sind diese Systeme aufs Engste mit den Faszien verbunden. So bestehen sie nicht nur teilweise selbst aus Faszien, die ihre anatomische Form aufrechterhalten, sondern sind darüber hinaus noch von einer Faszie umhüllt, die ihrerseits mit dichteren Faszien verbunden ist und von ihnen gelenkt wird.

Das Nerven-Gefäß-System ist mit dem Fasziensystem verflochten. Während der Embryonalentwicklung laufen Wachstum und Wanderung des Nerven-Gefäß-Systems parallel und verzahnt mit der Entwicklung des Fasziensystems ab.

Besonders deutlich zeigt sich die tragende Rolle der Faszien im Bereich der Fascia cervicalis profunda, die untrennbar mit dem Plexus cervicalis und den sympathischen Zervikalganglien verbunden ist, sowie am Beispiel der Mesos, die echte Trägerstrukturen für Gefäße und Nerven darstellen.

5.3 Schutzfunktion

Eine grundlegende Funktion der Faszien besteht darin, die physische und physiologische Integrität des menschlichen Körpers zu wahren. Wie wir gesehen haben, sind Faszien auf allen Ebenen des Körpers vorhanden. Sie befinden sich dort zum Schutz der anatomischen Strukturen vor Spannungskräften, Stress, Gewalteinwirkung, denen der menschliche Körper ständig ausgesetzt ist. Um diese Funktion tatsächlich erfüllen zu können, müssen die Faszien besonders anpassungsfähig und je nachdem, welchen Körperabschnitt sie schützen, unterschiedlich gestaltet sein.

Daher sind die Faszien in der Körperperipherie in Zonen stärkster Belastungen dicker und robuster. Das führt zu einem äußerst dicken Faszienüberzug in Gelenkbereichen, vor allem an stabilisierenden Strukturen wie den Bändern. Doch so derb und robust Faszien auch sind, wird es nie zu einer Verhärtung (Rigidität) kommen, die sich nur bei pathologischen Veränderungen zeigt; selbst dann bleibt noch eine gewisse Elastizität erhalten, um den Anforderungen in der betroffenen Zone zu genügen. Bei besonders starker Beanspruchung lässt sich manchmal sogar eine Faszienverdickung feststellen, die Muskelfaserbündel völlig ersetzt. Typische Beispiele für dieses Phänomen sind der sehr kräftige Tractus iliotibialis und die sehr widerstandsfähige Fascia lumbosacralis.

Eine andere Schutzfunktion, auf die wir später noch näher eingehen werden, ist die Stoßdämpferfunktion der Faszien. Wenn Belastungen oder Beanspruchungen zu stark werden, fangen die Faszien die volle Wucht der einwirkenden Kräfte teilweise ab und verhindern so, dass sich Spannungen unkontrolliert auf Muskeln und Organe übertragen und zur Ruptur führen können. Dazu werden Faszien durch Stimulierung ihrer Nervenendigungen aktiviert.

BEDNAR und Kollegen konnten nachweisen, dass das vordere Längsband der Wirbelsäule (Lig. longitudinale anterius) nur eine passive Funktion hat, aber stark innerviert ist. Bei seiner Stimulierung zeigt sich eine intensive neurologische Aktivität.

Im zerebrospinalen Bereich besteht die Funktion der Faszien darin, Gehirn und Rückenmark vor plötzlichen Druckschwankungen und Stößen, die sie schädigen würden, zu schützen. Die Faszien in dieser Region stellen eine bemerkenswerte Anpassungsfähigkeit und Genialität unter Beweis. Da eine einzelne Bindegewebshülle keinen ausreichenden Schutz böte, finden wir hier eine dreifache Faszienhülle in Form der Meningen und zur weiteren Steigerung ihrer Effizienz zwei Puffersysteme, den Liquor cerebrospinalis und ein großes venöses System.

Eine Schutzfunktion üben die Faszien auch in Bezug auf das Gefäß- und Nervensystem aus, die sie nicht nur stützen, sondern bis zu einem gewissen Grad auch vor Kompressionen, Zerrungen oder Schädigungen bewahren. In dem Zusammenhang sei nur daran erinnert, dass die Hauptstämme der Arterien, Venen und Nerven in der Ebene der tiefen Faszien verlaufen und außerdem von Faszienhüllen umgeben (z. B. Canalis adductorius) oder in die stabilsten Abschnitte der Faszien eingebettet sind (z. B. Radix mesenterii).

Wo es um den Schutz lebenswichtiger und verletzlicher Organe geht, umgeben sie Faszien nicht nur als robuste Hülle, sondern bilden zusätzlich eine Zwischenschicht aus sehr weichem und formbarem Fasziengewebe wie dem Fettgewebe (Fettschicht der Nierenkapsel etc.) oder dem lockeren Bindegewebe.

Die Faszienhülle um Organe erhält auch ihre Struktur aufrecht. Dieses Fasziengewebe dringt ins Innere ein, teilt sich dort mehrmals auf und untergliedert das Organ dadurch in einzelne Abschnitte (Kompartimente), die mehr oder weniger deutlich voneinander abgegrenzt sind. Das soll verhindern, dass sich Infektionen von einem Segment zum anderen ausbreiten. Die anschaulichsten Beispiele sind die Segmentierungen der Leber und der Lunge.

5.4 Stoßdämpferfunktion

Faszien können durch ihre Elastizität die auf den Körper einwirkenden Belastungen dämpfen. Die makromolekulare Gitterstruktur der Proteoglykane trägt unter mechanischen Aspekten aktiv zum Zusammenhalt der Gewebe bei.

Proteoglykane wirken stoßdämpfend, indem sie sich wie Schmiermittel bei intensiver und wiederholter Beanspruchung in eine viskös-elastische Substanz umwandeln. Proteoglykane und Hyaluronsäure überziehen die Grundsubstanz mit einer netzartigen Molekülstruktur, lagern sich den Zelloberflächen an, bilden die Interzellularsubstanz, umhüllen Kollagen- und Elastinfasern und dringen in sie ein. Aufgrund ihrer Viskoelastizität stellen sie Puffer dar, die für eine normale Zell- und Gewebefunktion unerlässlich sind. Durch Proteoglykane werden die Form und biomechanische Gewebespannungen aufrechterhalten. Darüber hinaus sind sie an der zellulären Signalübertragung beteiligt.

ZUSAMMENFASSUNG

Funktionen der Proteoglykane

Proteoglykane sind die häufigsten Bestandteile der zellulären und extrazellulären Matrix. Sie gehören unterschiedlichen Proteinfamilien (Glykosaminoglykane, Chondroitinsulfat, Heparansulfat usw.) an und erfüllen sowohl mechanische als auch biologische Funktionen. Während der Zellexpression ist ihre Struktur biologisch weitgehend offen.

Wenn ein Gewebe komprimiert wird, lässt sich ein Konzentrationsanstieg der Proteoglykane in der zellulären Matrix sowie eine Verringerung des Gewebe-pH beobachten. Physiologisch scheint hierbei der pH-Wert eine

Rolle zu spielen, der die Speicherung von Proteoglykanen in Gebieten fördert, in denen sie nur in geringer Konzentration vorliegen.
Das Verhalten von Zellen wird direkt von der biochemischen Zusammensetzung ihrer Grundsubstanz, und zwar insbesondere der Proteoglykankonzentration, beeinflusst. Das ist für die Gewebealterung und gerade im Hinblick auf bestimmte altersbezogene Erkrankungen von großer Bedeutung.
Während der Hirnentwicklung kommt es zur Interaktion zwischen Proteoglykanen und Wachstumsfaktoren. Funktionell spielen Proteoglykane auch bei Hirnläsionen eine Rolle.

Das bestätigen auch die Arbeiten von YAHIA und Kollegen. Sie konnten nachweisen, dass sich die Fascia thoracolumbalis bei wiederholter Belastung wie eine zähflüssige Masse verhält. Diese Viskoelastizität verändert sich mit der Zeit.

Faszien können so die Stärke von Druckbelastungen abschwächen und den Druck in verschiedene Richtungen umleiten, um Organschädigungen zu verhindern. Verstärkt wird ihre Stoßdämpferfunktion noch durch Fettgewebe, das sich in besonders verletzlichen Zonen (perirenales Fett in Umgebung der Nieren, Bauchfett im Bereich des Omentum majus) oder in Zonen mit starker Druckbelastung (insbesondere in der Fossa ischiorectalis) ansammelt.

Bindegewebe und Knochen der unteren Extremitäten bilden ein biomechanisches und funktionelles Knochen-Faszien-Sehnen-System. Zu seinen bindegewebigen Elementen gehören die Fascia lata und die Fascia cruris, der Tractus iliotibialis, die intermuskulären Septen und die Membrana interossea. Ihre Rolle besteht darin, auf die Skelettknochen einwirkende Kräfte und Belastungen zu reduzieren. Der Tractus iliotibialis ist unabhängig von der Fascia lata. Er überbrückt den Trochanter major, ohne an ihm oder am Femurkondylus anzusetzen, und ist in einen Fasziensack aus schräg und horizontal verlaufenden Fasern eingebettet.

5.4.1 Meningen und Liquor cerebrospinalis

Wie bereits erwähnt, kleiden die Meningen die Schädelkalotte und die Wirbelsäule aus, um auf diese Weise Gehirn und Rückenmark zu stabilisieren und zu schützen. Zwischen den Hirnhäuten befindet sich jedoch auch der Liquor cerebrospinalis, der als flüssiges Medium die Stoßdämpferfunktion für das Gehirn übernimmt und es durch den Ausgleich von Druckunterschieden schützt. Er hat zudem eine nährende und Abwehrfunktion.

Der Liquor wird hauptsächlich in den Plexus choroidei gebildet und nur zu einem Anteil von ca. 20 % direkt im Venenparenchym des VIRCHOW-ROBIN-Raums. Resorbiert wird er auf venösem Weg durch die arachnoidalen Zotten und PACCHIONI-Granulationen oder durch den Lymphabfluss aus Nervenscheiden zum Ductus thoracicus. Zur Vasokonstriktion der Hirnvenen kommt es in erster Linie über eine Stimulation von α-Adrenozeptoren durch den Halssympathikus. Die sympathische Innervation der zerebralen Blutgefäße kann einen starken Einfluss auf den Gefäßwiderstand ausüben.

Das Liquorvolumen beträgt beim Erwachsenen 140 $\pm$ 30 ml, davon befinden sich 35 ml in den Ventrikeln, 25 ml im zerebralen Subarachnoidalraum und in den Zisternen, 75 ml im spinalen Subarachnoidalraum.

Der Liquor hat eine ähnliche Zusammensetzung wie Blutplasma und Lymphe, nur die Mengenverhältnisse sind unterschiedlich. Er dient auch als Transportmittel für zahlreiche Hormone und andere Substanzen, deren Bedeutung noch nicht vollständig geklärt ist. Es werden immer wieder neue Hirnsubstanzen entdeckt, die helfen könnten, die Rolle des Liquors besser zu verstehen. LERNIER hat zuletzt eine mit starker Schlafmittelwirkung gefunden.

Innerhalb von 24 Stunden produziert der Organismus 0,5–1 Liter Liquor cerebrospinalis. So hat man Liquorfluktuation beschrieben, bei der sich der Liquor abwechselnd ausbreitet und dann wieder zurückzieht. Mit einer Frequenz von 4/6–8 Zyklen pro Minute könnten diese Bewegungen eine der treibenden Kräfte für den intrakraniellen Mechanismus sein. Ein Zyklus entspricht der Periode zwischen Expansion und Retraktion des Liquors. Die Arbeiten von LALAND-CLARKE beziehen sich dabei auf kontinuierliche Pulsationen in den feinsten Hirnstrukturen, die durch zyklische Wellen einer Frequenz von 10–14 Zyklen pro Minute gekennzeichnet sind. Zwischen intrakraniellem Druck, Hirndurchblutung und zerebraler Autoregulation besteht eine starke wechselseitige Abhängigkeit. Liquorschwankungen

(Fluktuationen) sind ebenfalls mit dem intrakraniellen Druck korreliert.

5.4.2 Kranialrhythmus

Tatsächlich scheint es, als würde dieser Rhythmus von 4/6–8 Zyklen pro Minute eher einen „pathologischen", mit einem stressbedingten Sympathikotonus aufgrund unserer modernen Lebensweise verbundenen Zustand anzeigen. In primitiven Gesellschaften liegt der Kranialrhythmus bei ca. 2,5 Zyklen pro Minute. Man könnte diese Frequenz folglich als Ausdruck eines Gleichgewichtszustands betrachten. Wir können den Rhythmus spüren, wenn wir unsere Hände auf den Schädel legen.

FRYMANN hat herausgefunden, dass sich die Schädelknochen unabhängig von der Thoraxatmung bewegen. Mit einem Messgerät am Kopf konnten HEIFETZ und WEISS nachweisen, dass eine Schädelausdehnung mit einem intrakraniellen Druckeinstieg einherging. Bei Bewegungen der Schädelknochen verändern sich die Membranspannungen.

KOSTOPOULOS und KERAMIDES untersuchten Leichen und stellten fest, dass sich die Falx cerebri um 1,44 mm verlängerte, wenn sie die Schläfenbeine anhoben, und um 1,08 mm, wenn sie die Scheitelbeine anhoben. Bei Kompression der Sutura sphenooccipitalis verkürzte sich die Hirnsichel um 0,33 mm, während sie sich bei der Druckentlastung um 0,28 mm verlängerte. Diese Ergebnisse wurden durch die Arbeiten von Michael und Kollegen bestätigt.

Die kranialen Druckwellen liefern wichtige Hinweise auf die Hirndurchblutung und sind eng mit der dynamischen Autoregulation verbunden. Sie dürfen nicht nur als pathologisch angesehen werden, sondern auch als physiologische Wellen, die mit dem kardialen vegetativen Nervensystem, der Atmung und dem Schlaf zusammenhängen. LEMAIRE spricht von intrakraniellen Druckwellen. Die intrakraniellen Druckwellen setzen sich aus schnellen (Puls-, Atemfrequenz) und langsamen Wellen zusammen. Mit einer Frequenz von $8–50 \times 10^{-3}$ Hz (B-Wellen), $\leq 8 \times 10^{-3}$ Hz (Infra-B-Wellen) und $50–200 \times 10^{-3}$ Hz (Ultra-B-Wellen) handelt es sich um langsame Wellen vaskulären Ursprungs, die zum Teil auch physiologisch sein können. Vermutlich werden sie durch neuronale Schrittmacher oder ein kreisendes Phänomen zerebraler Autoregulation erzeugt. Diese Wellen hängen mit den langsamen arteriellen Druckwellen, biologischen Rhythmen, mit der Biomechanik und der Vasomotorik im Schädelinneren zusammen. Als pathologisch gelten die Infra-B-Wellen, weil sie schwere Komplikationen hervorrufen können, indem sie den Hirndruck verändern oder eine Herniation verursachen. NEWELL und Kollegen vermuten, dass Schwankungen des Ventrikeldrucks und der Fließgeschwindigkeit in der A. cerebri media durch rhythmische Veränderungen des Gefäßdurchmessers und damit verbundene Schwankungen des zerebralen Blutvolumens verursacht werden. Sie betrachten daher die B-Wellen als physiologisch.

PONCELET und Kollegen konnten eine pulsatile Bewegung des Hirnparenchyms nachweisen. Wie ihre Studien belegen, kommt es während der Systole zu einer einfachen Verlagerung und während der Diastole zur Rückkehr in die Normalposition. Das bedeutet, dass sich das Mittelhirn und der Hypophysenstiel mit einer Geschwindigkeit von ca. 2 mm/s ins Foramen occipitale absenken, wobei gleichzeitig eine Kompression des dritten Ventrikels und des medialen Thalamus erfolgt. FEINBERG und MARK postulieren, dass sich Liquorpulsation und Hirnbewegung durch die Aufweitung (expansive Kraft) der Plexus choroidei erklären lassen. LUMSDEN und Kollegen haben an Oligodendrozyten der Milz eine rhythmisch pulsierende Bewegung nachgewiesen.

GREITZ und Kollegen konnten zeigen, dass sich das Nervengewebe synchron zur Herzsystole bewegt; die Bewegung ist durch eine medial-dorsale Bewegung der Basalganglien nach kaudal und eine anterior-posteriore Bewegung der Brücke (Pons) gekennzeichnet. Das ergibt eine kolbenartige Bewegung des Gehirns, von der manche Autoren meinen, sie sei die treibende Kraft für die Ventrikelkompression und induziere den intraventrikulären Liquorfluss.

Die Schwingungen setzen sich im Rückenmark weiter fort. LEVY und Kollegen wiesen nach, dass sich das Rückenmark um $12,4 \pm 2,92$ mm/s bewegt. Bei Patienten mit Rückenmarkkompression zeigten sich kleinere Bewegungsausschläge von $2,12 \pm 1,69$ mm/s. Daraus folgerten die Autoren, dass die pulsierenden Bewegungen des Rückenmarks mit den rhythmischen Hirnbewegungen zusammenhängen.

Die rhythmischen Hirnbewegungen und Liquorschwankungen waren der Ausgangspunkt für die Theorie, dass der Liquor auch in den Faszien fließe und deren rhythmische Bewegungen auslöse. Tatsächlich scheint es jedoch keine direkte Verbindung zwischen dem Liquor und der peripheren Flüssigkeit besonders im Bereich der Nervenwurzeln zu geben.

RYDEVIK und Kollegen fanden nach der Injektion von H-Methylglykose (intravenös oder direkt in den Liquor cerebrospinalis) folgende Isotopenverteilung:

- Nervenwurzeln: 58 % der Isotopen gelangten über den Liquor, 35 % über die Wandgefäße zu den Nervenwurzeln.
- Periphere Nerven: 95 % gelangten über die intramuralen Gefäße dorthin, aber nichts über den Liquor.

Demnach werden die Nervenwurzeln größtenteils über den Liquor, die peripheren Nerven dagegen fast ausschließlich über die Gefäße ernährt. Ein direkter Liquorzugang zu den peripheren Nerven konnte objektiv nicht nachgewiesen werden.

Sobald die Hirn- und Spinalnerven aus den knöchernen Öffnungen von Schädel und Wirbelsäule nach außen ziehen, umhüllt sie ein Bindegewebe, in dem Lymphe fließt. Auf diese Weise hätten die Meningen enge nachbarschaftliche Beziehungen zu den Lymphräumen. Dabei handelt es sich jedoch nicht um einen direkten Übergang, sondern um eine einfache Infiltrierung oder ein Durchsickern aufgrund der räumlichen Nähe. Dies erscheint logisch, denn bei einer direkten Verbindung zwischen Liquor und Peripherie bestünde die Gefahr, dass Infektionen und Krankheitserreger aus der Peripherie über zahlreiche Eintrittspforten ins Gehirn eindringen könnten. Dass der Austausch mittels Diffusion erfolgt, stellt – ähnlich wie in vielen anderen Regionen des Körpers – einen Sicherheitsmechanismus dar.

Blut-Liquor-Schranke

Die Dura mater besteht von außen nach innen aus einer Fibroblastenschicht, einer einfachen Epithelschicht als Zwischenlage und Zellschichten im Inneren, die kein extrazelluläres Kollagen und nur wenige „tight junctions" enthalten. Die Arachnoidea besteht aus einer Außenschicht sehr dicht gepackter Zellen mit zahlreichen, festen „tight junctions" ohne extrazelluläres Kollagen. Wegen dieser Struktur wird die Arachnoidea als morphologische und physiologische (Blut-Liquor-)Schranke zwischen dem Blutkreislauf der Dura mater und dem Liquor cerebrospinalis im Subarachnoidalraum angesehen. Ihre Innenseite ist durch eine Lamina basalis charakterisiert. Diese Zellschicht besitzt zahlreiche Mitochondrien und ist über eine Desmosomenschicht in der Unterfläche der Arachnoidea verankert.

Das äußere parietale Blatt der Arachnoidea ist für den Liquor cerebrospinalis undurchlässig. Durch leptomeningeale Bälkchen (Trabekel) wird der Subarachnoidalraum unterteilt und eine Verbindung zwischen Arachnoidea und Pia mater hergestellt. Mit den Arterien ins Gehirn ziehende Faserzüge der weichen Hirnhäute (Leptomeninx) unterstützen die Drainage der interstitiellen Flüssigkeit, die wichtig und ein wesentlicher Aspekt bei Entzündungsreaktionen ist. Leptomeningeale Zellen, die sich zu Kanälchen in den Granulationes arachnoideales umbilden, ermöglichen die Liquordrainage in die venösen Sinus (ausführlichere Darstellung der Meningen Kap. 2).

Der Liquor steht folglich in gleicher Weise mit der extrazellulären Flüssigkeit in Verbindung wie diese mit der intrazellulären Flüssigkeit. Diese Kommunikation findet, egal auf welcher Ebene, per Diffusion oder über einen aktiven Transportmechanismus statt, jedoch niemals direkt. So unterschiedlich ihre chemische Zusammensetzung ist, halten diese Flüssigkeiten jedoch stets den Kontakt zueinander und gewährleisten so eine Kontinuität und ständige Kommunikation innerhalb des gesamten Organismus.

5.5 Die Rolle in der Hämodynamik

Gefäß- und Lymphsystem sind untrennbar mit dem Fasziensystem verbunden. Den Rückstrom von Blut und Lymphe in den Venen und Lymphbahnen fördert jedoch keine vergleichbar kräftige Pumpe wie das Herz, das Blut auswirft und ansaugt und es im arteriellen System durch den Körper pumpt. Arterien haben überdies feste, kaum verformbare Wände, während Lymphgefäße und Venen sehr schlaff sind und leicht kollabieren können. Aus diesem Grund sind sie mit Klappen ausgestattet, die den Rückstrom zum Herzen zwar erleichtern, jedoch nicht allein bewältigen können.

Die Fascia superficialis unterteilt das venöse System in oberflächliche und tiefe Venen, die über ein Fasziensystem miteinander verbunden sind. Aus den oberflächlichen fließt das Blut zu den tiefen Venen. Der venöse Rückstrom hängt nicht nur von den Klappen, sondern auch von der thorakoabdominalen und der peripher-venösen Pumpwirkung, also von den Faszien ab. Faszien ergänzen daher die zentrale (Herz-)Pumpe und erleichtern den Rückstrom. Man könnte sie als periphere Pumpen bezeichnen, die das Blut und die Lymphe zum Herzen befördern. Gehen spielt eine wichtige Rolle beim venösen Rückstrom. Da die V. saphena oberflächlich zwischen zwei Faszien verläuft, steht zu vermuten, dass ihr Gefäßlumen und die Hämodynamik von den Muskelkontraktionen beeinflusst werden.

Wir sehen, dass sich Faszien ununterbrochen mit einer Frequenz von 4/6–8 Zyklen/min bewegen. Diese Kontraktionen wirken wie eine Pumpe, die die Flüssigkeiten vorwärtstreibt. Anzumerken ist, dass die Lymphe durch aufeinanderfolgende Kontraktionen der Klappensegmente in den Lymphgefäßen weitertransportiert wird. Der Lymphtransport erfolgt durch Kontraktionswellen mit einer Frequenz von 10–12/min. Das entspricht genau der Bewegungsfrequenz der Faszien, aber schließlich bestehen die Lymphgefäße ja im Grunde aus Faszien. Dieser feine Mechanismus wird noch durch Muskelkontraktionen verstärkt, die von den Faszien weitergeleitet werden.

Im Kapitel über die Anatomie der Faszien haben wir gesehen, dass Faszien nicht aus kontinuierlich parallel verlaufenden Bändern bestehen, sondern aus unterschiedlichen Schichten, die schräg, rechtwinklig oder kreisförmig angeordnet sind. Wegen der unterschiedlichen Faserausrichtung könnte man sagen, dass Faszien im Allgemeinen spiralförmig aussehen. Wenn sie sich zusammenziehen (Kontraktion), werden sie die umhüllten Strukturen daher wie einen Wischlappen, den man auswringt, zusammendrücken, um die Flüssigkeiten herzwärts zu befördern.

Wenn Faszien den (venösen) Rückstrom antreiben, können sie ihn ebenso auch behindern. Es ist leicht vorstellbar, dass eine Faszie, die selbst unter zu hoher Spannung steht, das Gefäßsystem in ihrem Gebiet ständig komprimiert. In dem Fall bewirkt sie eine Obstruktion, die Stauungen begünstigt.

Lymphgefäße und Venen durchbohren die Faszien im Bereich ringförmiger Strukturen, die mehr oder weniger starr sind, um die „Röhren" nicht einzuengen. Wenn an diesen Stellen zu starke Spannungen auftreten, werden die Gefäße jedoch regelrecht abgeschnürt.

5.6 Abwehrfunktion

Das Bindegewebe ist maßgeblich an der Wiederherstellung der normalen Abwehrfunktionen des Organismus beteiligt. Die Abwehrfunktion des Bindegewebes stellt sicherlich einen wesentlichen Wirkmechanismus der Faszien dar. Der Kampf gegen Krankheitserreger und Infektionen beginnt auf der Ebene der Grundsubstanz, dank eines lokalen Mechanismus, noch bevor die allgemeine Abwehr eingreift. Von diesem lokalen Abwehrkampf hängt es ab, ob sich der Krankheitserreger ausbreitet – und die Gesundheit des Organismus erhalten bleibt.

Die Abwehrvorgänge sind durch vier zelluläre Phasen gekennzeichnet:

- Zunächst formiert sich um die Eintrittspforte der Noxe ein Bollwerk von Histiozyten.
- Daran schließt sich sofort die Mikrophagen-Phase an (Lokalreaktion mit passiver Beteiligung des Organismus).
- In der darauffolgenden Makrophagen-Phase setzt eine aktive Mitarbeit des gesamten Körpers ein.
- Den Abschluss bildet das lymphozytäre Stadium (mit Ausschaltung der Infektion und Übergang zur Chronizität).

Die Makrophagen-Phase wird durch einen monozytären Faktor ausgelöst. Wenn dieser fehlt, ist sie abgeschwächt bis völlig unwirksam. Die ersten lokalen Abwehrreaktionen werden durch eine Reihe von Gewebshormonen (z. B. Prostaglandine, Leukotriene, Interferone) gesteuert. Die Phasen, in denen Histiozyten und Mikrophagen auftreten, werden nicht nur durch biochemische, sondern auch biophysikalische Veränderungen eingeleitet. Dazu zählt die plötzliche Verschiebung des pH-Werts am Ort der Schädigung in Richtung eines sauren Milieus (Azidose), die für Veränderungen der Zellmembranen verantwortlich ist.

Dagegen führt die plötzliche Veränderung der biophysikalischen Situation am Ort der Schädigung zu einer Sofortreaktion, die eine erste Abwehrreaktion in Gang setzt, um die Ausbreitung der Entzündung unmittelbar zu begrenzen. Diese Reaktion läuft in zwei Phasen ab:

- Große Retikulumzellen lösen sich aus ihrem Grundverband. Ihre Freisetzung in Form mononukleärer Histiozyten erleichtert die Errichtung eines Schutzwalls um den Invasionsherd.
- Mit einer veränderten Durchlässigkeit der Kapillarwände beginnt das mikrophagische Stadium.

Diese Abwehrphänomenen werden davon begleitet, dass Serum in die umliegenden Gewebe austritt und eine Schwellung entsteht. Die Ödembildung ist nicht, wie man früher annahm, negativ für den Abwehrprozess, sondern im Gegenteil: Sie trägt dazu bei, dass die schädliche Substanz verdünnt wird und dass Immunglobuline, die aufgrund früherer Antigenkontakte im Serum vorhanden sind, bereits lokal eingreifen können.

Der Abwehrmechanismus beginnt wie gesagt auf der Ebene der Grundsubstanz. Diese ist über Kapillaren mit den endokrinen Drüsen und über freie vegetative Nervenendigungen mit dem Zentralnervensystem verbunden. Beide Regelkreise werden vom Hirnstamm aus gesteuert. Die Grundsubstanz kann also über freigesetzte Substanzen (wie Interleukine, Prostaglandine, Interferone, Proteasen) direkt die höheren Regulationszentren beeinflussen und einen wechselseitigen Informationsfluss zwischen Kapillaren, vegetativen Nervenfasern und den frei beweglichen Bindegewebszellen der Grundsubstanz (Makrophagen, Leukozyten, Monozyten) etablieren. Dadurch entsteht eine umfassende humorale Vernetzung. Der Vorteil der vernetzten Systeme beruht auf ihrer größeren Anpassungsfähigkeit und Effizienz.

Der Organismus ist bestrebt, sein inneres Milieu (Homöostase) mit Hilfe der Regelsysteme aufrechtzuerhalten. In der Biologie und in der Medizin schließen Ursache und Wirkung einander nicht aus, sondern beeinflussen sich gegenseitig.

Entwicklungsgeschichtlich ist die Grundsubstanz älter als das Nervensystem und das humorale System. Infolgedessen untersteht ihr Auf- und Abbau einem vergleichsweise primitiven Zellverband, der Verbindung von Fibrozyten und Makrophagen. Bei Bedarf können die Fibrozyten innerhalb weniger Sekunden reagieren, um Proteoglykane und Struktur-Glykoproteine in ausreichender Menge und Qualität zu synthetisieren, die dann von den Makrophagen phagozytiert werden. Mit zunehmender Veränderung sezernieren die Fibrozyten eine geformte, aber nicht physiologische Grundsubstanz. Unter dem Einfluss dieser Grundsubstanz können alle zellulären Elemente zum Ausgangspunkt für chronische Erkrankungen und Tumoren werden (**HEINE**).

Andere Substanzen sind gleichfalls an der Abwehrfunktion der Grundsubstanz beteiligt. Proteoglykane und Glykosaminoglykane stellen die erste Linie der primitiven Abwehr dar. Sie bilden ein viskös-elastisches System, das unter Energieverbrauch Stöße abfedert. Wodurch die Struktur der Glykosaminoglykane kontrolliert wird, ist nicht genau bekannt; sie scheinen jedoch die Eigenschaften von Proteoglykanen nach unterschiedlichen biologischen Anforderungen modifizieren zu können.

SELYE betrachtet das Bindegewebe als Regelgröße des Stress-Syndroms. Das Stress-Syndrom führt durch Verlust der Anpassungsfähigkeit und -energie zur frühzeitigen Alterung des Organismus. Die Rolle, die das Bindegewebe bei der Abwehr spielt, lässt sich anhand der Funktionen des Peritoneums und des Omentum majus veranschaulichen. So bestehen die Hauptfunktionen des Peritoneums darin, Reibung zu verringern, Fett zu speichern (im Omentum majus) und Infektionen abzuwehren. Bei Infektionen im Bauchraum neigt das Omentum majus (aus unbekannten Gründen) dazu, sich in Richtung der Infektionsstelle zu verziehen, den Herd eng zu umschließen und die lokale Blutversorgung zu verbessern. So kann es mithelfen, eine Ausbreitung der Infektion zu verhindern.

Nach heutigem Kenntnisstand scheint das Immunsystem erst nach der Grundsubstanz aktiv zu werden. Die Grundsubstanz stellt somit die erste Barriere der Abwehr dar.

5.7 Die Rolle bei Kommunikation und Austausch

Das Bindegewebe – und damit auch die Grundsubstanz – steht in engem Kontakt zu den Zellelementen des menschlichen Körpers. Blut-, Lymphgefäße und Nerven enden in der Grundsubstanz und setzen sich nicht weiter in die Zelle hinein fort. All diese Systeme führen der Grundsubstanz Nährstoffe und Informationen aus der Peripherie zu und nehmen Abbauprodukte des Stoffwechsels und Informationen aus der Zelle wieder mit. Zellen sind von extrazellulärer Flüssigkeit umgeben, über die sie mit der Grundsubstanz im Austausch stehen. Wie wir gesehen haben, dient das dazu, eine erste Abwehrbarriere zum Schutz der Zelle zu errichten.

Sobald die Grundsubstanz überfordert ist, kann die Zelle selbst von Krankheitserregern angegriffen werden und ein degenerativer und krankmachender Prozess beginnen. Über ihre Abwehrfunktion hinaus befindet sich die Grundsubstanz jedoch in ständiger Kommunikation mit der Zelle: Sie versorgt sie mit allen funktionellen Elementen, die sie benötigt, und transportiert in umgekehrter Richtung Stoffwechselprodukte sowie Informationen aus der Zelle heraus.

Das Bindegewebe wird als in sich geschlossener Komplex betrachtet, der speziell die Parenchymzellen umgibt, ihr Überleben ermöglicht und sie auch steuert. **BORDEU** hat bereits 1767 darauf hingewiesen, dass das Bindegewebe nicht nur als Füll- und Stützelement fungiert, sondern auch die Organe steuert und nährt sowie gleichzeitig die Aktivitäten von Gefäßen und Nerven vermittelt. Das Bindegewebe ist also ein Bindeglied zwischen dem Parenchym und den Gefäß-Nerven-Bündeln.

Dieser Austausch mit der Zelle erfolgt durch:

- Diffusion
- einen osmotischen Gradienten
- einen aktiven mesothelialen Prozess.

Die Glykokalix, eine dünne Schicht aus Polysacchariden an der Zelloberfläche, bildet das funktionelle Zwischenstück zwischen dem Inneren der Zelle und ihrer Umgebung (➤ Abb. 5.2).

Sie entspricht einer aufnehmenden (rezeptiven) Zellhülle, die über Glykosaminoglykane und Proteoglykane die Verbindung zwischen dem intrazellulären Milieu und der Grundsubstanz herstellt. Bei Störungen der Grundsubstanz können sich die Glykoproteine der Glykokalix oder das Verhalten der Zelle verändern.

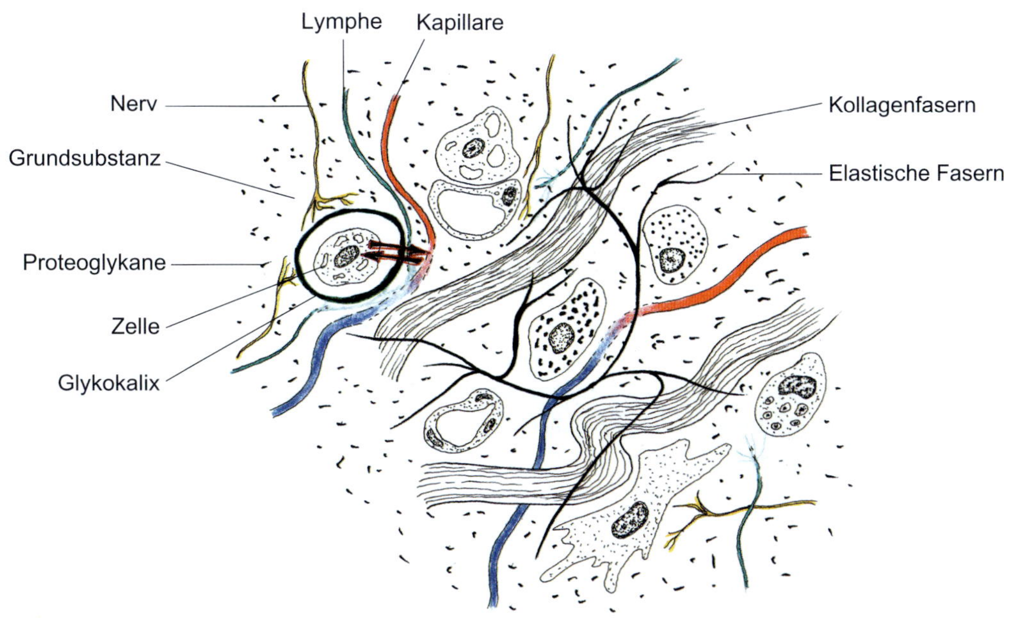

Abb. 5.2 Der Austausch zwischen Zellen und Bindegewebe

Es gibt Bindungsproteine wie Fibronektin, Laminin oder Chondronektin, die als Vermittler zwischen der Zelloberfläche und der Grundsubstanz fungieren. Fibronektin ist am Wachstum, an der Mobilität und der Differenzierung der Zellen beteiligt. Es greift ein, wenn sich Zellen in der Grundsubstanz festsetzen wollen und verhindert so deren Überlagerung. Das kürzlich entdeckte Glykoprotein Tenasin könnte an Zellinteraktionen beteiligt sein. Die Expression von Fibronektin ist direkt mit Fibronektin-Rezeptoren, insbesondere TGF-β1 verbunden.

In Vesikeln der Mastzellen und basophilen Granulozyten ist Heparin gespeichert, das je nach Bedarf freigesetzt werden kann und an allen Steuerungsphänomenen in der Grundsubstanz beteiligt ist:

- Regulierung der Lipolyse und der frei im Blut zirkulierenden Lipoproteine
- Stimulierung der Lymphozytenaggregation
- Aktivierung von Proteinkinasen in Muskelzellen
- Förderung der Neubildung von Grundsubstanz, indem Heparin in die Kollagensynthese und die Polymerisation der Kollagenfibrillen eingreift.

Heparin ist auch am transmembranären Transport beteiligt und entfaltet intrazellulär seine Wirkung. Die Basalmembranen, die einer bestimmten Form von Grundsubstanz entsprechen, sind unverzichtbar für ein geordnetes Epithelwachstum. Sie bedecken SCHWANN-Zellen, terminale Axone, gestreifte und glatte Muskelzellen sowie Myokardzellen. Veränderungen der Basalmembranen können zum Ausgangspunkt für Organläsionen werden.

Durch ihren hohen Vitamin-C-Gehalt scheinen sie die mit Entzündungsprozessen verbundenen ionischen Radikale zu binden. Dadurch wird verhindert, dass sich Entzündungen vom Bindegewebe ins Epithel ausbreiten.

Zur Ernährung des Parenchyms strömt ein flüssiges Sekret durch Kanälchen der Kapillarmembran zur Zellmembran. Dort hält sich die mit Stoffwechselprodukten befrachtete Flüssigkeit für die Parenchymzellen bereit. Danach mündet sie, mit Produkten des Zellstoffwechsels beladen, in die zahlreichen Lymphgefäße im Bindegewebe.

5.8 Biochemische Funktion

Dank der Untersuchungen von BOURDINAUD (den Arbeiten von URRY zu seinen Forschungen anregten) zu den biochemischen Auswirkungen, die Handgriffe der Osteopathen auf das menschliche Bindegewebe haben können, wissen wir heute, wie sich die Elastin-, Retikulin- und Kollagenfasern verhalten.

Die auch als Biopolymere bezeichneten Fasern der faszialen Matrix können sich zusammenziehen, wenn ein – bezogen auf ihre biomolekulare Zusammensetzung – unphysiologisch hoher Druck auf sie einwirkt, und wieder zur ursprünglichen Länge zurückkehren, sobald im interstitiellen Milieu wieder ein physiologischer Druck herrscht.

Ihr Zusammenziehen (Retraktion) beruht darauf, dass sich Wassermoleküle der faszialen Matrix unter dem starken Druck wie „Wasserkäfige" um die hydrophoben (wasserabweisenden) Pole der Fasern anordnen. Wenn der übermäßige Druck auf die fasziale Matrix wegfällt oder sich auf ein physiologisches Niveau reduziert, wird eine Umkehrung, also Rückkehr zur ursprünglichen Länge, dadurch möglich, dass sich zwischen den Wassermolekülen der faszialen Matrix und den hydrophilen (wasseranziehenden) Polen der Fasern Wasserstoffverbindungen bilden.

Für diese Reaktionen ist ein minimaler Energieaufwand erforderlich, und sie laufen immer dann ab, wenn das Milieu durch Energie beeinflusst wird. In diesem Zusammenhang ist es wichtig zu präzisieren, dass alle Formen von Energie – Licht- (photonische), Wärme- (kalorische), chemische, elektrische und elektromagnetische Energie – imstande sind, den Vorgang der Retraktion von Biopolymeren umzukehren. Allerdings ist mechanische Energie noch fünffach stärker als die anderen Energiearten.

Ein elektrischer Reiz kann demnach in Proteinen mechanische Energie, Arbeit erzeugen. Dieser universell gültige Mechanismus bewirkt, dass sich Biopolymere zusammenziehen bzw. wieder zur ursprünglichen Länge zurückkehren. Er liegt den meisten bioenergetischen Transformationen zugrunde.

Das bedeutet, dass anatomische Strukturen, wie die reziproken Spannungsmembranen (Dura mater spinalis, Dura mater cranialis), Ligamente, Gelenkkapseln, Sehnen, Aponeurosen, Knorpel, also letztlich alle Bindegewebe des menschlichen Körpers imstande sind, sich unter erhöhtem Druck minimal (im Mikron-, Nanometer- oder Angströmbereich) zusammenzuziehen und sich wieder zu entspannen, wenn der Umgebungsdruck wieder physiologisch wird.

Diese wissenschaftlichen Erkenntnisse bestätigen eindrucksvoll die Theorie unserer Lehrmeister, dass osteopathische Behandlungen den zellulären Stoffwechsel beeinflussen, wie sie immer wieder unterstrichen haben.

KAPITEL

6 Faszienmechanik

Die Funktion der Faszien (hier als Faszienmechanik bezeichnet) spielt eine wesentliche Rolle für das reibungslose Funktionieren des Körpers und die Aufrechterhaltung seiner Unversehrtheit. Obwohl sie als Ganzes zu betrachten sind, beschreiben wir zum besseren Verständnis zunächst die lokalen, dann die allgemeinen Mechanismen der Faszienmechanik (➢ Abb. 6.1).

6.1 Lokale Mechanismen

Auf lokaler Ebene zeigen sich die vielfältigen Funktionen der Faszienmechanik, die von ihrer Aufhänge- und Schutzfunktion über Zusammenhalt (Kohäsion) und Abgrenzung (Separation) bis zu Stoßdämpfung und Druckabschwächung reichen.

6.1.1 Aufhänge- und Schutzfunktion

Aufhängung

Die Bedeutung der Faszienaufhängung ist am deutlichsten an den inneren Faszien zu erkennen, den Mesos, Ligamenten oder Faszien im engeren Sinn. Die Aufhängung oder Befestigung an bestimmten Strukturen gewährleistet den inneren Zusammenhalt, da sie jedes Organ an seinem Platz hält. Sie ist fest, aber in den meisten Fällen nicht zu stark (fixiert), so dass die Organe dank der elastischen Aufhängungen immer eine gewisse Mobilität behalten. Dieser Bewegungsspielraum ist nötig, damit sie sich an unterschiedliche Belastungen anpassen können, ermöglicht aber im allgemeineren Zusammenhang der körperlichen Beweglichkeit auch die vollständige Entfaltung von Funktion und Physiologie.

Die Faszienaufhängung kommt nicht nur in Körperhöhlen, sondern auch in der Peripherie des menschlichen Körpers zum Tragen. Über Faszien, Aponeurosen oder Ligamente gibt sie jedem Muskel, Gelenk und dem Gefäß-Nerven-System Halt. Die Faszien, die Gefäße, Nerven, Muskeln und Gelenke umhüllen und deren Anheftungsstellen bilden, sind als peripheres Fasziensystem selbst an knöchernen Fixierungspunkten verankert. Das erlaubt ihnen, die anatomische Form der gestützten Strukturen aufrechtzuerhalten (➢ Abb. 6.2).

Ein guter und damit im weiteren Sinn auch physiologischer Funktionszustand des Körpers hängt von unversehrten Knochenstrukturen ab. Ein Knochen allein kann gar nichts tun, sondern ist funktionell bezüglich seiner Integrität und Beziehung zu anderen Knochen gänzlich auf die Anheftungsstrukturen angewiesen, die ihn mit benachbarten knöchernen Strukturen verbinden. Während Knochen also nur das Gerüst, die Verankerung darstellen, sorgen Weichteile/Bindegewebe für die Erhaltung der Funktion und des Zusammenhalts. Daraus ergibt sich eine unauflösbare wechselseitige Beziehung zwischen Knochen und Bindegewebe, also zwischen Struktur und Funktion sowie zwischen Funktion und Struktur.

Die Aufhängefunktion der Faszien variiert von Zone zu Zone. Auch die Fasziendehnbarkeit ist regional unterschiedlich. Die Dehnbarkeit von Sehnen entspricht beispielsweise nur einem Zehntel der Hautdehnbarkeit, weil Sehnen aus parallel angeordneten Typ-I-Fasern bestehen, während in der Haut alle Fasertypen vorhanden sind und die Faserbündel in alle Richtungen verlaufen. Die

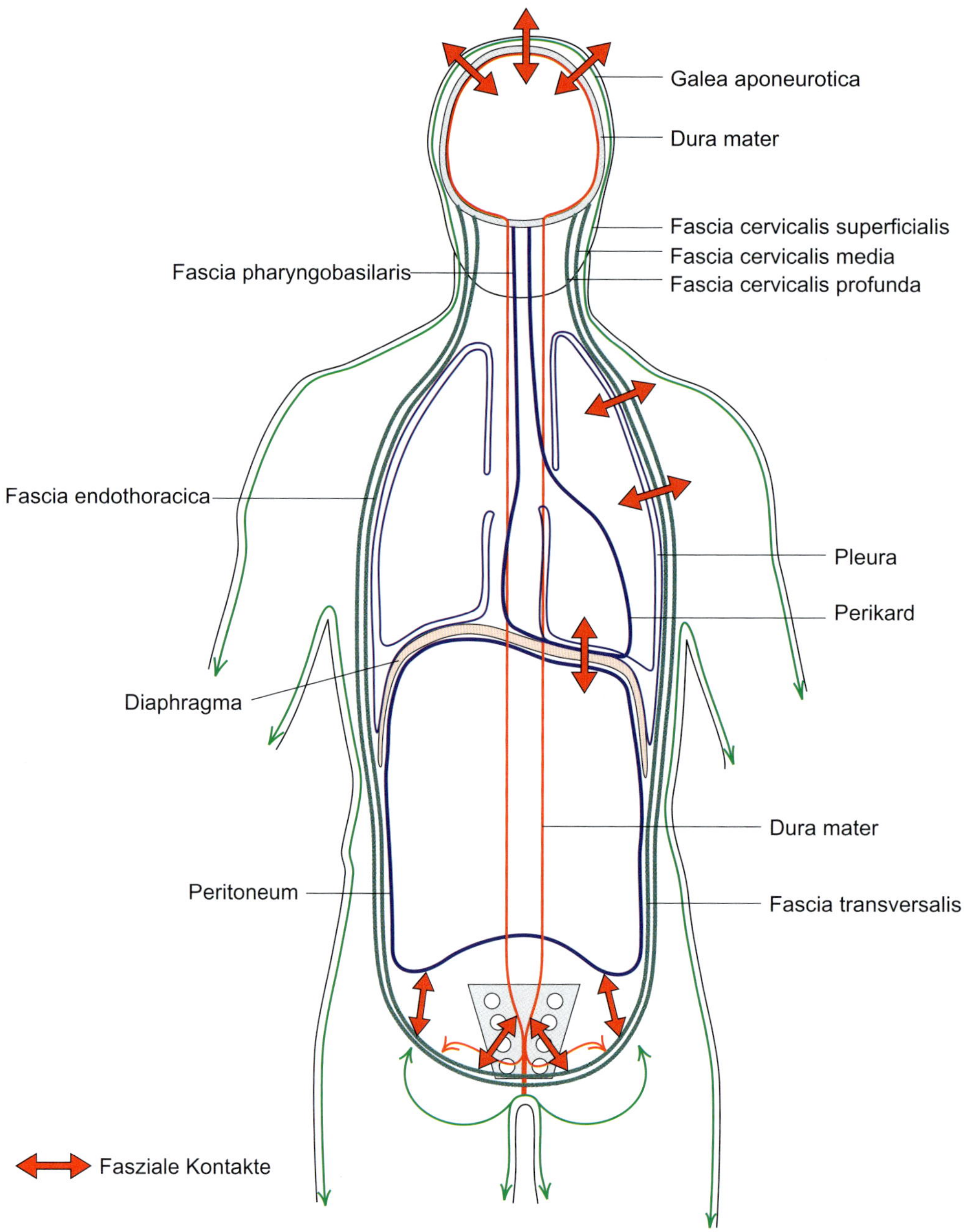

Abb. 6.1 Faszienmechanik

organspezifische Dicke von Kollagenfasern nimmt im Alter zu, die Elastizität von Faszien verringert sich dagegen im Laufe des Lebens. Belastungen, denen Faszien ausgesetzt waren, führen zu Verdickungen, Verkürzungen und Verkalkungen.

Übrigens zeigt die Faszienaufhängung eine bemerkenswerte Anpassungsfähigkeit an die jeweiligen Umstände. So kann sich der Uterus in der Schwangerschaft stark aufweiten, ohne dass die Verlängerung bzw. Dehnung der uterinen Ligamente Schmerzen auslöst. Der Uterus vergrößert sich aber nicht nur, sondern steigt in die Bauchhöhle hoch. Das hat eine Dehnung von Faszien in der Abdominalwand zur Folge, die ebenfalls nicht schmerzhaft ist. Während Faszien unter anderen Umständen mit einer Verdickung oder Verkalkung auf Spannung und Stress reagieren, geschieht bei einer Schwangerschaft nichts dergleichen. Nach der Entbindung normalisiert sich der Zustand allmählich wieder, denn der Uterus zieht sich zusammen, um zum früheren Tonus und seiner

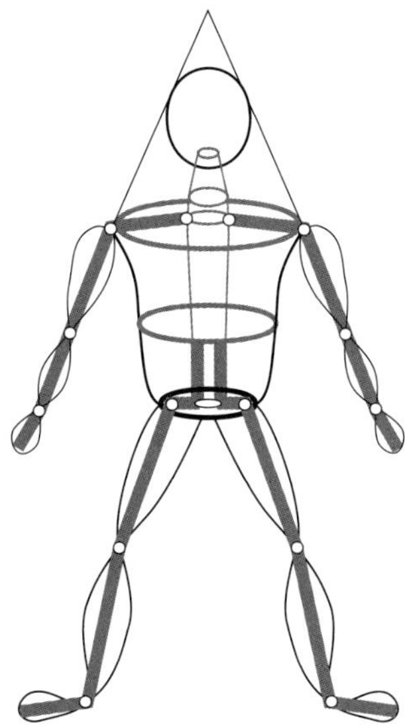

Abb. 6.2 Fasziale Aufhängung

alten Elastizität zurückzufinden. Das ist so programmiert, als hätten Faszien den Mechanismus im „Gedächtnis“ gespeichert.

Betrachten wir ein zweites Beispiel: Adipositas kann als pathologischer Zustand gesehen werden. Manche Menschen nehmen enorm an Gewicht zu, wobei sich überall im Körper das Fettgewebe vermehrt. Die beachtliche Volumenzunahme führt automatisch zu einer Dehnung der Faszien. Doch sobald die Betroffenen ihr Gewicht reduzieren, vor allem wenn sie allmählich und nicht radikal abnehmen, gewinnen die Faszien in den meisten Fällen ihren normalen Tonus und ihre Elastizität zurück. Auch das ist ein bemerkenswertes Beispiel für die Adaptationsfähigkeit der Faszien.

Noch ein drittes Beispiel: Die Niere steckt in einer Art Fasziensack (Nierenkapsel), der an Bändern und der Nierenarterie hängt. Wenn die Aufhängung erschlafft und nachgibt, kann es zur Nierensenkung (Ptose) oder Wanderniere kommen, während die Nierenarterie überdehnt wird. Wenn sich die Niere durch eine osteopathische Manipulation wieder in ihre natürliche Position bringen lässt – vorausgesetzt dies erfolgt rechtzeitig –, ist nach einiger Zeit festzustellen, dass die Niere sich wieder in ihrer Loge stabilisiert und der Tonus ihrer Aufhängungsstrukturen sich normalisiert hat.

Faszien sind bemerkenswert formbar. So passen sie sich auf Dauer an alle Belastungen an, denen sie ausgesetzt sind, können aber auch zu ihrem ursprünglichen Zustand zurückfinden. Voraussetzung ist allerdings, dass sie rechtzeitig Hilfe von außen erhalten.

Schutzfunktion

Um die physische und physiologische Integrität des menschlichen Körpers zu wahren, haben Faszien nicht nur eine Halte- und Stützfunktion, sondern stellen einen Schutzmechanismus dar. Diese Schutzfunktion kommt in den Eigenschaften der Faszien zum Ausdruck: ihrer Festigkeit, aber auch ihrer Kontraktilität und Elastizität.

Wahrung der anatomischen Integrität

Die Widerstandsfähigkeit von Faszien erlaubt es ihnen, die normale anatomische Struktur der verschiedenen Körperteile aufrechtzuerhalten und zur Formbeständigkeit der Organe beizutragen. Diese Aufgabe erfüllen die Faszien jedoch nicht nach einem starren Muster, sondern mit einer Anpassungsfähigkeit, die je nach Körperregion sehr unterschiedlich ist.

So weisen Faszien, die z. B. die Leber oder die Nieren umhüllen oder die Arterienstruktur aufrechterhalten, trotz einer gewissen Elastizität einen wesentlich höheren Tonus als Faszien im Bereich von Magen und Darm, der Venen oder der Harnleiter auf. Letztere sind Form- und Druckschwankungen unterworfen, die vom jeweiligen Füllungsgrad abhängen. Sie müssen ihren Spannungszustand also ständig in viel größeren Toleranzbereichen anpassen. Das erfordert einen anderen Aufbau mit einer großen Anzahl von Retikulin- und elastischen Fasern im Gewebe und einer lockereren Grundsubstanz.

Dank der Faszien bleibt auch die anatomische Form von Muskeln gewahrt. Doch wir haben es hier mit Faszien zu tun, die viel fester und widerstandsfähiger sind. Weil sie sich kaum verformen, bilden sie eine stützende Auflagefläche für die Muskeln.

Schutz vor Spannungsänderungen

Faszien stellen eine erste Schutzbarriere vor starken Spannungsänderungen im Körper dar, indem sie Erschütterungen abfedern und so die Unversehrtheit der umhüllten und gestützten Strukturen aufrechterhalten.

Im Kniebereich werden die Außenrotation und die Verschiebung von vorn nach hinten bei der Varusstellung durch die Faszie auf der Knieinnenseite eingeschränkt, die ein wichtiges Element der Beinfunktion ist und vom M. vastus internus abhängige Mechanorezeptoren enthält. Auch die Armfaszie besteht aus mehreren Schichten von Kollagenfasern, die wellig sind, um sich an Dehnungen anzupassen. Zwischen den einzelnen Schichten befindet sich jeweils eine dünne Fettschicht, in die PACINI- und RUFFINI-Körperchen eingebettet sind. Kollagenfasern leiten Spannungen entlang von Kraft- bzw. Spannungslinien weiter. Dieser Faszienaufbau gewährleistet die Kraftübertragung auf angrenzende Segmente.

Faszien sind also echte Stoßdämpfer, die dank ihrer Kontraktilität und Elastizität auf den Körper einwirkende Spannungen abschwächen können. Nach einem kräftigen Aufprall fangen sie die übertragene Energie auf und verteilen sie, damit jede Verletzung des geschützten Organs verhindert wird.

Bei der Kontrolle von Spannungsschwankungen spielt die Kniekehlenfaszie eine wichtige Rolle. Die Kniekehle bildet ein Leit- und Steuerungssystem für transversale und frontale Kniebewegungen, für die (anterior-posterior) Bewegung des Außenmeniskus und die Innenrotation der Tibia zu Beginn einer Kniebeugung. Sie sichert zudem in aufrechter Körperhaltung das Gleichgewicht. Da sie lateral auch an den Seitenbändern ansetzt, kann sie das Knie dreidimensional stabilisieren.

Die ganze Bedeutung dieser Schutz- und Pufferfunktion lässt sich am besten an den Hirnhäuten aufzeigen. Sie sollen die zentrale (Gehirn-Rückenmarks-)Achse vor Stößen und starken Druckschwankungen schützen, die äußerst schädlich für das Nervengewebe wären. Mit dem Liquor cerebrospinalis verstärkt ein weiteres Element die Stoßdämpferfunktion. In besonders empfindlichen peripheren Körperbereichen wie den Nieren oder der Fossa ischiorectalis wird der Liquor durch Fettgewebe ersetzt, das nichts anderes als eine nahezu flüssige Variante von Bindegewebe darstellt.

Erinnern wir uns daran, dass Kontraktilität und Elastizität zwei wichtige Faktoren der Faszienmechanik sind. Dass die Elastizität im Laufe des Lebens abnimmt, trägt zum physiologischen Alterungsprozess bei. Ein Beispiel mag dies verdeutlichen: Im Laufe der Jahre verändert sich die Haut allmählich. Macht man einen Hautfaltentest und schiebt sie zusammen, verstreicht die Falte nach einer gewissen Zeit, die mit den Jahren jedoch immer länger wird. Das beruht darauf, dass die Querverbindungen in der Haut schwächer werden und die Bindegewebselastizität nachlässt.

Die mechanische Dynamik eines Gewebes wird von der lokalen Proteoglykan- und Hyaluronsäurekonzentration bestimmt. In die einzelnen Stufen der Proteoglykan-Synthese und -Metabolisierung können endogene (z. B. Vererbung, Gendefekte) und exogene Faktoren (Fehlernährung, Stress, bakterielle und virale Infektionen, Traumata etc.) eingreifen. Das führt zu einer Verdichtung der Grundsubstanz mit Verstärkung der Kollagenfasern.

Wenn die Belastung fortdauert, beginnt sich die Bindegewebestruktur insbesondere an den Insertionsstellen vollkommen umzuwandeln, bis zur Verkalkung. Aus diesem Grund lassen bestimmte Bänder- oder Faszienansätze unter starker Belastung eine fortschreitende Verkalkung erkennen. Dieses Phänomen tritt besonders häufig an Fersen, Ellenbogen, im Schulter- oder Wirbelbereich auf, um nur einige der häufigsten Fälle aus der Praxis zu nennen.

Zum Schutz vor einer Reizung, Entzündung, wiederkehrenden oder zu starken Belastung wandelt sich Bindegewebe in knöchernes Gewebe um. Dies zeugt von einer beachtlichen Adaptations- und Kompensationsfähigkeit des Bindegewebes, die umso bemerkenswerter ist, als sie, wie wir noch sehen werden, sogar wieder umkehrbar (reversibel) ist.

6.1.2 Zusammenhalt und Abgrenzung

„Die Faszie vereint und trennt alles, trennt und vereint alles." (L. Issartel)

Zusammenhalt (Kohäsion)

Es gibt kein einziges Körperteil, das nicht von einer Faszie umhüllt ist. Aus der Anatomie wissen wir, dass der menschliche Körper aus großflächigen Faszienhüllen besteht, die mehr oder weniger ausgedehnte Regionen umgeben, sich aber ohne Unterbrechung auch im Inneren dieser Regionen fortsetzen, indem sie umschlagen und sog. Faszienduplikaturen um immer feinere Strukturen bilden. So umschließt beispielsweise eine große zylinderförmige Scheide alle Muskeln am Oberschenkel. Dieser große Zylinder wird durch intermuskuläre Septen in getrennte Fächer für Muskelgruppen mit unterschiedlichen Funktionen unterteilt. In einem Muskelfach sind wiederum mehrere Muskeln von einer gemeinsamen Faszienscheide umhüllt. Im Muskel selbst geht die Unterteilung weiter: Die einzelnen Muskelfaserbündel sind außen von Aponeurosen umgeben und innen wieder durch Membranen um die Myofibrillen unterteilt.

Die Bauchhöhle wird von einem ausgedehnten, häutigen Sack umschlossen, dem Peritoneum, in dem sämtliche Eingeweide enthalten sind. Es grenzt sie von den umgebenden Strukturen ab und sorgt für einen gewissen Zusammenhalt sowie für konstante Druckverhältnisse. Aber auch das Peritoneum fächert sich wieder in Bänder (Mesos) auf, die eine formgebende Organhülle bilden.

Das Fasziensystem dient also zur Aufrechterhaltung der anatomischen Struktur von Weichgeweben. Es ist ein Bestandteil und zugleich deren Stütze und Gerüst. Jede Faszienschwäche kann sich als Hernie des umschlossenen Inhalts äußern und sich zu einem Bruch mit Störung der physiologischen Funktion weiterentwickeln.

Ohne Faszien könnten die Organe ihre Funktion nicht erfüllen. Hohlorgane würden sich enorm ausdehnen und wären physiologisch stark beeinträchtigt, da ihre Epithelgewebe in den Basalmembranen verankert ist, die für ihre Regeneration verantwortlich sind. Eine Arterie ohne Faszie wäre schlaff, leicht komprimierbar und enorm hinderlich für die Blutzirkulation. Parenchymatöse Organe würden ohne ihr Fasziengerüst formlos und völlig funktionsunfähig. Auf muskulärer Ebene könnte keine ausreichende Kontraktionskraft entwickelt werden.

Es wurde bereits erwähnt, dass Faszien rigide, mehr oder weniger unelastische Strukturen sind. Um sich wirkungsvoll kontrahieren zu können, braucht ein Muskel feste Ansatzpunkte. Er hat daher knöcherne Verankerungen, die ohne Unterstützung durch eine Faszie jedoch nicht ausreichen (insbesondere, wenn es bei der Kontraktion zu einer Segmentverschiebung kommt). Faszien dienen sowohl als Befestigung eines Muskels wie auch als Ansatzpunkt, von dem aus er seine ganze Kraft entfalten kann.

Der Zusammenhalt durch die Faszien trägt auch dazu bei, Organe und Muskeln vor Erschütterungen und Druckveränderungen zu schützen. Indem sie einen Teil der Energie absorbieren, verhindern Faszien ein Zerreißen oder Platzen der Organe. Der Zusammenhalt durch die Faszien zeigt sich zudem bei der Kanalisierung von Kräften. Faszien helfen mit, die Durchführung und Koordination von Bewegungen zu kontrollieren.

Abgrenzung (Separation)

Obwohl das Fasziensystem alle anatomischen Strukturen miteinander verbindet, dient es auch dazu, sie voneinander abzugrenzen, damit sie ihre eigenständige Form bewahren. Diese Trennung erfolgt durch eine Unterteilung in Fächer (Kompartimentierung) und durch Spalträume.

Spalträume

Damit noch der kleinste Teil im Körper nicht steif wird, sondern maximal beweglich bleibt, wie es seiner Grundfunktion entspricht, und jedes Organ oder jede Struktur eine gewisse Unabhängigkeit von benachbarten Strukturen wahren und dennoch mit ihnen in Verbindung stehen kann, gibt es sog. Spalträume. Diese Spalträume sind mit lockerem Bindegewebe gefüllt, das in die Organzwischenräume eindringt, aber die Strukturen, wie bereits gesagt, auch miteinander verbindet. Spalträume sind aus drei Gründen von besonderem Interesse:

- Indem sie die Verschieblichkeit von Organen, Muskeln oder Muskelfaserbündeln gegeneinander fördern, ermöglichen sie ihnen eine Anpassung an Form-, Spannungs- und Bewegungsänderungen.
- Es sind Stellen (Übergangszonen), die eine tiefe Palpation erleichtern. Wenn wir bei der Untersuchung oder Behandlung in tiefer gelegene Zonen vordringen wollen, müssen wir die Muskelbarriere überwinden. Der Versuch direkt durch den Muskel hindurch wird sehr rasch durch die Muskelspannung bzw. eine reflektorische Kontraktion gebremst. So befindet sich zwischen unserer Hand und der zu palpierenden Zone also eine dicke und verdichtete Struktur, die die Palpierbarkeit einschränkt bzw. verhindert. Genau aus dem Grund erleichtern Spalträume den Zugang. Um beispielsweise den M. piriformis oder das Lig. sacrospinale zu betasten, können wir uns des Spaltraums zwischen M. gluteus major und M. gluteus medius bedienen. Der einzig mögliche Zugangsweg zur Palpation des N. ischiadicus auf der Oberschenkelrückseite ist der Spaltraum zwischen den inneren und äußeren Gruppen der ischiokruralen Muskulatur. Genauso bietet sich zum Palpieren einer Niere nur die Verbindungsstelle zwischen dem Außenrand der Mm. recti und den Mm. obliqui als sinnvoller Zugang an. Will man das Lig. longitudinale anterius palpieren, führt der Zugang allein über die Linea alba. Und wenn es eine Stelle gibt, an ein Spaltraum variieren kann, findet man sie hier. Erinnern wir uns daran, dass sich der Bauch in der Schwangerschaft hauptsächlich dank einer Aufweitung der Linea alba vergrößern kann. Wenn sie postpartal schlecht wieder zusammenwächst, bleibt allerdings eine Dehiszenz der Linea alba, durch die sich leicht Dünndarmschlingen ertasten lassen.
- Spalträume erlauben auch minimale Inzisionen bei chirurgischen Eingriffen und eine leichtere Separation von Organen im Rahmen von Laparotomien.

Kompartimentierung

Die Unterteilung durch Faszien führt zu mehr oder weniger abgeschlossenen Kammern, die es ermöglichen, dass Druckunterschiede zwischen den Kompartimenten bestehen bleiben. Gleichzeitig verhindert sie aber auch, dass sich Infektionen oder Entzündungen von einem Kompartiment zum anderen ausbreiten. Die Kompartimentierung schützt Organe also vor der Ausbreitung eitriger Herde.

Wie wir gesehen haben, gibt es auch Unterteilungen (Segmentierungen) in einzelnen Organen; die bekanntesten Beispiele sind die Leber- und Lungenlappen. Die zusätzliche Unterteilung dient zum Schutz eines lebenswichtigen Organs, damit es trotz Befall eines Teilabschnitts seine Funktion weiterhin ausüben kann. Solange 30 % des funktionellen Gewebes erhalten bleiben, kann die Leber ihre physiologischen Aufgaben weiter erfüllen.

6.1.3 Stoßdämpfung

Bei einem schweren Trauma trifft den Körper eine Stoßwelle, mit der eine große Menge Energie eindringt. Wenn sie zu heftig ist, verursacht sie schwere Schäden an bestimmten Strukturen oder Organen. Deshalb ist es die Aufgabe des Bindegewebes, die Stoßwelle abzufangen und in verschiedene Richtungen zu zerstreuen, um dadurch ihre Intensität abzuschwächen und die physische Unversehrtheit des menschlichen Körpers zu bewahren. Wenn die Intensität eine bestimmte Schwelle überschreitet, kann aber das Bindegewebe seine Rolle nicht mehr erfüllen. Wir sehen dann Verletzungen mit oftmals fatalem Ausgang, am häufigsten Milz-, Leber- oder Nierenrupturen.

Die Ausrichtung der Faszienfasern und die Stoßdämpferfunktion des Bindegewebes führen wie gesagt dazu, dass die Energie in verschiedene Richtungen verteilt und abgeschwächt wird und die Erschütterung auf diese Weise absorbiert werden kann. Dass sich die Faszie zusammenziehen, also die Muskel-Skelett-Dynamik beeinflussen kann, was unter anderem den Aufprall mildert, liegt an glatten Muskelzellen in den Fibroblasten. In manchen Fällen kann die Energie jedoch weder abgeschwächt noch verteilt werden, etwa weil der Stoß zu heftig war oder in einer Zone auftraf, die bereits unter starker Spannung stand. In diesem Fall entsteht das, was GREEN eine Energiezyste genannt hat. Das bedeutet, dass eine große Energiemenge im Bindegewebe eingeschlossen bleibt, die sich früher oder später störend auswirken wird. Eine Energiezyste manifestiert sich als Hindernis der elektrischen Leitung im betroffenen Körpergewebe. Sie trägt wie ein irritierender Reiz mit dazu bei, dass sich in einem entsprechend bereiten (fazilitierten) Segment ein lokaler Reizungsherd entwickelt. Sie führt zur Zunahme der Entropie und Funktionseinschränkung gegenüber dem umgebenden Gewebe. Sie kann Folge eines Traumas, aber auch einer Invasion von Krankheitserregern, einer physiologischen Funktionsstörung oder eines emotionalen Problems sein.

Die Vorstellung, dass sich in Weichgeweben Energie ansammeln und festgehalten werden kann, mag seltsam erscheinen. Doch wir haben gesehen, dass die Grundsubstanz unter anderem als Stoßdämpfer dient und zur Erfüllung dieser Funktion zahlreiche Mechanismen in Gang setzt, um den Normalzustand wiederherzustellen. Manchmal ist ihre Regulation allerdings überfordert, so dass sie den Stress nicht ganz bewältigen kann. In dem Fall speichert sie den Stress in ihrem Gedächtnis, und zwar autonom und unabhängig von höheren Bahnen. Natürlich werden jene eingreifen, um verstärkt zu versuchen, die Energie auszuleiten und die Folgen zu mildern, doch den durchgemachten Stress können auch sie nicht auslöschen. Das haben die Versuche von Frankstein gezeigt: Nach der Injektion von Terpentin-Essenz in die Pfote einer Katze zog das Tier sie unter der Schockwirkung sofort ein, benutzte sie mit der Zeit aber wieder normal. Als man der Katze einige Monate später das Großhirn entfernte, zog sie sofort wieder die traumatisierte Pfote ein. Die Unterbrechung der übergeordneten Regelprozesse hat also das anfängliche Trauma wieder hervorgebracht. Man spricht daher von einem Zellgedächtnis oder einem peripheren Gedächtnis. Vielleicht wäre es besser, vom Gedächtnis des Bindegewebes oder genauer der Grundsubstanz zu sprechen.

Wird die Pufferkapazität des Bindegewebes durch ein Trauma oder eine Gewalteinwirkung von gewisser Stärke überschritten, entsteht ein lokaler Stress. Auch wenn er oft, manchmal sogar über Jahre, unauffällig („stumm") bleibt, entwickelt sich in den meisten Fällen letztlich ein pathologischer Zustand. Er geht zwar von einem autonomen lokalen Wirkmechanismus aus, kann sich unter Zwischenschaltung des Nervensystems aber rasch auf einen viel größeren Bereich ausdehnen – mit der Bahnung (Fazilitation) eines Rückenmarksegments.

Auf der Ebene eines „gebahnten" (fazilitierten) Segments ist der Widerstand der elektrischen Reizleitung herabgesetzt. Dadurch ist es höchst erregbar, und jeder noch so schwache zusätzliche Stimulus kann eine unangemessen starke Reaktion in dem Bereich auslösen. Die Fazilitation zieht Veränderungen des Muskeltonus, mit verminderter Beweglichkeit des betroffenen Segments, sowie eine tastbare Veränderung der Gewebebeschaffenheit nach sich. Erinnern wir uns, dass diese Veränderung auch direkt – unter Umgehung der Nervenreflexbögen auf Rückenmarksebene – eintreten kann, nämlich durch Modifikationen in der Grundsubstanz, die über die HEINE-Zylinder auf die Oberfläche zurückwirken.

Die Sympathikusaktivierung hat ihrerseits eine Veränderung der Hautbeschaffenheit und der Schweißdrüsenaktivität zur Folge. Ihre Fernwirkung erstreckt sich schließlich bis auf die Organe in der vom betroffenen Segment abhängigen Zone, in denen sich ohne äußeren Einfluss Funktionsstörungen entwickeln können. Ein fazilitiertes Segment hat leider die Tendenz, sich selbst zu perpetuieren.

6.1.4 Druckabschwächung

Der Körper erleidet ständig Spannungen, Zerrungen, Erschütterungen und Belastungen aller Art. Ohne einen Schutzwall, der diese unterschiedlichen Traumata abfängt, wäre der Mensch höchstwahrscheinlich nicht lebensfähig oder zumindest funktionell stark beeinträchtigt.

Die Rolle des Stoßdämpfers spielt großenteils das Fasziensystem, dessen biochemische Struktur, elastischen Komponenten, Fettgewebe und anatomischer Aufbau mithelfen, sie auszufüllen.

Biochemische Struktur

Auf die Pufferfunktion des Bindegewebes, die sich aus der Grundsubstanz ableitet und von der Proteoglykankonzentration abhängig ist, wurde bereits an anderer Stelle eingegangen. Erinnern wir uns, dass Proteoglykane die viskös-elastischen Eigenschaften der Gewebe verändern und ihnen die Anpassung an Druckeinflüsse ermöglichen.

Das Verhältnis zwischen Grundsubstanz und Fasern hängt davon ab, welche Kräfte auf ein Gewebe einwirken. So verfügt ein Ligament, das konstant hohen Belastungen in einer Richtung unterliegt, nur über eine sehr beschränkte Menge an Grundsubstanz, während die reichlich vorhandenen Fasern zu parallel verlaufenden Bündeln angeordnet sind.

Bei jeder Art von Belastung fungiert das Fasziensystem als Stoßdämpfer, um die Intensität abzuschwächen und einen Teil der Kräfte zu absorbieren. Unter anhaltender Belastung verändert sich in einem zweiten Schritt die Struktur des Bindegewebes. So werden sich unter dem Einfluss einer beliebig hohen Spannung die Kollagenfasern vermehren und entlang der Spannungslinien ausrichten, bis eine Fibrose entsteht. Druck- und Spannungskräfte können allerdings auch eine positive Wirkung entfalten. Bei der Frakturheilung scheinen sie ein wichtiges Element mit biologischen Wirkungen darzustellen. Biophysikalische Kräfte sind sowohl am Knochenwachstum als auch an der Ersatzknochenbildung beteiligt. Während intrinsische Kräfte ein dreidimensionales Knochenwachstum fördern, schränken extrinsische Kräfte das expansive Wachstum ein und kanalisieren es im Sinne funktioneller Formen.

6

HURSCHLER und Kollegen konnten bei ihren Studien an pathologisch veränderten Faszien im Rahmen des chronischen Tibialis-anterior-Syndroms keine quantitativen Veränderungen des Kollagens feststellen, wohl aber eine Dickenzunahme und Versteifung der Gewebestruktur beobachten.

In einer pathologisch veränderten Faszie ist das Fasergeflecht weniger dicht. Bei manchen Patienten erscheint sie verdichtet, bei anderen verdickt mit muskulären Adhäsionen, bei wieder anderen histologisch normal. Das lässt vermuten, dass Patienten unterschiedlich auf dieselbe pathologische Veränderung reagieren, was sicherlich von ihrem individuellen Allgemein- bzw. „Gesundheitszustand" abhängt. Für die Behandlung eines Patienten ist es also wichtig, seine Erkrankung im größeren Zusammenhang zu sehen. Diesen Gedanken formulierte KORR mit den Worten: „Es gibt keine Krankheiten, sondern nur Kranke."

Wie PAGE schreibt, finden über Bindegewebsmembranen die osmotischen Ernährungs- und Ausscheidungsprozesse statt. Anomale Druck- oder Spannungsverhältnisse wirken sich demnach auf den osmotischen Flüssigkeitsaustausch aus.

Beispiel: Bandscheiben

Die Nährstoffversorgung der Bandscheiben ist von der Diffusion über die Wirbelfläche, also von ihrer Durchlässigkeit (Permeabilität) abhängig. Mechanische Reize bewirken eine veränderte Aktivität der Bandscheibenzellen. So könnte der Ursprung einer Skoliose oder Bandscheibendegeneration in einer veränderten Permeabilität der Disci intervertebrales liegen.

Das Gleichgewicht zwischen Blutfluss und Gewebeflüssigkeit muss aufrechterhalten bleiben, damit sich das physiologische Gleichgewicht des Körpers voll entfalten kann. Da sich jede Membranverspannung negativ auf die Hämodynamik im Körper auswirken kann, würde die Entwässerung des Gewebes davon beeinträchtigt, und es käme zur Anhäufung von Metaboliten und einem fortschreitenden lokalen Funktionsverlust.

YAHIA und Kollegen stellten bei der Probenentnahme aus der Lumbalfaszie fest, dass sie beträchtliche Verdickungen aufwies und die Fasern jeweils in einer spezifischen Richtung orientiert waren.

Die elastischen Bestandteile

Faszien sind nicht völlig steif. Egal, wo sie sich befinden, zeigen sie immer eine bestimmte Elastizität, dank der sie Druck abschwächen und ihre Zerreißschwelle maximal anheben können. Bei starker Beanspruchung wird der Muskelwiderstand durch die elastischen Eigenschaften des Bindegewebes unterstützt und verstärkt, ohne die er rasch an seine Belastungsgrenze kommen und reißen würde. Dass Rupturen nicht häufiger auftreten, ist den viskös-elastischen und kontraktilen Eigenschaften der Faszien zu verdanken.

YAHIA und Kollegen haben die Dehnbarkeit an Faszienproben untersucht. Dabei stellten sie fest, dass Faszien mit zunehmender Dehnung steifer wurden und dass ein höherer Kraftaufwand notwendig war, um die gleiche Verformung in kürzerer Zeit zu erreichen. Darüber hinaus verringerte sich die Verformbarkeit der Faszie unter einer Dauerbelastung.

Das Fettgewebe

Neben seiner Rolle als Fettreserve und Wärmespeicher ist das Fettgewebe auch an der Druckdämpfung beteiligt. Diese Aufgabe hat in den jeweiligen Regionen eine mehr oder weniger große Bedeutung.

- Im Bereich der Haut schwächt es die Intensität von Erschütterungen ab und bildet je nach Dicke ein mehr oder weniger wirksames Fettpolster. So kann ein Stoß wegen des Fettpolsters am Arm viel weniger schmerzhaft sein als am Schienbein, das praktisch kein Fettgewebe aufweist.
- Im Abdominalbereich füllt das Fettgewebe nicht nur die Räume zwischen den Organen, sondern verringert auch die starken Druckwirkungen in der Bauchhöhle, schützt also die Organe, damit sie ihre (physiologischen) Funktionen erfüllen können.
- Im Nierenbereich ist reichlich perirenales Fettgewebe vorhanden. Neben seiner Stützfunktion für die Nieren (bei rascher Gewichtsabnahme mit Einschmelzen des perirenalen Fetts kommt es häufig zur Nierensenkung) bildet es ein schützendes Fettpolster vor zu heftigen Stößen, die zur Nierenruptur führen können.
- Auch im Bereich des Perineums gibt es eine größere Fettansammlung.

Das Perineum

Aufgrund seiner Lage, Funktion und seines anatomischen Aufbaus verdient das Perineum eine gesonderte Betrachtung, da sich hier verschiedene Eigenschaften der Faszien perfekt aufzeigen lassen.

Erinnern wir uns, dass das Perineum aus drei übereinanderliegenden Faszienschichten besteht: der Fascia perinei superficialis, der Fascia diaphragmatis urogenitalis im vorderen Bereich und der Fascia pelvis, die nach Art einer Hängematte die gesamte Abdominalhöhle abschließt. Diese Faszien umhüllen, verstärken und unterstützen die Muskeln.

Die Bauweise des Perineums wäre perfekt, wenn es nicht in anterior-posteriorer Richtung Dehiszenzen gäbe, in die sich die Organe des kleinen Beckens einfügen: Rektum und Blase beim Mann bzw. Rektum, Blase und vor allem die Vagina bei der Frau (mit einem größeren Raum, in dem sich Uterus und Blasenhals befinden).

Im mittleren Dammbereich liegen die Beckenorgane (in anterior-posteriorer Richtung) hintereinander; sie sind in etwa konkav und von Peritoneum überzogen. An den Seiten gibt es zwei Längsstrukturen, die mit Fettgewebe ausgefüllt sind: die Fossae ischiorectales.

Das Perineum stellt den untersten Bereich des Thorakoabdominalraums dar, auf dem der ganze Druck einer „Flüssigkeitssäule" lastet, die nicht nur aus den Becken-, sondern auch aus den Bauch- und Brustorganen besteht. Das entspricht einem beachtlichen Gewicht. Da das Perineum nicht hermetisch verschlossen ist, käme es rasch zu einer Senkung (Ptose) der Beckenorgane, wenn der Druck ausschließlich senkrecht nach unten gerichtet wäre; das geschieht glücklicherweise nur in Ausnahmefällen.

Damit solche lästigen Folgen verhindert werden und vor allem, um den darüberliegenden Organen Halt zu geben, perfekte Sphinkterfunktionen sicherzustellen und einwirkende Druckkräfte abzufedern, ist das Perineum mit mehreren Schutzmechanismen ausgestattet:

- Elastizität und Festigkeit
- anatomischer Aufbau
- Fettpolster
- zusätzliche Puffer (Stoßdämpfer)
- Bewegungssynergie.

Elastizität und Festigkeit

Um die Beckenorgane stützen zu können, müssen die Beckenfaszien zwei wesentliche und scheinbar widersprüchliche Eigenschaften in sich vereinen, Elastizität und Festigkeit.

- Festigkeit, um den enormen Druckkräften standzuhalten, die insbesondere beim Husten und bei großer körperlicher Anstrengung auftreten können
- Elastizität, um ständige Druckunterschiede aufzufangen und so die Sphinkterfunktionen zu unterstützen.

Wenn eine oder beide Eigenschaften gleichzeitig verloren gehen, wird das physiologische Zusammenspiel der Beckenorgane beeinträchtigt. Dies kann z. B. zu einer Funktionsstörung der Blase oder des Uterus und früher oder später zu einem Prolaps dieser Organe führen.

Anatomischer Aufbau

Wir haben bereits angedeutet, dass die Beckenorgane in anterior-posteriorer und sagittaler Richtung eher konkav sind. Wegen der gewölbten Form verteilen sich von oben kommende Kräfte in alle Richtungen, nicht nur senkrecht nach unten. KAMINA merkt dazu an: „Die innere Statik ist umso besser, je mehr die physiologische Ausrichtung des Genitaltrakts beibehalten oder betont wird und je fester die unterstützenden Elemente sind."

Bei Anstrengungen ist der intraabdominale Druck – entlang der allgemeinen Beckenachse – vorwiegend nach hinten in die sehr widerstandsfähige anokokzygeale Region gerichtet. Dabei werden die Beckeneingeweide und insbesondere der Uterus nach hinten verlagert und der Gebärmutterhals vom hinteren Dammbereich gestützt. Außerdem kontrahieren sich die uterinen Faserbündel des M. levator ani, um dem Druck zu begegnen. Dadurch wird das Centrum tendineum perinei hochgezogen und die hintere gegen die vordere Vaginalwand gedrückt, so dass sich ein nach hinten offener Winkel bildet, der Angulus vaginalis.

Selbstverständlich ist auch die Beckenneigung, die Lendenlordose und der Tonus der Bauchmuskeln beim anatomischen Aufbau zu berücksichtigen. Durch eine verstärkte Lendenlordose und nachlassende Bauchdeckenspannung wird ein Vorkippen des Beckens gefördert. Das führt dazu, dass sich die auf das Perineum einwirkende Kraft auf den Angulus vaginalis konzentriert und einen viel stärkeren Druck auf Blase und Uterus ausübt. Bei einer Beckenbodenschwäche kommt es rasch zu einer Blasen- oder Gebärmutterhals-Senkung.

Fettpolster

Das Fettgewebe in den Fossae ischiorectales dient nicht nur dazu, Hohlräume auszufüllen oder Gefäße und Nerven zu schützen, sondern auch Druck abzufedern. Es wirkt wie ein elastischer Puffer, der die Stärke von Druckkräften abschwächt und sie zu einem gewissen Teil auffängt.

Zusätzliche Stoßdämpfer

Posterolateral wird die Beckenhöhle durch den M. piriformis verschlossen, dessen Faszie ein Ausläufer der Fascia pelvis ist. Er dichtet nicht nur den Beckenring nach hinten ab, sondern bildet darüber hinaus einen zusätzlichen Stoßdämpfer gegen Kräfte, die das kleine Becken belasten.

Seitlich weist das Becken zwei Öffnungen auf, bei denen man sich fragen kann, wozu sie nutzen: Die Foramina obturatoria sind Ursprung der beiden Mm. obturatorii und werden von der Membrana obturatoria verschlossen. Dabei handelt es sich um eine elastische Membran, die von Druckkräften im kleinen Becken wie die Kiemen von Fischen in Schwingung versetzt wird und somit ein weiteres Element des Druckausgleichs darstellt.

Zusammenspiel der Bewegungen

Vergessen wir nicht, dass sich über dem kleinen Becken eine beachtliche Masse von Baucheingeweiden befindet, deren kranialen Abschluss das Zwerchfell bildet. Da sich das Diaphragma wie ein Kolben ständig auf und ab bewegt, übt es Druck auf die Eingeweide-Säule aus, der sich zum Teil auf die Beckenorgane überträgt. Dank ihrer Elastizität können die Weichgewebe im Perinealbereich die permanente Bewegung auffangen und mitmachen, damit die Organe keinen Schaden erleiden.

Der Beckenboden arbeitet synergistisch mit dem Zwerchfell zusammen und vollführt bei jeder Inspiration eine kleine Abwärtsbewegung. Um sich davon zu überzeugen, genügt es, einzuatmen und zugleich das Perineum anzuspannen: Die Atmung wird sofort schwieriger und der Druck steigt spürbar an.

Insgesamt sorgen Festigkeit, Verformbarkeit und Viskoelastizität der Faszien dafür, dass der Druck der thorakoabdominalen Säule nicht nur senkrecht nach unten gerichtet ist, sondern sich auf alle Bestandteile des Beckenrings verteilt:

- Unten-hinten auf das Centrum tendineum perinei, den tiefsten Punkt der Beckenhöhle, an dem alle Faszien und Muskeln des Perineums zusammenlaufen. Das Centrum tendineum perinei ist wie eine Schnur, die den „Sack" der thorakoabdominalen Faszien zubindet, und kann daher als die festeste Stelle angesehen werden.
- Seitlich zunächst zum Fettgewebe, das als Stoßdämpfer fungiert, und noch etwas weiter lateral zu den Membranae obturatoriae vorne und den Mm. piriformes weiter hinten.
- Vorn wird ein Teil der einwirkenden Kräfte vom vorderen Damm und von der Symphyse aufgenommen.

Anatomischer Aufbau und Funktion

Das am Skelettsystem verankerte Fasziensystem stellt nicht einfach einen Schlauch aus parallelen Längsstreifen dar. Faszien sind aus mehreren unabhängigen Schichten aufgebaut, die übereinander liegen und unterschiedlich ausgerichtet sind: vertikal, horizontal und schräg. Das macht das Gewebe fester, funktionaler und widerstandsfähiger gegenüber einwirkenden Belastungen.

BEDNAR und Kollegen konnten an Gewebeproben aus der Fascia thoracolumbalis zeigen, dass sie aus zahlreichen dünnen Kollagenschichten besteht, die quer zueinander verlaufen.

GERLACH und LIERSE haben die Beinfaszien am Oberschenkel untersucht (➤ Abb. 6.3).

Beispiel: Oberschenkelfaszie

Sie besteht aus folgenden horizontal, vertikal und schräg verlaufenden Faserschichten.

- Auf der Beinvorderseite:
  - horizontale Fasern, von denen einige am Tractus iliotibialis ansetzen und andere nach hinten verlaufen
  - vertikale Fasern, die im oberen Schenkelbereich mit horizontalen Fasern verwoben sind
  - schräg nach unten und innen verlaufende Fasern, die sich im unteren Teil auf der Innenseite der Tibia fortsetzen. Sie sind feiner als die vertikalen Fasern, nur im Hüftbereich kräftiger.
- Auf der Beinrückseite:
  - kräftige vertikale Fasern
  - horizontale Fasern, vor allem unterhalb des M. gluteus maximus und am unteren Oberschenkel, die in der Kniekehle enden

- bogenförmig zunächst schräg nach unten und innen, dann vertikal verlaufende unterste Fasern, die sich in der dorsalen Beinaponeurose fortsetzen.
- Auf der Beininnenseite:
  - vertikale Fasern
  - schräg verlaufende Fasern aus der Fascia lata, die sich aufteilen; ihr vorderer Anteil zieht schräg nach vorn, der hintere schräg nach hinten herunter. Die vorderen Fasern verschmelzen mit dem Retinaculum patellae, die seitlichen mit dem Innenknöchelband. Im lateralen Abschnitt sind die Fasern sehr robust und fest geschnürt, wie sich leicht tasten lässt.
- Auf der Beinaußenseite:
  - Sehr kräftige vertikale Fasern bilden den Tractus iliotibialis, der über die Membrana interossea externa mit dem Femur verbunden ist. Im unteren Abschnitt wird er zum Bestandteil des Retinaculum patellae und des Außenknöchelbandes.

Die Oberschenkelfasern setzen sich am Unterschenkel und am Fuß fort, wo sie den gleichen Aufbau zeigen. Insgesamt sind die Bein- und generell alle Faszien spiralförmig aufgebaut. Dadurch können sie ihre schon erwähnte „auswringende" Rolle in der Flüssigkeitsdynamik ausüben. Durch diese Bauweise sind sie zusätzlich stärker belastbar und besser imstande, die anatomischen Formen aufrechtzuerhalten.

6.1.5 Das Tensegrity-Modell

Der Körper ist in der Tat wie ein Tensegrity-System aufgebaut, das aus Kompressions- und Zugspannungs-(Traktions-)Elementen besteht. Die Besonderheit eines Tensegrity-Systems liegt darin, dass es in sich stabil ist, sich also verformen und danach von selbst wieder in die Ausgangsposition zurückkehren kann. Durch das Tensegrity-System werden mechanische Kräfte kontrolliert und von der Makro- auf die Mikroebene übertragen, genauso wie es über veränderte Ionenströme eine Umwandlung mechanischer in biologische Signale ermöglicht und an der Transkription von Genen beteiligt ist.

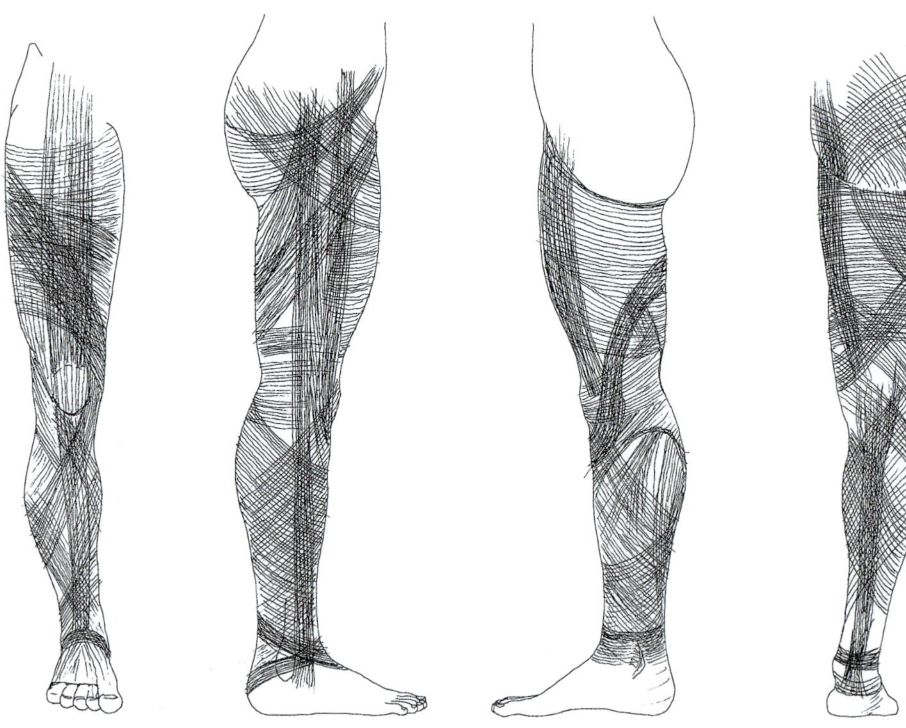

Abb. 6.3 Die Faszien am Bein (nach Gerlach und Lierse)

Diese Fähigkeit erklärt, weshalb der Körper starke Belastungen ohne Läsion überstehen kann. Auf der Makroebene entsprechen Muskeln und Faszien den Zugspannungs- und die Knochen den Druck-/Kompressionskräften des Tensegrity-Systems. Dasselbe gilt auf der mikroskopischen Ebene für die Zellen, deren Zytoarchitektur unter Vermittlung von Aktin- und Myosinfilamenten sowie Mikrotubuli ebenfalls ein Tensegrity-System darstellt.

In lebenden Organismen verbessert der Tensegrity-Mechanismus die Funktionalität von Strukturen und bietet einen Ansatzpunkt, um die Einzelteile mechanisch mit dem Ganzen zu verbinden. Mechanische Spannungen auf der Makroebene ziehen Veränderungen auf der zellulären und molekularen Ebene nach sich. Auf zellulärer Ebene lässt das Tensegrity-System zu, dass mechanische Signale zu Oberflächenmolekülen der Zelle gelangen und von dort auf das Zytoskelett und den Zellkern übertragen werden, so dass die ganze Zelle an einer mechanischen Spannung teilhat. Das Zytoskelett ist mit Fasern ausgestattet, die auf Dehnungen ansprechen. Dabei handelt es sich um kontraktile Faserbündel, die durch den Zug (Traktion), den sie auf die extrazelluläre Matrix ausüben, die Zellstruktur stabilisieren. Sie bestehen aus parallel angeordneten Myosin- und Aktinfilamenten mit unterschiedlichen Proteinverbindungen. Da sie ein Tensegrity-System bilden, können sie auf mechanische Spannungen mit Kontraktion, elliptischer Verformung oder einem Auseinanderweichen der Fasern reagieren.

6.2 Allgemeine Mechanik

6.2.1 Sensible Leitungsbahnen

Die sensiblen Leitungsbahnen führen von der Peripherie zum Hinterhorn des Rückenmarks und erreichen auf intramedullärem Weg spezifische Hirnbereiche, in denen die Information verarbeitet und mit einer situationsangemessenen Reaktion beantwortet wird. Dies ist natürlich ein grob vereinfachtes Schema eines sehr viel komplexeren Systems. Tatsächlich gibt es ein ganzes Netz peripherer Rezeptoren, deren Informationen auf anatomisch umschriebenen Bahnen weitergeleitet werden. Das System der Leitungsbahnen ist komplizierter als gedacht und es dürfte Schaltkreise geben, die sich bis heute jeder Systematik entziehen.

Am Hinterhorn des Rückenmarks ankommende Informationen rufen nicht alle automatisch eine Reaktion hervor – glücklicherweise, muss man sagen, denn sonst befänden wir uns in einem Zustand ständiger Erregung. Für eine adäquate Reaktion ist eine gewisse Menge an Informationen erforderlich. Von dieser Beobachtung ausgehend haben MELZACK und WALL ihre sog. *Gate-Theorie* entwickelt, der zufolge ein „Tor"- oder Regelmechanismus im Hinterhorn des Rückenmarks den Zustrom von Nervenimpulsen steigert oder verringert. Dieser Mechanismus wird durch die Aktivität von Aβ- und Aα-Fasern sowie durch absteigende Informationen (Efferenzen) vom Gehirn aus gesteuert. Wird bei Informationen, die das „Tor" passieren, die kritische Menge überschritten, kommt es zur Aktivierung für die Schmerzwahrnehmung zuständiger Neuralbereiche. In einem bestimmten Toleranzbereich können T-Zellen im Hinterhorn den Informationsfluss kontrollieren und das „Tor" geschlossen halten. Wenn eine größere Informationsmenge diese Grenze jedoch überschreitet, wird die Kontrollfunktion der T-Zellen gehemmt; das Tor öffnet sich und eine Schmerzempfindung tritt auf.

Trotzdem wirft der rein auf das Rückenmark bezogene Mechanismus gewisse Probleme auf, denn die Gate-Theorie legt eine präsynaptische Kontrolle zugrunde, obwohl es genauso postsynaptische Hemmwirkungen gibt. Das beweist nur, dass der Mechanismus, der vor Läsionen schützt oder aber sie auslöst, auch und sicherlich zuerst auf peripherer Ebene einsetzt, bevor der Reflexbogen hinzukommt. Anscheinend gelangen nicht alle Informationen zu höheren Zentren, sondern werden direkt in den „peripheren Gehirnen" verarbeitet. So haben Versuche an Laborratten gezeigt, dass sie sich auch nach Entfernung des Großhirns noch auf der Futtersuche im Labyrinth zurechtfanden.

Das Rückenmark scheint mit einem Gedächtnis ausgestattet zu sein, Entscheidungen treffen und Probleme lösen zu können. Aber „periphere Gehirne" sind auch noch weiter peripher angesiedelt, vor allem in Faszien. Die von Faszien vermittelte Oberflächensensibilität wird über ein anderes System als den Schaltkreis auf der Rückenmarkebene weitergeleitet. BICHAT spricht in dem Zusammenhang von der „Sympathie der Membranen". So könnte sich eine Reizung, wenn man sich beispielsweise am Oberschenkel kratzt, an einer weit entfernten Stelle, am Rücken oder anderswo, befinden.

Diese periphere Leitung der Sensibilität wird besonders gut durch eine Kausalgie oder eine Algohalluzinose (Phantomschmerz) veranschaulicht. Beide Erkrankungen können so schreckliche Schmerzen hervorrufen, dass der Patient in den Selbstmord getrieben wird. In sehr hartnäckigen Fällen treten die Schmerzen selbst nach einer Radikulotomie, Sympathektomie, Kordotomie oder Rückenmarkdurchtrennung, die nur vorübergehende Schmerzfreiheit bewirken, wieder in gleicher Intensität auf.

Woher kommen diese Schmerzen, und wie werden sie übertragen? Sicher nicht vom Rückenmark-Nervensystem, das ja ausgeschaltet wurde. Es scheint also ein autonomes sensibles Netz zu geben, das die erste periphere Organisationsform darstellt und völlig unabhängig funktioniert.

Durch leichtes Berühren einer schmerzenden Stelle können starke Schmerzen ausgelöst werden, die manchmal auch spontan, ohne erkennbaren Stimulus entstehen. Schmerzen können sich unvorhersehbar bis in weit entfernte Körperbereiche ausbreiten, die keinen Bezug zu ihrem Ausgangspunkt haben. Oft hält der Schmerz noch lange nach Beendigung der Reizung an. Dafür gibt es keine logische Erklärung, wenn man sich an ein spezifisches, striktes Modell der direkten Schmerzentstehung hält.

6

Sensible Reizleitung

Harnblase

In halb gefülltem Zustand ist die Blase unempfindlich und kein Miktionsbedürfnis vorhanden. Erst bei voller Blase führt die Reizung von Mechanorezeptoren zum Harndrang. Im Fall einer Zystitis kommt es jedoch bereits durch kleine Füllmengen zum Harndrang.

Uterus

Der Uterus weist eine doppelte Innervation auf. Der von thorakolumbalen Nervenfasern innervierte Gebärmutterkörper reagiert nur auf starke Dehnungen, schwere Infektionen, Entbindung oder bei manchen Frauen während der Menses mit Schmerzen. Sicherlich hängt das im letztgenannten Fall damit zusammen, dass bei maximaler Belastung der Faszien allein schon das gestaute Menstruationsblut als Schmerzauslöser genügt. Im Gebärmutterhals, der vom Plexus hypogastricus innerviert wird, treten dagegen äußerst intensive Schmerzen auf, sobald er nur um wenige Zentimeter geweitet wird.

Gewebe reagieren also nicht nur grundsätzlich auf Reize, sondern können sogar innerhalb eines Organs völlig unterschiedliche Reaktionen auf diese Stimuli zeigen.

Es wird immer klarer, dass Faszien nicht nur über eine eigene Sensibilität verfügen, sondern die Informationen selbstständig verarbeiten können. Diese Steuerungsfunktion schreibt PISCHINGER dem Grundsystem zu. Sie wird durch Aufrechterhaltung der Homöostase sichergestellt, d. h. eine unter minimalem Energieverlust durchgeführte Korrektur von Abweichungen, die durch Störfaktoren bedingt sind.

Störfaktoren wirken sich im Allgemeinen unilateral aus und beeinträchtigen die Beweglichkeit und Funktion des betroffenen Segments. Noch vor dem Auftreten klinischer Beschwerden hat sich bereits eine Störung festgesetzt, die durch einen erhöhten Energieverbrauch zur Aufrechterhaltung der Funktion gekennzeichnet ist. Danach breitet sich die Störung über segmentale Reflexe, also auf viszerosomatischem Weg, in die Tiefe aus, um schließlich chronisch zu werden und die ganze homolaterale Seite in die Funktionseinschränkung mit einzubeziehen.

YAHIA und Kollegen konnten bei ihren Untersuchungen der Fascia thoracolumbalis Ruffini- und Vater-Pacini-Körperchen (Lamellenkörperchen, Corpuscula lamellosa) nachweisen. Ruffini-Körperchen zeichnen sich durch ein einzelnes Axon und dicht verzweigte Kollagenfasern aus. Diese Mechanorezeptoren befinden sich vor allem in Nähe der Gefäße und im lockeren Bindegewebe mit dichten Kollagenfasern.

Für die Nervenleitung auf Faszienebene scheinen das parasympathische und vor allem das sympathische System zuständig zu sein, die sowohl die Mechanik als auch die Biochemie der Faszien beeinflussen. Während die Dura mater spinalis im ventralen Teil vom Luschka-Nerv (N. sinuvertebralis), den Nervenplexus des hinteren Längsbands und von radikulären Arterienästen versorgt wird, ist sie im dorsalen Teil weniger dicht innerviert. Hier stammen die Äste aus hinteren duralen Nervenplexus. Dass sie über mehrere (bis zu acht) Segmente verlaufen, könnte die Erklärung für fortgeleitete Schmerzen in einiger Entfernung vom Läsionsort liefern.

Supratentoriell sind zahlreiche sympathische Nervenendigungen vorhanden. Besonders viele sympathische Neurone aus den beiden Ganglia cervicalia superiora befinden sich im Bereich des Sinus sagittalis. In der Umgebung der A. meningea media und ihrer Äste sind zahlreiche sympathische Nervenplexus nachgewiesen. In der Dura mater und im Gefäßsystem gibt es nachweislich eine Vielzahl von Mastzellen. Die Dura mater erhält sensible Nervenfasern des N. trigeminus. All dies muss bei der Abklärung von Kopfschmerzen berücksichtigt werden.

Indem der Sympathikus den Blutkreislauf und den Stoffwechsel steuert, wirkt er sich auch auf den pH-Wert und den Abtransport der Abbauprodukte aus.

6.2.2 Bewegung und histologische Merkmale von Faszien

Wenn sie ein eigenes Innervationssystem haben, können Faszien keine starren Strukturen sein, sondern müssen eine gewisse Bewegung zulassen, was YAHIA und Kollegen anhand der Dehnbarkeit überprüften. Ihre Dehnungsexperimente ergaben, dass sich Faszien spontan kontrahieren, was für eine Zunahme der viskös-elastischen Eigenschaften spricht. BOABIGHI und Kollegen konnten zeigen, dass Kollagenfasern ein regelmäßiges Wellenmuster haben, dessen Form mit den Wellen in bewegten Flüssigkeiten vergleichbar ist. Bei einer mittleren Amplitude von 6 µm beträgt ihre Wellenlänge 60 µm. Wir geben hier einige Messergebnisse dieser Autoren wieder (➤ Tab. 6.1).

Wir müssen Faszien also als eine Struktur mit einer gewissen autonomen Beweglichkeit betrachten. Der Ursprung ist in der Embryologie zu suchen. Die Embryonalentwicklung ist nichts anderes als eine ununterbrochene Bewegung, aus der über verschiedene Stadien ein menschliches Wesen entsteht. Erinnern wir uns, dass es mit drei eng aneinanderliegenden Keimblätter – Ektoderm, Mesoderm und Entoderm – beginnt. Diese drei Keimblätter durchlaufen einen Involutionsprozess (Einrollen), in dem sich das Skelett, die Körperhöhlen und die Organe entwickeln. Die Involution erfolgt bei allen drei Keimblättern parallel. Die Keimblätter wandern parallel zueinander und durchdringen sich gegenseitig. Das hinterlässt eine „Erinnerungsspur“ an eine kontinuierliche Bewegung, die man im kranialen, viszeralen und faszialen Bereich wiederfinden kann. Die Frequenz dieser Bewegung liegt bei ungefähr 4/6–8 Zyklen pro Minute, wobei in manchen Zonen Abweichungen möglich sind. Diese ununterbrochene Bewegung erleichtert den Austausch zwischen den Zellen und dynamisiert die Fließmechanik. Es scheint, als würde diese Bewegung vom Sympathikus unterhalten. Daher stellt eine verringerte, fehlende oder beschleunigte Bewegung ein wichtiges Hilfsmittel zur Diagnose von Läsionen dar, wie wir noch sehen werden.

Tab. 6.1 Histologische Merkmale von Faszien bzw. Aponeurosen

untersuchte Struktur	d	A	l
Fascia brachii	130	8,5	30
Fascia antebrachii	155	8,5	30
Retinaculum mm. extensorum (Hand)	200	1,5	70
Retinaculum mm. flexorum (Hand)	200	1,5	70
obere Aponeurose des M. obliquus externus abdominis	155	8,5	30
untere Aponeurose des M. obliquus externus abdominis	170	5,7	85
Fascia lata anterior	150	8,5	35
Tractus iliotibialis	155	4,5	75

6

Am osteopathischen Institut in St. Petersburg haben wir einige Versuche zum Nachweis dieser Gewebebewegung durchgeführt. Die Messungen erfolgten mit einem Doppler-Laser, der an ein Wärmestrom-Messgerät gekoppelt war. Die Elektroden wurden auf verschiedene Körperbereiche verteilt – und zu unserer Überraschung ergab die Messwertanalyse regional unterschiedliche Frequenzen. Um die Ergebnisse abzusichern, müssen wir sie durch weitere Versuche bestätigen.

Das zeigt übrigens auch, dass nur mit Bedacht von Mikrorhythmen gesprochen werden sollte: sind wir uns sicher, ob wir dabei denselben Rhythmus meinen?

6.2.3 Morphologische Merkmale

Das Bindegewebe ist reich an Kollagenfasern, die in sehr dichten, annähernd parallelen Faserbündeln angeordnet sind und regelmäßig in Richtung der stärksten mechanischen Belastung zeigen.

Aufgrund unterschiedlich starker mechanischer Belastung lässt sich allgemein feststellen:

- Die Faszien der oberen Extremität sind an der Vorder- und Außenseite (anterolateral) dicker und kräftiger als an der Rück- und Innenseite (posteromedial).
- Dasselbe gilt für die untere Extremität, außer am Unterschenkel, wo die anteromediale Faszie auf der Tibia am dicksten ist.
- Auch im Palmar- und Plantarbereich liegen sehr kräftige und widerstandsfähige Faszien vor.
- Am Hals und Rumpf sind die Faszien auf der Rückseite im Allgemeinen kräftiger als auf der Vorderseite.

Diese von der Körperregion abhängigen Unterschiede sind durch die biomechanischen Eigenschaften der Faszien bzw. Aponeurosen zu erklären. Die kräftigeren und widerstandsfähigeren Faszien müssen bewegungsdynamisch oder im Sinne einer Zügelung mehr leisten. Sie sind maßgeblich an der Aufrechterhaltung von Statik und Haltung beteiligt. Da wir gesehen haben, dass Faszieneigenschaften von der Belastungsstärke geprägt sind, erscheinen die beobachteten Unterschiede völlig einleuchtend. **Boabighi** und Kollegen haben die biomechanischen Eigenschaften bestimmter Aponeurosen untersucht; nachfolgend sind die Messergebnisse angeführt (➤ Tab. 6.2).

Die Auswertung dieser Tabelle zeigt, dass bei einer Gruppe von Faszien sowohl die Reißfestigkeit als auch das Young-Modul erhöht ist.

Diese Gruppe umfasst den Lacertus fibrosus, die Palmar- und Fingeraponeurose, den Tractus iliotibialis und die tiefe Aponeurose des M. obliquus externus. Sie weist übrigens auch bei der

Tab. 6.2 Biomechanische Eigenschaften von Aponeurosen bzw. Faszien

untersuchte Struktur	ALL	δ	Σ
Fascia brachii	88	1,7	2
Lacertus fibrosus	42	2,9	12
Fascia antebrachii	43	1,2	3
Retinaculum mm. extensorum (Hand)	55	1,0	3
Retinaculum mm. flexorum (Hand)	76	1,3	2
Palmaraponeurose	47	2,4	7
Fingeraponeurose	53	2,6	13
Aponeurose des M. obliquus externus abdominis	100	1,2	3
tiefe Aponeurose des M. obliquus internus abdominis	62	2,5	18
Fascia lata	48	0,6	2
Tractus iliotibialis	35	3,8	19
Retinaculum mm. extensorum (Knöchel)	65	1,1	3

Dehnbarkeit die niedrigsten Durchschnittswerte auf, was dem oben für die dickeren und widerstandsfähigeren Aponeurosen Gesagten entspricht.

Die morphologische Untersuchung belegt, dass im Allgemeinen

- die natürliche (Grund-)Position der unteren Extremitäten die Außenrotation und
- die natürliche (Grund-)Position der oberen Extremitäten die Innenrotation ist.

Bei den Faszientests (Kap. 7) werden wir noch sehen, dass diese allgemeinen Angaben etwas modifiziert werden müssen.

Eine andere auffällige Besonderheit ist die Ausrichtung der Extremitäten im Verhältnis zum Rumpf. Während die unteren Gliedmaßen die Fortsetzung von Rumpf und Becken bilden, scheinen die oberen Gliedmaßen vom Brustkorb abzuzweigen, wie zwei Pfropfreiser (oder Transplantate) am Rumpf. Wir werden später sehen, dass auch dies praktische Bedeutung hat.

6.2.4 Fasziale Unterstützung der Körperhaltung

Obwohl die Muskulatur für die Aufrechterhaltung und Korrektur der Körperhaltung zuständig ist, kann sie diese Aufgabe nur mit Hilfe und Unterstützung des Fasziensystems erfüllen. Ohne Faszien können Muskeln, wie bereits ausgeführt, nicht physiologisch arbeiten. Unter bestimmten Bedingungen werden Muskeln sogar durch Faszien ersetzt, damit die Körperhaltung bestehen bleibt.

Bestimmte Faszien sind wichtiger für die Körperhaltung als andere. CATHIE nennt in dem Zusammenhang die glutealen, zervikalen sowie lumbosakralen Faszien und den Tractus iliotibialis. An diesen Faszien stellte er eine gut sichtbare Streifenbildung fest. Seine Beobachtung bestätigt, dass Faszien in dem Maße, wie sie beansprucht werden, ihre Kollagenfasern verstärken und daher als Erste auf eine Verletzung reagieren.

Beispiel: thorakolumbale Faszie

Jüngste histologische Studien stützen die Hypothese, dass die thorakolumbale Faszie durch ihre neurosensorische Reizleitung eine Rolle für die Funktion der Lendenwirbelsäule spielen könnte. So lässt sich beim Vorbeugen des Rumpfes keine elektrische Aktivität mehr in den hinteren Muskeln messen, deren Aufgabe offensichtlich vertebrale Bänder übernehmen.
Die thorakolumbale Faszie setzt sich bis in den Fußbereich fort. Sie bildet osteofasziale Kompartimente, fördert den venösen Rückstrom in den Beinen und schützt die umhüllten Strukturen, indem sie Spannungen verteilt, damit sie sich nicht zu stark konzentrieren.
Sie steht in Kontinuität mit den anderen Faszien, so dass die verschiedenen Körperregionen miteinander verbunden sind, und spielt eine wichtige Rolle in der Muskelkoordination sowie als propriozeptives Organ.

Fasst man die Muskeln als Motor der Körperhaltung auf, greifen sie noch offensichtlicher in die Dynamik ein. Zur Statik (Aufrechterhaltung der Körperhaltung) scheinen die Faszien mehr beizutragen, was sicher dazu dient, möglichst wenig Energie zu verbrauchen.

Verallgemeinernd lassen sich die äußeren Faszien eher als Haltungsfaszien, die inneren Faszien dagegen eher als Stützfaszien betrachten.

Die anatomische und biochemische Untersuchung von Faszien hat gezeigt, dass sie sich verdicken und sogar Muskeln ersetzen können, wenn zu starke Spannungskräfte auf sie einwirken. Das stellen wir beispielsweise im Lumbosakralbereich und an der Fascia lata fest. In Anbetracht der starken Spannungen, die in diesen beiden Regionen auftreten, ist das Muskelgewebe verschwunden und durch Fasziengewebe ersetzt worden. Darüber hinaus kontrollieren die beiden Regionen die Haltung (anterior-posterior und lateral). Das lässt den Schluss zu, dass die Körperhaltung hauptsächlich von den Faszien aufrechterhalten wird. Wir sollten daher nicht länger Faszien- oder Muskelketten, sondern vielmehr myofasziale Ketten berücksichtigen. Während Faszien das für die (Aufrecht-)Erhaltung und Übertragung zuständige Element darstellen, sind Muskeln das motorische Element.

6.3 Faszienketten

6.3.1 Allgemeines

Die anatomische Untersuchung der Faszien zeigt klar, dass sie sich ohne Unterbrechung vom Kopf bis zu den Füßen aneinanderreihen. Diese anatomische Kontinuität lässt sich in Form von Faszienketten zusammenfassen. Sie sind in der Lage Kräfte, Bewegungen oder auch Einschränkungen weiterzuleiten. Mechanisch gesehen spielen sie eine sehr wichtige Rolle, da sie sogar Muskeln ersetzen können. Es gibt sowohl äußere als auch innere Faszienketten, die – wie wir gesehen haben – miteinander in Verbindung stehen. Sie sind an keiner Stelle unterbrochen, sondern jede Faszie schließt harmonisch an die anderen an.

Faszien sind nur an bestimmten Punkten an Knochen befestigt, um den Zusammenhalt zu verbessern und die Wirksamkeit zu steigern. Je nach Ausrichtung der Faszienfasern können die Faszienketten vertikal oder schräg verlaufen (➤ Abb. 6.4).

Vleeming und Kollegen konnten mit ihren Arbeiten zur thorakolumbalen Faszie zeigen, dass sich deren oberflächliche Schicht in der Faszie des M. gluteus maximus fortsetzt. In Höhe des Sakrums bilden einige Fasern eine direkte Verlängerung auf der homolateralen Seite, während andere es überqueren, um an der Spina iliaca posterior superior und der Crista iliaca anzusetzen, wo sie in den M. latissimus dorsi einstrahlen. Die oberflächliche Faszienschicht verschmilzt auf Höhe des Sakrums mit der tiefen Schicht und setzt sich als Lig. sacrotuberale fort.

Wirken an einer Stelle Zugkräfte auf die Fascia thoracolumbalis superficialis ein, kommt es zu einer mehr oder weniger starken Verschiebung in Zugrichtung, manchmal bis nach kontralateral (durch die schräg verlaufenden Fasern der Faszie). Bei Zug am Bizeps und seiner Faszie verschiebt sich die tiefe Schicht der thorakolumbalen Faszie über das Lig. sacrotuberale bis zu den unteren Lendenwirbeln, gelegentlich auch wieder bis zur Gegenseite hinüber.

Die lumbale Faszie kann von verschiedenen Muskeln in Bewegung versetzt werden: vom M. latissimus dorsi, den Mm. ischiocrurales, Mm. obliqui und vom M. gluteus maximus. Der M. gluteus maximus und der kontralaterale M. latissimus dorsi bilden ein rechtwinkliges Kräftedreieck im Iliosakralbereich.

Die Fascia thoracolumbalis überträgt Kräfte zwischen Wirbelsäule, Becken und unteren Gliedmaßen. Diesen Zusammenhang haben die Arbeiten von **Gerlach** und Kollegen zur Oberschenkelfaszie bestätigt. Die Oberschenkelfaszie steht oben mit dem Lig. inguinale, der Crista iliaca, dem Sakrum und dem Steißbein in Verbindung. Im unteren Abschnitt geht sie in den Bandapparat des Knies über und setzt sich dann in der Unterschenkelfaszie fort. Über intermuskuläre Septen ist sie zudem am Wadenbein befestigt. Eine Bindegewebsschicht aus der Fascia lata bildet die internen

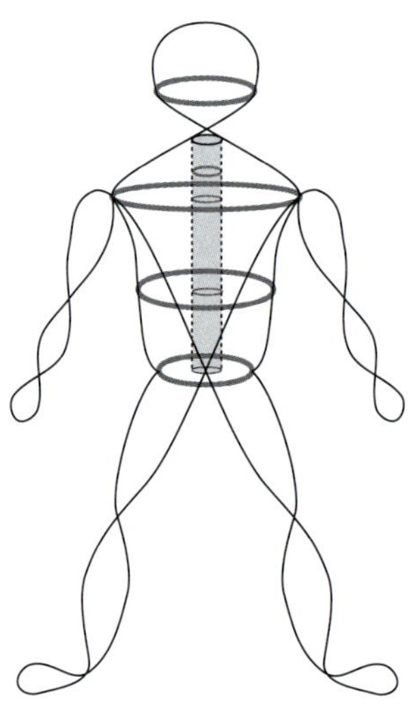

Abb. 6.4 Die Faszienketten

und externen Muskelsepten, mit denen die Fascia lata und der Tractus iliotibialis am Femur fixiert sind. Auf diese Weise entsteht eine feste Einheit aus Knochen, Faszie und Sehnen. Darüber hinaus gibt es eine funktionelle Entsprechung zwischen Bauch-, Rücken-, Lenden- und Beinmuskeln über das Becken und insbesondere über die Sakroiliakalgelenke.

6.3.2 Funktion

Die Funktion der Faszienketten erstreckt sich auf drei wichtige Bereiche: Kraftübertragung, Bewegungskoordination und Harmonisierung sowie Stoßdämpfung.

Kraftübertragung

Faszien spielen eine wichtige Rolle in der Kraftübertragung und Bewegungskontrolle. Über kontraktile Fasern können sie die Muskelaktivität beeinflussen. Es kann aber auch zu pathologischen Faszienkontrakturen kommen.

Schematisch können wir Faszien als Seile betrachten, die Kräfte quer über den Körper übertragen (➤ Abb. 6.5). Den Antrieb für die Seile liefert selbstverständlich das Muskelsystem, doch Muskeln und Faszien bilden funktionell eine untrennbare Einheit.

Für eine wirksame und koordinierte Kraftübertragung benötigen die Seile Auflagepunkte. Diese befinden sich im Allgemeinen im Bereich der Gelenke, die daher Umlenkrollen der Seile bilden.

6

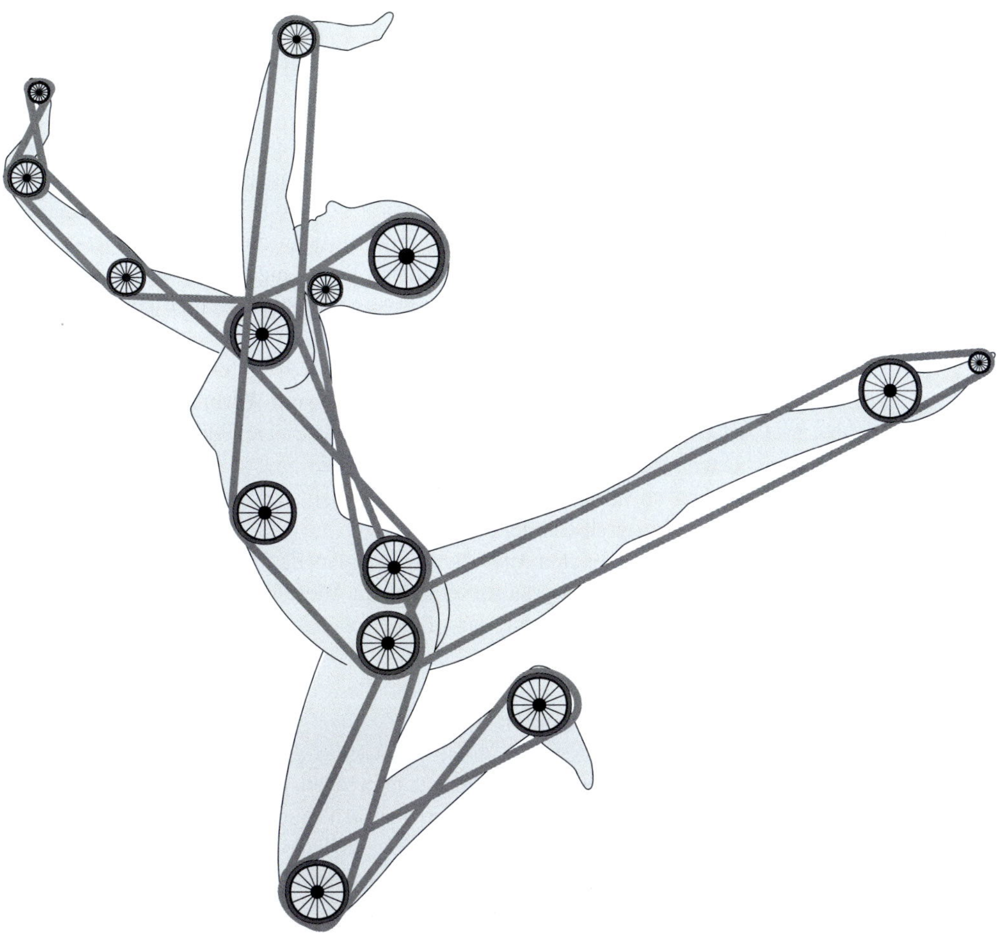

Abb. 6.5 Das Fasziensystem: Seile und Umlenkrollen

Bewegungskoordination und Harmonisierung

Ein gezielter Bewegungsablauf setzt eine Kanalisierung der Energie und ein gutes Zusammenspiel der Muskeln voraus. Nur so können die Bewegungskräfte effizient eingesetzt werden. Diese Harmonisierung und Koordinierung erfolgt über die Faszien.

Wenn wir eine komplexe Handlung (z. B. das Gehen) ausführen, kommt ein wichtiger Mechanismus unter Einbeziehung des gesamten Körpers ins Spiel. Da zunächst die aufrechte Stellung beibehalten werden muss, ist eine ständige Anpassung der Senkrechten in Bezug zur Körperbasis, den Füßen, erforderlich, die eine sehr begrenzte Auflagefläche darstellen. Die aufrechte Position soll unter minimalem Energieverbrauch beibehalten werden, was zum Teil durch das Zusammenspiel der Faszienseile und Umlenkrollen ermöglicht wird.

Bei der eigentlichen Gehbewegung sorgt eine ganze Abfolge komplexer Bewegungen für ein Vorankommen in der gewünschten Richtung. Anders ausgedrückt: Um eine präzise und gezielte Handlung zustande zu bringen, werden eine oder mehrere Faszienketten aktiviert. Eine Reihe ausgleichender Arm-, Rumpfbewegungen (Rumpfbeugung) etc. begleitet die an sich einfache Gehbewegung. Auch eine so banale Funktion wie das Gehen wäre ohne eine harmonische Abstimmung der daran beteiligten Bewegungen offensichtlich schwieriger oder sogar unmöglich. Natürlich sind jede Menge unterschiedliche Systeme wie Muskeln, Nerven, Gleichgewichtszentren an dieser Harmonisierung beteiligt, aber ohne die Faszien wäre sie praktisch nicht möglich.

Jede Geste oder Handlung, die wir ausführen, ist die Summe mehrerer Bewegungen (z. B. Flexion, Extension und Rotation). Im Alltag gibt es praktisch keine reine Bewegung, denn Bewegungen setzen sich aus häufig mehreren Bestandteilen zusammen. Durch ihren Aufbau aus längs, schräg und quer verlaufenden Fasern erscheinen Faszien perfekt dazu geeignet, solche Kombinationen unterschiedlicher Faktoren zu harmonisieren und eine funktionelle Bewegung zu ermöglichen.

Stoßdämpfung

Faszienketten dienen nicht nur zur Kraftübertragung bei alltäglichen Bewegungen, sondern kommen auch bei großen Anstrengungen oder Traumatisierungen zum Einsatz. Im Fall einer starken Beanspruchung ist der ganze Körper beteiligt, damit sich die Belastung großflächig verteilt und nicht den Punkt des Zerreißens erreicht. Während Muskeln die für den Kraftakt erforderliche Energie bereitstellen, koordinieren die Faszien deren Verteilung, indem sie den Muskeln eine feste Auflagefläche bieten und dank ihrer viskös-elastischen Eigenschaften einen Teil der Energie „schlucken", um eine Ruptur zu vermeiden.

Da sich ein Trauma meist unerwartet ereignet, ist das Muskelsystem oft nicht auf Abwehr eingestellt, kann also die starke Energie nicht abfedern, bevor sie mit Wucht in den Körper eindringt. Es ist also das Fasziensystem, dass diese Energie zum Teil absorbieren, dämpfen und in verschiedene Richtungen ablenken muss, um deren verhängnisvolle Wirkung abzuschwächen und eine Organschädigung möglichst zu verhindern. Wenn die Energie zu stark oder zu konzentriert ist, besteht die Gefahr, dass Organe zerreißen oder aufplatzen.

Studien zu verletzungsbedingten Auswirkungen zeigten, dass sich die viskös-elastischen Eigenschaften von Faszien nach einem Trauma veränderten. Diese Veränderungen können sofort nach dem Ereignis auftreten und beweisen, dass die betroffenen Faszien einen Großteil der Energie aufgenommen haben.

6.3.3 Die wichtigsten Faszienketten

Angesichts der Allgegenwart von Faszien könnte man sagen, dass es auf allen Ebenen des Körpers Faszienketten gibt. Das gilt auf jeden Fall, wenn man strikt auf der lokalen Ebene bleibt, wo immer eine Faszienkette zu finden ist, die die Kraftübertragung lenkt und steuert.

Wie erwähnt, übt der Körper wichtige Funktionen immer in seiner Gesamtheit aus. Dies setzt ausgedehntere Faszienketten voraus, die den Körper von einem Ende zum anderen zu einer Einheit verbinden. Wir könnten folglich auch hier eine beträchtliche Anzahl von Ketten beschreiben. Doch die anatomische Untersuchung der Faszien, ihre Faserausrichtung, die Dicke und Dichte der

Kollagenfasern sowie die spezifischere Funktion mancher Körperteile im Vergleich zu anderen veranlasst uns zu der Annahme, dass bestimmte Faszienketten häufiger an Bewegungsabläufen beim Menschen beteiligt sind.

Im Folgenden beschreiben wir einige dieser großen Faszienketten. Die Kraftübertragung kann dabei von oben nach unten oder von unten nach oben erfolgen, aber auch von innen nach außen oder von außen nach innen. An Kreuzungspunkten können die Ketten auch zur anderen Seite hinüberwechseln. Manche Faszienketten, vor allem jene im Rumpfbereich, wirken sich vor allem diagonal aus und koordinieren daher die beiden Körperhälften.

Es ist offensichtlich, dass Faszienketten genauso gut in aufsteigender wie in absteigender Richtung funktionieren. Wir werden einige äußere, innere und meningeale Faszienketten vorstellen und dabei im Kopf behalten, dass sie ständig miteinander in Beziehung bleiben.

Die äußeren Faszienketten der unteren Gliedmaßen

Von den unteren Gliedmaßen ausgehend lassen sich drei Faszienketten beschreiben: eine laterale, eine anteriore und eine posteriore.

Die **laterale Faszienkette** (> Abb. 6.6) beginnt am Fuß, danach folgt:Die **anteriore Faszienkette** (> Abb. 6.7) beginnt am Fuß, dann folgt:Die **posteriore Faszienkette** (> Abb. 6.8) beginnt am Fuß, dann folgt:

- die äußere Faszie des Unterschenkels
- die Schalt- bzw. Ansatzstelle am Knie und am Fibulaköpfchen
- die Fortsetzung auf der Vorder-Außenseite des Oberschenkels mit dem Tractus iliotibialis und der Fascia lata und
- die Schalt- bzw. Ansatzstelle im Bereich von Hüfte und Becken. In diesem Bereich trifft sie auf eine horizontale Faszienkette, die über den M. piriformis und den M. obturatorius internus mit dem Perineum verbunden ist. Vom Becken aus gibt es zwei Verläufe, entweder
  - anterior: mit den Mm. recti abdominis und den thorakalen Faszien, dann
  - über die Schalt- bzw. Ansatzstelle in Höhe der Klavikula mit den oberflächlichen Faszien weiter bis zum seitlichen Schädelbereich; oder
  - posterior: mit der Fascia thoracolumbalis zum

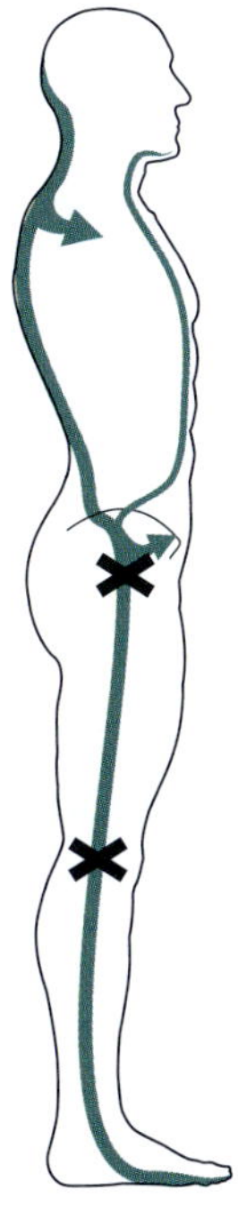

Abb. 6.6 Die laterale Faszienkette. X = Berührungspunkte und Schaltstellen der Faszien

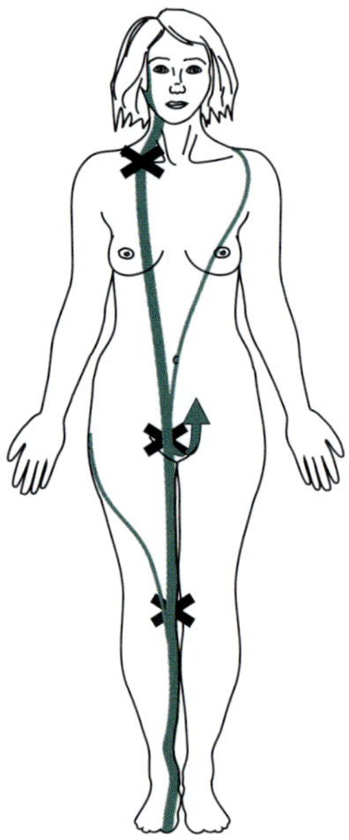

Abb. 6.7 Die anteriore Faszienkette

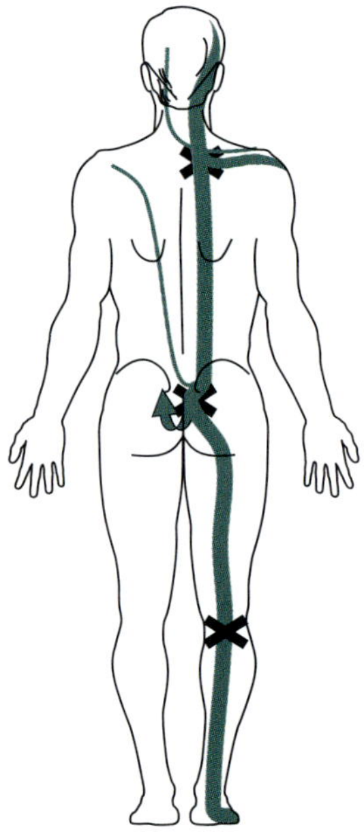

Abb. 6.8 Die posteriore Faszienkette

  - hinteren Schultergürtel; dort liegt eine Schalt- bzw. Ansatzstelle am Schulterblatt, wo sie über die Faszien der Außenrotatoren der Schulter mit der schrägen Faszienkette des Schultergürtels zusammentrifft und schließlich
  - über die Faszien der Mm. trapezius, splenius und semispinalis capitis die Rückseite des Okziputs erreicht.
- die Faszie auf der Vorder-Innenseite des Unterschenkels
- die Schalt- bzw. Ansatzstelle auf der Innenseite des Knies; in diesem Bereich können schräg verlaufende Faszienfasern einen Teil der Kräfte zur Vorder-Außenseite des Unterschenkels übertragen;
- die Adduktorenfaszie

- die Schaltstelle in Höhe des Schambeins am Lig. inguinale und schließlich, wie bei der lateralen Faszienkette, der Aufstieg über den M. rectus abdominis. Mit der schrägen Bauchmuskelfaszie kann sie zur Gegenseite hinüberwechseln.
- In Höhe des Beckens trifft sie mit zwei inneren Faszienketten zusammen:
  - der Fascia iliaca
  - der Fascia perinei superficialis
- die Faszie auf der Wadenrückseite
- die Schaltstelle in Kniehöhe, anschließend
- die Bizepsfaszie und
- die Schaltstelle im Gesäßbereich, am Tuber ischiadicum, Kreuz- und Steißbein, am Lig. sacrotuberale und an der Crista iliaca. Anschließend steigt sie wie die laterale Faszienkette nach oben, kann aber über schräg verlaufende Fasern der Fascia thoracolumbalis auch zur Gegenseite hinüberwechseln. Im Gesäßbereich trifft sie auf zwei andere Faszienketten:
  - in horizontaler Richtung auf die Perinealfaszie (über das Steißbein und die Ligg. sacrotuberalia)
  - in vertikaler Richtung auf die Dura mater über das Steißbein und Fasern, die das untere Ende der Dura mater unter Zwischenschaltung von Kreuz- und Steißbein mit dem Lig. sacrotuberale verbinden.

Die äußeren Faszienketten der oberen Gliedmaßen

Von den oberen Extremitäten gehen eine mediale und eine laterale Faszienkette aus.

Die **mediale Faszienkette** (➤ Abb. 6.9) beginnt an der Hand und nimmt folgenden Verlauf:

- am vorderen Innenrand der (ventralen) Unterarmmuskeln entlang
- zur Schaltstelle am Ellenbogen; in diesem Bereich kann ein Teil der Kraft über schräg verlaufende Fasern der Bizepsfaszie auf die laterale Faszienkette übertragen werden;
- am Septum intermusculare mediale entlang zur Faszie des M. coracobrachialis
- nach der Ansatz- bzw. Schaltstelle am Akromion und an der Klavikula
- endet sie mit der Fascia cervicalis superficialis und der Skalenusfaszie vorn-seitlich am Schädel.

Die **laterale Faszienkette** (➤ Abb. 6.9) ist die am stärksten beanspruchte Faszienkette der oberen Extremität und muss am häufigsten behandelt werden. Vom Handgelenk aus nimmt sie folgenden Verlauf:

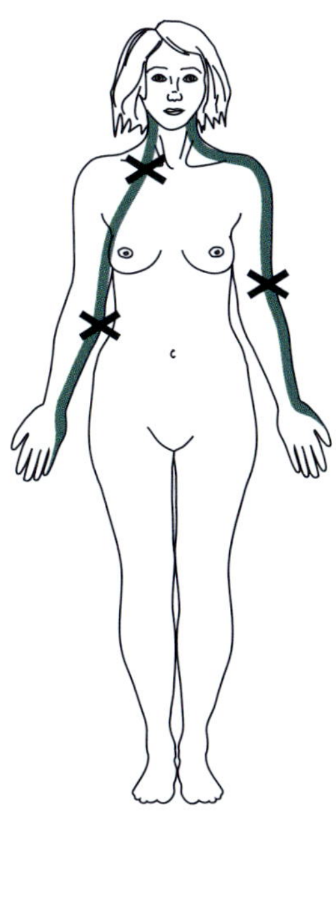

Abb. 6.9 Die mediale und laterale Faszienkette

- am vorderen-medialen Faszienrand der radiusseitigen (dorsalen) Unterarmmuskeln oder
- am hinteren-medialen Rand derselben Faszie entlang
- über die Schaltstelle an der Außenseite des Ellenbogens
- am Septum intermusculare laterale entlang.
- In Höhe des spitzen Winkels des M. deltoideus kann sie zwei Richtungen einschlagen:
  - nach vorn-medial über den medialen Anteil der Fascia deltoidea: In diesem Bereich trifft sie wie die mediale Faszienkette mit der transversalen Faszienkette der Brustmuskeln zusammen und zieht dann mit der medialen Faszienkette weiter.
  - nach hinten-lateral über den Außenrand der Fascia deltoidea: Diese Kette setzt an der Spina scapulae an. Dort trifft sie mit der schräg verlaufenden posterioren Faszienkette des M. latissimus dorsi und der Außenrotatoren zusammen. Letztlich erreicht sie das Okziput auf demselben Weg wie die posteriore Faszienkette.

Absteigende ATM-Kette

Vom Kiefergelenk (Articulatio temporomandibularis, ATM) steigt eine weitere Faszienkette ab, die absteigende ATM-Kette. Sie verläuft:

- vom Kiefergelenk aus über den M. masseter und die Fascia cervicalis superficialis zur Schulter hinab und kann sich
- von einer Ansatz- bzw. Schaltstelle am Schultergürtel entweder auf dem Arm oder dem Thorax fortsetzen.
- Möglich ist auch ein anderer Verlauf, bei dem sich die absteigende ATM-Kette über
  - die Rachenmembran
  - das Perikard und
  - das Diaphragma mit den inneren Faszienketten fortsetzt.

Auf diese Kette wird man häufiger treffen. Sie sollte minutiös untersucht werden, denn überall in ihrem Ausbreitungsgebiet können Dysfunktionen auftreten. Der Schlüssel für die Korrektur solcher Dysfunktionen liegt im Kiefergelenk.

Die inneren Faszienketten

Man unterscheidet im Wesentlichen drei innere Faszienketten: eine periphere, eine zentrale und eine gemischte.

Periphere Faszienkette

Auch wenn wir den Ausgangspunkt für die periphere Faszienkette (➤ Abb. 6.10) ins Perineum legen, sollten wir nicht vergessen, dass das Perineum über die Faszien des Damms und der Mm. piriformis und obturatorius von äußeren Faszienketten beeinflusst werden kann.

Vom Perineum aus hat sie folgenden Verlauf:

- über die Fascia transversalis oder das Peritoneum
- zur Schaltstelle in Zwerchfellhöhe, von dort
- mit der Fascia endothoracica zum Schultergürtel, wo sich eine weitere Schaltstelle befindet, schließlich zieht sie
- angenähert an die äußeren Faszienketten zur Schädelbasis.

Es ist anzumerken, dass die peripheren Faszienketten auch der Pleura bis in Höhe des zervikothorakalen Diaphragmas folgen können, um von dort aus die Schulter zu erreichen und wie alle Faszienketten zur Schädelbasis aufsteigen.

Zentrale Faszienkette

Als Ausgangspunkt für die zentrale Faszienkette nehmen wir das Zwerchfell. Dabei darf nicht vergessen werden, dass sich darunter ein ganzes organstützendes Fasziensystem befindet und dass die Abdominalfaszien mit den Beckenfaszien in Verbindung stehen.

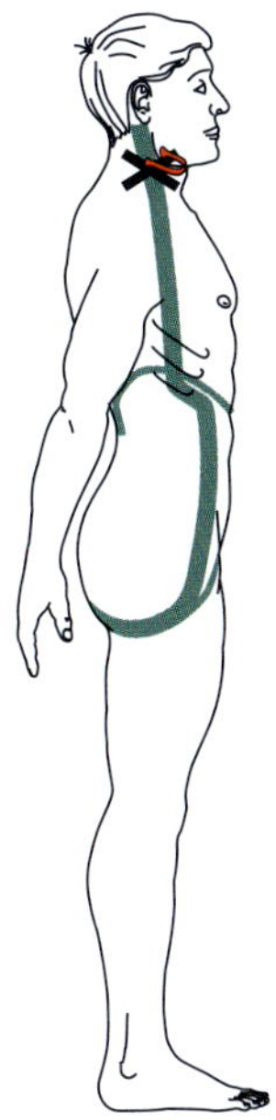

Abb. 6.10 Die periphere Faszienkette

Die zentrale Faszienkette beginnt am Diaphragma und hat folgenden Verlauf:
- am Perikard entlang
- zur Fascia pharyngobasilaris; da im Bereich der Thoraxapertur eine Verbindung zur Fascia cervicalis media und profunda besteht, kann ein Teil der Spannungen auf knöcherne Strukturen übertragen werden;
- über die Ansatz- bzw. Schaltstelle am Os hyoideum, wo auch die Fascia cervicalis superficialis einen Teil der Belastung übernehmen kann,
- über die Fascia pterygotemporomandibularis und die Fascia interpterygoidea zur Schädelbasis und
- von dort über Nervenscheiden eventuell weiter bis zur intrakranialen Dura mater.

Gemischte Faszienkette

Die gemischte Faszienkette beginnt am Perineum und verläuft:
- mit der Fascia vesicoumbilicalis
- zur Schaltstelle am Nabel; an dieser Stelle kann sie in die Fascia transversalis übergehen; oder sie folgt dem Lig. teres hepatis und dem Lig. falciforme
- zur Schaltstelle am Diaphragma und zieht dann
- wie die zuvor beschriebene periphere oder zentrale Faszienkette weiter.

Die meningeale Faszienkette

Der kaudale Ausgangspunkt der meningealen Faszienkette liegt im Bereich des Os coccygis (➤ Abb. 6.11). Wie erwähnt, kann sie jedoch von den inneren Faszienketten, den Dammfaszien und den äußeren Faszienketten mit ihren Schaltstellen am Kreuz-, Steiß- und Schambein beeinflusst werden.

Vom Os coccygis steigt sie im Wirbelkanal auf und hat zahlreiche Ansatz- bzw. Schaltstellen an den Wirbeln, die Sicherheits- und Schutzfunktionen erfüllen:Die meningeale Faszienkette hat an zwei Punkten Verbindung zum Exokranium:
- Von den anterioren Schaltstellen in Verbindung mit dem vorderen Längsband, das sich an der gesamten Wirbelsäule entlangzieht, sind zwei besonders widerstandsfähig:
  - im unteren Bereich das Lig. coccygeum und
  - im oberen Bereich die Ansätze an C2/C3.

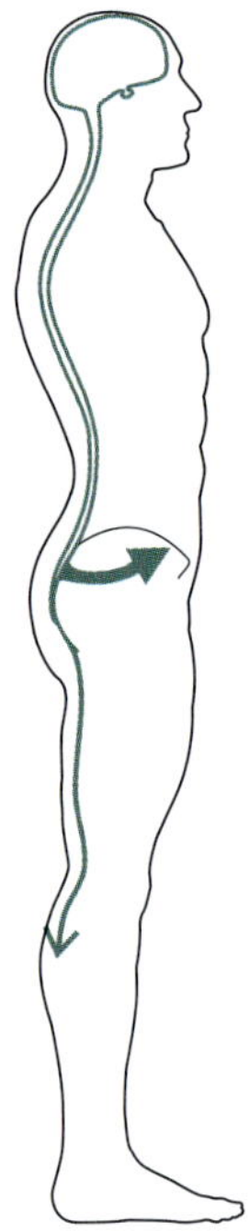

Abb. 6.11 Die meningeale Faszienkette

- Beidseits lateral von der Dura mater spinalis abgehende meningeale Ausläufer begleiten die Nerven bis zum Foramen intervertebrale. An diesen Stellen ist die Dura fest mit dem knöchernen Rand verwachsen; so entstehen bilateral genauso viele Anheftungsstellen, wie es Spinalnervenwurzeln gibt. Das verhindert eine zu starke vertikale Dehnung der Nervenwurzeln bzw. des Rückenmarks.
- Durch das Foramen magnum, an dem die Dura rundum gut befestigt ist, dringt sie in die Schädelhöhle ein. Endokranial weitet sich die Faszienkette kugelförmig aus, um sich an die Innenwölbung des knöchernen Schädels zu heften. Am ausgeprägtesten ist ihre Befestigung an der Schädelbasis. Zudem bildet die Faszienkette zwei wichtige Septen, die für eine bessere Beweglichkeit sorgen, aber auch eine Schutzfunktion haben:
  - Das Tentorium cerebelli ist eine Verstärkung der horizontalen Befestigung.
  - Die Falx cerebelli und die Falx cerebri verzahnen sich mit der Crista galli und verstärken dadurch die sagittale Befestigung.
- an der Schädelbasis durch Faszienfortsätze um die Hirnnerven
- am Schädeldach über transossäre Kanälchen mit der Galea aponeurotica.

Die meningeale Faszienkette hat an zwei Punkten Verbindung zum Exokranium:

6.3.4 Die wichtigsten Pufferzonen

Die Faszienketten übertragen ihre Beweglichkeit auf den ganzen Körper, sind aber zugleich auch der Sitz von Verspannungen, die ihre Funktionsweise beeinträchtigen können. Damit sich solche Störungen nicht automatisch an der ganzen Faszienkette entlang ausbreiten, gibt es Pufferzonen (➢ Abb. 6.12). Sie sind zwar über die gesamte Länge verteilt, doch manche sind wichtiger und häufiger beansprucht, weil sie an Kreuzungspunkten liegen. Diese Kreuzungspunkte werden im Folgenden in aufsteigender Reihenfolge besprochen:

- Beckengürtel
- Zwerchfell
- Schultergürtel
- Os hyoideum
- Okzipitozervikaler Übergang.

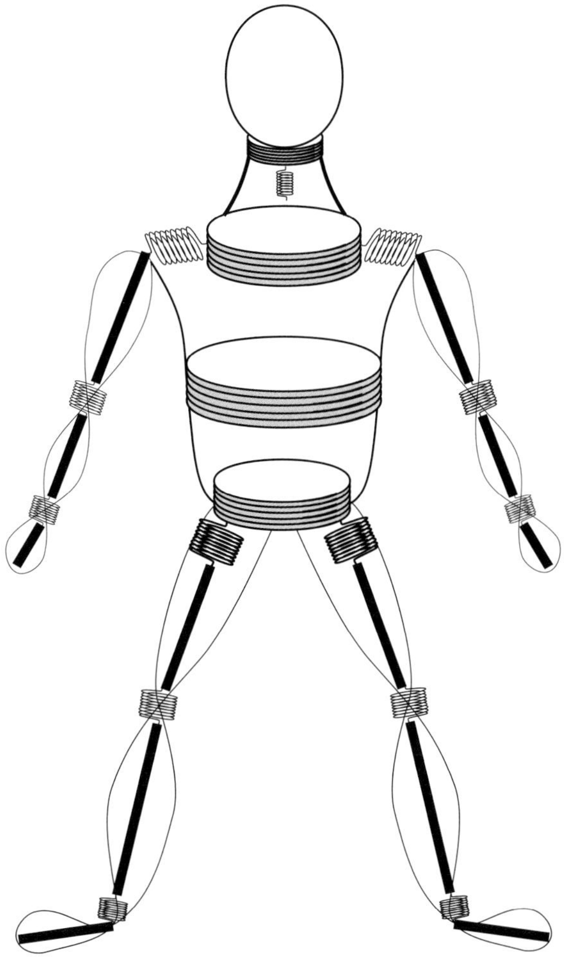

Abb. 6.12 Die wichtigsten Pufferzonen

Der Beckengürtel

Der Beckengürtel bildet eine Schaltstelle zwischen den unteren Extremitäten einerseits und dem Rumpf bzw. dem Perineum andererseits. Er muss die hier zusammentreffenden Kräfte ständig anpassen, kontrollieren und umlenken. Das gelingt ihm dank seiner Beweglichkeit und seines Aufbaus. Im Bereich des Beckengürtels werden die absteigenden, aufsteigenden oder quer gerichteten Kräfte der internen Faszienkette abgeschwächt und verteilt, besonders wenn sie eine kritische Intensität erreichen.

Das Diaphragma

Neben seiner Rolle als wichtigster Atemmuskel übt das Zwerchfell noch weitere mechanische und physiologische Funktionen aus:

- Es dichtet die Brusthöhle hermetisch gegenüber der Bauchhöhle ab und bildet den Übergang von einer Zone mit Unterdruck zu einer Zone mit kaudalwärts zunehmendem Druck.
- Es unterliegt Zugkräften in zwei unterschiedlichen Richtungen:
  - nach kranial durch die peripheren und zentralen thorakalen Faszien
  - nach kaudal durch die Bauchfaszien und das Gewicht der an ihm aufgehängten Organe.

Trotz der entgegengesetzten Kräfte muss das Diaphragma geschmeidig und funktionsfähig bleiben, um – unterstützt vom Druckunterschied – seine Aufgaben optimal zu erfüllen:

- Atmung
- hämodynamischer Antrieb
- Aufhängung der Bauchorgane und schließlich
- als regelrechter viszeraler „Motor" mit seiner permanenten Kolbenbewegung die Organe ständig in Bewegung halten, was ihre Physiologie stark beeinflusst.

Der anatomische Aufbau des Zwerchfells weist uns auf seine mechanische Funktionsweise hin. Sein peripherer, an den Rändern der Thoraxhöhle anliegender muskulärer Anteil bildet den „Zwerchfellmotor". Um perfekt zu funktionieren, darf der Rippenanteil (Pars costalis) jedoch nicht starr befestigt sein. Deshalb braucht das Zwerchfell einen anderen Halt. Diese Rolle übernimmt der rein sehnige zentrale Anteil: das Centrum tendineum des Diaphragmas (➤ Abb. 6.13).

Das Centrum tendineum ist an einer starken Faszienstruktur aufgehängt, dem Perikard, das einen Fixpunkt für das Zwerchfell bildet, um den es sich bei der Inspiration herumlegen kann. Der Auflagedruck des Diaphragmas ist normalerweise gering, solange ihm die Bauchmasse keinen Widerstand bietet und sich eher nach unten und vorne verlagert. Aus diesem Grund arbeitet das Perineum harmonisch abgestimmt mit dem Diaphragma zusammen. Bei großen Anstrengungen stützt sich das Diaphragma allerdings doch auf der abdominalen Masse ab, die sich durch Anspannen der Bauchmuskeln oder der Bauch- und der Beckenmuskulatur verhärtet.

Mechanik

Es gibt zahlreiche Studien zur Zwerchfellmechanik. PAIVA und Kollegen entdeckten bei ihren Messungen der Zwerchfellbewegung in Rückenlage Folgendes:

- Der Kontakt zwischen Diaphragma und Lunge ist gleichförmig und erfolgt auf einer Fläche, die unabhängig vom Körpergewicht kaum individuelle Unterschiede aufweist.
- Es besteht ein einheitlicher Druckgradient am Zwerchfell, auch in Ruhelage und trotz des Seitenunterschieds zwischen rechten und linken Organen.
- Die am Zwerchfell gemessenen Druckwerte betragen rechts 9,7 cm und links 9,2 cm Wassersäule.

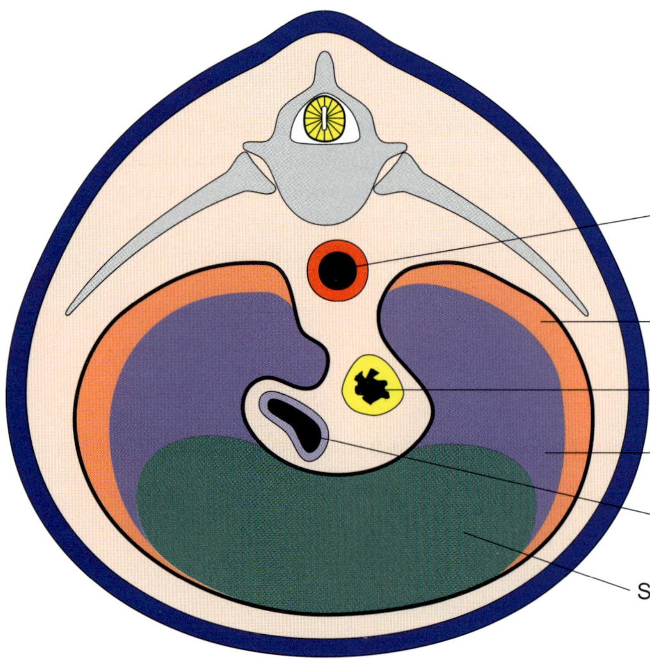

Abb. 6.13 Das embryonale Diaphragma

Das Diaphragma hat keine Kugelform, sondern sein Krümmungsradius verringert sich mit der Höhe. Wenn es sich kontrahiert, wobei sich das Lungenvolumen vergrößert, nimmt der Radius mit der Höhe ab und das Diaphragma wird kugelförmiger. So kann sich Spannung besser in Druck umwandeln, wenn sich das Lungenvolumen erhöht. **VERSCHAKELEN** und Kollegen haben nachgewiesen, dass sich das Zwerchfell bei der Exspiration von vorne nach hinten zunehmend verlagert, von 60 % im vorderen, über 90 % im mittleren bis zu 100 % im hinteren Bereich.

Die Zwerchfellbewegung ist an die Bewegung der Rippen und der Bauchmuskeln gekoppelt, wobei ihre Übereinstimmung im mittleren und hinteren Bereich besser ist. Im hinteren Teil ist die Zwerchfellbewegung vor allem mit einer Verlagerung der Bauchmuskeln verbunden. Normalerweise verkürzt sich das Diaphragma bei der Einatmung hinten stärker als vorne. Nach Durchtrennung des N. phrenicus (Phrenikotomie) bleibt der rückwärtige Anteil des Diaphragmas während der Einatmung verlängert, während sich der vordere Anteil bei manchen Tieren verlängert und bei anderen verkürzt (Decramer et al. 1986).

Innervation

Bleiben wir noch kurz bei der Innervation des Diaphragmas, denn sie bietet eine Erklärung für verletzungsbedingte Erscheinungen in der Schulter-Nacken-Region.

Anfangs befindet sich das Septum transversum, das zukünftige Zwerchfell, im zervikalen Myotom, bevor es während der Embryonalentwicklung schrittweise nach kaudal wandert und seine endgültige Position einnimmt (➤ Abb. 6.14). Da es ursprünglich durch den N. phrenicus innerviert wird, nimmt es ihn bei seinem Abstieg mit. Doch der N. phrenicus beschränkt sich nicht darauf, dem Diaphragma zu folgen, sondern gibt mehrere Äste ab und innerviert außerdem noch:

- den Thymus
- das Perikard
- die Pleura parietalis
- die V. cava superior und inferior
- die Leberkapsel
- und entsendet ein Fasernetz zu den Zöliakalganglien.

Wenn wir noch seine Anastomosen mit dem:

- N. subclavius
- N. hypoglossus (XII)
- N. vagus (X)
- Halssympathikus

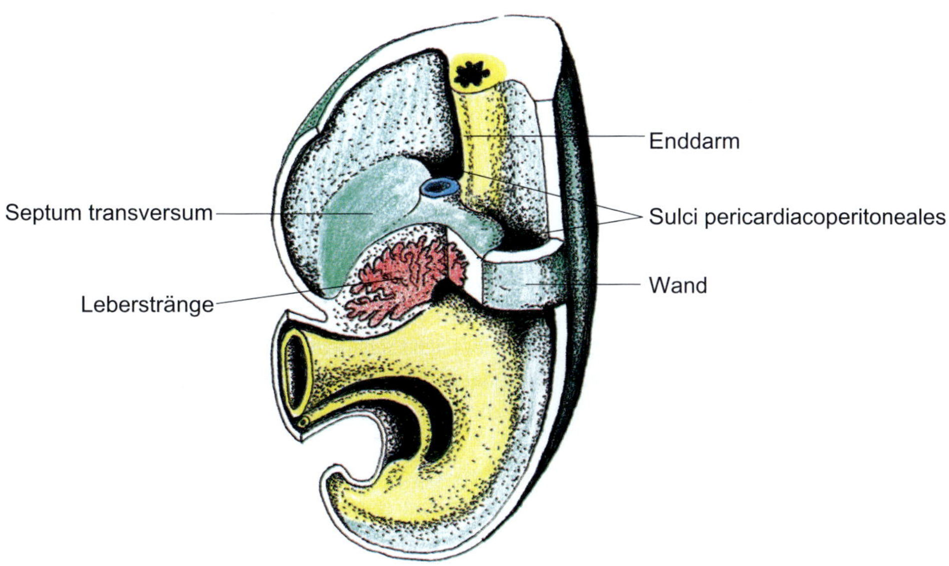

Abb. 6.14 Entwicklung des Zwerchfells bei einem fünfwöchigen Embryo

hinzunehmen, begreifen wir leicht die Bedeutung des N. phrenicus und wie es zu scheinbar unerklärlichen pathologischen Veränderungen im Schultergürtel kommen kann. Der Verlauf des N. phrenicus liefert die Erklärung dafür.

Abschließend sei noch erwähnt, dass das Zwerchfell eine wichtige intrathorakale Pufferzone für mechanische, von Faszien übertragene Belastungen, aber auch für Druckschwankungen darstellt.

Der Schultergürtel

Alle inneren und äußeren Faszien laufen am Schultergürtel zusammen und haben dort eine Schaltstelle. Das bedeutet, dass der Schultergürtel stark gefordert ist und im Fall einer faszialen Dysfunktion noch zusätzlich belastet werden kann. Er muss die vielfältigen Einflüsse ständig kontrollieren und sie den Anforderungen der unteren, eher unbeweglichen Körperzonen ebenso anpassen wie denen der oberen, eher hypermobilen Region. Der Schultergürtel hat also ständig für einen Ausgleich zwischen den einlaufenden Spannungen zu sorgen, um die über und unter ihm befindlichen lebenswichtigen Bereiche zu schützen.

Überdies gehen mit den Armen sehr bewegliche Segmente von ihm aus und machen ihn zu der mechanisch am stärksten beanspruchten Zone. An dieser Stelle treffen außerdem vertikal, schräg und transversal gerichtete Kräfte aufeinander. Aus all diesen Gründen ist die Bauweise des Schultergürtels so beschaffen, dass er zur Hypermobilität neigt. Denn abgesehen vom Sternoklavikulargelenk bestehen sämtliche Verankerungen in der Region aus Weichgeweben.

Dass am Schultergürtel absteigende und aufsteigende, innere und äußere Krafteinflüsse zusammentreffen, erklärt (mechanisch) die Häufigkeit von Verletzungen im Nacken-Schulter-Bereich.

Das Os hyoideum

Die zentrale Faszienkette aus dem Perikard und der Fascia pharyngea hat zwar periphere Schaltstellen über Ligamente zum Perikard und Verbindungen zur mittleren und tiefen Halsfaszie, die aber unbedeutender als z. B. die Verbindungen Schultergürtelbereich sind. Deshalb könnten sich starke Belastungen ungebremst auf die Schädelbasis und weiter ins Schädelinnere übertragen. Das wird jedoch durch das im oberen Teil dieser Faszienkette eingefügte Zungenbein verhindert. In einer Verspannung aus myofaszialen Strukturen hängend, schwebt das Os hyoideum gewissermaßen frei im Raum, während Verbindungen zum Unterkiefer, Processus mastoideus und styloideus, zum Schulterblatt und Schildknorpel seine Position kontrollieren und ihm Halt geben.

Die zentrale Faszienkette hat also am Ende der Fascia pharyngobasilaris eine Schaltstelle am Os hyoideum, von wo aus sie sich über die Fascia interpterygoidea und die Fascia pterygotemporomandibularis nach kranial fortsetzt.

Neben seiner Rolle beim Sprechen und Singen (Fixierung des Schildknorpels) wirkt das Zungenbein auch als Stoßdämpfer in der zentralen Faszienkette. Es verteilt die Kräfte entweder nach seitlich-vorn über die Fascia cervicalis superficialis oder zum Os temporale nach hinten über den M. digastricus.

Der okzipitozervikale Übergangsbereich

Der vom Okziput abgestützte Schädelbereich (Schädelbasis) bildet eine Schnittstelle zwischen den absteigenden kraniozervikalen und darunter befindlichen Faszienketten. Dieser Kreuzungspunkt betrifft auch die endokraniale und die vertebrale Faszienkette der Dura mater, die sich hier verbinden.

Der okzipitozervikale Übergangsbereich an der Schädelbasis stellt folglich eine hochgradig belastete Zone dar. Das erklärt auch, warum er mit so vielen langen und kurzen Muskeln ausgestattet ist, die ihn kontrollieren und ständig an alle möglichen Spannungsänderungen anpassen. Das dient dazu, unseren „Zentralcomputer" und seine Informationsleitungen bestmöglich zu schützen.

Alle Faszien setzen in diesem Bereich an. Der Übergangsbereich zwischen Nacken und Kopf stellt somit die erste Pufferzone für absteigende und die letzte für aufsteigende Kräfte dar, bevor sie ins Schädelinnere eindringen. Dort können zu starke Erschütterungen glücklicherweise zum Teil noch durch das Zusammenspiel der Membranen abgefangen werden. Es sei daran erinnert, dass im Bereich von Schädel und Rückenmark auch der Liquor das Membransystem wirkungsvoll unterstützt.

Die hohe Beanspruchung des okzipitozervikalen Übergangsbereichs erklärt, warum hier so häufig Bewegungseinschränkungen auftreten.

6.4 Die Läsionsketten

Als Läsionsketten werden hier jene Bahnen bezeichnet, über die sich Membranspannungen ausbreiten können. Man kann zwar eine unendliche Zahl von Läsionsketten definieren, aber wie die Praxis und die mechanischen Gesetzmäßigkeiten beim Menschen zeigen, werden Belastungen und Distorsionen bevorzugt entlang von Achsen übertragen, die den im letzten Abschnitt beschriebenen Faszienketten entsprechen.

Bei den Läsionen handelt es sich um Distorsionen, Läsionsketten sind also Faszienketten, deren physiologische Funktion gestört ist. Statt Bewegungen zu übertragen und harmonisch zu verteilen, werden sie in dem Fall zu Fixierungspunkten, von denen eine Irritation oder Beweglichkeitsstörung ausgehen kann.

Am Beginn einer Läsionskette kann eine Vielzahl von Faktoren stehen: Traumata (Verstauchungen, Sturz aufs Steißbein, aber auch direkte Weichteiltraumata), Narben, Infektionen, Entzündungen und Stress. Unter ihrem Einfluss entsteht in der betroffenen Faszie eine lokale Funktionsstörung, durch die sich die Beschaffenheit des Gewebes verändert, wenn sie nicht aufgelöst wird. Mit der Zeit kann sich die Funktionsstörung entlang einer Faszienkette fortpflanzen und mittel- oder langfristig eine Dysfunktion an weiter entfernten Stellen hervorrufen.

Eine Läsionskette kann von jedem beliebigen Punkt einer Faszienkette ausgehen und daher sehr kurz oder auch sehr lang sein und beispielsweise vom Fuß bis zum okzipitozervikalen Übergangsbereich bzw. bis zum Kopf reichen.

Nicht jedes Trauma führt automatisch zur Entstehung einer Läsionskette. Manchmal entwickelt sie sich gleich nach dem Trauma, manchmal erst Wochen oder Monate später. Manchmal tritt sie sogar erst viele Jahre später in Erscheinung. Ob und wann es zu einer Läsionskette kommt, hängt von zahlreichen Faktoren ab:

- Intensität/Stärke der anfänglichen Krafteinwirkung
- Alter des Betroffenen zum Zeitpunkt des Traumas
- Adaptationsfähigkeit bzw. Kompensationsmöglichkeiten des Betroffenen.

Selbstverständlich wird ein jugendlicher Organismus Gewalteinwirkungen besser abwehren können als ein älterer. Ein Körper in gutem Gesundheits- und Funktionszustand wird alles tun, um die Folgen einer Läsion abzuschwächen und versuchen, die überschüssige Energie in verschiedene Richtungen zu verteilen.

Mit fortschreitendem Alter und der Anhäufung diverser Traumata im Laufe des Lebens verliert der Körper zusehends die Fähigkeit, sie abzuwehren, auch seine Anpassungs- und Kompensationsfähigkeiten nehmen ab. Wenn sich dies alles summiert, ist der Organismus überfordert, und die Läsionskette mit ihren fatalen Folgen kann sich ausbreiten.

Es sei daran erinnert, dass die Erinnerung an erlittene Traumata im Gewebe gespeichert wird und dass sich die akkumulierten Traumata, egal welchen Ursprungs, eines Tages wieder körperlich manifestieren werden. Dieser zeitliche Summationseffekt ist jedoch keine unumstößliche Regel. Bei manchen Menschen kann sich sehr rasch eine Dysfunktion entwickeln, bei anderen erst nach Jahren, bei wieder anderen noch später oder gar nicht. Dies hängt letzten Endes von der „Vitalität“ des Einzelnen ab, von seinem „Startkapital“, mit dem er Belastungen des Lebens begegnet.

Die Pufferzonen sind ein wichtiger Faktor, um die Ausbreitung eines Traumas zu begrenzen. Sie sind zahlreich und über den ganzen Körper verteilt: Fettgewebe, Liquorsystem, Gelenke. Je verbrauchter ein Stoßdämpfersystem ist, desto eher wird eine Belastung übertragen. Sie wird dann erst in bereits beschriebenen großen Pufferzonen gebremst. Wenn sie ebenfalls abgenutzt sind, gelangt die Belastung letztlich bis zu ihrem Zielpunkt mit oftmals fatalen Folgen. Eine Läsionskette, die durch einen vorbestehenden Schwachpunkt (der Gelenke, Gewebe, Eingeweide) verläuft, trägt mit dazu bei, die Degeneration in diesem Bereich zu beschleunigen.

Eine fasziale Läsionskette kann überall im Körper starten und je nach Belastungsfaktoren und Adaptations- bzw. Kompensationsmöglichkeiten des Organismus auf- oder absteigen. Man unterscheidet folglich absteigende und aufsteigende Läsionsketten.

6.4.1 Die absteigenden Läsionsketten

Absteigende Läsionsketten sind im Allgemeinen – und in der Reihenfolge ihrer Wichtigkeit – vor allem im Bereich von Kopf, Nacken, Schultergürtel, Becken, Beinen, Thorax, Diaphragma und Abdomen anzutreffen. Nachstehend werden einige dieser absteigenden, meist entlang der Faszienketten verlaufenden Läsionsketten beschrieben.

- Von einem Fixierungspunkt an der Galea aponeurotica aus können wir eine absteigende Läsionskette über die Fascia cervicalis superficialis zum Schultergürtel und von dort weiter zum Arm oder zum oberen Thorax verfolgen. Wenn sich der Ausgangspunkt an der Schädelbasis im weitesten Sinne oder intrakranial befindet, könnte die Läsionskette über die Fascia cervicalis profunda und die Skalenusfaszien verlaufen und sich in der beschriebenen Weise fortsetzen.
- Von einem mediastinalen oder thorakalen Fixierungspunkt aus könnte sich die Störung auf die Abdominalfaszien (Toldt-, Treitz-Faszie etc.) übertragen und möglicherweise bis ins kleine Becken fortsetzen.
- Von einem Fixierungspunkt im Bereich des M. psoas, des Perineums oder der kurzen Hüftmuskeln aus könnte sich eine Läsionskette schließlich nach kaudal ausbreiten und pathologische Veränderungen im Knie- oder Sprunggelenk hervorrufen.

Absteigende Läsionsketten haben in der Regel einen wesentlich kürzeren Verlauf als die Faszienketten, denen sie folgen. Nur in seltenen Fällen reicht eine Läsionskette vom Kopf bis zu den Füßen, obwohl es theoretisch möglich wäre.

6.4.2 Die aufsteigenden Läsionsketten

Aufsteigende Läsionsketten sind häufiger als absteigende. Dies lässt sich zweifellos durch den Bodenkontakt und die zur Aufrechterhaltung der Stabilität und zum Überwinden der Schwerkraft ständig erforderliche Anpassung sowie durch die Organaufhängung erklären, die von Natur aus einem Zug nach unten ausgesetzt ist.

Im Gegensatz zu den absteigenden haben die aufsteigenden Läsionsketten oft einen langstreckigen Verlauf. Nachstehend sind einige der häufigsten aufsteigenden Läsionsketten beschrieben.

- Am verbreitetsten ist eine Läsionskette, die sich vom Fuß aus an der äußeren Faszienkette entlang entwickelt. Nach einer Verstauchung kann die externe Faszie durch Zug am Fibulaköpfchen oder Außenrand des Knies funktionelle Schmerzen in diesem Bereich auslösen. Steigt die Läsion noch höher, kommt es zu einer Störung im Bereich der Hüfte (die über die Faszien des M. piriformis und des M. obturatorius internus ins kleine Becken vordringen kann) und des Iliosakralgelenks. Von dort breitet sie sich mit der thorakolumbalen Faszie oder dem M. latissimus dorsi bis zur Schulter aus und endet, wenn sie vorher nicht unterbrochen wird, im Nacken und am Schädel. Selbstverständlich kann ihr Ausgangspunkt auch am Knie, Becken oder anderswo liegen.
- Ein Sturz auf das Steißbein kann der Auslöser einer Läsionskette sein, die entlang der Dura mater verläuft und dicht an den intrakranialen Membranen endet.
- Eine Störung im Bereich des Perineums wird sich entweder auf die Baucheingeweide oder auf die Fascia transversalis übertragen. Nach einer Schaltstelle im Zwerchfellbereich kann sich diese Läsionskette über die Pleura oder die Fascia endothoracica bis zum Schultergürtel fortsetzen, um schließlich an den Halswirbeln oder am Schädel zu enden.

- Hier noch das Beispiel einer Läsionskette, die auf den ersten Blick eher hypothetisch erscheint, aber tatsächlich wiederholt anzutreffen war: Ihr Ausgangspunkt kann die Blase oder die Fascia vesicoumbilicalis sein. Mit dem Lig. teres hepatis und dem Lig. falciforme zieht sie zum Zwerchfell und setzt sich von dort aus im Perikard und der Fascia pharyngobasilaris fort. Sie manifestiert sich als Funktionsstörung im Rachenbereich.

Dieses Beispiel erinnert uns an eine Patientin, die uns kürzlich wegen Rachen- und Schluckbeschwerden aufsuchte. Wie aus ihrer Krankengeschichte hervorging, war eine Laparoskopie durchgeführt worden, die eine sichtbare Narbe im Bereich des Urachus hinterlassen hatte. Stand die Narbe unter Spannung, traten die Rachenbeschwerden auf. Diese Narbe wurde zum Ausgangspunkt einer aufsteigenden Läsionskette, deren klinische Manifestation die Halsschmerzen waren. Sie verschwanden, nachdem der Fixierungspunkt am Urachus normalisiert werden konnte.

Wir könnten noch mehr Beispiele anführen, was wir jedoch nicht sinnvoll finden. Wichtiger erscheint uns festzuhalten, dass es tatsächlich Faszienketten gibt und dass Läsionen dieser Faszienketten möglich sind. Um klinische Manifestationen richtig zu beurteilen, kann es oft erforderlich sein, auch nach einem weiter entfernten Ausgangspunkt der Störung zu suchen.

KAPITEL

7 Korrelation Faszien und Akupunktur-Meridiane

Die traditionelle chinesische Medizin, häufig umstritten und in Frage gestellt, existiert schon seit Jahrtausenden. Bezüglich ihrer Anwendungsart belegen jüngste Forschungen ihre Wirkungskraft und aktuell wird die Art der Ausübung als positiv betrachtet.

Das Prinzip ist der Energiefluss durch den Körper mit Hilfe der zwölf Meridiane.

Die Theorie dieses Energieflusses wird sehr unterschiedlich erklärt. Einige Autoren beziehen sich auf ein elektrisches Leitungssystem, für andere ist es ein biochemisches Phänomen, wiederum andere sehen hier eine Mechanotransduktion oder gar ein Quantensystem.

Es bleibt das große Rätsel, wo diese Meridiane liegen, wie sie im Körper verlaufen, kurzum: was wäre die Trägersubstanz? Nach jahrtausendelangen Fragen werden wir sehen, dass ein Anfang der Antwort auf dieses Rätsel gegeben werden kann.

Die Antwort ist gegeben, da die Rolle der Faszie immer besser und detaillierter verstanden wird.

Im Gegensatz zu den bereits vergangenen Jahrtausenden der Akupunktur, ist das Wissen über die Faszie extrem jung.

Aktuell erleben wir eine regelrechte Explosion von Forschungsarbeiten und Entdeckungen, die die Omnipräsenz der Faszie darlegen und somit all unser Wissen über anatomo-physio-pathologische Funktionen unseres Körpers in Frage stellt.

Die Korrelation zwischen Faszie und Akupunktur ist ein Teil dieser Arbeiten.

7.1 Meridiane und Faszien

Jüngste Studien über die Korrelation der Meridiane und Faszien scheinen zu bestätigen, dass die Akupunkturmeridiane eine anatomo-physio-pathologische Stütze durch die Faszienmatrix haben.

Eine der älteren Studien wurde von HINE durchgeführt. Er hat eine Korrelation zwischen der Tiefe und der Oberfläche mittels Strukturen hergestellt, die er Hine-Zylinder genannt hat. Später konnte er deutlich die Perforationspunkte der oberflächlichen Aponeurose darlegen und stellte dabei fest, dass die meisten von ihnen (82 %) topographisch identisch mit den 361 Punkten der klassischen Akupunktur der traditionellen chinesischen Medizin (TCM) entsprechen.

H. LANGEVIN und J. YANDOW vom Forscherteam aus Vermont haben mit Hilfe ultrasonorer Technik (Elastographie: Lehre über die elastische Eigenschaft des Gewebes), Dissektionen und der anatomischen Ebenen folgendes herausgefunden:

- dass 80 % der Punkte intra- und extramuskulären Verbindungen entsprechen
- dass durch das Bearbeiten dieser Punkte, durch Drehen der Akupunkturnadel, die Mechanotransduktion einsetzt; dies wird durch die Fibroblasten des Bindegewebes in Verbindung mit den neurosensoriellen Rezeptoren hervorgerufen.

Die neuesten Studien der Southern Medical University in Guangzhou in China über die Korrelation der Meridiane und Faszien tendieren zu bestätigen, dass die Akupunkturmeridiane eine anatomo-physio-pathologische Stütze durch die Faszienmatrix haben.

Diese Hypothese wird durch die anatomische Beobachtung des Körpers und die Rekonstruktion durch MRTs, die das Übereinstimmen des Fasziennetzes mit dem theoretischen Meridiannetz untermauert.

WANG und Kollegen gehen davon aus, dass die Faszie wohl die anatomische Basis der Akupunktur darstellt. Die Akupunkturpunkte scheinen sich eher auf den verdichteten Stellen der Faszie zu befinden. Die Stimulation der Akupunkturpunkte haben mittels der neuronalen Endungen, der Zelle sowie dem vaskulären und lymphatischen System, biologische Auswirkungen auf das Gewebe.

HUANG und Kollegen konnten ebenso die Korrelation von Faszien und Meridianen beweisen.

AHN und Kollegen haben nachgewiesen, dass der Wellenwiderstand (Impedanz) in den Faszien, der mit den Meridianen assoziiert wird, niedriger ist als in den Muskeln.

LANGEVIN und Kollegen äußern die Idee, dass das Drehen der Akupunkturnadel ein mechanisches Signal im Inneren des Gewebes induziert und somit der Schlüssel des therapeutischen Mechanismus der Akupunktur sein könnte.

FOX und Kollegen gehen davon aus, dass das Behandeln mit der Akupunkturnadel eine mechanische Veränderung des Bindegewebes bewirkt, die wiederum eine mechanische Stimulation der Fibroblasten ausübt und somit aktive Veränderungen der Zellform und autokrine purinerge Signale auslöst. Die in dieser Studie beobachtete anisotrope Gewebebewegung, kann die räumliche Zuteilung der zellulären Reaktion des lokalen Bindegewebes auf Grund der Behandlung mit einer Akupunkturnadel beeinflussen.

Das Behandeln mit einer Nadel erhöht die zelluläre Aktivität und gleicht den Ausdruck des Proteins der Kollagenfasern an. Dies könnte eines der biomechanischen zellulären Prinzipien der Auswirkungen der „regulierenden Meridiane" in der therapeutischen Akupunktur sein. Von JIANG und Kollegen wird bestätigt, dass unspezifisches Bindegewebe (Faszie aus Bindegewebe) eine wichtige Rolle in der Übertragung des mechanischen Signals der Akupunktur spielt. Der mechanische Stress durch die Manipulation einer Akupunkturnadel hat eine morphologische, histochemische und biochemische Auswirkung auf die Fibroblasten und auf das Zytoskelett im unspezifischen Bindegewebe (das lockere Bindegewebe und Fettgewebe inbegriffen). Zum Beispiel kann eine Akupunkturnadel einen Fibroblasten deformieren, das Zytoskelett neu gestalten und die Freisetzung biochemischer Stoffe im Bindegewebe hervorrufen.

7.2 Ein Rückblick auf die Embryologie

In der 4. Embryonalwoche strukturieren sich die inneren Faszien, der Primitivdarm hat sich gebildet, das Neuralrohr richtet sich ein und wir erkennen die Anlagen der Extremitäten.

Die Entwicklung des Embryos und vor allem die der Extremitäten zeigt, dass letztere eine Verlängerung, eine Exteriorisierung der inneren Faszien sind. In der Konsequenz besteht eine Kontinuität (➤ Abb. 7.1) zwischen dem Äußeren und dem Inneren, was den Verlauf der Meridiane von der Peripherie zum Zentrum hin sowie die Verbindung zu den verschiedenen Organen erklären könnte.

7.3 Die Faszienketten

Die großen Faszienketten haben einen vertikalen Verlauf und zeichnen sich auf den anatomischen Strukturen ab. Auf Höhe des Schulter- und Beckengürtels können sie ihre Richtung wechseln und sich mit den inneren Faszien verbinden. Ihre Rolle ist es, die Bewegungen zu koordinieren und Kräfte weiterzuleiten. Unter bestimmten Umständen können sie eine Einschränkung weiterleiten und so pathologisch werden.

Für mehr Details über die Faszienketten, bitte das entsprechende Kapitel lesen.

7.4 Korrelation zwischen Faszienketten und Meridiane

Wenn man die Hauptfaszienketten und die Meridiane übereinanderlegt, stellen wir fest, dass diese beiden Systeme perfekt übereinander passen (➤ Abb. 7.2). Anatomisch bestätigt dies, dass die Faszie den Akupunktur-Meridianen als Stütze dient und dass die Meridiane bereits in der frühen Embryonalzeit in das fasziale System eingebunden sind.
Auf diesem Niveau der Überlagerung können wir ebenfalls von einer Verschränkung von Struktur und Funktion ausgehen, was die beiden Systeme untrennbar macht.

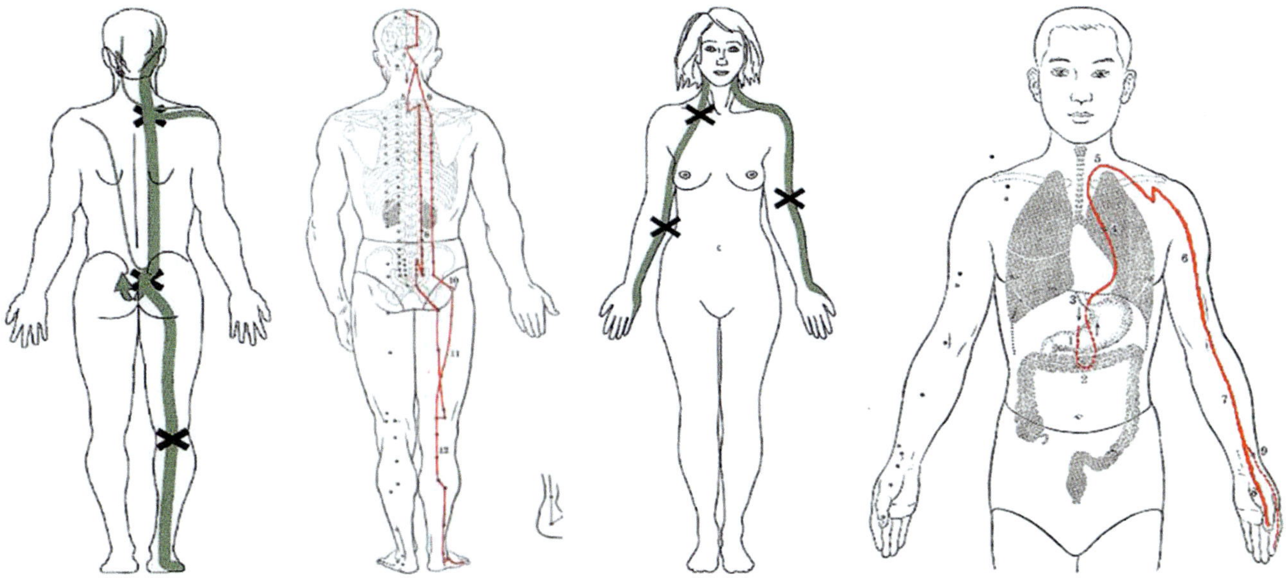

Abb. 7.1 Fasziale Kontinuität des Embryos von innen nach außen

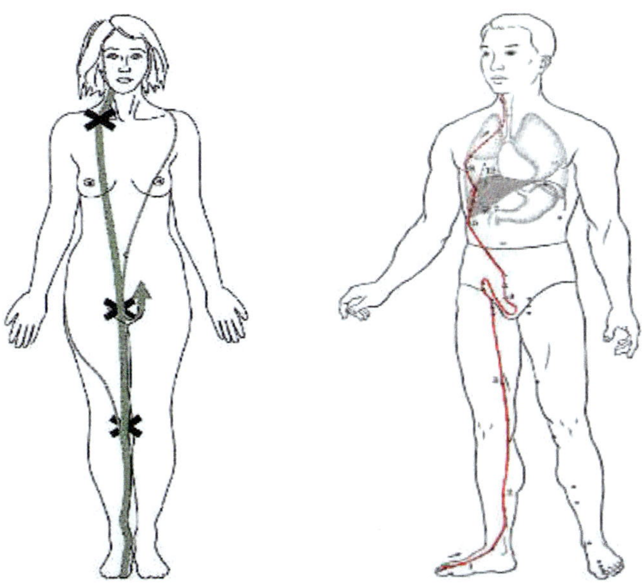

Abb. 7.2 Korrelation der Faszienketten und Akupunkturmeridiane

7.5 Osteopathische Bedeutung

Wenn nun die Faszie den Akupunkturmeridianen als Stütze dient, erscheint es logisch, dass sich das Behandeln der Faszien zwangsläufig auf das energetische System der chinesischen Medizin auswirkt.

Durch spezielle, angepasste Techniken können wir also die „Qualität der Energie", die in den Meridianen fließt beeinflussen.

Dies wurde zum wiederholten Male durch eine Zusammenarbeit von mehreren Akupunkteuren belegt, von denen übrigens nicht mehr alle mit Nadeln, sondern nur mit manueller Stimulation arbeiten.

Mit Hilfe eines Elektropunkturgerätes konnten wir mit USUPBEKOVA und Kollegen maßgebliche Veränderungen in den Akupunkturkanälen darlegen.

7.5.1 Wirkungsweise

Wir sind keine Energietherapeuten, auch kennen wir nicht alle Feinheiten der Akupunktur, welche Ausbildung Zeit und Fleiß in Anspruch nehmen.

Unser Wissen über die Faszien dagegen sind fundiert. Wenn wir von der Verschränkung von Faszie und Akupunkturmeridianen ausgehen, können wir über die Faszie sowohl auf die Physiologie als auch auf den energetischen Aspekt Einfluss nehmen.

Erinnern wir uns, dass der Körper durch das biochemische und das mechanische System funktioniert. Diese beiden Systeme sind perfekt miteinander verkoppelt und interagieren auf konstante Weise bei allen Körperfunktionen. Das mechanische System wird durch das Phänomen der Mechanotransduktion über die Faszien weitergeleitet, wobei es selber bis hin zur Zelle und dem Zellkern biochemische Veränderungen auslöst. Sind jedoch die mechanischen Kräfte zu stark, stören sie das Gleichgewicht der Mechanotransduktion und können so durch Störungen der biochemischen und mechanischen Funktionen Ursache für Pathologien sein.

Durch unsere osteopathischen und insbesondere faszialen Techniken können wir diese Mechanotransduktion beeinflussen und in bestimmten Fällen die Harmonie zwischen diesen Systemen, also die Gesundheit, wieder herstellen.

Vergleichsstudien zeigen, dass die Osteopathie, die Chiropraktik und insbesondere die Akupunktur bei bestimmten Pathologien einen ähnlichen Wirkungsgrad haben.

Berücksichtigt man die Verschränkung von Faszien und Meridianen, könnten wir durch unsere osteopathischen Techniken energetisch einwirken und so über die Faszien die Wirksamkeit unserer Techniken erhöhen.

Gehen wir von einem einfachen anschaulichen Beispiel aus.

Während unserer Untersuchung finden wir an einer Körperstelle einen schmerzhaften Punkt ohne traumatischen Zusammenhang. Von dem Prinzip ausgehend, dass die Faszien den inneren Zustand von Strukturen nach außen reflektieren, kann man davon ausgehen, dass dieser der Ausdruck einer organischen Dysfunktion ist.

Beziehen wir uns auf die Kartographie der Meridiane. Diese wird uns zeigen, auf welchem Meridian dieser Punkt liegt. Von da aus können wir unser weiteres Vorgehen festlegen.

Betrachten wir den Verlauf des Meridians genauer, kann er uns möglicherweise Feinheiten verdeutlichen, die einer anatomo-physio-pathologischen Realität entsprechen.

Wir werden nicht alle Meridiane in Betracht ziehen, aber anhand zweier Beispiele werden wir aufzeigen, wie die Meridiane uns bei unserer Behandlung behilflich sein können.

7.5.2 Behandlungsbeispiel und technische Anwendungen

Lungenmeridian

Nehmen wir als Beispiel einen Punkt auf dem Lungenmeridian (➤ Abb. 7.3). Zunächst testen wir die Lunge und korrigieren diese bei Bedarf.

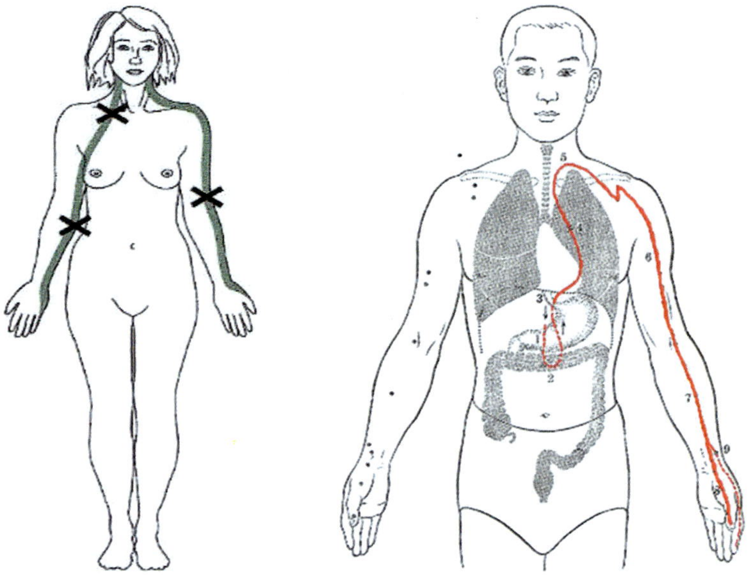

Abb. 7.3 Fascia externa und Lungenmeridian

Anschließend legen wir einen Finger auf den ausfindig gemachten Punkt. Eine sehr feine Traktion löst einen Impuls den Meridian entlang bis hin zum Organ aus. Wir können uns sehr gut die Intension und die Visualisation zur Hilfe nehmen.

Der erste Schritt dient der Physis und Physiologie, der Zweite eher dem Visualisieren der Energie.

Um diese Handlung abzuschließen, legen wir eine Hand auf die Lunge, ein Finger der anderen Hand wird auf den gefundenen Meridianpunkt gesetzt. So versuchen wir den Fluss in seiner Globalität auszugleichen. Das ermöglicht eine effizientere und anhaltende Wirkung.

Herzmeridian

Wir haben bereits die embryologische Entwicklung der Meridianfaszien angesprochen. Wenn wir uns nun auf die Anatomo-physiologie beziehen, können wir unsere Behandlung nicht nur verfeinern, sondern auch in einem weiteren, vollständigeren und effizienteren Sinne betrachten.

Dieser verläuft in zwei entgegengesetzten Richtungen. Zum einen kaudal in Richtung des Gedärms und kranial über den Hals, bis zum Auge.

Die Faszie verläuft dorsal des Perikards (➤ Abb. 7.4), entlang des Lig. longitudinale anterior und dem Mesenterium nach kaudal. Nach kranial verläuft sie am Perikard, den Fasciae pharyngea und peripharyngea.

Der Verlauf entspricht der embryologischen Entwicklung des Primitivdarms.

Außerdem gibt es zwischen dem Plexus epigastricus und dem Plexus cardiacus einen Austausch von Fasern, sowie zwischen dem Plexus cardiacus und dem Plexus thyroideus.

Daraus folgt, dass die verschiedenen Bereiche physiologisch miteinander verbunden sind und dass eine Dysfunktion eines Bereiches Auswirkungen auf den anderen haben kann.
Folglich kann bei einer Herzproblematik die Untersuchung des Epigastriums und der Thyreoidea notwendig sein und umgekehrt.

Blasenmeridian

Der inferiore Teil des Meridians hat denselben Verlauf wie der N. ischiadicus, verläuft dann über den Schädel und endet am inneren Augenwinkel.

Eine Ischialgie beschränkt sich nicht nur auf einen diskoradikulären Konflikt von L4/L5 oder L5/S1. Aufgrund des Verlaufs des Blasenmeridians (➤ Abb. 7.5), kann sich die Ursache für eine Ischialgie auf seinem kompletten Verlauf befinden.

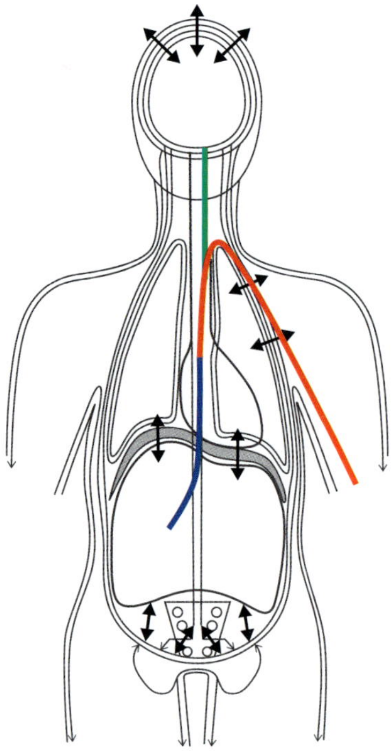

Abb. 7.4 Herzmeridian

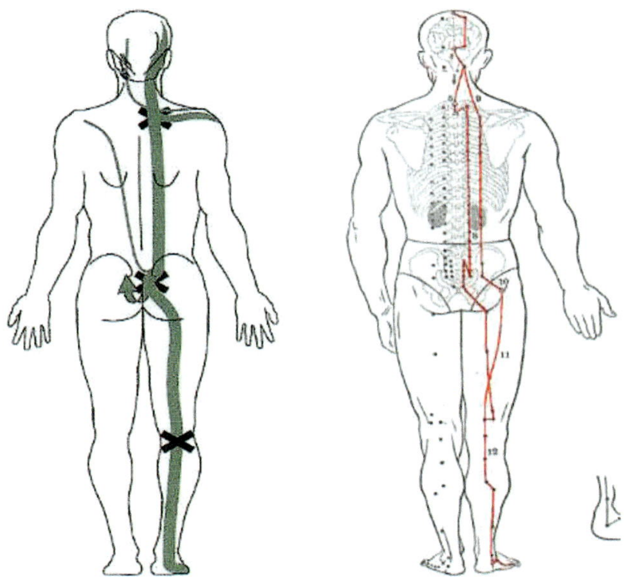

Abb. 7.5 Posteriore Faszienkette und Blasenmeridian

An der unteren Extremität seien zwei Besonderheiten des Verlaufs genannt: an der Wade und am Schenkel. Diese zwei Besonderheiten entsprechen den großen Hauptpunkten des N. ischiadicus, die besonders sensibel beim Abtasten sind.

- der superiore Punkt auf Höhe der Separation der ischiokruralen Muskeln
- der inferiore Punkt befindet sich auf Höhe der Trennung des M. gastrocnemius

Auf Höhe der Wirbel zeigt der Meridian zwei parallel verlaufende Bahnen:

- die innere Bahn verläuft an den Wirbelkörpern entlang und entspricht dem strukturellen Aspekt
- die externe Bahn verläuft an den Artic. costotransversariae und dem Truncus sympathicus entlang und entspricht dem neurologischen Aspekt sowie der entsprechenden viszeralen Zuordnung

Der Verlauf des Meridians am Schädel entspricht dem des N. occipitalis major, der dem 2. zervikalen Spinalnerv entspringt.

Wenn wir eine Ischialgie behandeln, müssen wir natürlich die lumbosakrale Region sowie den Verlauf des N. ischiadicus untersuchen, aber eben auch den Verlauf des Meridians am Thorax bis zum Schädel, bis hin zu seinem Ende am inneren Augenwinkel.

Auch wenn viele Ischialgien im Zusammenhang mit einer Bandscheibenproblematik stehen, hat ein nicht zu vernachlässigender Teil der Vorfälle keine Verbindung zur lumbodorsalen Region und die Ursache befindet sich irgendwo auf dem Verlauf des Meridians. Diese Tatsache außer Acht zu lassen und die Ischialgie ausschließlich auf eine lumbodorsale Problematik zu reduzieren würde die Ursache und eine adäquate, effiziente Behandlung verfehlen.
Bei einer Ischialgie dürfen wir also nicht nur die lumbodorsale Region untersuchen, sondern auch die komplette posteriore Faszienkette, entsprechend dem Blasenmeridian, vor allem wenn keine radiologischen Befunde erkennbar sind und die lumbosakrale Mobilität gegeben ist.

Zusammenfassung

- Es liegen aussagekräftige Beweise vor, die den direkten Bezug von Faszie und Akupunkturmeridianen darlegen.
- Die Faszie bietet den Meridianen durch die Faszienketten eine Stütze.
- Die Embryologie bestätigt das Übereinanderliegen und die Verschränkung von Faszie und Meridian und
- verdeutlicht die Kontinuität zwischen den externen und internen Faszien.
- Ohne ein Spezialist in energetischer Arbeit zu sein, können wir in der Osteopathie dieses System berücksichtigen und es sinnvoll in unsere Behandlung einbeziehen.
- Das Berücksichtigen eines Meridians erlaubt uns eine vollständigere und genauere Untersuchung der Dysfunktion und somit auch eine effizientere und genauere Behandlung.
- Dies bestätigt, dass die verschiedenen Teile des Körpers miteinander verbunden sind und jede Dysfunktion multifaktoriell ist.

KAPITEL

8 Die Haut und der Tastsinn

Die Haut stellt die Verbindungsebene zwischen dem Äußeren und dem Inneren dar. Sie bestimmt die Grenze zwischen dem Individuum und seiner Umwelt, dem Selbst und Nicht-selbst.

Sie agiert wie eine Körperhülle und ist eng mit dem darunter liegenden faszialen Endoskelett durch die retinakularen Ligamente, den Blutgefäßen, Nerven und Lymphbahnen verbunden. Als eigenständiges Organ ist sie sogar das größte Körperorgan des Menschen. Die Haut hat eine Fläche von ca. 2m^2 und ein Gewicht von ca. 5 kg.

Sie ist mit 5 Millionen Sensoren besetzt. Diese sensoriellen Zellen erlauben verschiedene äußere Empfindungen zu bewerten, wie etwa die Kälte, die Wärme, die Textur, die Lust oder den Schmerz.

Einer ihrer Charakteristika hängt, dank der 600.000 Sensoren, mit dem Tastsinn zusammen. Diese sind über den gesamten Körper verteilt, v. a. aber auf den Fingerkuppen, wo sich der sensibelste Tastsinn mit 2300 Nervenenden pro cm^2 Haut befindet. Dieses Organ erneuert sich laufend wegen des Phänomens der Hornhautabschuppung. So kommt es, dass sich im Laufe unseres Lebens die Epidermis ca. 1200-mal erneuert.

Sie spielt eine große Rolle als Schutz vor äußeren aggressiven Agens jeglicher Art. Auf der Oberfläche der Hornhaut leben Milliarden von Microorganismen in Symbiose mit unserem Körper. Die Haut eines Erwachsenen beherbergt um die 10.000 Milliarden Bakterien, was ca. 1 Million pro cm^2 Haut entspricht. Diese Besiedelung ist das so genannte Mikrobiom, das aus Mikropilzen, Bakterien und Viren besteht. Die Zusammensetzung dieser Gemeinschaft hängt von der Hautbeschaffenheit, der Anzahl der Talgdrüsen, der Temperatur, der Feuchtigkeit sowie genetischen und Umweltfaktoren ab. Sie schützt die physiologische Funktion des epithelialen Systems und spielt eine wichtige Rolle bei der Immunmodulation.

Die Charakteristika der Haut unterscheiden sich erheblich je nach Topologie, pH-Wert, Temperatur, Feuchtigkeit und der Mikrobiologie der unterschiedlichen Körperregionen. Ihr pH-Wert liegt zwischen 4,0–7,0 und variiert je nach Körperregion. Die Säureverbindungen der Hautoberfläche stärkt die Schutzkapazität.

Es gibt eine Vielfalt von Unterschieden bezüglich der Hautstruktur je nach Herkunft sowie Farbe, die abhängig von den verschiedenen Arten der Melaninausschüttung ist, die die Pigmentierung variieren lässt.

Die Hautunterschiede zwischen den Geschlechtern können zum Teil den Hormonunterschieden zugeschrieben werden, die auch die Verteilung der Körperbehaarung im Gesicht und am Körper, die Talg- und Schweißproduktion und den pH-Wert regeln. Strukturell gesehen, ist die Haut des Mannes dicker als die der Frau.

Aus chemischer Sicht besteht die Haut aus ca. 70 % Wasser, 27,5 % Proteinen, 2 % Fett, 0,5 % Mineralsalze und Oligoelementen.

Embryologisch gesehen, entsteht die Haut aus der Vereinigung zweier verschiedener embryologischer Gewebe: die Epidermis, die aus dem Ektoderm entsteht, und die Dermis bzw. Hypodermis die aus dem Mesoderm entstehen. Sie besteht aus drei Gewebeschichten (von außen nach innen): die Epidermis, die Dermis und die Hypodermis.

8.1 Die verschiedenen Hautschichten

8.1.1 Die Epidermis

Die Epidermis ist semipermeabel und besteht aus drei Zelltypen (➤ Abb. 8.1):

Die Keratinozyten bilden das Keratin, die Melanozyten das Melanin, das für die Hautpigmentierung ausschlaggebend ist und schließlich die Langerhans-Zellen, die zum Immunsystem der Haut beitragen.

Das inferiore Drittel bildet eine regelrechte Schutzmauer gegen exogene Faktoren wie Verschmutzung, Sonnenstrahlen, Kälte und gegen endogenen Wasserverlust. An den Handflächen und Fußsohlen ist es ein dünnes Epithel von 75–600 µm, bestehend aus keratinisierten Zellen, die sich regelmäßig abschuppen. Die Lebenszeit der Keratinozyten beträgt ungefähr 20 Tage.

Die Epidermis besteht aus vier Schichten:

- Basalschicht (Stratum basale): Sie ist die unterste Schicht der Epidermis und ist verantwortlich für die Erneuerung der Keratinozyten. Sie enthält auch Melanozyten für die Pigmentierung der Haut.
- Dornschicht (Stratum spinosum oder Malpighi-Schicht): Sie setzt sich aus 4–5 Schichten Keratinozyten zusammen, die miteinander verbunden sind, um eine undurchlässige Schicht zu bilden.
- Körnerschicht (Stratum granulosum): Sie besteht aus 1–5 Schichten Keratinozyten. Je näher die Zellen sich der Hautoberfläche nähern, desto eher degenerieren sie und lösen sich auf.
- Hornhaut (Stratum corneum): Die Keratinozyten oder Korneozyten bilden quasi eine geschlossene Schicht, die sich abschuppt.

8.1.2 Die Dermis

Sie befindet sich unter der Epidermis. Im Durchschnitt ist sie weniger als 2 mm, kann aber bis 4 mm dick werden. Als relativ flexible Schicht dient sie dem Ersatz für die Zellen, die permanent eliminiert werden sowie dem Schutz und dem Ausbessern des beschädigten Gewebes.

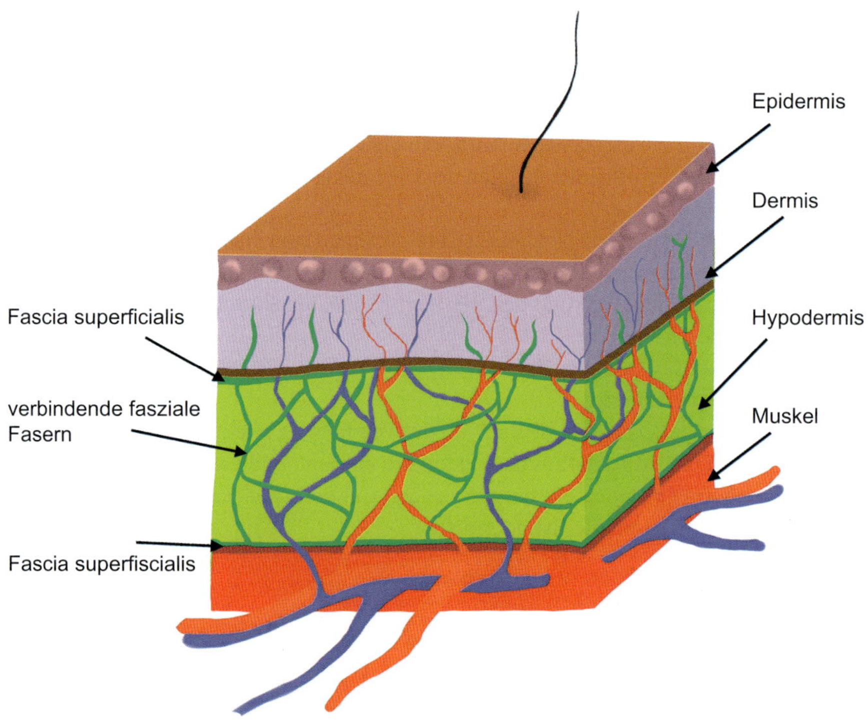

Abb. 8.1 Die verschiedenen Schichten und Elemente der Haut

Sie umfasst zahlreiche Zellen, von denen die wichtigsten das Kollegen und die Elastinfasern sind. Halt, Flexibilität und Elastizität werden so der Haut ermöglicht. Sie beinhaltet auch eine grundlegende Substanz, die es ermöglicht, die Feuchtigkeit der Haut zu bewahren. Durch das Älterwerden, verringert sich die Menge an Elastin und Kollagen, so dass die Dermis dünner, empfindlicher und weniger elastisch wird.

Die Dermis besteht aus mehreren Schichten:

- Papillarschicht (Stratum papillare): Sie befindet sich unter der Epidermis, ist sehr reich an Kollagen und Elastinfasern. Die Kollagenfasern bestehen aus Kollagen des Typ I, III und V, die zu der Gruppe der Kollagenfibrillen gehören und wiederkehrende Querstreifen aufweisen. 60–80 % der Kollagene der Dermis und Hypodermis bestehen aus Kollagen Typ I, 15–25 % aus Kollagen Typ III und 2–5 % aus Kollagen Typ V. Die Proportion des Kollagen Typ V in einer Kollagenfibrille bestimmt ihren Durchmesser. Retikulinfasern weisen ein regelmäßiges Streifenmuster mit kleinem Durchmesser (< als 60 nm) auf, die einzeln oder in kleinen Päckchen organisiert sind und überwiegend aus Kollagen Typ III bestehen.
- Retikularschicht (Stratum reticulare): Sie entspricht dem funktionellen Teil der Hautdrüsen (Talgdrüsen und Schweißdrüsen) und der Haarwurzeln.
- tiefe Dermis: Sie bildet den Übergang zur Hypodermis.

In der Dermis verlaufen die Nervenenden, v. a. sensorische Rezeptoren, Blutgefäße, Haarwurzeln und manchmal adipöses Gewebe.

Die Lebensweise und externe Faktoren, wie Sonne und Temperaturschwankungen, haben einen Einfluss auf das Elastin, Kollagen und die Struktur der Grundsubstanz. Durch den Alterungsprozess verlangsamt sich die natürliche Produktion von Kollagen und Elastin. Die Kapazität der Wassereinlagerung in der Haut ist eingeschränkt, sie scheint weniger tonisiert und bildet Falten.

Die Dermis hat zwei regional unterschiedliche Zonen: die oberflächliche Papillarschicht und die tiefer liegende Retikularschicht. Die Kontaktfläche der Dermis mit der Epidermis weist Wellen und Ankerfibrillen auf, die so eine größere Haftungsfläche und Schutz bei Scherkräften bieten.

Die Dermis spielt eine wichtige Rolle beim Schutz des Körpers gegen äußere Einflüsse und reizenden Wirkstoffen. Gleichzeitig nährt sie von inneren die äußeren Hautschichten.

- Die Dermis dämpft Stöße ab und ermöglicht die Heilung bei Verletzungen.
- Sie enthält zahlreiche Kapillargefäße, die die Epidermis versorgen und entledigt sich der Abfallstoffe.
- Sie enthält zahlreiche Talg- und Schweißdrüsen und bildet so eine hydrolipide Schicht.
- Die Anordnung der Kollagenfasern der Dermis bilden vertikale Anbindungen, das Retinaculum cutis, die die Ursache für die Vertiefungen auf der Oberfläche der Epidermis sind.

Die Verbindung Dermis-Epidermis (dermoepidermal junction)

Diese Verbindung setzt sich folgendermaßen zusammen: die zytoplasmatische Membran der Basalzellen der Epidermis (Keratinozyten, Melanozyten, Merkel-Zellen), die Lamina rara und der Lamina densa.

Zu dieser Ultrastruktur, ähnlich den anderen Basallaminae des Organismus, weist die dermoepidermal junction (➤ Abb. 8.2) an den Basalkeratinozyten ein Ankersystem zwischen Epidermis und Dermis auf. Dieses Ankersystem besteht aus Hemidesmosomen, Ankerfilamenten, einer Verdichtung der Lamina densa, Ankerfibrillen und Ankerplaques.

Die Ankerfilamente durchqueren die Lamina rara senkrecht zur Cytoplasmamembran der Keratinozyten zu den gegenüberliegenden Hemidesmosomen. Sie unterscheiden sich von den Ankerfibrillen, die senkrecht zur Lamina densa entstehen und in die Dermis eintauchen. Letztere verwirren sich an ihren Enden und bilden Schleifen, so dass deren Enden von der Lamina densa abgehen und auch dort wieder zurückkommen, oder sie enden auf dermischen Strukturen, den sogenannten Ankerplaques.

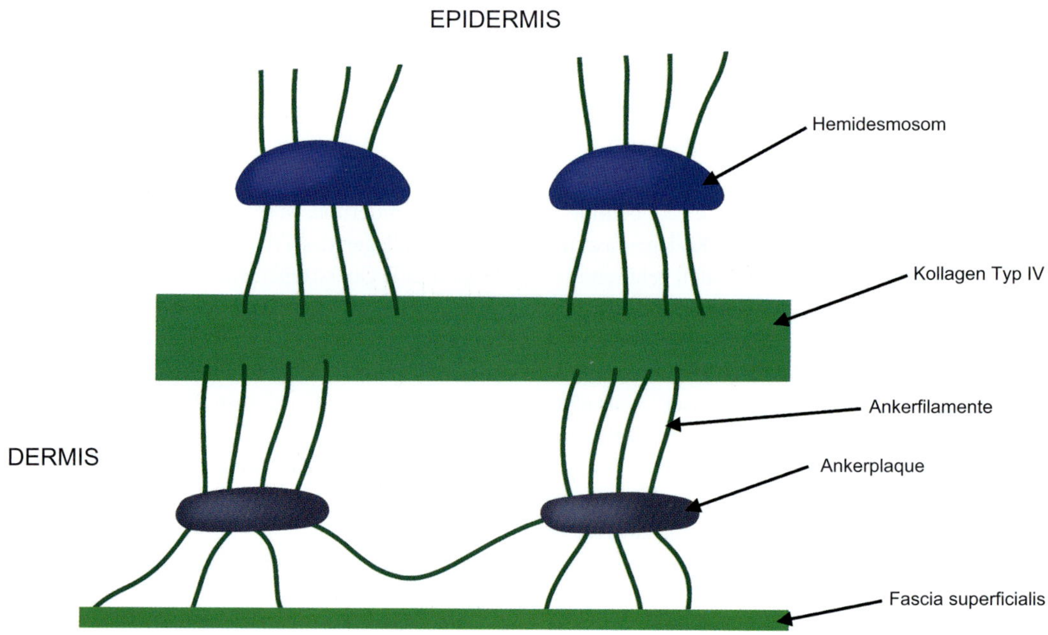

Abb. 8.2 Schema zur dermoepidermal junction

8.1.3 Die Hypodermis

Sie befindet sich unter der Dermis und ist ein fettreiches Gewebe mit zahlreichen Blutgefäßen. Hauptsächlich besteht die Hypodermis aus lockerem Bindegewebe, die je nach Region, als Gleitfläche dient oder große Fettpolster bildet, die die Haut isolieren und schützen. Dieses Gewebe ist besonders reich an Proteoglykanen und Glycosaminoglykanen, was flüssigkeitsanziehend wirkt und so dem Gewebe die Eigenschaft der Schleimhaut gibt. Außerdem enthält sie Fibroblasten, Fettzellen und Makrophagen.

Sie teilt sich in zwei Schichten:

- Stratum papillare: reich an Nervenenden und in ständiger Symbiose mit der Epidermis, die durch die dermoepidermal junction voneinander getrennt sind
- Stratum reticulare: bestehend aus dichtem Bindegewebe und einem Netz elastischer Fasern

Sie besteht aus verschiedenen Zelltypen:

- Fibroblasten, Histozyten und Mastozyte spielen eine wichtige Rolle der immunologischen Reaktion der Haut

Sie hat unterschiedliche Aufgaben:

- als Dämpfer bei Druck, v. a. in Bereichen wie dem Gesäß und den Fersen, die besonders viel Druck aushalten müssen
- als thermische Isolation: sie schützt vor Temperaturschwankungen
- morphologisch: die Hypodermis formt die Silhouette je nach Alter, Geschlecht und Ernährung des Einzelnen
- energetisch: durch Fettreserven

8.1.4 Die Hautzellen

Die Keratinozyten

Die Keratinozyten sichern drei wichtige Funktionen, verbunden mit morphologisch individuellen Strukturen:

- Die Kohäsion der Epidermis im Zusammenhang mit dem Zytoskelett und den Verbindungssystemen der Keratinozyten untereinander.

- Eine Schrankenfunktion zwischen dem inneren und äußeren Milieu im Zusammenhang mit der Ausdifferenzierung der Keratinozyten zu Korneozyten.
- Als Schutz vor Lichteinstrahlung und ihre Migration aus der Basalschicht in die Hornschicht, die normalerweise 3–4 Wochen dauert. Ihre Reizung löst Schmerz aus.

Die Melanozyten

Die Melanozyten bilden die zweitgrößte Zellpopulation der Epidermis. Ihre Funktion ist die Synthese des Melanins in spezialisierten Organiten. Die so entstandenen Melanosome werden anschließend an die Keratinozyten abgegeben. Die Melanine haben ihrerseits zwei Funktionen: sie geben der Haut ihre Farbe und geben Lichtschutz, allerdings werden sie durch Lichteinstrahlung krebserregend.

Die Langerhans-Zellen

Sie stellen 3–8 % der Zellen der Epidermis dar.

Die Merkel-Zellen

Auf die peripheren Nervenenden wirken sie mechanorezeptorisch, induktiv und trophisch.

Die intrazelluläre Matrix

- Die Kollagenfasern sind in parallel verlaufenden Bündeln gefasst, stellen 95 % der Proteine der Dermis dar und bilden das Gerüst. Das Kollagen verleiht der Dermis ihre Stabilität und die Resistenz bei Dehnung.
- Die Elastinfasern sind elastisch, in Form eines Netzes organisiert und verleihen der Haut ihre Geschmeidigkeit. Dieses elastische Netz bildet sich aus Elaunin- sowie Oxytalanfasern.
- Die Retikulinfasern umhüllen die Kollagenbündel und dienen der Dermis als Stütze.
  Die Grundsubstanz bzw. das interfibrilläre Gel füllt die Räume zwischen den einzelnen Fasern. Dieses amorphe Gel besteht aus Wasser, Mineralsalzen, Glykoproteine, die die gleiche Struktur wie die Fibronektine haben und aus Glykosaminoglykanen. Das Gel ermöglicht das Zurückhalten des Wassers der Matrix, gleichzeitig gewährt sie aber die Tonizität der Haut.

8.1.5 Die Annexen der Haut

- die ekkrinen Schweißdrüsen, die den wässrigen Schweiß bilden
- die apokrinen Schweißdrüsen, die den Körperduft absondern
- die Talgdrüsen produzieren Talg und bilden einen hydrolipiden Film, der die Epidermis schützt
- die Haarfollikel sind mit einer Talgdrüse verbunden

8.2 Die Innervation

Die Innervation ist für die motorische, sympathische und vor allem sensitive Funktion der Haut unerlässlich. Zahlreiche somatosensorische und autonome Neuronen befinden sich in der Haut und können mit den Merkel-Zellen (Aβ-Fasern), den Haarfollikel (Aβ-Fasern), der Epidermis (C-Fasern) und der Dermis (Aδ-Fasern) verknüpft sein, um eine sensorische Rückwirkung zu liefern.

8

Die Haut enthält zahlreiche Körperchen, die uns über die verschiedenen Tastempfindungen informieren:

- Meissner-Tastkörperchen befinden sich in den Papillen der Haut
- Merkel-Körperchen sprechen auf Druck an und liegen zwischen den Basalzellen der Epidermis
- Ruffini-Körperchen reagieren sensibel auf Temperatur und befinden sich in der Dermis
- Vater-Pacini-Körperchen reagieren druckempfindlich
- Golgi-Mazzoni-Körperchen sind ebenso druckempfindlich

8.2.1 Die Haut – Spiegelbild des Inneren

Alle Nerven projizieren sich auf der Haut wieder und bilden so gut bekannte, metamerische Zonen. Diese Spiegelung aus unserem Inneren nach außen ist Gegenstand diverser Kartographien: von Jarricot, Littlejohn, Hine-Zylinder, die Head-Zonen, Mac Kenzie-Zonen, Trigger-Points usw.

Diese Kartographien verdeutlichen uns, dass die Haut der Spiegel unseres Inneren ist. Wie ein Triptychon sind folgende Systeme untrennbar miteinander verbunden: das Faszien-, Gefäß- und das Nervensystem. Alles, was in der Tiefe geschieht, spiegelt sich an der Oberfläche wider.

Das Observieren sowie das Tasten der Hautoberfläche kann folglich ein sehr interessanter Informationsfaktor sein, um Dysfunktionen oder Pathologien innerer Organe zu erkennen. Für uns stellt dies ein nicht unbedeutendes Werkzeug für unsere Diagnostik dar. Wir werden nochmals darauf zurückkommen.

Diese Korrelation war Grundlage vieler Techniken und Kartographien, um über die Hautreflexzonen innere Organe behandeln zu können. Die älteste dieser Techniken ist sicherlich die Akupunktur, die durch die Stimulation der oberflächlichen Punkte den Zustand innerer Organe verändern kann. Andere Techniken sind später entstanden, die meisten basierend auf den Prinzipien der Akupunktur, wie z. B. die Auriculotherapie, Reflexotherapie, Handreflexzonen- und Fußreflexzonentherapie, Shiatsu oder die Trigger-Punkte.

8.3 Die Vaskularisation

Die Epidermis, sowie alle Epithelien, ist nicht vaskularisiert. Sie wird durch das Kapillarnetz der Hautpapillen „durchtränkt", alsomitversorgt. Die Dermis und Hypodermis dagegen werden großzügig durch ein ausgeklügeltes systematisiertes Netz mittlerer und feiner Arteriolen, Kapillaren und Venolen versorgt.

Im Inneren der Hypodermis, nähern sich die Arterien der Deckhaut und bilden ein anastomosiertes Geflecht, das parallel zur Hautoberfläche verläuft. Von diesem Geflecht aus, verlaufen rechtwinkelig Verästelungen durch die Hypodermis und bilden Kollateralgefäße um die Fettläppchen und Annexen, wie die Schweißdrüsen und Haarfollikel zu versorgen. Diese Verästelungen vereinen sich in der tiefsten Schicht der Dermis, dem Stratum reticulare, um dort ein weiteres anastomotisches Geflecht zu bilden, dessen Schleifen sich parallel zum vorherigen Geflecht und der Hautoberfläche befinden. Von diesem zweiten Geflecht aus, gehen wiederum rechtwinkelig Arteriolen ab, um ein drittes anastomosiertes Geflecht zu bilden und zwar an der Übergangsfläche des Stratum reticularis zum Stratum papillaris. Von letzterem gehen Kapillare zu den Hautpapillen aus.

Das Venöse Geflecht entspricht dem arteriellen Modell. Die Lymphbahnen beginnen blind an den Hautpapillen und verlaufen parallel zum venösen System.

Arteriovenöse Anastomosen, mit oder ohne Glomus, kommen im Nagelbett und in palmoplantaren Bereichen (Hände, Finger, Füße und Zehen) vor. Sie spielen eine wichtige Rolle bei der Thermoregulierung.

Neuere Studien belegen, dass die perforierenden Gefäße in der Dermis baumartige Verästelungen aufweisen.

8.4 Die Funktionen der Haut

Die Haut ist der Sitz zahlreicher notwendiger Funktionen um die Integrität des Körpers zu bewahren und um die Verbindung von Innen und Außen aufrecht zu erhalten.

1 Funktion der Hautbarriere

Die Haut schützt den Körper vor äußeren Aggressionen wie z. B. Sonnenstrahlen, Hitze, Stöße oder Infektionen.

2 Sensorische Funktion

Die verschiedenen Nervenenden in der Haut ermöglichen die thermischen, taktilen und schmerzhaften Sinnesempfindungen weiterzuleiten.

3 Erhaltung der Temperatur

Die Körpertemperatur wird dank der Blutgefäße und der Schweißdrüsen bei 37 °C gehalten.

4 Entsorgung der Abfallprodukte

Bestimmte Abfallstoffe des Organismus werden über den Schweiß durch die Haut entsorgt.

5 Hormonelle Synthese

Die Haut synthetisiert insbesondere das Vitamin-D und verschiedene Hormone.

6 Immunitäre Funktion

Bestimmte Zellen unseres Körpers sind in der Lage Fremdkörper (Viren, Bakterien, Allergene, usw.), die in die Epidermis eingedrungen sind, einzufangen, um so das immunitäre Abwehrsystem des Organismus zu stimulieren. Unsere Haut beherbergt Millionen Bakterien, Pilze und Viren, die die Hautflora bilden. Ähnlich wie im Darm, spielen die Mikroorganismen unserer Haut eine wichtige Rolle beim Schutz gegen pathogene Keime, bei der Ausbildung unseres Immunsystems und dem Abbau natürlicher Stoffe.

7 Regeneration

Die Haut verfügt über mehrere Reparatur- und Regenerationsmechanismen. Dank der fortwährenden Zellteilung sichert die Basalschicht die regelmäßige Erneuerung der Epidermis.

8 Funktion als Natriumspeicher

Immer mehr Beweise belegen, dass Natrium in der Haut angesammelt werden kann. Das lässt vermuten, dass die Haut zum Ausgleich des Natriumhaushaltes beim Menschen mitwirkt und eventuell die extrazelluläre Menge, sowie die Homöostase des arteriellen Blutdrucks kontrolliert. Das hauptsächliche Produkt der Haut ist der Schweiß. Der Körperschweiß enthält Elektrolyte und Harnstoff. Deren Konzentration kann sich durch Stimulierung der Schweißproduktion bei einem Saunagang oder einem heißen Bad deutlich erhöhen.

8.5 Die Biomechanik

Die Haut muss verschiedene Funktionen vereinen die gegensätzlich erscheinen mögen. Sie soll sehr flexibel und elastisch sein, um sich den ständigen Deformationen anpassen zu können, denen sie ausgesetzt ist. Um den ständigen Beanspruchungen zu genügen, muss sie aber auch sehr widerstandsfähig sein. Außerdem muss sie sich durch den Kontakt zur Außenwelt permanent erneuern, um ihre Eigenschaften zu wahren. Und schließlich soll sie die Informationen von außen nach innen transferieren. Die Hautstruktur ist so konzipiert, dass sie die Belastung des Gewebes durch Bewegung oder äußere Kräfte minimiert. Die unterschiedliche Kollagendichte im Stratum papillaris, im Stratum reticulare sowie in der Hypodermis garantieren, dass die Haut sich bei Bedarf nach allen Seiten hin dehnen kann.

Diese Komplexität, verbunden mit ihrer vielschichtigen Struktur, verleiht ihr nichtlineare, viskoelastische, nichthomogene und anisotrope Eigenschaften. (Die Anisotropie ist die Richtungsabhängigkeit der physikalischen Eigenschaften eines Stoffes.)

Sie unterliegt ständiger Deformationen. Diese Deformationen betragen bei Kindern ca. 50 %, bei Senioren ca. 30 %. Dieses Verhalten wird durch die Neuausrichtung der elastischen Fasern bedingt, die ursprünglich ungleichmäßig im Stratum reticulare verteilt sind. Außerdem variieren die mechanischen Eigenschaften je nach Verteilung der Hautbänder in den verschiedenen Bereichen.

Die Hautparameter verändern sich mit dem Alter. Die Hautspannung bei Kindern beträgt etwa 21 N/mm^2 (MPa), dagegen misst man bei Erwachsenen 17 N/mm^2 (MPa). Ferner beträgt die Hautelastizität bei Kindern im Durchschnitt 70 N/mm^2 (MPa), bei Senioren fast 60 N/mm^2 (MPa). Studien zeigen, dass die Hautdeformation bei externer Krafteinwirkung im Alter rigider wird.

Die Haut besteht aus Mikrovakuolen und kleinsten Zwischenräumen die eine Struktur und Formdynamik während einer Bewegung zwischen der Epidermis, der Dermis und Hypodermis ermöglichen. Die polyedrische Beschaffenheit der Hautoberfläche liegt direkt auf den Faserbündeln unter der Haut auf, die so die Struktur und Bewegung vorgeben.

Die Haut ist von Spannungslinien durchzogen. Die bekanntesten sind die Langer-Linien im Stratum reticulare. Sie orientieren sich alle mehr oder weniger in dieselbe Richtung, um der Haut einen gewissen Tonus zu geben. Meist haben sie in der Kopfhaut und den Extremitäten einen longitudinalen, im Halsbereich und Rumpf eher einen zirkulären Verlauf.

Die Haut wird von der Fascia superficialis unterstützt, die Fascia profunda dient als Kontinuum mit dem Inneren des Körpers.

Direkt unter der Haut befindet sich eine umhüllende dichte, areoläre Bindegewebsschicht und Fett – die Fascia superficialis. Sie wird üblicherweise wie folgt beschrieben: Eine mehrschichtige Membran, mit lockerem Kollagen verflochten und elastischen Fasern. Sie ist das Kontinuum der Haut (➤ Abb. 8.3). In ihr verlaufen Blutgefäße und Nerven, die zu der Oberhaut führen bzw.

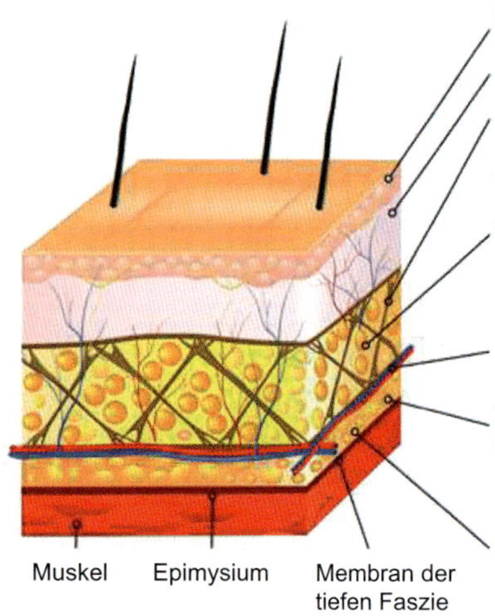

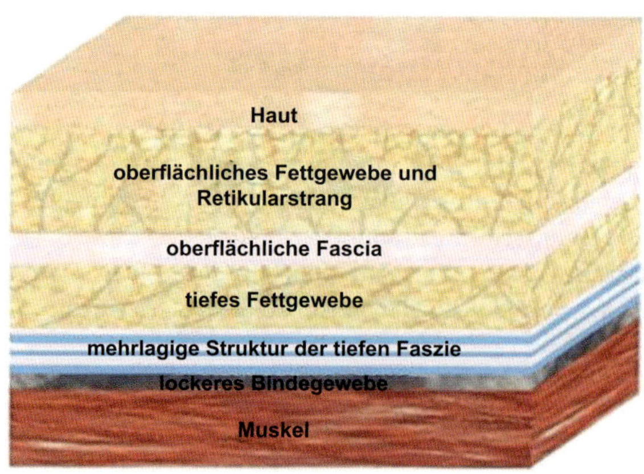

Abb. 8.3 Das darunterliegende Kontinuum

von ihr kommen. Durch ihre mechanische und vaskuläre Rolle bildet sie eine Basalmembran, die die Erneuerung und Regeneration der Haut nach einer Verletzung ermöglicht. Ebenso dient sie als Dämpfer und Schutz für die darunterliegenden Strukturen, auf welcher sie gleitet. Die Kollagen- und Elastinfilamente erleichtern das Gleiten und erhalten die Integrität der Haut. Die Fascia superficialis bildet die Verankerung der Haut mit der tiefen Schicht und sendet Expansionen zur Hypodermis und Dermis um deren Struktur zu stabilisieren. Die membranöse Fascia superficialis kann eine Funktion bei der Integrität der Haut und der Unterstützung der darunter liegenden Strukturen, v. a. venöse, haben und ihre Durchlässigkeit sichern.

In der Tiefe schickt sie Expansionen zur Fascia profunda und bildet eine Faszienkette, die sich ins Innere der verschiedenen Körperbereiche erstreckt. Ihre mechanosensible Aufgabe bildet ein System aus Signalisation und Weiterleitung der Kräfte.

Die Fascia profunda ist mit der Hypodermis und der Dermis durch Hautbänder (Retinaculum cutis) verbunden und sichert die Kontinuität der Oberfläche mit der Tiefe.

8.6 Die Hautpathologien

Es gibt zahlreiche Hauterkrankungen. In erster Linie erkennen wir die, die mit dem natürlichen Alterungsprozess in Zusammenhang stehen. Wir werden Adhäsionen und Narben präziser beschreiben.

8.6.1 Das Altern der Haut

Obgleich das Altern der Haut ein natürliches physiologisches Phänomen ist, ist diese Tatsache eher zweitrangig. Meist liegt eine Kombination aus komplexen biologischen Prozessen, beeinflusst durch grundlegende und umweltbedingte Faktoren, oder durch lokale und systemische Pathologien vor. Der Alterungsprozess kann durch Umweltstress, wie z. B. ultraviolette Strahlung, Schadstoffe und Keimbelastung, beschleunigt werden. Die Haut fängt an zu altern, wenn die Zellregeneration nicht mehr denselben Rhythmus wie die Zellzerstörung hat.

Ab dem 30. Lebensjahr degeneriert die Mikroumgebung der Zellen und führt so zu einer Abnahme ihres Wasserpotentials. Die Zellen verlieren ihr Potential und können nicht mehr untereinander kommunizieren, sie verlieren ihre Aktivität. Die Gewebe verlieren ihre Elastizität und ihre Fähigkeit die Wasserdiffusion zu regulieren.

Die Hautalterung zeigt sich zunächst durch eine Abnahme der Epidermisschicht und einem Nachlassen der Keratinozytenproliferation. So entstehen Altersflecken.

Die Epidermisschicht wird dünner, die dermo-epidermale Verbindung verliert etwa 1 % ihres Kollagens pro Jahr und Falten entstehen ab dem 25. Lebensjahr. Man beobachtet auch eine rückläufige Kapazität der Melanozytenproliferation, wodurch sie weniger werden und einen geringeren Schutz vor Strahlen geben. Ebenso reduziert sich die Talgproduktion und lässt die Haut trockener erscheinen. Auch das Gel der Proteoglykane verändert sich und kann das Wasser weniger gut speichern. Elastinfasern werden weniger und die Kollagenfasern brüchig.

Das Altern der Haut unterliegt auch extrinsischen Einflüssen, v. a. der Ultraviolettstrahlung. Die intrinsischen Zeichen des Alterns sind die feinen Falten, die feine, transparente Haut, der Verlust des Fettes unter der Hautoberfläche, trockene Haut, das Unvermögen ausreichend zu schwitzen, um die Haut abzukühlen, der unerwünschte Verlust von Härchen und Haaren.

Das Älterwerden kennzeichnet sich durch ein Ungleichgewicht der Homöostase der extrazellulären Matrix mit dem Fragmentieren der Kollagenfibrillen, einhergehend mit dem Verlust der transversalen Kräfte der Kollagenfasern.

8.6.2 Die Hautpathologien

Sowohl als Barriere als auch als Eingangstür zwischen der inneren Welt und der äußeren Umgebung, ist die Haut ständigen Angriffen ausgesetzt, die schließlich ihre Spuren hinterlassen.

Die am häufigsten auftretende Pathologie ist das Melanom, als Folge von Sonneneinstrahlung. Es ist der häufigste Grund für den Tod junger Erwachsener.

Wir werden hier nicht alle Hauterkrankungen aufzählen, denn es gibt mehr als 1200, was unter anderem die Empfindlichkeit dieses Organs zeigt, v. a. bezüglich externer, physischer und chemischer Faktoren. Aber die Haut spiegelt auch zahlreiche innere Krankheiten wider und macht diese so erkenntlich.

Folglich kann das Observieren der Haut aufschlussreich und ein Hilfsmittel zur Diagnoseerstellung innerer Pathologien sein. Die Hautfibrose beispielsweise, bringt wichtige Informationen für die Erforschung von Fibrosen anderer Organe wie die Lunge, die Niere oder die Leber.

So können graue Flecken im Hals- und Achselbereich oder der Leiste potentielle Vorzeichen für Diabetes sein.

Eine gräuliche Epidermis kann ein Zeichen für mangelnden Sauerstoff im Blut sein und auf einen bevorstehenden Herzinfarkt hinweisen.

Trockene Haut und brüchige Nägel sind manchmal mit Schilddrüsendysfunktionen verknüpft.

Unsere Dermis zeigt auch sexuell übertragbare Krankheiten wie Herpes, Syphilis, humaner Papillomavirus (HPV), die sich in Form von Warzen auf Knien, Hand und Gesicht zeigen, oder Hepatitis B.

Systemische Krankheiten (Nierenleiden im Endstadium oder Diabetes) oder psychogene Dekompensationen wie Depressionen, Angstzustände, Demenz können alle Juckreiz (Pruritus oder Pruritis) auslösen.

Die häufige Polypharmazie bei älteren Menschen kann auch ein Grund von Juckreiz sein, eventuell mit einer Dermatitis einhergehend.

Der Pruritus ist in den meisten Fällen das Widerspiegeln neuropsychologischer Probleme oder organischer Dysfunktionen.

Die Haut – Spiegel unseres psychischen Zustands

Die Haut verrät viele Informationen. Sie gibt uns Auskunft über unser Aussehen, unser Alter, unsere ethnische Herkunft, aber auch über unseren physischen Zustand, Krankheiten und schließlich die Emotionen - die Haut ist ein Spiegel unseres psychischen Zustands. Einige Autoren behaupten, dass 80 % der Hauterkrankungen einen psychologischen, 20 % einen infektiösen Ursprung haben.

Stress wirkt sich leicht auf der Haut aus oder begünstigt Entzündungsschübe wie Herpes, Ekzeme oder Akne. Dies wird durch das Ausschütten von Neuromediatoren, die eine bereits existierende Entzündung verstärken, bedingt. Der Gesichtsausdruck sowie die Körperhaltung sind ebenfalls Stressindikatoren.

Dermatosen und emotionaler Zustand

Stress, Verärgerungen, Angst, Beklemmungen sind möglicherweise Auslöser von Dermatosen, insbesondere wenn es bereits eine bestehende Empfindlichkeit gibt. Es ist bekannt, dass Psoriasis durch Stress als negativer Cofaktor ausgelöst werden kann. Hautveränderungen können auch Ausdruck innerer Konflikte sein, die der Patient nicht lösen kann und die auf die Haut durchdringen.

Die Aufmerksamkeit und insbesondere Zärtlichkeiten der Mutter bestimmen die psychische Abwehr des Kindes.

Die Schulmedizin hat zahlreiche und wirksame Mittel, um Hautkrankheiten zu behandeln. Parallel dazu erweist sich die Psychotherapie als ergänzende, hilfreiche Unterstützung, ebenso Entspannungstechniken wie Yoga, Meditation oder Hypnose.

Histologie der gealterten Haut: Der vorherrschende histologische Befund photogeschädigter Haut ist die solare Elastose, eine basophile Degeneration der elastischen Fasern in der Dermis. Die solare Elastose ist von der Epidermis durch ein schmales Band aus normal erscheinendem Kollagen (Grenzzone) mit horizontal angeordneten Kollagenfasern getrennt. (➤ Abb. 8.4)

Angesichts der vielen Informationen, die uns die Haut unseres Patienten gibt, ohne ihn berührt und aktive Tests gemacht zu haben, ist es unerlässlich, zunächst zu observieren, um die Botschaft der Haut zu erkennen. Die Modalitäten hierzu werden im entsprechenden Kapitel beschrieben.

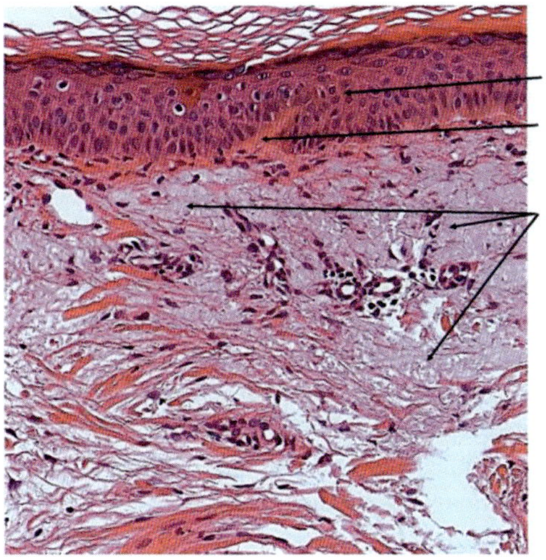

Abb. 8.4

8.6.3 Narben und Adhäsionen

Die Narben

Die Narben und Adhäsionen stellen eine essenzielle Tatsache der Belastung der Haut und der tieferen Schichten dar. Auch wenn diese in den meisten Fällen stumm sind, gibt es einen nicht unbedeutenden Teil, der sich als störend herausstellt oder sogar ernsthafte Pathologien nach sich zieht. Aus diesem Grund ist es unerlässlich, systematisch alle Narben zu testen. Wenn sich eine Verletzung auf die obere Hautschicht begrenzt, kann diese ohne Narben verheilen. Wenn durch eine Verletzung jedoch die Dermis und die Basalmembran beschädigt sind, entsteht eine Narbe.

Die Narbenbildung der Haut ist ein komplexer biologischer, dynamischer Prozess, der viele verschiedene Zelltypen, die extrazelluläre Matrix und Mediatoren wie Neuropeptide, Wachstumsfaktoren und Zytokine einbezieht. Ähnlich den Erkrankungen des zentralen Nervensystems, haben sich neurovaskuläre Interaktionen als eine zentrale Rolle bei der Narbenbildung der Hautverletzungen erwiesen. Die Vernarbung verursacht eine Verdickung der Epidermis und eine ungeordnete Architektur des Stratum papillare und reticulare. Dies kann sich in die tieferen Schichten ausweiten, was zu einer Fixierung der Hypodermis führen kann.

Der Vorgang der Vernarbung vollzieht sich in mehreren Schritten und bezieht Flüssigkeiten, das Abwehrsystem und das neurologische System mit ein.

1. Das koagulierte Blut bildet eine Membran mit einer harten Schicht, die sich an die Wunde fixiert (eine Kruste).
2. Die abgestorbenen und beschädigten Zellen trennen sich von ihrem Bindegewebe und werden von Enzymen zersetzt.
3. Die Zellen, die den Körper schützen und die schädlichen Bakterien sowie abgestorbene Zellen fressen, werden aktiv. Die Lymphflüssigkeit fließt in die Wunde.
4. Neue Zellen, einschließlich der Kapillarschleifen, dem Bindegewebe und den Kollagenfasern, entstehen während eines Vorgangs – der Epithelisierung.

In den meisten Fällen verläuft die Vernarbung ohne Probleme. Außer dass die Narbe einen Strich hinterlässt, gibt es keine nennenswerten Nebenwirkungen.

Das ist allerdings nicht immer so und manche Narben sind schmerzhaft, angeschwollen, entzündet und werden zu einer unschönen Narbe oder gar Grund einer Pathologie. Dies kann abhängig vom Zustand des Patienten sein: physisch und psychisch gleichzeitig, aber auch von Umgebungsbedingungen.

In diesem Fall kommen zu der Vernarbung folgenreiche Adhäsionen hinzu.

Die Adhäsionen

Eine Hypoxie (Sauerstoffmangel) scheint in der Bildung von Adhäsionen eine Rolle zu spielen. Ein Sauerstoffmangel löst eine Kaskade aus, die zu einem oxydativen Stress, einem anaeroben Stoffwechsel, zur Bildung freier Radikaler und schließlich zum Erscheinungsbild einer Adhäsion führt.

Jegliches Eindringen in das Innere des Körpers kann eine Adhäsion bilden (➤ Abb. 8.5), wobei glücklicherweise in den meisten Fällen diese Adhäsionen asymptomatisch sind. Dennoch können sie Ursprung mehr oder weniger schlimmer Pathologien sein, beginnend bei einer Dysfunktion, über eine Fixation, Obstruktion bis hin zu einer Nekrose.

In der Viszeralchirurgie können sie zu einer Okklusion führen, oder sogar zur Infertilität.

Die Haut wird von einem komplexen Nervennetz gut innerviert und mit Neuromediatoren sowie speziellen Rezeptoren, die eine Reihe von physiologischen und pathologischen Prozessen beeinflussen, versorgt. Es gibt neue Beweise dafür, dass die Hautinnervation eine wichtige Funktion bei der Vermittlung der Wundheilung hat.

Adhäsionen entwickeln fasziale Fixationen, die möglicherweise die Motilität und Mobilität der Organe beeinträchtigen und zu behindernden Pathologien führen. Diese Adhäsionen entstehen durch das Eindringen in das Gewebe, was in diesem Fall vorhersehbar und zu beheben ist (wie bei einer OP). Aber sie können auch Folge von Entzündungen und Infektionen sein und sind so schwieriger zu finden. Letzteres findet man überwiegend im abdominalen und thorakalen Bereich.

8.6.4 Die osteopathische Behandlung

Angesichts der möglichen Konsequenzen von Narben und Adhäsionen, ist es ratsam, systematisch Narben zu testen und eventuell zu behandeln.

Als Ergänzung kann Massage bei der Behandlung von Narben unterstützend eingesetzt werden.

Auch die Osteopathie ist durch nennenswerte Ergebnisse als Ergänzung empfehlenswert.

Wenn wir mit einer Narbe konfrontiert werden, ergeben sich zwei Dinge: Das Auseinandersetzten mit der Narbe und die eventuell einhergehende Adhäsion, was eine Behandlung in die Tiefe des Körpers erfordert.

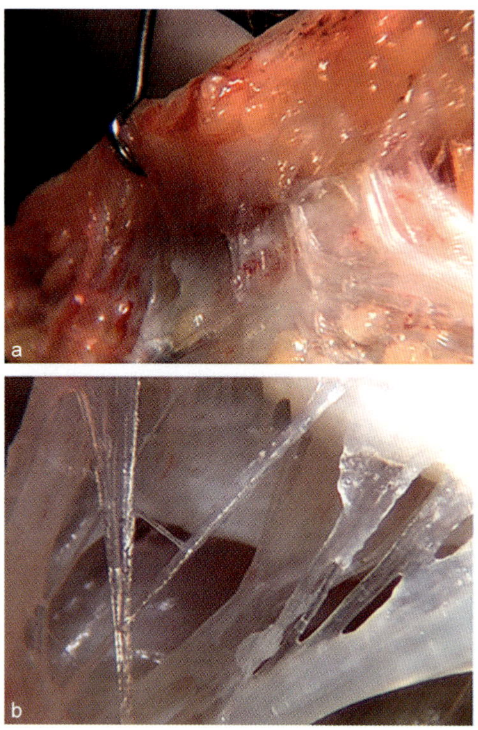

Abb. 8.5 Adhäsion mit freundlicher Genehmigung von Dr. J C Guimberteau und EndovivoProductions

Der Test

Der Test erfolgt in zwei Schritten. Wir beginnen mit der Narbe und gehen anschließend in die Tiefe, um eventuelle Adhäsionen zu suchen.

Narbentest

Zunächst müssen verschiedene Parameter bewertet werden: Das Aussehen und der Zustand der Narbe, ist sie entzündlich oder nicht. Entsprechend wird der Test angepasst. Ist sie angeschwollen und entzündlich, nehmen wir die Narbe zwischen Daumen und Zeigefinger beider Hände und mobilisieren sie vorsichtig, um Fixierungen zu bestimmen. Wenn dies nicht möglich ist, machen wir einen Ecoute-Test.

Wenn die Narbe nicht entzündlich ist, können wir sie spezifischer zwischen den Daumen und Zeigefingern beider Hände testen, in dem wir eine longitudinale Traktion ausüben und so ihren Widerstand und Geschmeidigkeit einzuschätzen können.

Mit gleicher Handhaltung die Narbe nun in einer Scherbewegung testen, um einen genauen Fixpunkt zu finden.

Die häufigsten Dysfunktionen befinden sich meist auf ein oder zwei Abschnitten der Narbe, die einem Adhäsionsbereich entsprechen und sich aufgrund eines zu engen Nahtstichs oder einer Entzündungsreaktion gebildet haben. Im Allgemeinen ist solch ein Fixationsbereich bei Druck zwischen Daumen und Zeigefinger schmerzempfindlich und fibrosiert.

Wenn die Narbe frei ist, lässt sie sich nach allen Seiten hin ohne Einschränkung bewegen, was auch der häufigste Fall ist.

Adhäsionstest

Wenn der Narbentest abgeschlossen ist, widmen wir uns den tieferen Geweben, um eventuelle Adhäsionen zu suchen. Umso mehr, wenn die Narbe Probleme macht, aber auch bei einer normalen Narbe, um unangenehme Überraschungen auszuschließen.

Die Zeige- und Mittelfinger einer Hand werden auf eine Seite der Narbe angesetzt, die der anderen Hand darübergelegt. Die untere Hand spürt, die obere führt.

Progressiv sinken die Finger in die Tiefe des Gewebes ein, wobei nach jeder Etappe, bei Aufrechterhaltung des Druckes, eine oblique, multidirektionelle Traktion ausgeübt wird, um Adhäsionen aufzuspüren. Auf diese Art und Weise versetzt man die Finger um die ganze Narbe herum, um sie nach all ihren Parametern zu testen.

Die Behandlung

Die Behandlung variiert je nach Zustand der Narbe.

Behandlung der Narbe

Zunächst legt der Therapeut eine Hand auf die Narbe und behandelt zunächst mit einer Ecoute-Induktion, um die Narbe zum Abschwellen zu bringen.

Anschließend wird eine longitudinale, festere Traktion, verbunden mit einer Traktion-Scherbewegung auf den spezifischen Punkten ausgeübt, so dass das Narbengewebe weicher und glatter wird. Meist sind vier bis fünf Wiederholungen ausreichend.

Es ist empfehlenswert, mit einer Ecoute-Induktion zu beginnen und immer mit einer Ecoute-Induktion zu enden, so dass das Gewebe und das vaskulonervöse System im weitesten Sinne ausgeglichen werden.

Zu berücksichtigen ist, dass die in dem Buch *Fasziale Dekodierung* beschriebenen elektromagnetischen Techniken, bei stark entzündeten oder hypersensiblen Narben, als sehr nützlich und hilfreich erwiesen haben.

Behandlung der Adhäsionen

Diese Behandlung betrifft die tiefer liegenden Faszien unterhalb der Narbe, die möglicherweise eine eingeschränkte Mobilität aufweisen oder Organe fixieren und Ursprung für einen dysfunktionalen Prozess oder eine mehr oder weniger bedeutende Pathologie sein können.

Die Behandlung beginnt mit einer Ecoute-Induktion unter Berücksichtigung der multidirektionellen Parameter.

Im Falle von Bewegungseinschränkungen beginnen wir mit einer Ecoute-Induktion und aus dieser Position heraus üben wir eine longitudinale oder senkrechte Traktion zum vernarbten Gewebe hin aus. Dieses Vorgehen bei allen Adhäsionen ausüben, wenn es mehrere davon gibt.

Wir beenden mit einer Ecoute-Induktion im gesamten Bereich und stellen alle Parameter in ihrer der Globalität wieder her.

Im Normalfall erhält man nach einer bis drei Behandlungen sehr interessante Erfolge, mit Verbesserung der Narbensituation und der Wiederherstellung der Physiologie.

Wohlgemerkt geht es nicht darum zu behaupten, man könne Adhäsionen beseitigen, sondern es geht darum durch diese Behandlung dem Gewebe ein Minimum an Bewegungsfreiheit zurückzugeben, die es erlaubt, die Funktion wieder herzustellen.

Nennen wir nur zwei von vielen Beispielen:

Oftmals trifft man auf eine Konstipation rechts aufgrund einer Appendektomienarbe. Manchmal hilft eine einfache Behandlung dieser Narbe, um die Darmpassage schnell wieder freizumachen.

Das zweite Beispiel handelt von einer Patientin, die nach einer Episiotomie (Dammschnitt) eine oberflächliche Dyspareunie entwickelte und jeglichen Geschlechtsverkehr behinderte. Eine einzige Behandlung reichte aus, um alles wieder in Ordnung zu bringen.

Wir könnten so viele Beispiele anbringen. Nicht alle Narben reagieren auf unsere Behandlung. Aber wir bieten eine Lösung an, von der wir denken, dass es schade wäre, den Patienten diese vorzuenthalten.

Meistens ist diese Behandlungsweise auf lange Sicht wirksam. Manchmal ist es notwendig regelmäßig zu intervenieren, da sich die Spannung der Adhäsion durch diverse Cofaktoren verstärkt, insbesondere bei Stress. Denn Stress reaktiviert Narben umso mehr, die mit einem psychosomatischen Faktor verknüpft sind.

Was die entzündlichen und postoperativen Narben betrifft, wird empfohlen, so bald als möglich zu intervenieren. Dadurch kann die Narbe schneller abschwellen und es beugt der Entstehung von störenden Fibrosen und Adhäsionen vor.

8.7 Die Hände und der Tastsinn

Die Entwicklung des Gehirns ist eine Besonderheit des Menschen, aber die Hände repräsentieren den Menschen auf ganz spezielle Weise. Bis auf unsere Cousins, den Affen, die Hände haben, gibt es keine andere Spezies, die mit diesem außerordentlichen anatomischen Trumpf ausgestattet ist, die eine unvergleichliche Geschicklichkeit und Feinfühlichkeit ermöglicht. Die Hand des Affen verfügt nicht über alle Subtilitäten wie die des Menschen, insbesondere fehlt der Widerstand des Daumens.

Unser deutlich komplexeres Gehirn ermöglicht der Hand eine unvergleichbare Beweglichkeit und zeigt die fortgeschrittenere Entwicklung des Menschen im Vergleich zum Tier.

In einer Zeit, in der mehr und mehr nach Mechanisierung gestrebt wird und die Automatisierung zunehmend den Menschen ersetzt, wird die manuelle Arbeit immer mehr vernachlässigt. So verlieren wir einen Teil unserer manuellen Fähigkeiten. Diese Tendenz scheint sich nicht in die richtige Richtung zu entwickeln. Im Augenblick gibt es in vielen Bereichen kein Werkzeug, keine Maschine, die die Leistung unserer Hände ausführen könnte, v. a. nicht in der Osteopathie, wo alles durch und über die Hände geht. Deren Fähigkeit wahrzunehmen ist unvergleichlich und die besondere Empfindlichkeit einer geübten, spürigen Hand erlaubt alle Feinheiten des menschlichen

Körpers sowie seine Dysfunktionen zu erkennen. Übrigens ist der Vektor und die Wirkung der Korrektur der „Intelligenz“ unserer Hände zu verdanken.

8.7.1 Die Hände

Anatomo-physiologische Besonderheiten

Gehen wir über zu ihren unvergleichbaren, fantastischen anatomischen Eigenschaften, die jeder Mensch feststellen kann. Die Haut der Hand unterscheidet sich deutlich von der vom Rest des Körpers und die der Handfläche ist auch ganz anders als die des Handrückens.

Die Haut der Hand enthält weniger Lipide und kann daher weniger Wasser speichern als die anderer Körperbereiche. Auch der pH-Wert ist weniger sauer als am Rest des Körpers. Der schützende Säureschutzmantel der Haut in diesem Bereich ist andersartig.

Die Haut der Handflächen, der Fingerextremitäten und der Daumen besitzt eine dicke, resistente Hornschicht sowie eine hohe Dichte an Schweißdrüsen. Sie hat keine Behaarung, keine Talgdrüsen, wird von druckunempfindlichen Gewebsschichten geschützt, ist reich an Fett- und Bindegeweben.

Der Handrücken enthält fast kein Fettgewebe und die Haut dort ist besonders dünn.

Unsere Hände reagieren empfindlicher auf Dehydratation und trocknen bei Beanspruchung schnell aus. Da sie sehr häufig beansprucht werden, sind sie äußeren Angriffen wie Lösungsmitteln, chemischen Substanzen, Temperaturunterschieden und mechanischen Belastungen ausgesetzt.

Die Hautinnenflächen sind deutlich abwechselnd von Linien und Erhebungen durchzogen. Sie bilden die individuellen Dermatoglyphen, durch die jeder Mensch identifiziert werden kann.

Die Handlinien

Die Handfläche wird von drei Linien geprägt (➤ Abb. 8.6). Sie entsprechen der Faltung des Daumens und den übrigen vier Fingern. Diese Linien sind Grundlage für vielerlei mehr oder weniger folkloristischer Interpretationen. Tatsache ist, dass Veränderungen der Handlinien ein aufschlussreiches Zeichen genetischer Erkrankungen sein können, die intrauterin nachweisbar sind.

Das am längsten bekannte Palmarzeichen, ist die charakteristische Handfalte bei einer Trisomie 21, die auch die häufigste und pathognomischste Besonderheit ist.

Diese sind bei 75 % der Trisomie 21-Fälle vorhanden, aber auch bei 1 % der Nicht-Trisomischen Bevölkerung. Die Handfalten verändern sich auch bei Nierenproblemen und bei Hypertension, sowie beim Down-Syndrom, dem Aarskog-Scott-Syndrom und dem Fetalen-Alkoholsyndrom.

Die Dermatoglyphen

Die Dermatoglyphen bilden sich beim Embryo schon sehr früh zwischen der 9. und 11. Woche. Während des Wachstums verändern sie sich homothetisch, bei gleichbleibenden Proportionen und Merkmalen. Die Zeichnungen sind also festgelegt und unveränderlich. Diese absolute Konstanz während eines ganzen Lebens macht ein perfektes Mittel daraus, Personen zu identifizieren. So werden Dermatoglyphen in der Kriminaltechnik, der Anthropologie und zur Diagnostik bestimmter Krankheiten eingesetzt.

Intrauterine Entwicklungsanomalien spiegeln sich im Dermatoglyphen durch Unregelmäßigkeiten und verleihen ihnen eine signifikante Bedeutung bei der Untersuchung vererbter morphologischer Merkmale. Häufig sind sie bei Nierenpathologien, Schizophrenie sowie bei frühzeitiger Zahnkaries verändert.

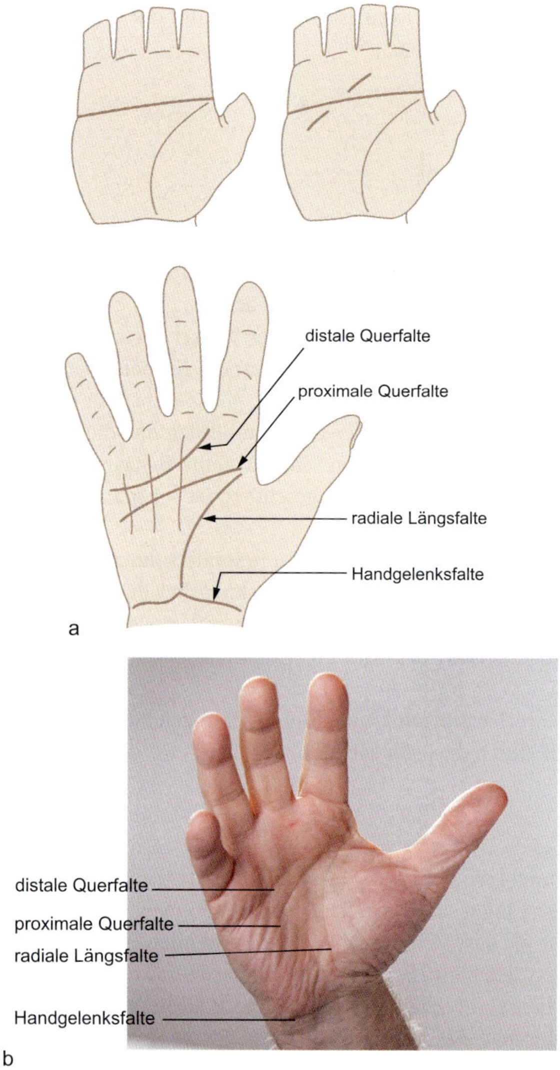

Abb. 8.6 Die Handfalten

Der Leitwert oder die Leitfähigkeit

Der Leitwert bezieht sich auf den Wärmeaustausch, der sich zwischen zwei verschiedenen Temperaturbereichen vollzieht, ohne dass sich, wie bei der Konvektion, eines verschiebt. Es handelt sich z. B. um die Wärmeübertragung von der Hautoberfläche auf Gegenstände oder Flüssigkeiten, mit der die Haut ohne Verlagerung in Kontakt kommt, wie beim Fußboden oder der Kleidung.

Die Leitfähigkeit ermöglicht das elektrische Senden einer Information, senkt sich während des Schlafes und erhöht sich bei mentaler Tätigkeit. Sie erhöht sich auch bei Stress und emotionalen Situationen. Sie ist bei Menschen variabel, genauso wie die eigene emotionale Reaktion jeder Person. Der Leitwert der Haut ist bei bestimmten Erkrankungen verändert, wie bei Depressiven und Suizidgefährdeten und kann so die Weiterleitung von Informationen an das Gehirn verfälschen.

Die Handtemperatur

Die Handtemperatur ist bei Menschen recht unterschiedlich, die Fettleibigen haben eine erhöhte Hauttemperatur.

Der Kontakt zwischen Menschen, also die Steigerung von Elektromagnetismus, erhöht ebenfalls die Temperatur, die der Patient gut spürt. Dies trifft auch bei sozialen Interaktionen zu, wobei man festgestellt hat, dass sich die Veränderung der Temperatur einer Person durch Empathie auf die andere überträgt.

Auch der emotionale Zustand verändert die Temperatur der Hand. Man kann ein Prickeln, Jucken, oder Schwitzen durch das Einwirken der Neurotransmitter, Endorphinen, GABA, Oxytozin, etc. spüren.

Die Emission von Biophotonen

Abhängig von der Position der Hand, der Temperatur und der Sauerstoffkonzentration, sendet die Hand Biophotonen über ultraschwache Photonenemission (UPE) aus. Diese Emission ist auch teilweise abhängig von der Oxidationsreaktion auf der Hautoberfläche. Die Handinnenfläche ist die stärkste Emittentin. Ihre Wirksamkeit hängt von der Übung ab, wie bei der Meditation und Intension auch. Schließlich ist die Haut der Hand der Ort, wo der Tastsinn am ausgeprägtesten ist.

8.7.2 Der Tastsinn

Der Tastsinn ist eine Form der sozialen Kommunikation und Interaktion. Für die Kunst des Behandelns ist er außerordentlich wichtig, da die meisten Behandlungsformen Handkontakt und die Feinheit des Tastgefühls erfordern. Er stellt also eine unvermeidliche Kommunikationsform und eine Informationsübertragung bei einer Behandlung dar. Dies trifft ganz besonders auf die Osteopathie zu, da unsere Behandlungen speziell auf dem Tastsinn unserer Hand, der manuellen Diagnoseerstellung der unterschiedlichen Körperstrukturen und insbesondere der Faszien, basieren.

Für uns stellt der Tastsinn einen wesentlichen Bestandteil für die Diagnoseerstellung und der Kommunikation mit dem Gewebe des Patienten dar. Er erlaubt uns nicht nur Dysfunktionen im Körper des Patienten zu entschlüsseln, sondern auch deren physiologischen Verlauf zu verstehen und im Gegenzug dazu über den Tastsinn und den Faszien Informationen zu übertragen, die diesen Zustand verändert. Dies alles geschieht ohne verbalen Dialog, sondern über die Hautrezeptoren, die Weiterleitung an die Organe und den übergeordneten Zentren, wo diese Informationen analysiert und in biochemische Signale verwandelt werden, die den dysfunktionalen Zustand verändern.

Die Hand ist der Bereich des Körpers, die die größte Sensibilität hat. Die Fingerspitzen haben die größte räumliche Wahrnehmung für den Schmerz wie für den Tastsinn. Die Feinheit unserer Fingerrezeptoren ermöglicht es uns Temperaturunterschiede von wenigen hundertstel Grad zu spüren. Das gilt auch für das Volumen, da unsere Sensibilität im Stande ist, einen Unterschied von wenigen Mikron zu fühlen.

Studien über ausgeübten Druck auf die Handfläche zeigen, dass dieser Druck von verschwindend geringen 0,2 bis 4 g spüren konnte. Diese Werte scheinen mit zunehmendem Alter zu steigen und sind bei Frauen ausgeprägter als bei Männern. Dieser Sensibilitätsunterschied variiert je nach Individuum, Beruf und Ethnie.

Unsere Finger spüren, analysieren, „sehen“ und interpretieren. Diese Gegebenheiten verbessern sich durch genauere Anatomie-, Physiologie-, biomechanische und Pathologiekenntnisse, vor allem aber wird unsere Performance durch Übung und Integration der Mikrobewegung im Gehirn gesteigert.

Niederschwellige mechanosensible Fasern, auch afferente C-Fasern genannt, reagieren optimal auf sanfte, langsame Berührung. Möglicherweise spielen sie eine direkte und signifikante Rolle bei der Effizienz manueller Therapien.

Der Tastsinn leitet Informationen über das Nervensystem an das Gehirn weiter, wo diese entschlüsselt werden. Dort lösen sie biologische und biochemische Veränderungen aus, die sich gezielt auf das entsprechende Tastareal auswirken und lokale, dysfunktionale Veränderungen auslösen.

Er ist der letzte aller Sinne, der vor dem Tod schwindet.

Der Tastmechanismus

Der Aktionsmechanismus des Tastens agiert auf die Wahrnehmung des Gehirns, ausgehend von den gesendeten Signalen der Hautrezeptoren. Diese Signale werden direkt über die Aktivierung der nervösen Aβ-Fasern an das Gehirn geleitet. Von diesen stark myelinisierten Fasern geht ein Teil zum Gehirn, der Andere zum Rückenmark. Dabei lösen sie Endorphine aus.

Eine Berührung stimuliert die afferenten C-Fasern und löst so Reaktionen im Gehirn, v. a. im Inselcortex aus, assoziiert mit interozeptiven Vorstellungen. Diese können einen positiven Effekt bei deprimierten und ängstlichen Personen haben. Eine Berührung erhöht auch den Oxytozinspiegel.

Es wurde nachgewiesen, dass eine geringe, unschädliche Stimulation der somatosensorischen Hautnerven Oxytozin freisetzt und mit einer Steigerung der sozialen Motivation sowie der Senkung der physiologischen Reaktivität bei Stress verbunden ist.

Nervenfasern, die sensibel auf Berührung reagieren, die afferenten C-Fasern, reagieren optimal auf sanfte Berührung.

Die Berührung über die C-Fasern aktiviert das Serotonin, dass anscheinend auch bei der Qualität des Tastsinns mitwirkt.

Die bereits bei Frühgeborenen aktiven C-Fasern, reduzieren deutlich die Herzfrequenz bei Berührung und erhöhen den Oxytozinspiegel des Blutes.

Berührung wirkt sich auch bei Krebspatienten positiv aus.

Zusammenfassung

Die Haut bildet die Verbindungsstelle zwischen dem inneren und dem äußeren Milieu. Sie bildet die Grenze zwischen dem Ich und dem Nicht-Ich.

Es ist ein vollwertiges, sogar das größte Organ mit einer Fläche von $2m^2$ und einem Gewicht von 5 kg.

Sie besteht aus mehreren Schichten und erneuert sich ständig. Wir erneuern unsere Haut etwa 1.200-mal in unserem Leben.

Sie setzt sich in den Fasciae superficialis und profunda fort und bildet so eine Faszienkette, die sich wiederum mit den tiefen Faszien verbindet.

Sie hat verschieden Funktionen: eine Hautschranke, den Erhalt der Temperatur, das Ausscheiden von Abfallstoffen, eine Immun- und Hormonfunktion.

Dank Millionen von Rezeptoren, die auf der Haut verteilt sind, davon allein 600.000 Tastrezeptoren, hat sie eine wichtige sensorische Funktion. 17.000 Tastrezeptoren befinden sich auf der Hand, $2.500/cm^2$ auf der Handfläche.

Mit Hilfe des Nervensystems, ist die Haut mit den inneren Organen verbunden.

Durch die Verbindung von Faszie und dem vaskulonervösen System spiegelt sie den inneren Zustand des Körpers wider, v. a. durch die Veränderung ihrer Struktur durch die Head- und Mac Kenzie-Zonen, den Hine-Zylindern, Trigger-Points, usw. Diese bilden einen neuro-endokrino-immunologischen Hautkomplex.

Durch die ständigen äußeren Angriffe ist sie etwa 1.200 verschiedenen Pathologien ausgesetzt, in erster Linie Narben und Adhäsionen.

Durch ihre unterschiedlichen physiochemischen und neurovaskulären Reaktionen reflektiert die Haut unseren psychischen und emotionalen Zustand.

Die Hand ist der Körperbereich mit den meisten Rezeptoren und hat somit die größte Sensibilität.

Sie hat Linien in der Handfläche, deren Veränderung auf eine Pathologie hinweisen können.

Jedes Individuum ist mit seinen eigenen, speziellen Dermatoglyphen ausgestattet, die seine Identität auszeichnen. Auch ihre Veränderung ist ein pathologischer Hinweis.

Sie ist der Sitz des Phänomens des Leitwertes, die die Interaktion mit den Gehirnzentren ermöglicht.

Die Hand sendet Biophotonen aus, die bei der Übertragung von Informationen intervenieren.

Unter den Lebewesen ist die Besonderheit unserer Hand ihre einzigartige Geschicklichkeit. Dies macht sie zu einem grandiosen Präzisionswerkzeug.

Eine weitere Spezialität ist die feine Berührung, die uns hilft, nicht nur unsere Umwelt, sondern auch das Innere zu entschlüsseln.

Der Tastsinn erlaubt uns mit dem Körper in einen Dialog zu treten und nützliche Informationen zu erhalten.

Aus osteopathischer Sicht ist die Dekodierung der Haut ein wichtiges Element für die Diagnoseerstellung und Behandlung von großer Bedeutung.

Veränderungen der Hautstruktur sind bei der Observation und beim Erkennen von tiefen Dysfunktionen hilfreich, aber auch bei der Wirkung der Behandlung.

In erster Linie haben wir einen manuellen Beruf. Der Hautkontakt und insbesondere Dank unserem feinen Tastsinn, können wir mit dem Körper in einen Dialog treten, Dysfunktionen entschlüsseln und im Gegenzug über die Faszien sowie dem neurovaskulären System Informationen senden, die den inneren Zustand ändert.

Dank unserem Tastsinn können wir Informationen über die Mechanorezeptoren senden. Die C-Fasern wandeln unsere Nachricht in biochemische Reaktionen, die physiologische Veränderungen einleiten, sogar bis zum Gehirn.

Übung ist die beste Möglichkeit unseren Tastsinn zu verbessern. Verbunden mit Wissen und Intension, kann Übung unsere Wahrnehmung und das Verstehen des Körpers deutlich steigern, aber auch notwendige Informationen zur physiologischen Wiederherstellung, also der Gesundheit, senden. Dies geschieht über mechanische und chemische Transmitter sowie über Biophotonen.

KAPITEL

9 Faszientests

9.1 Ziel der Tests

Das sensible Fasziensystem ist Sitz zahlreicher Störungen, die folgende Ursachen haben können:
- Traumata
- gynäkologische Probleme
- schlechte Körperhaltung (insbesondere im Beruf)
- Operationen (Narben, Adhäsionen)
- Entzündungen
- Unfälle
- Spannungen
- falsche Bewegungen
- Stress.

Diese Belastungen führen zu biochemischen Veränderungen des Bindegewebes, die sich auf die viskoelastischen Eigenschaften und in der Folge auch auf die Gewebestruktur auswirken: Die Kollagenfasern verdichten sich und richten sich entlang der Spannungs- bzw. Kraftlinien aus, die Elastizität des Gewebes geht verloren. Alle Läsionen im Inneren der Faszien stehen am Anfang von Veränderungen, die man ertasten, beurteilen und manchmal sogar sehen kann.

Das Ziel von Faszientests ist es, mit der besonderen Sensibilität unserer Hände Störungen im Inneren der Gewebe aufzuspüren, um in einem zweiten Schritt eine wirksame Therapie einzuleiten.

9.2 Die Testmethoden

Nach Läsionen im Inneren der Faszien wird mit den Händen gesucht. Man könnte die Tests als eine „Faszie zu Faszie"-Technik beschreiben: Während die eine Faszie ihre Störungen aufzeigt, hört die andere zu, um dies aufzunehmen und zu verstehen. Wir haben davon gesprochen, dass Faszien ein „Gedächtnis" haben, dass die verschiedenen Traumata (im weitesten Sinn), die ein Individuum im Laufe seines Lebens erleidet, im Bindegewebe gespeichert werden. Unser therapeutisches Ziel besteht darin, diese Erinnerungsspuren zu entdecken und sie nach Möglichkeit zu entfernen oder zumindest abzuschwächen.

Durch ihre Innervation sowie infolge der Embryonalentwicklung sind Faszien imstande, sich zu kontrahieren. Dieser Kontraktionsmechanismus bewirkt eine ständige (Mikro-)Bewegung, deren Frequenz bei etwa 4–6/8 Zyklen pro Minute liegt. Doch die Faszien vermitteln zudem auch die Motorik, indem sie wie Seile und Umlenkrollen Kräfte übertragen. Aufgrund dieser Faszieneigenschaften lassen sich zwei Testmethoden unterscheiden:
- Ecoute- und
- Mobilitätstests.

Beide Testmodalitäten stehen nicht in Widerspruch zueinander, denn der Ecoute-Test ist eigentlich auch ein Mobilitätstest, nur in verfeinerter Form, da hierbei die (Mikro-)Bewegung, die nicht bewusst induziert und nicht sichtbar, wohl aber spürbar ist, untersucht wird. Mobilitätstests beinhalten, wie der Name besagt, eine größere Bewegung, die sichtbar und mit Spannungskräften verbunden ist.

9.3 Inspektion

Wie bereits erwähnt, vermitteln sog. Heine-Zylinder den Zustand in der Tiefe einer Faszie zur Oberfläche. Die moderne Apparatemedizin mit ihren technisch hoch entwickelten Geräten schenkt der Beobachtung, der Blickdiagnose kaum noch Beachtung. Das halten wir für einen Fehler. Unserer Meinung nach verdient die Inspektion wieder größeres Interesse, denn sie liefert interessante Hinweise, an denen wir uns diagnostisch orientieren können. Darüber hinaus lassen sich mit einer Blickdiagnose unnötige Untersuchungen vermeiden bzw. viel gezielter weitere Untersuchungen durchführen.

Vor einer Palpation ist es daher interessant, den Patienten in Augenschein zu nehmen:

- Bitten Sie den Patienten, sich ausgezogen und mit leicht gespreizten Beinen aufrecht hinzustellen.
- Betrachten Sie den Patienten unter guten Lichtverhältnissen, um kleinste Details auf der Körperoberfläche wahrzunehmen, die diagnostisch von Interesse bzw. wegweisend sein können.
- Inspizieren Sie ihn von vorn und hinten, ohne dass er sich umdreht, sondern gehen Sie stattdessen um ihn herum. Das ist ein wichtiger Aspekt, denn Patienten stehen oft so, wie es für sie am angenehmsten ist, was Distorsionen besser erkennen lässt. Würden sie sich bewegen und ihre Haltung verändern, bekämen wir nicht mehr dieselben Informationen.
- Versuchen Sie, neben klassischen Distorsionen auch auf Faszienveränderungen zu achten, die sich als „Überempfindlichkeit" der Haut zeigen können und oft den inneren Zustand widerspiegeln. Dabei ist unter anderem Folgendes zu sehen:
  - Faszienspannungen in bevorzugten Richtungen
  - Hautveränderungen, die auf ein fazilitiertes Segment hindeuten; sie können sich als veränderte Poren, Hautfarbe, Hautbeschaffenheit manifestieren (mit ödematösen Bereichen, die wichtige Hinweise auf fasziale Läsionen geben);
  - Abweichungen von der vorderen Mittellinie, die entweder im Sternalbereich oder an der Linea alba auftreten. Bei solchen Abweichungen befindet sich die Läsion auf der konkav gewölbten Seite der Mittellinie. Das allein reicht zwar noch nicht für die Diagnose aus, verweist aber auf den Quadranten einer Restriktion. Anschließend lässt sich durch die Palpation mit Mobilitätstest die spezifische Diagnose stellen.

Wenn Sie sich um eine Perfektionierung Ihrer Beobachtungsgabe bemühen, werden Sie von der Intelligenz, mit der Faszien auf somatische Dysfunktionen hinweisen können, überrascht sein. Die Inspektion erfolgt nicht nur zu Beginn im Stehen, sondern auch während der gesamten Behandlungsphase, um die Wirkung der Therapie unmittelbar zu kontrollieren.

9

9.4 Der Ecoute-Test

Beim Ecoute-Test ➤ Abb. 9.1[1] wird die Hand auf eine beliebige Körperstelle gelegt, um darunterliegende Veränderungen aufzuspüren. Die Hand bleibt völlig passiv und aufnahmebereit, um kleinste Veränderungen fühlen zu können. Messungen haben ergeben, dass sich mit der Hand schon Faszienbewegungen in der Größenordnung von 10 µm wahrnehmen lassen. Zwischen den Messwerten, die aufwendige technische Geräte liefern, und den Tastbefunden mit der Hand liegt nur ein Unterschied von 5 %.

9.4.1 Voraussetzungen

Zur Durchführung des Ecoute-Tests müssen einige grundlegende Voraussetzungen erfüllt sein. Selbstverständlich ist ein Ecoute-Test nicht spontan durchführbar. Es erfordert ein langes Training, die Tastsensibilität der Hände zu verfeinern. Gleichzeitig müssen Sie sich darauf einlassen,

[1] „écouter" franz. für hören, zuhören. In der englischsprachigen Literatur wird dieses Hineinhören in den Körper als „listening" bezeichnet. Anm. d. Ü.

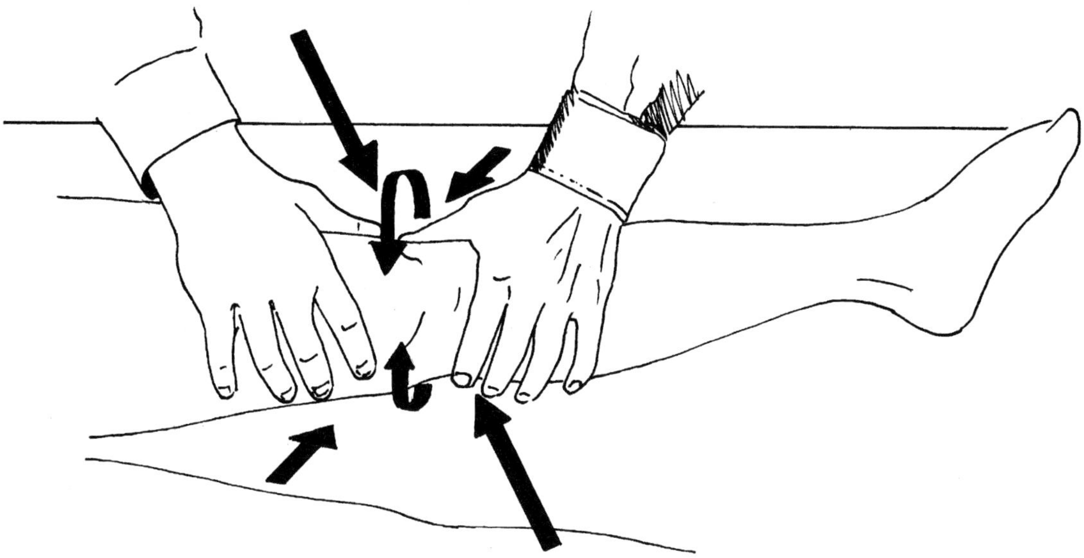

Abb. 9.1 Ecoute-Test am Knie

mit Ihrer Hand feinste Bewegungen spüren zu können. Ob der Test gut verläuft, hängt von mehreren Faktoren ab:

- dem Handkontakt
- der Einstimmung auf den Patienten
- der Neutralität des Therapeuten.

Der Handkontakt

Da wir als Therapeuten kleinste Bewegungen in der Größenordnung von Mikrometern spüren wollen, ist es wichtig, solche Tests richtig durchzuführen. Denn selbst kleinste Fehler können das Ergebnis verfälschen.

Zunächst einmal sollten Sie vermeiden, mit kalten Händen zu arbeiten, die sofort einen Abwehrreflex auslösen würden. Legen Sie die Hand flach auf, um einen möglichst großen Handkontakt mit dem Gewebe im Untersuchungsgebiet zu haben, und zwar aus zwei Gründen:

- Je größer die Kontaktfläche, desto mehr Tastkörperchen können die Informationen aufnehmen.
- Je flacher die Hand aufliegt, desto leichter geben uns die Faszien des Patienten genaue Informationen.

Vermeiden Sie unbedingt einen Kontakt mit den Fingerspitzen, weil Gewebe außerordentlich sensibel sind. Wenn die Palpation zu aggressiv erfolgt, verhalten sie sich „still" und reagieren mit einem reflektorischen Spasmus, der oft schon durch Kleinigkeiten ausgelöst wird. Der Auflagedruck darf nicht zu stark sein. Wird die Hand zu fest aufgedrückt, kann sie nicht mehr ins Gewebe hineinhorchen; sie könnte keine Bewegungen mehr wahrnehmen, weil Druckrezeptoren in der Haut stimuliert würden.

Die Hand ruht daher locker und nur mit ihrem Eigengewicht auf dem Gewebe, zugleich aber fest genug, um wie ein Saugnapf daran zu „kleben" und den Bewegungen der Gewebe leicht folgen zu können.

Einstimmung auf den Patienten

Der Ecoute-Test stellt die verfeinerte Variante der Palpation dar. Da die Vergangenheit im Gedächtnis der Gewebe gespeichert wird, besteht unsere Aufgabe darin, die aufgezeichnete Geschichte des

Patienten herauszulesen. So entwickelt sich ein passiver Dialog, bei dem die Informationen, die uns die Faszien mitteilen, nicht vom Patienten kontrolliert, sondern auf einer unbewussten Ebene kommuniziert werden.

Wenn Sie keinen guten „Kontakt" herstellen können, werden Sie keine Antwort erhalten. Man sollte Patienten und ihren Geweben mit viel Respekt begegnen und sich so verhalten, als bäte man um Erlaubnis zur Kontaktaufnahme.

Neutralität des Therapeuten

In den Geweben enthaltene Informationen zu entschlüsseln, erfordert absolute Neutralität. Therapeuten sollten daher ohne vorgefasste Meinung an ein Gewebe herantreten und sich rein passiv nur dem Hineinhören in den Körper, dem „Ecoute" widmen. Respektieren Sie den Rhythmus des Patienten, ohne zu versuchen, ihm den eigenen Rhythmus aufzuzwingen, da Sie sonst keine oder nur eine verfälschte Antwort bekämen. Die Wahrung dieser Neutralität ist nicht einfach. Mangelnde Erfahrung oder eine verzögert auftretende Motilität verleiten dazu, den eigenen Rhythmus ins Gewebe des Patienten zu projizieren und dadurch nur die eigenen Bewegungen zu ertasten.

Richten Sie Ihre Aufmerksamkeit ausschließlich auf das, was im Berührungsbereich geschieht, und überlassen Sie den darunterliegenden Geweben vollkommen die Führung. Das erfordert ein Höchstmaß an Offenheit und Konzentration, die aber sehr rasch auch beantwortet werden.

Erst wenn all diese Voraussetzungen erfüllt sind, beginnt der Test wirklich. Nur dann werden Gewebe in einen Dialog mit dem Therapeuten eintreten und ihre Distorsionen, ihr Leiden, ihre Geschichte enthüllen.

Wenn wir uns darauf einlassen können, aufmerksam in Patienten hineinzuhorchen, werden wir erstaunt sein, wie schnell ihre Gewebe mit uns kommunizieren. Je rascher sich Vertrauen einstellt, desto rascher wird die Antwort sein. Dann wird uns die Bewegungsamplitude größer vorkommen, als ob das Mitschwingen, die Einstimmung auf den Patienten eine Verstärkung der gesuchten (Mikro-)Bewegung bewirkt hätte.

Aber schon ein Moment der Unachtsamkeit, eine abrupte Bewegung oder ein Abschweifen der Gedanken genügt, den Dialog abzubrechen. Ein Ecoute- oder Motilitätstest erfordert keinen großen Zeitaufwand, doch man kann umgekehrt auch stundenlang im Kontakt mit dem Gewebe verharren, ohne die geringste Information zu erhalten.

Besondere Vorsichtsmaßnahmen

Wir haben bereits im entsprechenden Kapitel erfahren, dass der Tastsinn die Kommunikation mit den Geweben des Patienten ermöglicht, und zwar nicht nur um Informationen über seinen physischen und psychischen Zustand zu erfahren, sondern auch um über die Faszien und die Intension verändernde Informationen zu senden.

Es ist nun an der Zeit, wichtige Vorkehrungen zu treffen, um bestimmte Unannehmlichkeiten zu vermeiden und sich nicht zu invasiv in der Behandlung zu verhalten.

1. *Den Therapeuten betreffend*
   Es ist uns allen schon passiert, ein seltsames Gefühl von Müdigkeit, eine mehr oder weniger große Leere nach der Behandlung eines Patienten zu verspüren. Manchmal haben wir das Gefühl, keine Energie mehr zu haben und im Extremfall verspüren wir dieselben Symptome, die uns der Patient beschrieben hat. All das ist nichts Mysteriöses. Es ist einfach nur ein Übertragungsphänomen, welches durch die Berührung und über die Biophotonen geschieht. Die Übertragung geschieht zu Gunsten des Patienten, der, wie in den allermeisten Fällen, unbewusst davon profitiert hat, sich an unserer Energie zu redynamisieren. Diese Patienten nennen wir „Vampire".
   Um uns vor solchen Unannehmlichkeiten zu bewahren, müssen wir lernen, uns vor diesen Patienten konsequent zu schützen, um den Verlust der eigenen Energie zu vermeiden. Dies könnte sonst sehr schädlich für uns sein.

Zunächst muss man sich dieses Phänomens bewusstwerden und persönliche Schutzmaßnahmen treffen. Es bedarf dazu keines „Anti-Vampir-Anzugs“, der Schutz gelingt mit rein mentalen Maßnahmen. Unser Geist hat eine noch weitgehend unerforschte Kraft. Er ist in der Lage, die Materie zu beherrschen, so auch die Interaktion mit der Umwelt, in diesem Fall mit unserem Patienten.
Diese mentale Vereinbarung ist eine rein persönliche. Beispielsweise genügt die Vorstellung, dass zwischen uns und dem Patienten ein Feld existiert. Das hindert ihn, unsere Energie auszusaugen. Jede andere Vorstellung ist ebenso möglich. Zunächst ist es das Ziel, daran zu denken, diese Schutzvorkehrung systematisch zu treffen bis, sie schließlich automatisch geschieht.
Dieser Vorgang kann uns vor bestimmten Unannehmlichkeiten bewahren. Dennoch sollte man immer aufmerksam sein, da wir manchmal sehr empfängliche Patienten antreffen werden, die diesen Schutzmechanismus destabilisieren. In solch einem Fall muss man seinen Schutz bewusst verstärken. Und doch gibt es einige seltene Fälle, die in der Lage sind, unseren Selbstschutz zu durchbrechen, so dass wir schutzlos sind. Dann wäre es vielleicht vernünftiger, diesem Patienten mitzuteilen, dass wir ihm leider nicht helfen können und die Behandlung beenden. Diese Art von Patienten ist eher selten, aber es gibt sie. Früher oder später werden wir ihnen begegnen. Je mehr wir mit unserer Aufmerksamkeit und Intuition arbeiten, sollten wir uns dieses Phänomens bewusst sein.
2. *Den Patienten betreffend*
Unbestritten entsteht zwischen dem Patienten und dem Therapeuten ein Austausch zwischen Sender und Empfänger.
Es kommt vor, dass bestimmte Patienten besonders empfänglich und so durch einen starken Sender, in dem Fall der Therapeut, verletzlich sind. Es ist sehr einfach, sich in die Geschichte und das Verhalten dieser Patienten einzumischen und sie in eine von ihnen unerwünschte Situation zu bringen.
Diese Möglichkeit sollte ein Therapeut unbedingt unterlassen, da dessen Intention eine Verbesserung der Situation des Patienten sein soll und nicht die, ihm etwas Unerwünschtes aufzuzwingen. Wir sollten unserem Patienten Sympathie, Empathie und ein gewisses Mitgefühl entgegenbringen, aber uns nicht darüber hinaus ohne seine klare Zustimmung in seine Angelegenheiten einmischen. Es ist möglich zu erkennen, welche Grenze man nicht überschreiten sollte, vor allem wenn man die Faszien abfragt, so wie es im Kapitel zur Datierung in unserem Buch *Fasziale Dekodierung* beschrieben ist.
Wir können unsere Diagnose verfeinern, wenn wir all diese Vorkehrungen getroffen und uns diese bewusst gemacht haben, um schließlich das Verständnis von Feinsinnigkeiten und Erwartungen unseres Patienten zu erfüllen.

9.4.2 Ecoute-Tests der einzelnen Körperregionen

Mit einem Motilitäts- oder Ecoute-Test sollen Anomalien in einem Weichgewebe entdeckt werden. Da sich eine Anomalie aber nur in Relation zum Normalzustand definieren lässt, wollen wir, soweit möglich, zunächst den Normalzustand beschreiben.

Normalzustand

Im Normalzustand gibt es mehrere Parameter, die spontan mit der Hand wahrnehmbar sind:

Beispiel: Schwamm im Wassereimer

Um sich ein Bild vom Normalzustand zu machen, stellen Sie sich einen Schwamm in einem gefüllten Wassereimer vor. Sie können den Schwamm mit einer Hand

- in horizontaler Richtung auf dem Wasser schwimmen lassen;
- untertauchen und von allein wieder hochsteigen lassen, um eine Vorstellung von Tiefe zu erhalten;
- ausdrücken und sich wieder normal entfalten lassen, um den Gewebespannungszustand nachzuempfinden; besonders bei Stress erscheinen Gewebe stark verspannt bzw. zusammengezogen.

- Gewebetemperatur: Obwohl die Hauttemperatur nicht an allen Stellen des Körpers gleich ist, muss sie doch in einem bestimmten Normbereich liegen. Bei Bedarf kann man sie mit der eigenen oder der Temperatur in einer anderen Körperregion vergleichen. Ein Temperaturanstieg über den oberen Grenzwert weist oft auf eine Reaktion im Körper hin. Niedrigere Temperaturen (als der untere Grenzwert) sind häufiger im Bereich der Hände und Füße anzutreffen.
- Gewebestruktur oder Textur: Sie sollte so beschaffen sein, dass ein Gewebe geschmeidig, angenehm zu berühren, leicht eindrückbar und normal elastisch ist, weder zu sehr spannt noch zu schlaff ist. Die Elastizität einzelner Faszien ist unterschiedlich.
- Bewegung: Obwohl sich bestimmte Gewebe, wie wir noch sehen werden, bevorzugt in eine Richtung bewegen, lässt sich der Normalzustand eines Gewebes an der harmonischen Gesamtbewegung in allen Richtungen ablesen. Wenn Sie die Hand auf ein normales Gewebe legen, sollten Sie den Eindruck eines freischwebenden, in allen Richtungen gleichen Zustands haben, als würden Sie einen weichen, schwimmenden Gegenstand berühren. Es darf keine bevorzugte Bewegungsrichtung geben, und das darunterliegende Gewebe sollte einer aktiven, kleinen auslenkenden Bewegung ohne Einschränkung folgen.
- Rhythmus: Gewebe weisen, wie schon erwähnt, eine rhythmische Bewegung in einem Frequenzbereich von 4–6/8 Zyklen pro Minute auf. Alle darüber und darunter liegenden Werte können in den meisten Fällen als Abweichung von der Norm betrachtet werden, auch wenn nicht jede niedrigere oder höhere Bewegungsfrequenz mit einer Anomalie gleichzusetzen ist. Wichtig ist auch, dass der Rhythmus abhängig vom momentanen Zustand des Patienten variieren kann. In bestimmten Regionen lässt er sich leicht tasten (Vorderseite der unteren Extremitäten, Thorax, Schädel), während er in anderen Regionen nur schwer oder kaum zu palpieren ist (Rückseite der Oberschenkel, Gesäßregion, Rücken, Abdomen).

Anmerkung zum Abdomen: Hier ist es zwar schwierig, den Rhythmus der oberflächlichen Faszie zu spüren, doch man kann sehr leicht durch sie hindurch den Rhythmus der verschiedenen intraabdominalen Faszien tasten.

Wenn wir einen Ecoute-Test machen, erwarten wir eine rhythmische, sich zyklisch wiederholende Bewegung zu spüren, die wir auf etwa 4–6-mal pro Minute festgelegt haben.

Über diesen Rhythmus lässt sich diskutieren, wenn man davon ausgeht, dass der kraniale Rhythmus den des gesamten Körpers vorgibt.

Alles ist Rhythmus und unser Körper ist einer Vielzahl von Oszillationen ausgesetzt, deren Periodizität sehr variabel ist.

Die deutlichsten Rhythmen sind die der Atmung und des Herzschlages. Sie sind einfach zu messen und geben wertvolle Hinweise über den Zustand des Patienten.

Parallel zu diesen unterliegt der Körper weiteren zahlreichen endogenen und exogenen Rhythmen.

Exogene Rhythmen

Sie sind direkt von Umwelteinflüssen abhängig und interagieren in unserem Organismus. Der bekannteste Rhythmus ist der Mondzyklus, dessen Einfluss auf die Natur und das Tierreich bestens erforscht ist.

Wir können hier auch die Gezeiten oder die Sonne mit einem Zyklus von 11,2 Jahren erwähnen, die natürlich auch Einfluss auf unsere Umwelt und unseren Körper haben.

Studien haben gezeigt, dass bei großen elektromagnetischen Sonneneruptionen die kardiovaskulären Beschwerden ansteigen.

Die Erde ist auch ununterbrochen den kosmischen Strahlungen ausgesetzt, die mehrjährige Zyklen aufweisen.

Also wird das ganze Universum und somit auch unser Körper von verschiedenen Rhythmen bestimmt.

Endogene Rhythmen

Es wurden bereits einige eindeutige Rhythmen genannt. Unser Körper ist jedoch weiteren, zyklischen Rhythmen unterworfen.

Der zirkadiane Rhythmus

Dieser Rhythmus ist Gegenstand vieler Veröffentlichungen.

Er unterliegt einer inneren Uhr, pendelt sich auf 24 Stunden ein und waltet über die Funktion zahlreicher physiologischer Prozesse, insbesondere dem Schlaf-Wach-Rhythmus. Diese innere Uhr wird von neurobiologischen Funktionen generiert und genetisch reguliert. Sie ist das Eigenste fast aller lebender Organismen. Eine Störung dieser Rhythmen führt unweigerlich zu einer Pathologie.

Die innere Uhr ist der Dirigent, aber es existieren weitere, periphere Uhren, die lokal den Rhythmus annehmen. Jede wichtige biologische Funktion unterliegt einer eigenen Uhr, mit dem Ziel, die Wirksamkeit der lokalen Struktur entsprechend der Umgebung zu optimieren. Diese peripheren Rhythmen unterscheiden sich je nach Organstruktur, Zelle und Protein und spielen so eine harmonische Partitur.

Der Monatsrhythmus

Der wohl bekannteste ist der Menstruationszyklus. Seine Schwankungen hängen von Alter und externen Faktoren ab. Auch die Laune unterliegt den monatlichen Schwankungen, die v. a. hormonabhängig sind.

Der Jahresrhythmus

Die Gestation ist der wohl Bekannteste, die je nach Spezies variiert. Die Entstehung des Jahresrhythmus hängt vom Gewebe, von der Zellteilung und den Stammzellen ab. Die Rhythmen entwickeln sich in verschiedenen Körperbereichen, v. a. aber im Hypothalamus und der Hypophyse. Sie könnten auch unter dem Einfluss von Hormonen, insbesondere den Glukokortikoiden, aktiv werden.

Ein weiterer bemerkenswerter Rhythmus sind die Jahreszeiten, die mehr oder weniger große physiologische Veränderungen generieren, um sich an die klimatischen Bedingungen anzupassen.

Angesichts all dieser Rhythmen stellt sich folgende Frage: Hat unser Körper bzw. unser Gewebe einen spezifischen und konstanten Rhythmus?

Der kraniale Rhythmus

Der kraniale Rhythmus ist eine Hypothese.

Man nimmt an, dass das Kranium Sitz eines gleichbleibenden Rhythmus ist, der sich allen Geweben des Körpers auferlegt.

Studien, basierend auf den Oszillationen von Traube-Hering, neigen dazu, diese Sichtweise zu bestätigen. Laut verschiedener Autoren wird dieser Rhythmus durch den LCR, das Gehirn, die Herzschläge und die Gewebe verursacht und so das MRP erzeugt.

Allerdings, wie wir bereits gesehen haben, sind die Rhythmen des Körpers zahlreich und variabel. Es ist also fragwürdig, ob der Körper von einem kranialen Rhythmus bestimmt wird, da fast jede Körperstruktur, von der bedeutendsten bis hin zur winzigsten, ihren eigenen Rhythmus zu generieren scheint.

Weitere Körperrhythmen

Jede Körperstruktur hat ihren eigenen Rhythmus: Organe, Zellen, Proteine, Hormone, Gehirnströme, usw.

Das Aufzeichnen durch Bioresonanz zeigt diese Rhythmusunterschiede sowie die Frequenzveränderungen und kann so Dysfunktionen oder Pathologien ermitteln. So ist der Körper Sitz tausender Rhythmen, die harmonisch zusammenwirken. Wir hatten die Gelegenheit, mit russischen Bioresonanz-Spezialisten zusammenzuarbeiten. Die Aufzeichnungen nach einer osteopathischen Behandlung ergaben eine eindeutige Wirkung der Osteopathie in der Harmonisierung der Rhythmen.

Welche Rhythmen?

Wenn man sich auf die verschiedenen Studien bezieht, wird es schwierig zu bestimmen, welcher der Rhythmen sich als Referenz anbietet, zumal die Physiologen der Traube-Hering-Oszillation gegenüber zurückhalten sind. Mit einem Team der Universität St. Petersburg wollten wir prüfen, ob man sich bevorzugt auf einen der Rhythmen beziehen könnte. Dazu verwendeten wir Sensoren, die an verschiedenen Körperstellen angebracht wurden und mit einem Laser-Doppler sowie einem Thermofluss-Gerät verbunden waren. Zunächst war unsere Idee zu zeigen, dass der embryologische Rhythmus ein Kandidat für einen präferierten Rhythmus sein könnte. Dies sollte sich jedoch als eine Illusion erweisen. Die verschiedenen Sensoren ergaben für jeden Messbereich einen anderen Rhythmus.

Man sollte also sehr zurückhaltend von Rhythmen sprechen. Die Studien sind ungenügend und weitere Experimente notwendig, um sich einem gewissen Konsens zu nähern.

Dennoch spüren wir Mikrorhythmen, die von der Sensibilität und der Übung des Einzelnen abhängig sind.

Während unserer Seminare kommt es häufig vor, dass die Personen nicht den gleichen Rhythmus spüren, was zu einer gewissen Verwirrung und einem Gefühl von Frustration führt. Unter Berücksichtigung individueller Unterschiede und unterschiedlicher Rhythmen kann es sein, dass Personen verschiedene Rhythmen spüren und somit jeder Einzelne dennoch richtig spürt.

Gelegentlich hält die menschliche Anatomie kaum begreifliche Widersprüche bereit, die aber nichtsdestoweniger real existieren.

Bestätigung und Parameter des Ecoute-Tests

Tatsächlich wird mit dem Ecoute-Test die mikroskopische Mobilität untersucht. Wenn Sie die Objektivität des (Ecoute-)Testergebnisses anzweifeln oder ein zusätzliches Element in die Diagnostik einbeziehen wollen, genügt es, eine kleine, absichtliche Bewegung mit der Hand zu induzieren, um die Richtung einer Bewegungsrestriktion herauszufinden. Denn wie wir gesehen haben, kann die Oberfläche, die den Zustand in der Tiefe – insbesondere mittels der Heine-Zylinder – widerspiegelt, über das gesamte betroffene Segment Auskunft geben.

Ecoute-Test im Stehen

Wir beginnen die Untersuchung meistens mit einem globalen Ecoute-Test am stehenden Patienten.

- Der Patient steht mit leicht gegrätschten Beinen, den Blick geradeaus nach vorne gerichtet, und schließt nach Aufforderung die Augen.
- Stellen Sie sich hinter ihn und legen Sie Ihre Hand vorsichtig flach und ohne Druck auf den Kopf des Patienten.
- Jetzt können Sie oft eine Flexionsbewegung des Körpers nach vorne, nach hinten oder zur Seite wahrnehmen. Die auf dem Kopf liegende Hand bildet einen Fixpunkt und schafft eine Verbindung zwischen Boden und Kopf. Die dazwischen befindlichen Faszien setzen sich, wenn der Fixierungspunkt vorhanden ist, in Bewegung. Aus dem Grund treten die unwillkürlichen Bewegungen auf, denn der Fixierungspunkt ist der Punkt, an dem sich die Kräfte/Spannungen konzentrieren, und führt dazu, dass sich der Körper in seine Richtung neigt.

Mit diesem Test kann eine Störung festgestellt und die Problemzone lokalisiert werden, aber natürlich reicht er allein nicht aus, die Diagnose zu stellen. Der Ecoute-Test im Stehen veranschaulicht perfekt die Fasziendynamik in Bezug zur allgemeinen Mechanik des Körpers. Interessanterweise sind bei deprimierten Personen im Allgemeinen auch die Faszien betroffen. Da diese Patienten spontan nach hinten fallen können, ist bei ihnen besondere Vorsicht geboten. Sie sollten jederzeit darauf vorbereitet sein, sie gegebenenfalls auffangen zu müssen.

VORGEHENSWEISE

Allgemein gilt für alle Ecoute-Tests, dass durch Auflegen der Hand auf eine Körperregion eine darunter befindliche Anomalie entdeckt werden soll. Man kann auch beide Hände nehmen und sie in gewissem Abstand zueinander platzieren, um zu spüren, ob die Motilität zwischen den beiden Kontaktpunkten normal oder gestört ist.

Das Ziel ist letztlich, mit viel Erfahrung und verfeinerter Sensibilität selbst weiter entfernte Restriktionen wahrnehmen zu können, wenn man die Hand oder die Hände auf eine beliebige Körperregion legt. Das ist kein reines Wunschdenken, denn es gibt Therapeuten, die darankommen – auch wenn es zugegebenermaßen nur wenige sind.

Ecoute-Test an den unteren Extremitäten

Wir beschreiben nun den Untersuchungsverlauf an den Füßen.

- Der Patient liegt entspannt auf dem Rücken.
- Legen Sie die Hände flach auf die Fußrücken des Patienten und achten Sie auf die Harmonie der Bewegung oder ob Ihre Hand eventuell zu einer bestimmten Zone hingezogen wird. Diese Zugrichtung bildet die Läsionsachse; es ist eine strukturelle Veränderung im Bindegewebe, die durch ein Trauma entstanden ist und einen unphysiologischen Bewegungsvektor in eine bestimmte Richtung erzeugt.
- Jetzt genügt es, der Richtung dieser Spannung unmittelbar zu folgen, um genau den Ausgangspunkt oder die Ausgangszone zu finden.

Um das passiv Gespürte zu bestätigen, genügt ein minimales Verschieben der Hand, das eher eine Intention als eine tatsächliche Bewegung ist. In Richtung der Läsion geht es sehr leicht, doch in der Gegenrichtung ist sehr rasch eine Spannung fühlbar, die uns nicht weiterkommen lässt.

Da Durchführung und Prinzipien des Motilitäts-(Ecoute-)Tests in allen Körperregionen gleich sind, werden sie nicht bis ins letzte Detail beschrieben. Alle nachfolgenden Ecoute-Tests werden in Rückenlage ausgeführt.

Wir beginnen an den Füßen und wandern hoch zum Becken.

Ecoute-Test am Sprunggelenk

- Eine Hand liegt auf dem Fußrücken, die andere an der Unterkante der Tibia.
- Normalerweise sollte eine harmonische Bewegung in allen Raumebenen zwischen den Händen spürbar sein, als würde eine Kniescheibe oder ein Kugelgelenk mobilisiert.

Ecoute-Test am Kniegelenk

- Eine Hand liegt auf der Tuberositas tibiae, die andere auf dem distalen Femur, die Kniescheibe bleibt ausgespart (➢ Abb. 9.1).
- Im Normalfall spüren wir sowohl bei der Verschiebung (Translation) nach lateral, inferior und superior als auch bei den Rotationen Bewegungsfreiheit, wobei letztere häufig überwiegen.

Man kann das Knie als Doppelgelenk zwischen den Oberschenkelknorren (Condylus lateralis und medialis femoris) ansehen. Da sich überall zwischen den beiden „Gelenken" eine Bewegungsrestriktion befinden, ist es wichtig, das Knie bei der diagnostischen Untersuchung in allen, auch den schrägen Gelenkachsen zu testen. Das steigert den diagnostischen Wert und zeigt, um welche dysfunktionale Achse sich das Knie bewegt.

Ecoute-Test am Ober- und Unterschenkel

Die Faszien der unteren Extremität bestehen aus unterschiedlich ausgerichteten Fasern. Am Oberschenkel überwiegen schräg nach innen und am Unterschenkel schräg nach außen verlaufende Fasern.

- Eine Hand liegt flach auf der Mitte des Oberschenkels, die andere vorn außen auf der Tibia (➢ Abb. 9.2).

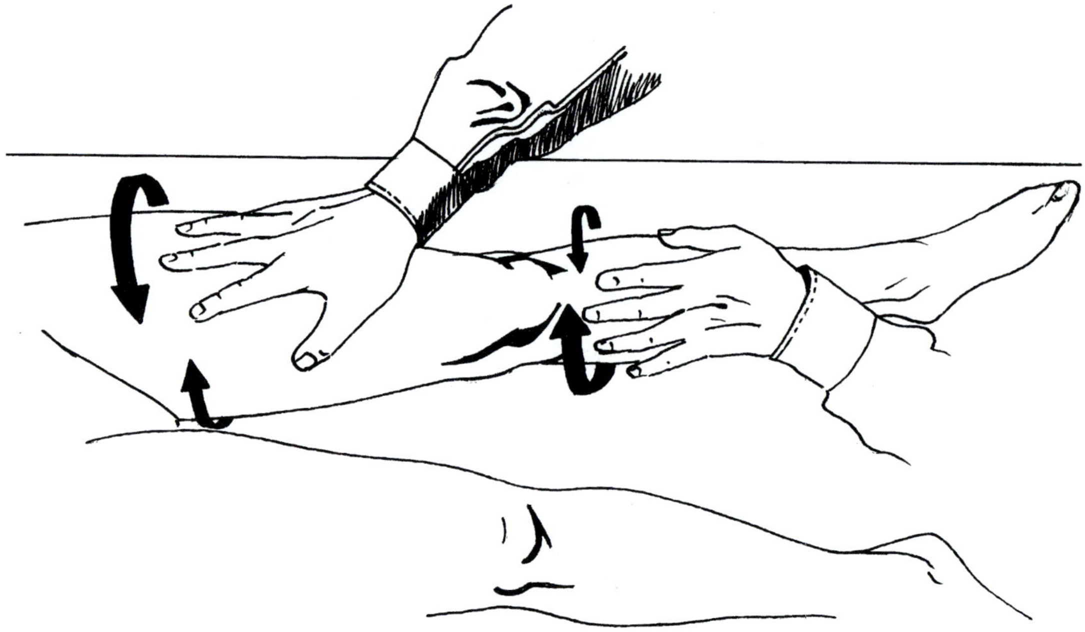

Abb. 9.2 Ecoute-Test an Ober- und Unterschenkel

- Die kraniale Hand nimmt eine Innen- und Außenrotationsbewegung wahr, bei der die Innenrotation überwiegt, und die kaudale Hand eher eine Außenrotationsbewegung.

Globaler Ecoute-Test an den unteren Extremitäten

Dieser Ecoute-Test kann an beiden Beinen gleichzeitig ausgeführt werden.

- Sie stehen oder sitzen seitlich vom Patienten und blicken kranialwärts.
- Legen Sie eine Hand anterolateral flach auf den distalen Oberschenkel (➤ Abb. 9.3).

Bei der globalen Bewegung, die an den unteren Extremitäten spürbar ist, überwiegt die Außenrotation, da die Faszien im anterolateralen Bereich insgesamt wesentlich dicker und widerstandsfähiger sind.

Ecoute-Test an den oberen Extremitäten

Wie schon angedeutet, ist ein Ecoute-Test an den oberen Extremitäten viel schwieriger als an Beinen und in manchen Fällen sogar überhaupt nicht durchführbar. Diese Schwierigkeiten hängen damit zusammen, dass die Arme wie Äste vom Rumpf abzuzweigen scheinen.

Wenn wir eine Hand auf den Handrücken des Patienten legen, sind normalerweise deutlich schwächere Anzeichen von Beweglichkeit (Motilität) als an den unteren Extremitäten spürbar. Dies gilt auch für den segmentalen Ecoute-Test.

Ecoute-Test am Ober- und Unterarm

- Eine Hand liegt anterolateral auf dem Oberarm unterhalb des vom M. deltoideus gebildeten Winkels (➤ Abb. 9.4) und die andere Hand auf den radialen Unterarmmuskeln unter der Beugefalte des Ellenbogens.
- Während die kraniale Hand eine Bewegung mit überwiegender Außenrotation registriert, nimmt die kaudale Hand eine Bewegung mit überwiegender Innenrotation wahr.

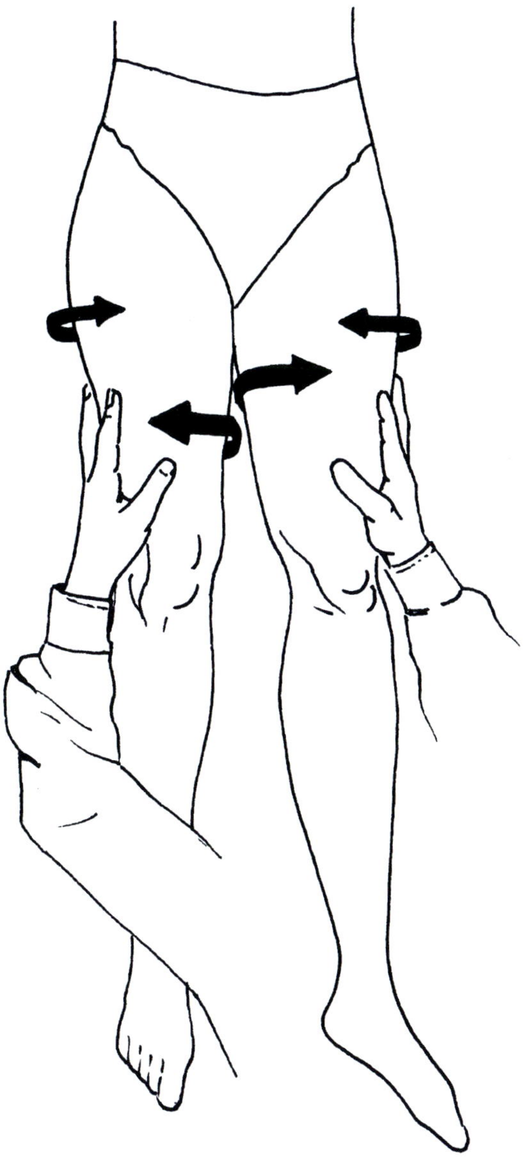

Abb. 9.3 Globaler Ecoute-Test an den unteren Extremitäten

Globaler Ecoute-Test an den oberen Extremitäten

Der Ecoute-Test kann auch an beiden Armen gleichzeitig durchgeführt werden.

- Stellen Sie sich neben den Patienten mit Blickrichtung nach kranial.
- Legen Sie eine Hand auf den distalen Humerus oberhalb des Ellenbogengelenks (➤ Abb. 9.5).
- Im Normalfall spüren Sie eine Bewegung, bei der die Innenrotation überwiegt.

Ob die Innenrotationsbewegung der oberen Extremitäten durch die kräftigen Mm. pectorales erzeugt wird? Übrigens hatten wir schon auf die Innenrotation als natürliche Armhaltung hingewiesen. Es scheint so, als würden die oberen und unteren Extremitäten im Hinblick auf ihre Motilität gegenläufig funktionieren. Wird damit eine funktionelle Balance im Hinblick auf das allgemeine Gleichgewicht des Körpers bewirkt?

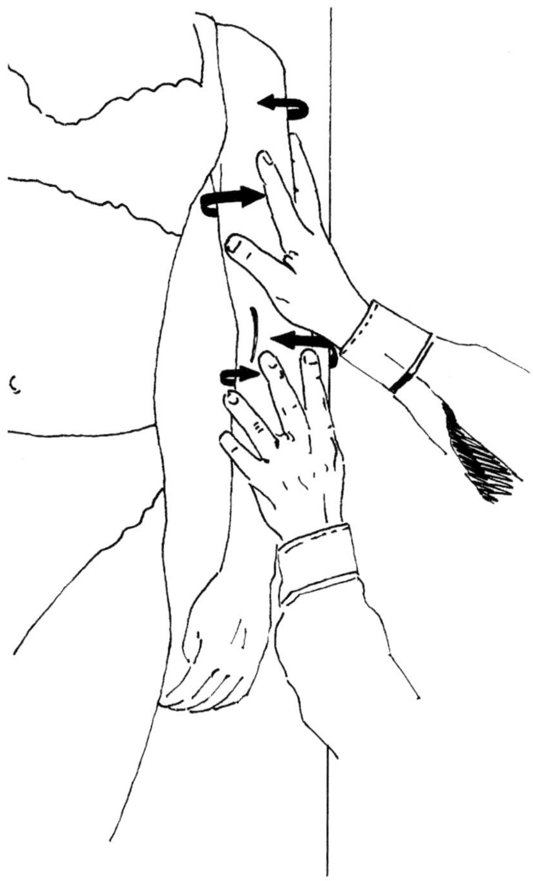

Abb. 9.4 Ecoute-Test am Ober- und Unterarm

Ecoute-Test am Abdomen

Der Ecoute-Test am Abdomen ist ausführlich in anderen Publikationen beschrieben, so dass wir hier auf eine systematische Darstellung verzichten wollen. Wir verweisen lediglich auf die Schwierigkeiten, die in dem Bereich auftreten können und die nicht zuletzt mit der Vielzahl der abdominalen Strukturen (Peritoneum, Faszien, Ligamente, Mesos, Organe) unter den tastenden Händen zusammenhängen.

Eine weitere Erschwernis bedeutet die Tiefe des Untersuchungsgebiets. Denken Sie nur an die vielen Schichten, die zwischen der Fascia superficialis und der Fascia renalis liegen!

Das allgemeine Prinzip im Abdominalbereich besteht darin, die Hand flach auf den Nabel zu legen und auf eventuelle Spannungen zu achten. Um die Diagnose zu verfeinern, muss die Hand entlang der Spannungsachse positioniert werden, um den Ursprungsort so exakt wie möglich zu bestimmen. Im Normalfall entspricht die Motilität des Abdomens der allgemeinen Gewebemotilität, so dass die Hand in allen Richtungen freibeweglich über der Bauchhöhle schwebt.

Ecoute-Test am Thorax

Der Thorax ist eine Region mit ausgeprägter Gewebemotilität. Die Schwierigkeit besteht hier darin, beim Ecoute-Test klar zwischen Oberfläche und Tiefe zu unterscheiden. In der Brusthöhle befinden sich mit Perikard und Pleura zwei wichtige Faszienstrukturen, sowie im unteren Abschnitt das Zwerchfell.

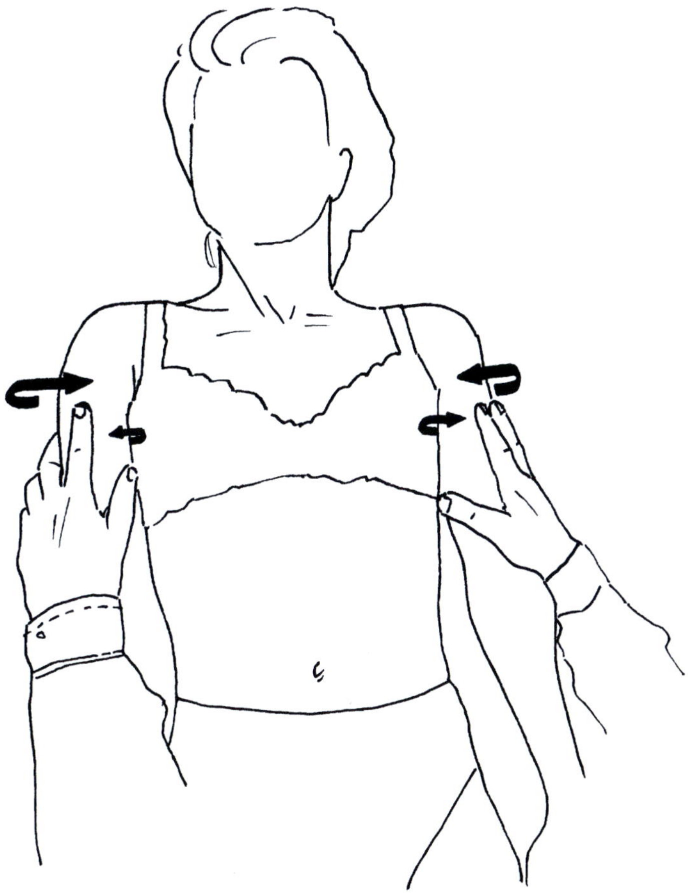

Abb. 9.5 Globaler Ecoute-Test an den oberen Extremitäten

Unterer Thoraxabschnitt

- Der Patient liegt auf dem Rücken und der Therapeut steht am Kopfende.
- Die Hände liegen weit geöffnet seitlich am Thorax (➤ Abb. 9.6) und die Finger folgen dem Rippenverlauf nach hinten. Die Daumen zeigen nach innen.
- Zunächst wird der Thorax in seiner Gesamtheit getestet, dann beide Thoraxhälften im Seitenvergleich. Im Normalzustand scheint sich der Brustkorb elastisch und ohne jede Restriktion in alle Richtungen zu bewegen.

Alternativ können Sie auch seitlich vom Patienten und mit Blickrichtung nach kranial stehen.

Oberer Thoraxabschnitt

Diese Region ist insofern nicht leicht zu palpieren, als zusätzlich zu den oberflächlichen Faszien noch weitere Strukturen wie das Perikard, die Pleurakuppeln und am Schultergürtel ansetzende Faszien berücksichtigt werden müssen.

Bimanueller Test

Im Normalzustand ist mit beiden Händen eine harmonische Bewegung zu spüren. Bei Verspannungen kann die Zugrichtung auf den Sitz der Läsion hinweisen:

- Der Patient liegt auf dem Rücken und Sie stehen am Kopfende.
- Beide Hände liegen weit geöffnet lateral am Thorax (➤ Abb. 9.7), die Handwurzeln knapp unter der Klavikula und die breit gespreizten Finger auf den Pektoralmuskeln, die Daumen sind nach innen gerichtet.

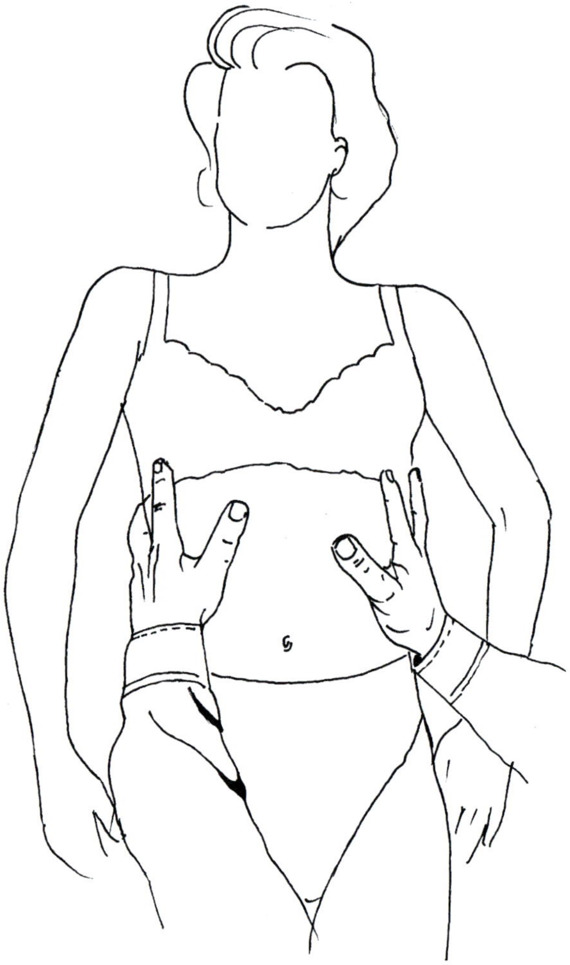

Abb. 9.6 Ecoute-Test im unteren Thoraxabschnitt

- Ein Zug nach medial deutet auf ein Problem in der Fascia superficialis direkt über dem Sternum hin.
- Ist der Zug nach medial mit dem Gefühl, als ob die Hand einsinkt, verbunden, spricht das für ein Problem im Perikardbereich.
- Ein Zug in vertikaler Richtung verweist auf ein Problem im Bereich der Pleurakuppel.
- Ein Zug nach kraniolateral zeigt ein Problem in der Umgebung der Skapula an.

Im Normalzustand ist mit beiden Händen eine harmonische Bewegung zu spüren. Bei Verspannungen kann die Zugrichtung auf den Sitz der Läsion hinweisen:

Sternum-Test

Die Erfahrung zeigt, dass Probleme im oberen Thorax meist im Bereich des Sternums oder in seiner Nähe lokalisiert sind.

- Legen Sie eine Hand so auf das Sternum des Patienten, dass sie es vollständig bedeckt.
- Die Handwurzel befindet sich über dem Manubrium sterni.
- Wenn der Handkontakt mit dem Gewebe so eng wie möglich (wie bei einer Saugglocke) ist, lässt sich leicht die Beweglichkeit der sternalen und der darunter liegenden Faszien wahrnehmen.

Stellen Sie sich das Sternum wie ein umgedrehtes Sakrum unter der Hand vor. Bereits durch minimales Verschieben der Hand bewegt sich das Brustbein in alle Richtungen des Raumes, so dass eine Stelle mit einer Restriktion leicht zu finden ist.

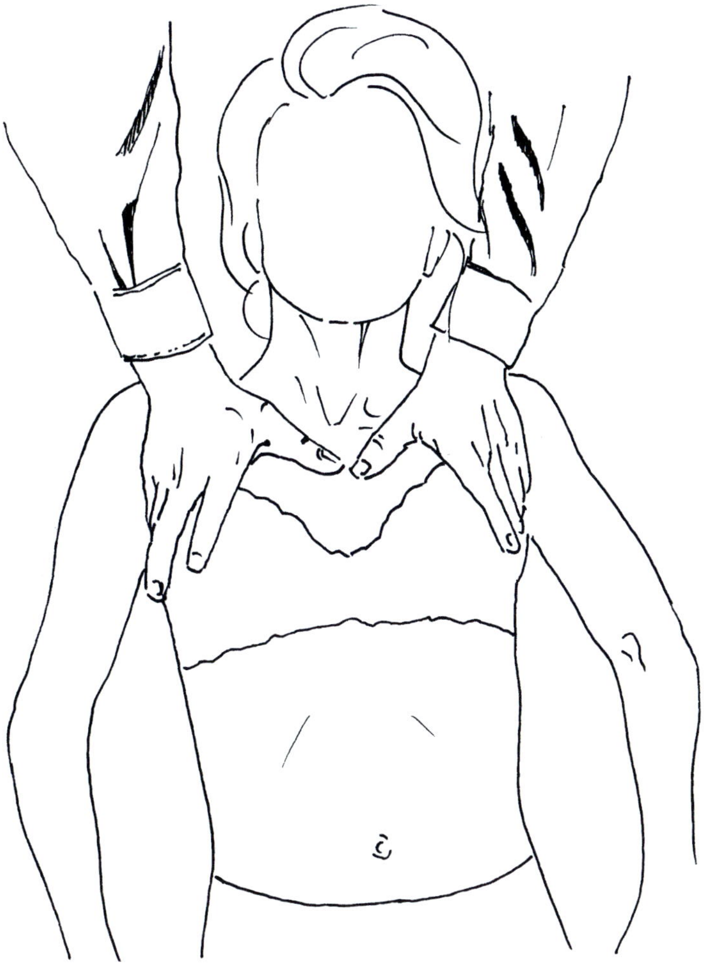

Abb. 9.7 Ecoute-Test am oberen Thoraxabschnitt

Globaler Ecoute-Test am Schultergürtel

- Der Patient liegt auf dem Rücken und Sie stehen am Kopfende.
- Beide Daumen berühren den Vorderrand des M. trapezius nahe dem Processus transversus des 7. Halswirbels (➤ Abb. 9.8).
- Die offene Hand ruht auf der Pleurakuppel, der Klavikula und der Schultermanschette.

Die Daumen werden Restriktionen in Höhe der ersten Rippe, die Hände ähnliche Veränderungen in den Faszienansätzen rund um die Klavikula sowie eventuelle Verspannungen im Gelenkbereich spüren können.

Häufig lässt sich ein leichtes Ungleichgewicht zwischen linker und rechter Seite feststellen. Während bei Rechtshändern der rechte Schulter-Klavikula-Komplex nach vorne und innen orientiert ist, tritt dasselbe Phänomen bei Linkshändern links auf. Wenn die Tendenz sehr ausgeprägt ist, kann sie den Beginn einer Funktionsstörung markieren.

Ecoute-Test am Becken

Die Beckenregion ist ein Bereich, in dem viele Informationen zusammenlaufen. Die starken lumbosakralen und Beinfaszien verbinden sich hier mit den kräftigen Bandstrukturen des Lig. sacrotuberale und des Lig. sacrospinale. Hinzukommen alle intrakavitäten Strukturen, die mit dem kleinen Becken in Verbindung stehen. Und nicht zu vergessen der kaudale Ansatz der Dura mater

9

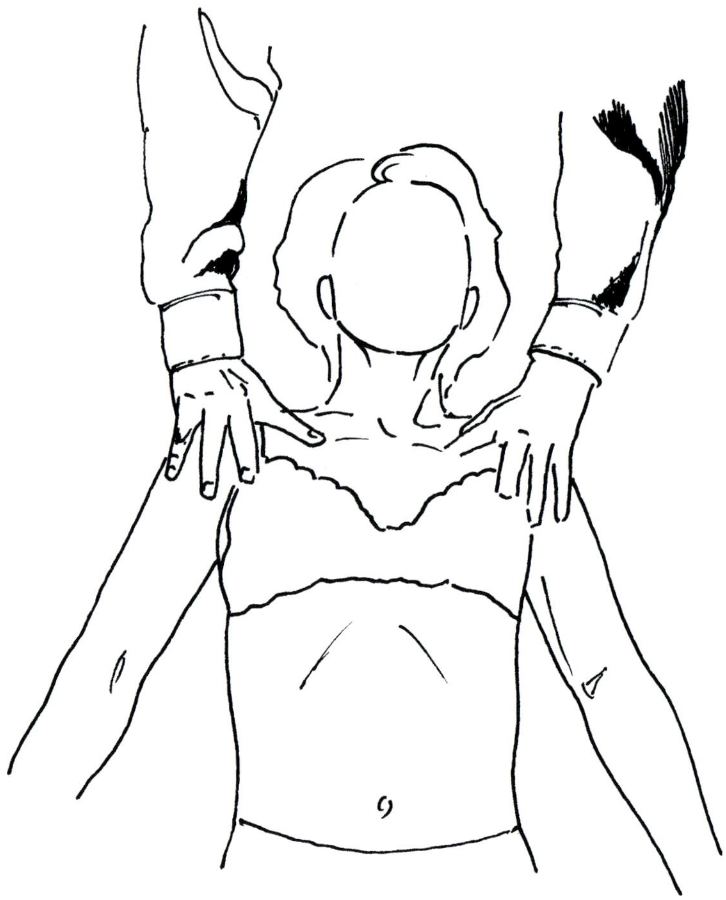

Abb. 9.8 Globaler Ecoute-Test am Schultergürtel

am Sakrum. Angesichts der Fülle an Informationen erstaunt es nicht, dass sich ein Ecoute-Test in dieser Region als schwierig erweisen kann.

- Der Patient liegt auf dem Bauch und Sie befinden sich seitlich neben ihm, den Blick zum Kopf gerichtet.
- Legen Sie eine Hand fest auf das Sakrum (Saugglocken-Effekt) mit der Handwurzel in Höhe der unteren Winkel des Sakrums (➤ Abb. 9.9).

Wenn keine Läsion vorliegt, schwebt das Kreuzbein harmonisch zwischen den beiden Darmbeinschaufeln (Ossa ilia). Funktionsstörungen können sich hingegen wie folgt äußern:

- Wird die Hand kranialwärts gezogen, ist das Problem wahrscheinlich im lumbosakralen Übergangsbereich oder in der lumbalen Faszie zu suchen.
- Wird die Handwurzel kaudalwärts gezogen, kann eine Dysfunktion in Höhe des Steißbeins oder des Lig. sacrotuberale vorliegen.
- Sinkt die Hand zwischen die Darmbeinschaufeln ein, kommen Restriktionen im Bereich des kleinen Beckens in Betracht.
- Wird die Hand nach lateral gezogen, könnte die Restriktion sakroiliakalen Ursprungs sein oder vom Lig. sacrospinale, der Hüfte oder den pelvitrochantären Bändern ausgehen.
- Wird die Hand schließlich nach ventral und kranial gezogen, ist an eine Verspannung der Dura mater zu denken.

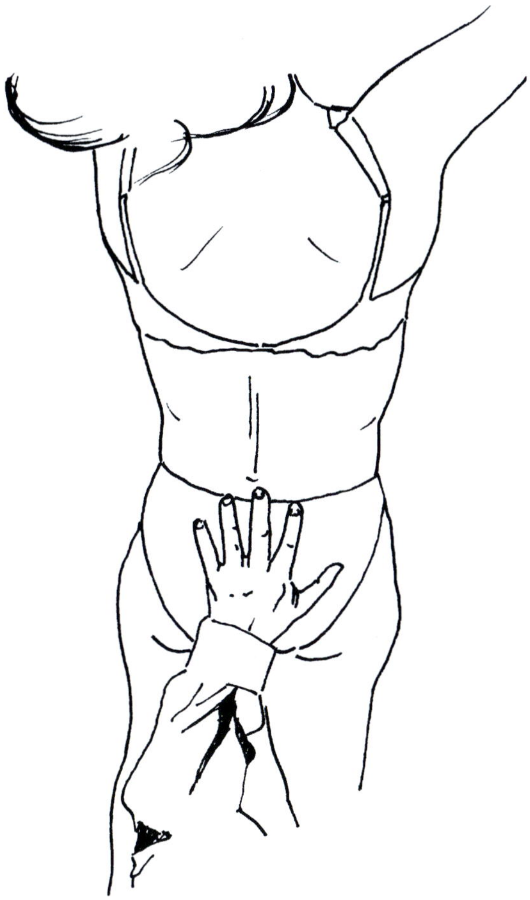

Abb. 9.9 Ecoute-Test am Becken

Ecoute-Test an den dorsalen Faszien

In der unteren Rückenregion lässt sich die Motilität nur schwer beurteilen. In diesem Bereich erhalten wir vor allem dann einen positiven Befund, wenn eine Distorsion vorliegt. Im oberen Thorakalbereich ist es viel einfacher, die Motilität zu spüren.

- Der Patient liegt auf dem Bauch und Sie sitzen seitlich, mit Blickrichtung nach kranial.
- Sie können beide Hände neben die Wirbelsäule legen oder nur mit einer Hand auf der Wirbelsäule und den angrenzenden Strukturen arbeiten (➤ Abb. 9.10).
- Wenn Sie beide Hände auf die Schulterblätter legen, werden Sie sehr rasch eine Bewegung spüren, als würden die Schulterblätter auf dem Brustkorb schweben.
- Es scheint so, als würden die Schulterblätter die Thoraxbewegungen zu verstärken.
- Im Fall einer Distorsion wird das Schulterblatt bevorzugt in Richtung der Beeinträchtigung gezogen.

Ecoute-Tests im Schädelbereich

Beim kranialen Ecoute-Test müssen verschiedene Parameter untersucht werden, was die Diagnostik komplexer und nicht immer einfach macht. Folgende Strukturen müssen berücksichtigt werden:

- die intrakranialen Membranen
- die extrakranialen Membranen und die zervikalen Faszien als ihre Verlängerungen

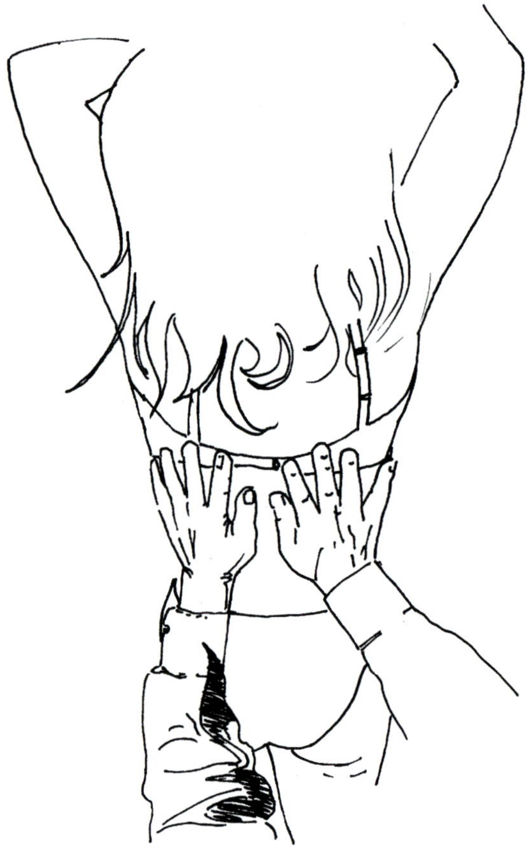

Abb. 9.10 Ecoute-Test an den dorsalen Faszien

- die Dura mater spinalis
- die zentrale Faszienachse.

Unabhängig von den Parametern/Achsen erfolgt der Test immer in Rückenlage des Patienten.

Die intrakranialen Membranen

Wir wollen hier nicht alle kranialen Untersuchungstechniken im Einzelnen beschreiben, halten aber die sog. Fünf-Finger-Technik für eine gut geeignete Methode eines globalen Ecoute-Tests. Im Fall einer Distorsion kann sie durch eine Untersuchungstechnik für Falx und Tentorium cerebelli ergänzt werden.

- Das Hinterhaupt des Patienten ruht in der linken Handfläche. Daumen und Kleinfinger sind seitlich abgespreizt, als wollten sie das Tentorium cerebelli umschließen.
- Die rechte Hand liegt so auf dem Schädeldach, dass der Mittelfinger die Sagittalachse der Falx cerebri anzeigt.

Dass es schwierig ist, die Motilität der intrakranialen Membranen zu spüren, liegt unter anderem daran, dass sich zwischen ihnen und der Hand noch extrakraniale Faszien und Schädelknochen befinden. Da eine Verbindung zwischen innerem und äußerem Schädel besteht, können sich beide Parameter gegenseitig beeinflussen. Für den intrakranialen Ecoute-Test müssen Sie sich ins Schädelinnere hineinversetzen.

Die extrakranialen Membranen und ihre Verlängerungen

Die Position ist die gleiche wie zuvor.

Auch die äußeren Faszien können natürlich Restriktionen aufweisen und dürfen daher nicht vernachlässigt werden. Bei oberflächlicher Spannung muss nach der Stelle der Restriktion gesucht werden, die sich sehr störend auf die kraniale und zervikoskapuläre Mechanik auswirken kann.

An der Schädelbasis haben Faszienzüge vor allem der zervikalen Faszien ihren Ursprung. Im Fall einer aufsteigenden Läsion können sie die kraniale Motilität blockieren. Dies gilt insbesondere für die Faszien des M. sternocleidomastoideus und die Fascia cervicalis superficialis posterior, die tendenziell das Os temporale mit in die Läsion einbeziehen. Beim Ecoute-Test am Schädel spüren Sie dann einen kaudalen Zug an Ihrer Hand in Richtung der betroffenen Fasern.

Die Dura mater spinalis

- Beim Ecoute-Test der Dura mater spinalis werden die Finger subokzipital zu einem breiten „V" übereinandergelegt (➤ Abb. 9.11).
- Üben Sie eine leichte Traktion entlang der intravertebralen Achse aus (➤ Abb. 9.12).
- Verstärken Sie den Zug ganz vorsichtig, damit er sich langsam bis zum Sakrum hinunter fortsetzt.

Die Dura mater hat in Höhe von C2/C3 knöcherne Ansätze, ist aber über ihre radikulären (Nervenwurzel-)Ausläufer auch beidseits an den Foramina intervertebralia befestigt. Diese Verankerung der Dura mater im Wirbelperiost ist keineswegs rein theoretisch, sondern ziemlich solide und stellt einen Schutz für das Rückenmark und die Spinalwurzeln dar.

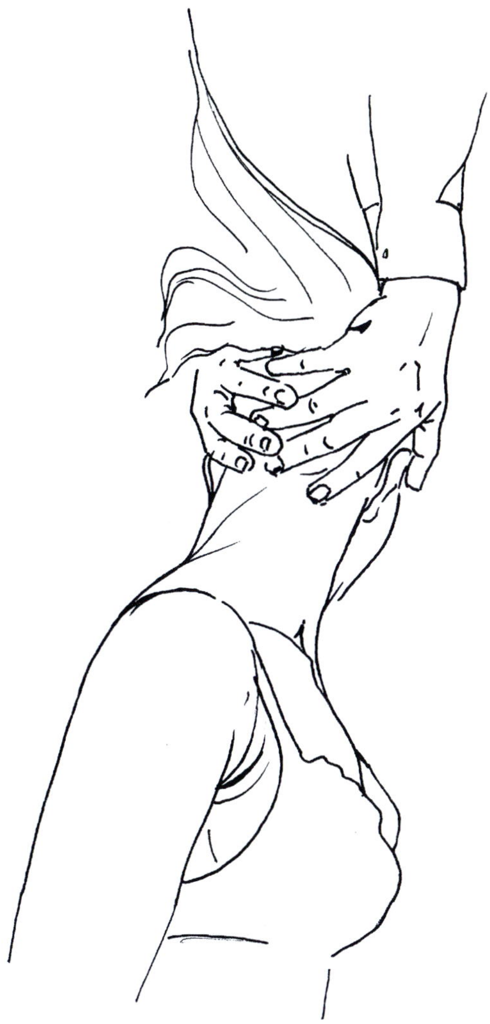

Abb. 9.11 Subokzipitaler V-Griff für den Ecoute-Test der Dura mater spinalis

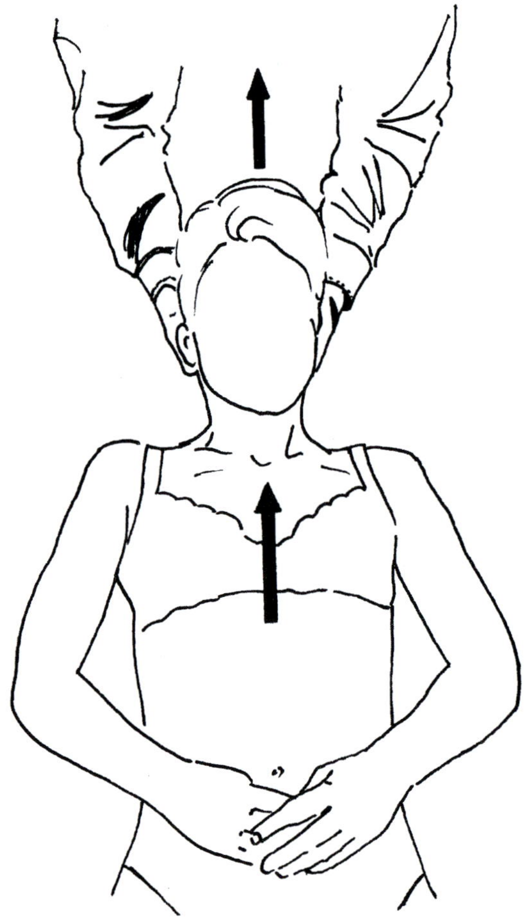

Abb. 9.12 Test der Dura mater spinalis

Wie fest die Verankerung der Dura ist, haben Studien am Schwein gezeigt; denn es musste erhebliche Kraft aufgewandt werden, um sie abzureißen.

Unter normalen Bedingungen pflanzt sich eine leichte Traktion ungehindert entlang der spinalen Achse bis zum Sakrum fort. Eine Fixierung lässt sich recht einfach erkennen, weil sich dadurch die Ausbreitung der Zugspannung im Durasack verzögert oder blockiert.

Mit etwas Übung wird es Ihnen leichtfallen, das betroffene Segment und die verschiedenen Parameter einer Restriktion zu diagnostizieren.

Dieser Test kann zudem wichtig sein, um nach einer strukturellen Korrektur zu überprüfen, ob sich alle Parameter im betroffenen Segment und insbesondere der Dura mater wieder normalisiert haben.

Anmerkung Wenn eine stärkere Fixierung in Höhe von C1/C2 vorliegt, könnte diese Restriktion unsere Wahrnehmung beeinträchtigen. Deshalb empfiehlt es sich, den Bereich auszuschließen, um unsere Aufmerksamkeit ungestört den Wirbelkanal hinunter wandern zu lassen. In dem Fall werden die Zeigefinger für den Test erst in Höhe von C3 aufgelegt.

Die zentrale Faszienachse

Die zentrale Faszienachse beginnt am Foramen magnum. Wenn die Stoßdämpferfunktion der beteiligten Strukturen überlastet ist, übertragen sich alle in ihrem Verlauf auftretenden Restriktionen direkt auf die Schädelbasis.Unter Normalbedingungen sollte die Achse frei beweglich sein. Im Fall einer Restriktion lassen sich zwei Beobachtungen machen:

- Für den Ecoute-Test dieser Achse wird der gleiche Griff wie für die Dura mater verwendet.
- Die Daumen weisen in Richtung der Kieferwinkel (➤ Abb. 9.13).

9

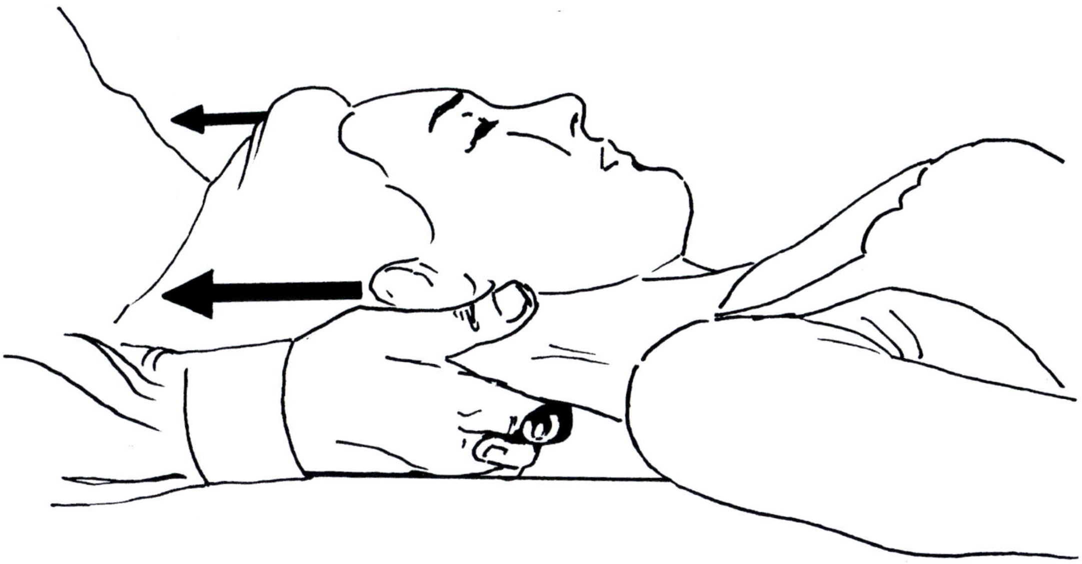

Abb. 9.13 Ecoute-Test der zentralen Faszienachse

- Die Hände werden spürbar kaudalwärts gezogen und der Schädel folgt dieser Bewegung im Atemrhythmus.
- Zugleich wird eine rhythmische kraniokaudale Bewegung der Achse sichtbar. Bei einer hochgradigen Fixierung sehen wir, wie der viszerale Teil des Halses mehrere Zentimeter in den Eingang des Brustkorbs einsinkt.

Unter Normalbedingungen sollte die Achse frei beweglich sein. Im Fall einer Restriktion lassen sich zwei Beobachtungen machen:

Anterior-posteriorer Ecoute-Test

- Der Patient liegt auf dem Rücken und Sie stehen am Kopfende.
- Eine Hand hält den Hinterkopf des Patienten und übt eine leichte Traktion aus (➤ Abb. 9.14).
- Die andere Hand ruht flach auf dem Sternum.

Mit dieser Technik lässt sich die allgemeine Synchronizität der Faszien insbesondere im Thorakal- und Kraniozervikalbereich testen. Eine leichte subokzipitale Traktion kann dazu dienen, die Untersuchung auf alle posterioren Faszien auszuweiten.

Unter normalen Bedingungen ist eine große, freie, rhythmische Bewegung unter den Händen zu spüren. Restriktionen führen zu asynchronen Bewegungen um bestimmte Achsen.

Stress

Bei besonders gestressten Menschen kann auch die Motilität der Gewebe beeinträchtigt sein. In dem Fall bewegen sich die Faszien langsamer und mit kleiner Amplitude. Man nimmt ihre mangelnde Bewegungsfreiheit so wahr, als könnten sie sich nicht entscheiden, in welche Richtung sie sich bewegen sollen. Spürbar ist auch ein Zurückziehen des Gewebes, so dass die Hand zu festerem Druck neigt.

Stress macht sich auf allen Ebenen bemerkbar, vor allem im Kopf- und Thorakalbereich, wo er sich besonders deutlich als Druck in Höhe des Sternums manifestiert.

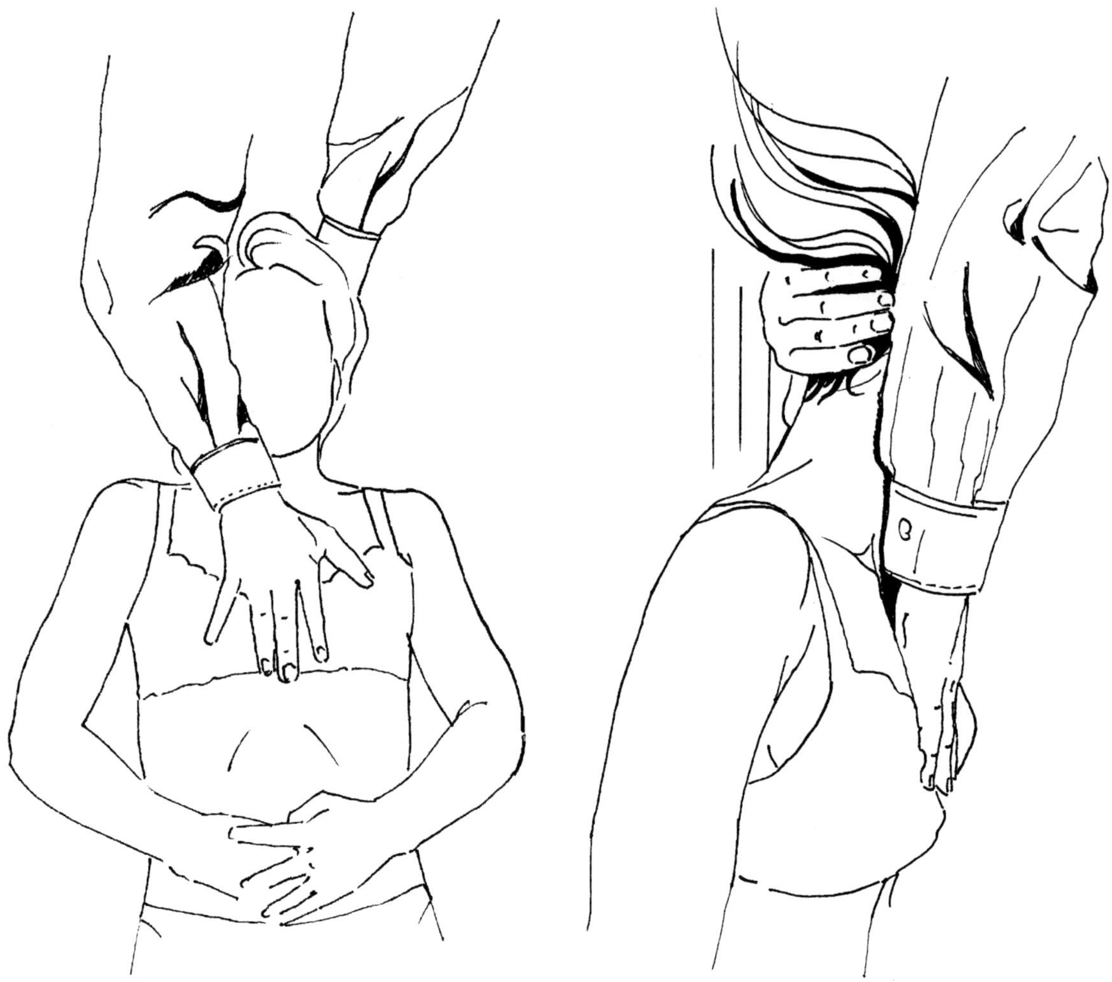

Abb. 9.14 Anterior-posteriorer Ecoute-Test

Besonders sensible Zonen

Bestimmte Körperbereiche sind besonders verletzlich und jedes Trauma hinterlässt dort unauslöschliche Spuren. In den Regionen haben die Faszien sozusagen ein „Elefanten-Gedächtnis". Man braucht nur die Hände auf diese Stellen zu legen, um Faszienspannungen zu entdecken, die oftmals von sehr lange zurückliegenden Traumata herrühren.

Solche sensiblen Zonen befinden sich vorzugsweise am Schädel und an der Halswirbelsäule, an der oberen Brustwirbelsäule, am Sternum, am Steißbein, im Epigastrium, im Bereich von Narben oder am Ort eines stumpfen Traumas.

Kopf und Halswirbelsäule

Als wichtiger Kreuzungspunkt von Gefäß- und Nervenbahnen verfügt diese Region über eine große Beweglichkeit. Dies ermöglicht einerseits eine bessere Funktionsfähigkeit, dient aber andererseits auch der Adaptation und Kompensation. Auf die obere Halswirbelsäule und den Hinterkopf wirken zahlreiche Belastungen ein, an die sich der Bereich ständig anpassen muss, um die bestmögliche Funktion der höheren Informations- und Steuerungszentren zu gewährleisten.

Bei schweren Traumata bilden die Halswirbel und das Atlantookzipitalgelenk die letzten Stoßdämpfer. Daher erstaunt es nicht, dass in dem Bereich oft Faszienverspannungen und Bewegungseinschränkungen vorzufinden sind. Am häufigsten ist der Bereich der oberen Kopfgelenke betroffen. Dass in dieser Region keine Restriktionen vorliegen, dürfte eher eine Seltenheit sein, da sich die ersten Spannungen bereits während der Geburts entwickeln.

Nicht selten lässt sich eine seitliche Verschiebung der Halswirbel feststellen, die vom atlantookzipitalen Übergangsbereich kompensiert wird. Sie weist auf einen früheren Verkehrsunfall oder einen heftigen Stoß hin, den die meisten Patienten längst vergessen haben, nicht aber ihre Gewebe.

Obere Brustwirbelsäule

Die oberen Brustwirbel stützen die Halswirbel und bekommen deren Belastungen daher oft ebenfalls zu spüren. Bei einem Schleudertrauma beispielsweise wird der größte Teil der Energie von dieser Zone aufgefangen und dadurch eine Funktionsstörung entstehen.

Ein besonders folgenreiches Trauma ist ein Sturz auf den Rücken, vor allem wenn er sich im Kindesalter ereignet. Der Aufprall führt zu einer schweren Erschütterung mit Atemnot und Panikgefühlen. Das Trauma und der damit verbundene Stress prägen sich dem Gewebe ein. Wenn man die Hand auf den betroffenen Bereich legt, ist oft eine ausgeprägte Steifheit und Spannung im Gewebe zu spüren, als würde sich die Haut zu sehr spannen. Auf Nachfragen erzählen Patienten dann oft spontan von einem derartigen Sturz, der einen unvergesslichen Eindruck hinterlassen hat.

Auch die obere Thorakalregion ist als wichtiger Kreuzungspunkt von Faszien ständigen Belastungen ausgesetzt. Stumpfe Traumata, Stress und Spannungen führen in dieser Zone zu Bewegungsrestriktionen, die immer schlimmer werden und letztlich auch die Statik verändern. Der gebeugte Rücken und die hängenden Schultern signalisieren, dass der Patient „viel auf dem Buckel hat“ oder sich so fühlt, als laste die ganze Welt auf seinen Schultern.

Das Sternum

Das Sternum ist eine bevorzugte Region für Spannungen aufgrund von wiederholtem, nicht kompensiertem Stress. Beim Ecoute-Test wirken die Gewebe verspannt, fixiert und (zur Körpermitte) eingezogen. Es ist ein Gefühl, als würde die Hand nach hinten durchgedrückt, weil sich das Sternum in die Tiefe zurückzieht. Nach einem Verkehrsunfall hinterlässt der Sicherheitsgurt einen „Abdruck“, der sich im Ecoute-Test leicht als schräg über den oberen Thorax verlaufender Spannungsstreifen erkennen lässt.

Das Steißbein

Ebenso wie ein Sturz auf den flachen Rücken unvergänglich im Gedächtnis bleibt, wird auch ein Sturz auf das Steißbein nie vergessen. Der Ausdruck „Sterne sehen“ passt nirgendwo besser als zu einem Sturz auf das Steißbein. Abgesehen vom lokalen Trauma geht der Sturz häufig mit einer Erschütterung einher, die sich bis in den Schädel fortsetzen, aber auch den Thorax oder das Abdomen einbeziehen kann. Gar nicht selten tritt nach einem derartigen Trauma eine schmerzhafte Organspannung oder eine Ptose auf.

Beim Aufprall wird das Steißbein meist in einer Flexions- oder Lateralflexionsstellung verletzt. Noch Jahre später, wenn die klinischen Symptome längst abgeklungen sind, lässt sich der Schock im Gewebe palpieren. Der Sturz hinterlässt sozusagen eine Erinnerung fürs Leben im Gewebe.

Das Epigastrium

Bei vielen Patienten schlägt Stress auf den Magen. Durch den „Knoten“ wird der Plexus solaris irritiert und eine Dysfunktion im gesamten Oberbauch ausgelöst. Beim Ecoute-Test erscheint die Region wie eine harte, verspannte und druckschmerzhafte Zone. Palpatorisch vermittelt sie tatsächlich den Eindruck, man ertaste den festen Knoten in der Magengegend. Die Organe sind fixiert und überdehnt. Unter der Hand ist das oft ungewöhnlich kräftige Pulsieren der Aorta zu spüren, das den Patienten sehr beunruhigt.

Narben

Auch wenn nicht alle Narben zu Dysfunktionen führen, sollten sie systematisch untersucht werden. Störende Narben sind eine Hauptursache von mechanischen oder physiologischen Dysfunktionen. Beim Ecoute-Test zeigt eine Narbenrestriktion, in welcher Richtung sie Spannungen hervorruft.

Stumpfe Traumata

Bei einem stumpfen Trauma muss der Stoß abgemildert werden, weil sonst empfindliche Körperstrukturen verletzt würden. Ein direkter Stoß, beispielsweise ein Hieb, wird zunächst von der Haut, den Faszien und vom Unterhautfettgewebe gedämpft. In manchen Regionen, etwa im Bereich der Tibia oder des Schädels, ist die schützende Gewebeschicht allerdings relativ dünn. Da der Stoß dort unmittelbar auf die Faszien einwirkt, prägt er sich umso mehr ein und bildet den Ausgangspunkt für die Entwicklung einer funktionellen Störung. Solche Stellen, an denen ein stumpfes Trauma auftraf, müssen besonders sorgfältig untersucht werden, denn hier liegt häufig der Schlüssel zum Erfolg unserer Behandlung.

Ein Schlag gegen den Kopf, besonders von hinten und seitlich, kann eine Veränderung im Bindegewebe bewirken, die zum Ausgangspunkt einer absteigenden Läsionskette wird, die schrittweise auf den Atlantookzipitalbereich, die Halswirbelsäule, den Rumpf, den Schultergürtel etc. übergreift.

Beim Ecoute-Test ist in den meisten Fällen eine punktförmige Fixierung fühlbar. Ein starker Aufprall, wie bei einem Autounfall oder einem Sturz auf das Handgelenk, übersteigt oft die Kapazität der Weichgewebe und muss daher von immer festerem Gewebe, d. h. Periost und Knochen, übernommen werden. Knochen besitzen eine gewisse Biegsamkeit und sind so gebaut, dass sie Erschütterungen absorbieren können. Wenn Stöße jedoch zu heftig sind, hinterlassen sie Spuren im Knochengewebe, die zum Ausgangspunkt für pathologische Prozesse werden.

Ich erinnere mich an einen Patienten, der nach einem Auffahrunfall in unsere Praxis kam. Er hielt während des Aufpralls das Lenkrad umklammert, so dass der linke Radius einen großen Teil der Energie auffing. Beim Ecoute-Test vermittelte das den Eindruck, als hätte sich ein Teil der Knochenfasern ineinander verkeilt. Tatsächlich war der Knochen bis zur äußersten Grenze (Fraktur) belastet worden.

9.5 Palpation und Mobilitätstest

9.5.1 Palpation

Der Ecoute-Test erfolgt völlig passiv und mit der ganzen Handfläche. Die palpatorische Untersuchung wird dagegen mit den Fingerkuppen und mit – je nach Körperbereich – mehr oder weniger starkem Druck ausgeführt.

Ziel der Palpation ist es, alle Veränderungen, die in einem Gewebe aufgetreten sein könnten, zu finden. Dabei kann es sich um

- Strukturveränderungen und
- schmerzhafte Zonen handeln.

Strukturveränderungen

Strukturelle Veränderungen können in der Haut und in den darunter befindlichen Faszien festgestellt werden. Man geht dabei von den oberflächlichen zu den tieferen Strukturen vor.

Haut

Normale Haut sollte weich, elastisch und gleichmäßig sein. Im veränderten Zustand wirkt sie:
- verhärtet
- eingedellt oder
- ödematös.

Dabei wird übrigens auch auf eine verringerte oder fehlende Elastizität geachtet. Manchmal lässt sich keine Hautfalte abheben und in anderen Fällen dauert es anormal lange, bis die Falte verstreicht. Das weist auf eine Veränderung der Querverbindungen hin.

Faszien

Die direkt unter der Haut liegenden Faszien müssen geschmeidig und doch fest sein. Ihre Festigkeit variiert je nach Zone und reicht von leicht komprimierbaren wie der vorderen Halsfaszie bis zu höchst widerstandsfähigen (robusten) Zonen wie im Ansatzbereich der Faszien, der Ligamente oder bestimmter Mesos.

Normalerweise ist eine Faszie glatt oder leicht gewellt und besteht aus parallel angeordneten, in gleicher Richtung verlaufenden Faserzügen. Bei einer Distorsion verändern sich ihre viskoelastischen Eigenschaften und damit auch der Palpationsbefund. Der Elastizitätsverlust erschwert die Palpation, die Faszie fühlt sich verspannt an und es erfordert mehr Kraft, in die Tiefe vorzudringen.

Veränderungen der Kollagenfasern zeigen sich in folgender Form:
- Gut abgrenzbare Faszienstränge, die stärker als die umliegenden Strukturen gespannt sind und manchmal eine scharfe Kante bilden. Schräg oder senkrecht zur allgemeinen Faserrichtung angeordnet weisen sie auf anomale Spannungen hin und verlaufen in Richtung der Belastung. Die leicht tastbaren Bänder sind bei Dissektionen an ihren dichten, perlmuttfarbenen Faserzügen erkennbar.
- Stärker gespannte und um die Längsachse spiralig verdrehte Faszienstränge, die der Hauptachse der Faszie folgen und oft länger als die schräg und quer verlaufenden Stränge sind.
- Bestimmte Faszien, wie die Fascia lata, sehen wellig aus. Bei starken Spannungen verstärken sich die Wellen und erscheinen wie ein Wellblechdach, oder sie verkürzen sich nach Art eines gerafften Vorhangs.
- In anderen Fällen sind in einem Faszienstreifen oder in einer normalen Faszie ovale Granulationen in der Größe von Reiskörnern, Kaffeebohnen oder Olivenkernen zu tasten. Es können auch rundliche Körnerchen so groß wie Sand oder grobes Salz sein. Ovale Granulationen treten bevorzugt in Trennmembranen zwischen verschiedene Muskeln auf, die rundlichen sind überall anzutreffen. Von ihrer Konsistenz her sind sie fast so hart wie Knochengewebe.
- Es lassen sich auch verhärtete bzw. verkalkte Zonen palpieren, die sich über eine Länge von wenigen Millimetern bis ein oder zwei Zentimeter erstrecken. Sie befinden sich vor allem im Schulter- und Ellenbogenbereich, in den tiefen vertebralen Ligamenten und im Lig. plantare longum. Diese Zonen haben eine knöcherne Konsistenz, nachdem sich weiches in Knochengewebe umgewandelt hat. Bei zu starker Belastung können Faszien, Ligamente oder Muskeln verkalken. Die Gruppe um REDDI, die das Phänomen der Verknöcherung von Weichteilen untersuchte, kam zu dem Ergebnis, dass sich Muskeln unter dem Einfluss von Osteogenin zu Knochen umbilden könnten. Diese Umwandlung ist zum Glück in einigen Fällen noch reversibel.
- Schließlich kann sich bei der Palpation auch eine veränderte Fasziendichte ergeben. Jede Gewebebelastung zieht automatisch eine Dichtezunahme nach sich. Insbesondere auf Ebene des Periosts zeigt sich die Veränderung besonders deutlich und mit begleitenden Schmerzen.

Schmerzhafte Zonen

Schmerzen sind trügerisch und tatsächlich mit Vorsicht zu betrachten, da sie individuell sehr unterschiedlich empfunden werden und gelegentlich sogar ein tieferes Problem verschleiern. Schmerzen können aber auch ein guter „Verbündeter" sein und diagnostisch hilfreiche Informationen liefern.

Faszien reagieren auf mäßigen Druck normalerweise nicht mit Schmerzen. Im Fall einer Läsion ist ihre Sensibilität jedoch deutlich gesteigert, so dass der Druck auf Faszienstränge oder Verhärtungen äußerst schmerzhaft sein kann. In Kalzifikationszonen oder bestimmten Ligamenten kann selbst die leichteste Palpation für die Patienten kaum mehr erträglich sein.

Bei Schmerzen werden Prostaglandine freigesetzt. Aspirin und andere Schmerzmittel blockieren die Prostaglandin-Synthese und verhindern so, dass eine wichtige Substanz produziert wird, die eine Gewebeschädigung anzeigt.

Heftige, brennende Schmerzen können in der Haut lokalisiert sein und manchmal bereits durch leichte Berührungen ausgelöst werden.

Nach entsprechender Behandlung lässt sich fast immer eine deutliche Verringerung oder sogar Auflösung von Schmerzpunkten beobachten. Das hat außerdem den Vorteil, dass der Patient sofort die wohltuende Wirkung der Behandlung spürt und sich gut aufgehoben fühlt – immerhin kommen die meisten Patienten ja wegen Schmerzen in unsere Praxis. Es sei erneut betont, dass Schmerzen nur die Spitze des Eisbergs sind, aber unbedingt zu den Faktoren gehören, die eine osteopathische Läsion ausmachen.

Da sich mit jeder Dysfunktion von Faszien die Schmerzschwelle verändert, ist es wichtig, die Stelle genau zu lokalisieren. Wenn wir auf einen schmerzhaften Bereich treffen, müssen wir ihn minutiös untersuchen, um herauszufinden, an welchem Punkt die Schmerzen am stärksten sind. Dieser „Triggerpunkt" liefert oft den Schlüssel zum Behandlungserfolg. Je genauer wir ihn eingrenzen, desto leichter gelingt es, ihn aufzulösen und die Faszienfunktion zu verbessern. Denn sowohl für die Entstehung als auch die Normalisierung von Läsionen bilden Triggerpunkte den Ausgangspunkt.

9.5.2 Mobilitätstests

Mobilitätstests sind die natürliche Fortsetzung des Palpationstests.

Mit einem Mobilitätstest lässt sich eine Mobilitätsstörung im Bereich der Haut, eines Ligaments, Organs oder Gelenks nachweisen. Er dient zur Bestätigung des Ecoute-Tests. Ein Mobilitätstest kann überall am Körper ausgeführt werden. Das setzt umfassende anatomische Kenntnisse voraus. Je besser unsere anatomisch-palpatorischen Kenntnisse sind, desto genauer fällt der Mobilitätstest aus und desto wirksamer wird die daraus folgende Behandlung sein.

Es gibt zwei Arten von Mobilitätstests:

- Tests mit langem Hebelarm und
- segmentale Tests.

Tests mit langem Hebelarm

Mit diesen Tests werden Segmente oder größere Körperabschnitte untersucht.

Eine Restriktion in einem Gelenk oder einer ganzen Zone kann lokal begrenzt oder aber über eine lange Läsionskette infolge einer Faszienspannung entstanden sein. Zu den Tests mit langem Hebelarm gehören alle klassischen Untersuchungsmethoden zur Überprüfung der Plantar- und Dorsalflexion, der Kopf- oder Rumpfbeugung. Ihre Durchführung bereitet im Allgemeinen keine Probleme. Schwieriger lässt sich hingegen bestimmen, ob es sich um eine rein lokale oder eine Restriktion mit faszialer Komponente handelt. Mit etwas Übung wird der Unterschied leicht zu erkennen sein. Diese Differenzierung ist insofern wichtig, als sich die spezifische Therapie nach der Art der Einschränkung und der betroffenen Zone richtet. Tests mit langem Hebelarm werden leider häufig weggelassen oder nur unvollständig angewendet. Dabei zeigen gerade sie dem Patienten objektiv die Behandlungserfolge, da sie ihm deutlich vor Augen führen, wie sehr sich seine

Beweglichkeit durch die Behandlung gebessert hat. Dieser Mobilitätsgewinn ist häufig mit einer Schmerzlinderung kombiniert.

Segmentale Tests

Segmentale Tests sind spezifische Untersuchungsmethoden, die eine präzise Diagnose am Läsionsort erlauben. Mit ihrer Hilfe lassen sich Art der Fixierung, Lokalisation und Tiefe genau bestimmen. Segmentale Tests werden üblicherweise nach dem Ecoute-Test und der Palpation durchgeführt, um die vorläufigen Befunde zu bestätigen oder zu widerlegen. An den segmentalen Test schließt sich unmittelbar die Behandlung an, die umso gezielter und wirksamer sein kann, je exakter der segmentale Test durchgeführt wurde. Segmentale Tests setzen großes palpatorisches Können und sichere Kenntnisse der topografischen Anatomie beim Therapeuten voraus.

In der folgenden Darstellung der einzelnen Tests gehen wir von der Oberfläche in die Tiefe vor, also von der Haut über die peripheren und tiefen Faszien bis zu den Eingeweiden.

Haut

Die Haut ist über ihre tiefen Schichten mit den oberflächlichen Faszien verbunden. Wir haben gesehen, dass sich tiefer liegende Störungen auch auf Ebene der Haut manifestieren und zu Hautveränderungen oder sogar Fixierungen führen können, die von der Oberfläche bis in die Tiefe reichen.

Beim segmentalen Test wird der betroffene Hautbezirk mit zwei oder drei Fingerkuppen bzw. bei größeren Flächen mit der ganzen Hand ganz leicht in alle Richtungen bewegt. Das bedeutet einfach nur, die einzelnen Gewebeschichten aufeinander gleiten zu lassen.

Im Normalzustand sind sie in alle Richtungen gleichmäßig beweglich. Im Fall einer Restriktion wird es schwierig oder unmöglich sein, die Haut in der Gegenrichtung zu verschieben, woran sich sofort der Bereich und die Richtung einer Fixierung erkennen lassen. Durch stärkeren Druck können auch tiefere Zonen erreicht und verschiedene Schichten getestet werden.

Periphere Faszientests

Es gibt eine Vielzahl von peripheren Faszientests, die hier nicht im Einzelnen dargestellt werden, da sie meist in sehr ähnlicher Weise durchgeführt werden. Die häufigsten unter ihnen oder die eine Schlüsselfunktion für die Behandlung haben können, wollen wir im Folgenden jedoch kurz beschreiben.

Faszientests an den unteren Extremitäten

Lig. plantare longum

- Der Patient liegt flach auf dem Bauch.
- Beugen Sie das Knie des Patienten und drücken Sie mit den Fingern auf das Lig. plantare longum (➤ Abb. 9.15), bis Sie einen Strang unter Ihren Fingern spüren. Wenn Sie den Druck jetzt verstärken, wird der Schmerz heftiger und bald unerträglich.
- In einem zweiten Schritt haken Sie drei oder vier Fingerkuppen am Innenrand des Ligaments ein, um es nach lateral zu mobilisieren. Wenn eine Läsion vorliegt, wird es nur sehr eingeschränkt beweglich und schmerzhaft sein.

Anteromediale Unterschenkelfaszie

Die anteromediale Unterschenkelfaszie liegt direkt der Tibia auf.

- Der Patient liegt auf dem Rücken.
- Lassen Sie zwei oder drei Fingerkuppen vom Knöchel bis zum Knie an der Faszie entlanggleiten (➤ Abb. 9.16).

Im Fall einer Fixierung wird die Gleitbewegung durch einen ödematösen Hautbezirk spürbar behindert. An der Stelle sind die Haut und die darunterliegende Faszie nur beschränkt

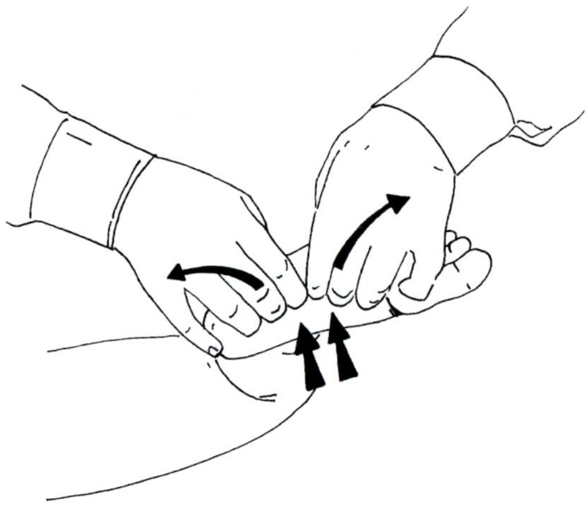

Abb. 9.15 Test des Lig. plantare longum

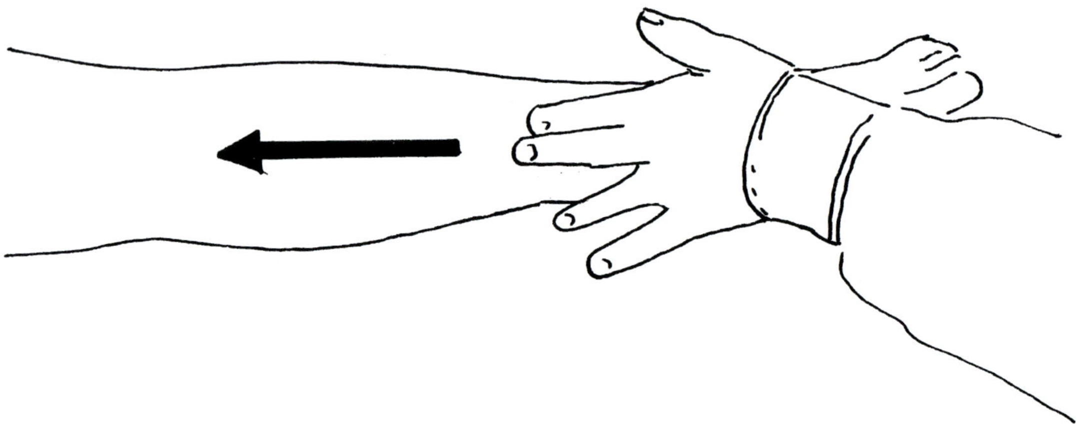

Abb. 9.16 Test der anteromedialen Unterschenkelfaszie

mobilisierbar und sehr schmerzhaft, da die Faszie am Periost festzukleben scheint. Manchmal ist ein kleiner Faszienstrang zu tasten, an dem man einen Finger einhaken kann. Was er zu bedeuten hat, wird bei der Behandlung erklärt (Kap. 8).

Anterolaterale und posteromediale Unterschenkelloge

Bei diesem Test werden die Lagebeziehungen von Faszie, Muskel und Tibia untersucht.

- Der Patient liegt auf dem Rücken, das Bein gebeugt und den Fuß auf der Liege abgestützt.
- Mit beiden Daumenkuppen betasten Sie zunächst den osteomuskulären Raum der anterolateralen Loge von distal nach proximal (➢ Abb. 9.17).
- Mit den anderen Fingerkuppen untersuchen Sie anschließend den posterioren osteomuskulären Raum (➢ Abb. 9.18).

Im Fall einer Fixierung ist es sehr schwierig, mit den Fingern tiefer einzudringen, und der Patient empfindet oft einen heftigen Schmerz dabei.

Dieser Test ist vor allem bei Ischiasbeschwerden, Frakturen, Zerrungen oder hartnäckigen Wadenschmerzen sehr aufschlussreich.

Fascia ischiadica

Der Nervus ischiadicus ist, unabhängig von seiner Verzweigung, auf ganzer Länge von einer Faszie umgeben. Unter normalen Bedingungen kann der N. ischiadicus nicht in der Tiefe palpiert werden. Das ändert sich erst im Fall einer Störung.

- Der Patient liegt auf dem Bauch und Sie stehen seitlich daneben.

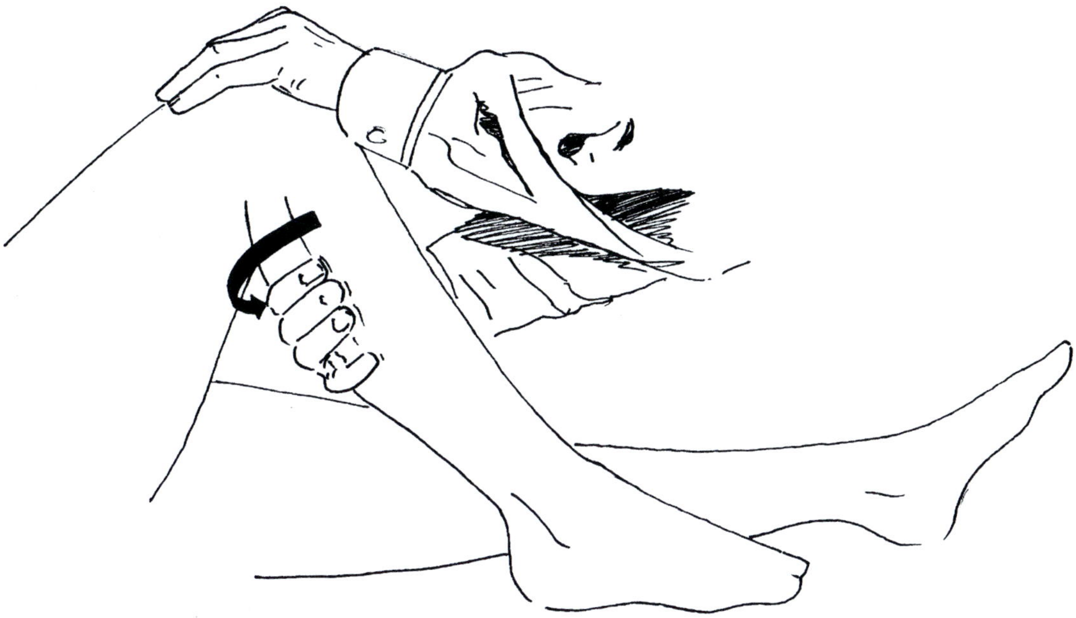

Abb. 9.17 Test der anterolateralen Unterschenkelloge

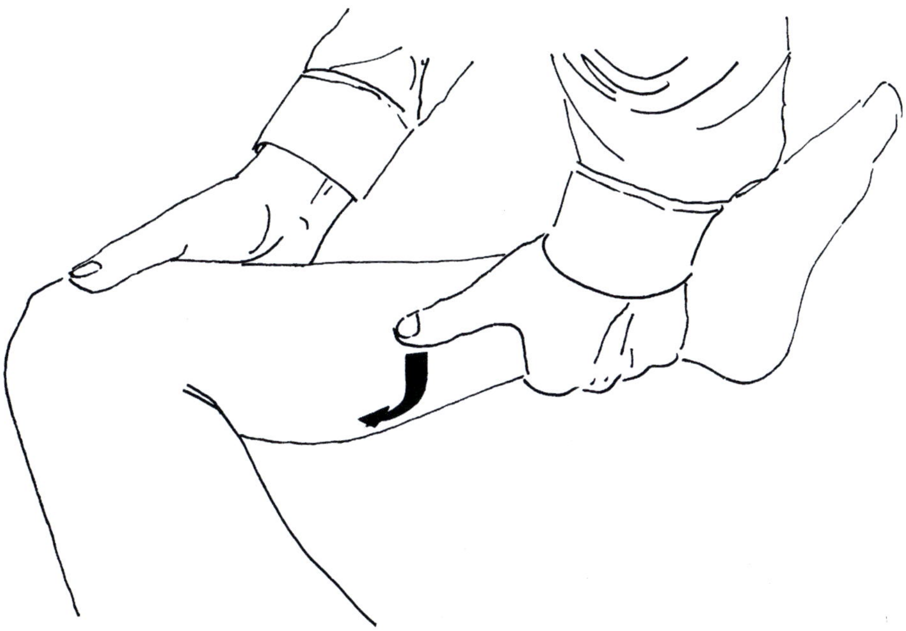

Abb. 9.18 Test der posteromedialen Unterschenkelloge

- Beginnen Sie mit der Palpation knapp unter der Gesäßfalte. Der N. ischiadicus verläuft in der Längsachse des Oberschenkels, d. h. im Spaltraum zwischen dem M. biceps femoris auf der einen und den Mm. semimembranosus und semitendinosus auf der anderen Seite.
- Lassen Sie die Fingerkuppen langsam in die Tiefe dringen und mobilisieren Sie die tiefen Schichten entlang der Längs- und transversalen Achse (➤ Abb. 9.19).
- Folgen Sie dem Nervenverlauf bis zur Kniekehle und zwischen den Mm. gastrocnemii hindurch bis zur Achillessehne hinunter (➤ Abb. 9.20). Dabei kann eine leichte Flexion des Beines hilfreich sein.

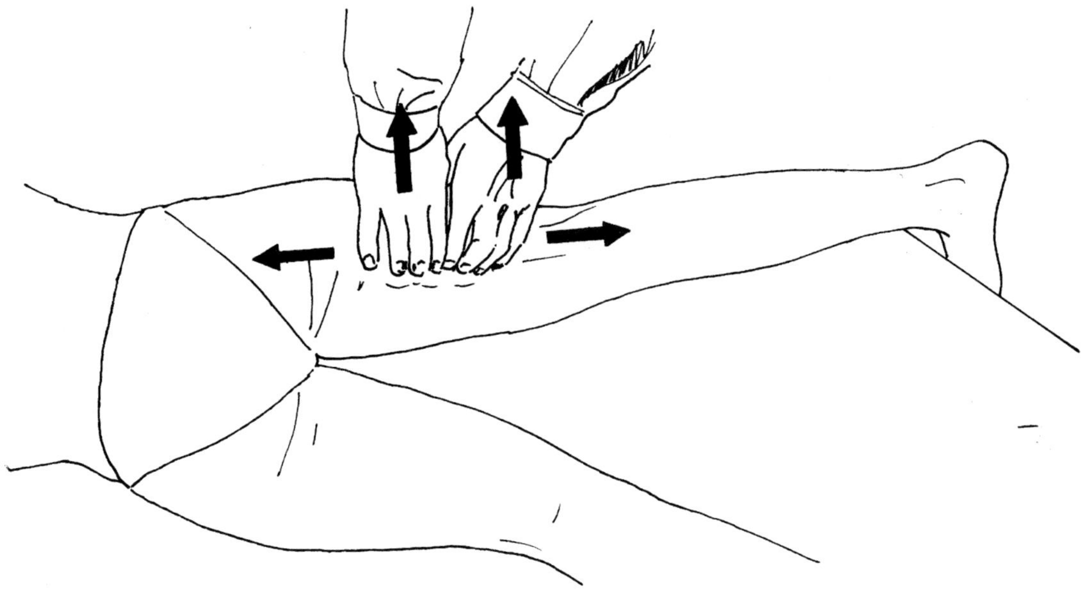

Abb. 9.19 Test der Fascia ischiadica am Oberschenkel

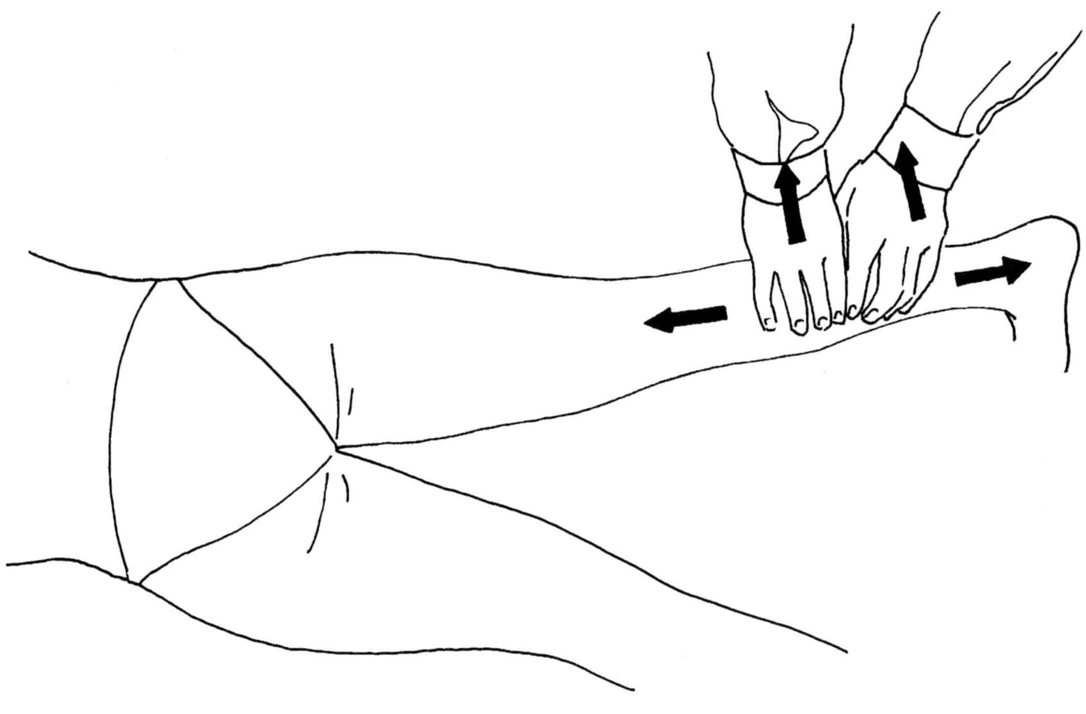

Abb. 9.20 Test der Fascia ischiadica am Unterschenkel

Wenn eine Störung vorliegt, ist die Mobilisation der tiefen Schichten schwierig und wird sehr rasch schmerzhaft. Fixierungen treten im Allgemeinen bevorzugt im oberen Oberschenkel und in Wadenmitte auf, genauer gesagt konstant an der Stelle, an der sich der N. ischiadicus am Bein aufteilt bzw. an der die Wadenmuskeln auseinanderweichen. Am häufigsten handelt es sich um eine zentimetergroße Fläche. Doch manchmal ist der fixierte Bereich sehr klein und an einem Punkt zwischen dem oberen und mittleren Oberschenkeldrittel lokalisiert.

Faszientests auf der Körperrückseite

Gesäß und paravertebrale Abschnitte

- Der Patient liegt auf dem Bauch und Sie stehen seitlich daneben.
- Betasten Sie mit den Fingerkuppen die oberen Gesäßmuskelansätze unter der Crista iliaca (➤ Abb. 9.21). In diesem Bereich befinden sich häufig stark angespannte und schmerzhafte Faszienstränge, die die Beckenmechanik stören.
- Fahren Sie anschließend mit den Fingerkuppen die Paravertebralmuskulatur entlang bis zum Thorakozervikal- oder sogar bis zum Atlantookzipitalbereich hinauf (➤ Abb. 9.22).
- Bei genügend tiefer Palpation finden sich oft bis zu fingerdicke Stränge, die sich unter der Haut hin und her rollen lassen.

Eine Spannungszone kann sich vom unteren Lumbalbereich ohne Unterbrechung bis hoch in die Thorakalregion hinein erstrecken. Es ist sinnvoll, ihr zu folgen, weil ihr Endpunkt häufig auf eine thorakale Läsion in Zusammenhang mit einer lumbalen Restriktion hinweist.

Im oberen Thorakalbereich können schräge Faszienstränge palpiert werden, die mit den medialen Muskelansätzen am Schulterblatt und dem M. serratus posterior superior in Verbindung stehen. Hier befindet sich wieder ein faszialer Kreuzungspunkt, an dem die Faszien ihre Richtung ändern.

Skapula

- Der Patient liegt auf dem Bauch und Sie stehen seitlich daneben.
- Legen Sie beide Hände flach auf die Schulterblätter (➤ Abb. 9.23).
- Mobilisieren Sie sie dann in alle Richtungen und testen Sie die Verschieblichkeit der subskapulären Schichten.
- Untersuchen Sie mit den Fingerkuppen anschließend gezielt die Mm. infra- und supraspinatus.

Im Bereich des M. supraspinatus kann es zwischen den Muskelbündeln schmerzhafte Spannungszonen in horizontaler Richtung geben. Spannungszonen im Bereich des M. infraspinatus sind

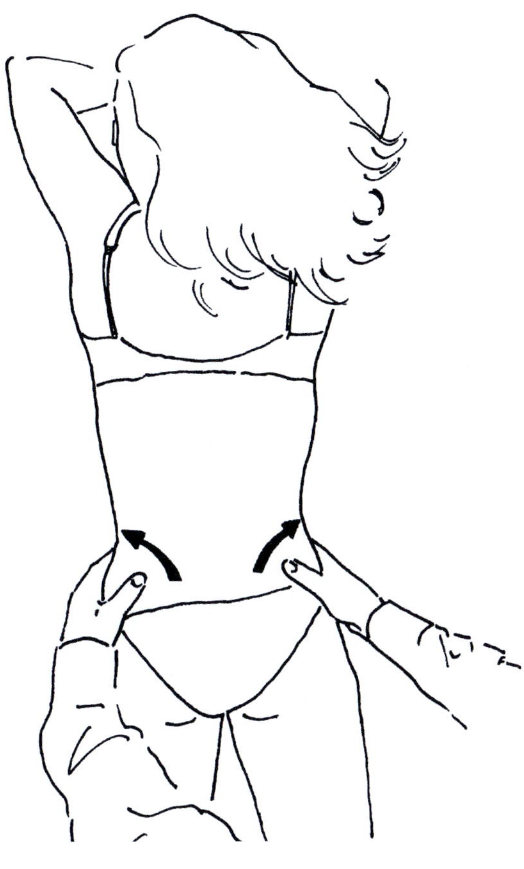

Abb. 9.21 Test der Gesäßfaszien

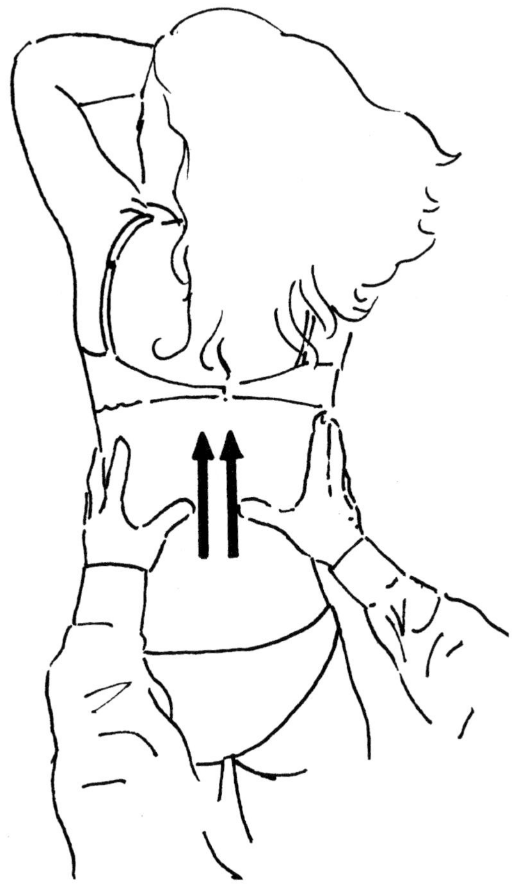

Abb. 9.22 Test der paravertebralen Faszien

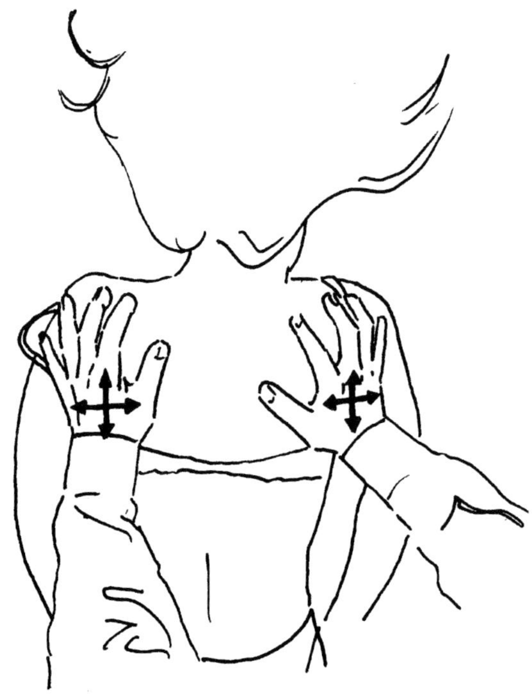

Abb. 9.23 Test der Skapula

schräg zur Schulter hin ausgerichtet, wobei sich Schmerzpunkte bevorzugt am äußeren und oberen Rand der Skapula befinden.

Bei Schulterproblemen sind in diesen Bereichen häufig Läsionen nachzuweisen.

Faszientests auf der Körpervorderseite

Hier konzentrieren wir uns auf zwei besonders beanspruchte Zonen: das Sternum und die Klavikula.

Sternum

Am Sternum steht die Faszie wie an der Tibia direkt mit dem Knochen in Verbindung.

- Der Patient liegt auf dem Rücken und Sie stehen seitlich daneben.
- Eine Hand wird wie beim Ecoute-Test flach auf das Sternum gelegt. Wenn Sie einen guten Kontakt hergestellt haben, mobilisieren Sie das Sternum in alle Richtungen.
- Um den Test zu vereinfachen, kann man auch mit beiden Händen arbeiten: die Handwurzel der kranialen Hand liegt dabei auf dem Manubrium sterni, die Handwurzel der kaudalen Hand auf dem Processus xiphoideus (➤ Abb. 9.24).
- Lassen Sie die Fingerkuppen am Sternum entlanggleiten.
- Falls eine Läsion vorliegt, stoßen die Finger an eine fibröse, horizontale Barriere.

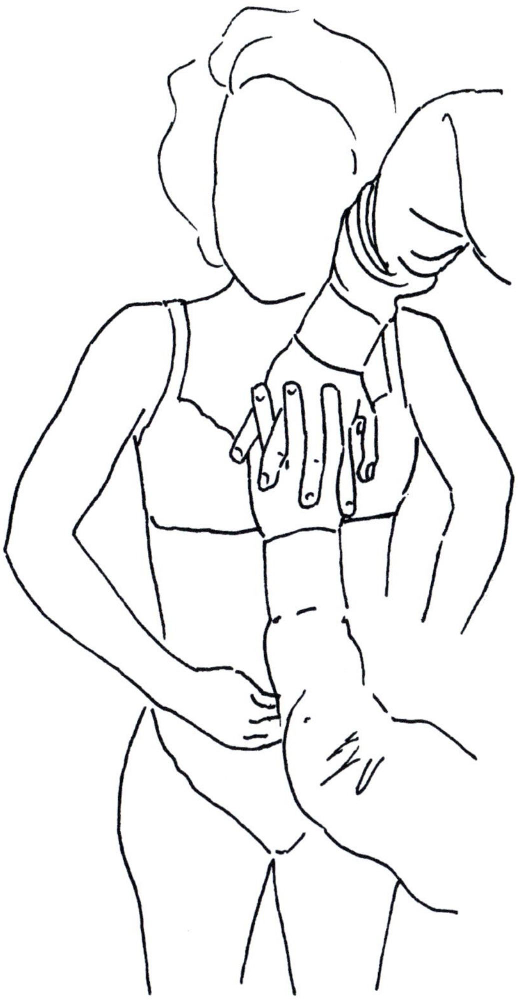

Abb. 9.24 Sternum-Test

Am Sternum steht die Faszie wie an der Tibia direkt mit dem Knochen in Verbindung.Besonders schmerzempfindliche (hyperakute) Fixierungspunkte sind oft an der Medianlinie und im Bereich der Rippenknorpel anzutreffen.

Das Sternum steht unter extremer Belastung durch Einflüsse von oben und unten. Deshalb treten hier besonders häufig fasziale Dysfunktionen auf. Wie bereits angedeutet, reagiert diese Region zudem sehr sensibel auf alle Arten von Stress.

Klavikula

Als Ansatzpunkt vieler Faszien ist die Klavikula besonderen Belastungen ausgesetzt. Aufgrund der anatomischen Lagebeziehung kann sie auch zu einem Störfaktor für den Plexus brachialis, die Arteria subclavia sowie die darüberliegenden Strukturen werden.

Der klavikuläre Faszientest konzentriert sich besonders auf infraklavikuläre Strukturen wie die Fascia clavipectoralis und die Ligg. conoideum, trapezoideum und acromioclaviculare.

- Der Patient liegt auf dem Rücken und Sie stehen seitlich daneben.
- Platzieren Sie Daumen und Zeigefinger ober- bzw. unterhalb der Klavikula, um langsam in die Tiefe vorzudringen und das darunterliegende Gewebe zu untersuchen (➤ Abb. 9.25).
- Bei völliger Entspannung können sich beide Finger unter der Klavikula berühren.

Wenn eine Läsion vorliegt, werden Spannungen und rasch einsetzende Schmerzen das weitere Eindringen der Finger stoppen.

Es erleichtert die Untersuchung, wenn die Schulter des Patienten mit der zweiten Hand angehoben wird. Noch besser ist es, ihn stabil auf der Seite zu lagern, damit er sich voll entspannen kann. Bei starker Verspannung empfiehlt sich von vornherein die Seitenlage.

Faszientests im Halsbereich

Globaler Test

Wir beschreiben hier lediglich den globalen Faszientest im Halsbereich zur Untersuchung der Trachealknorpel und der Fascia pharyngobasilaris. Wegen seiner Kontrollfunktion über Rachen,

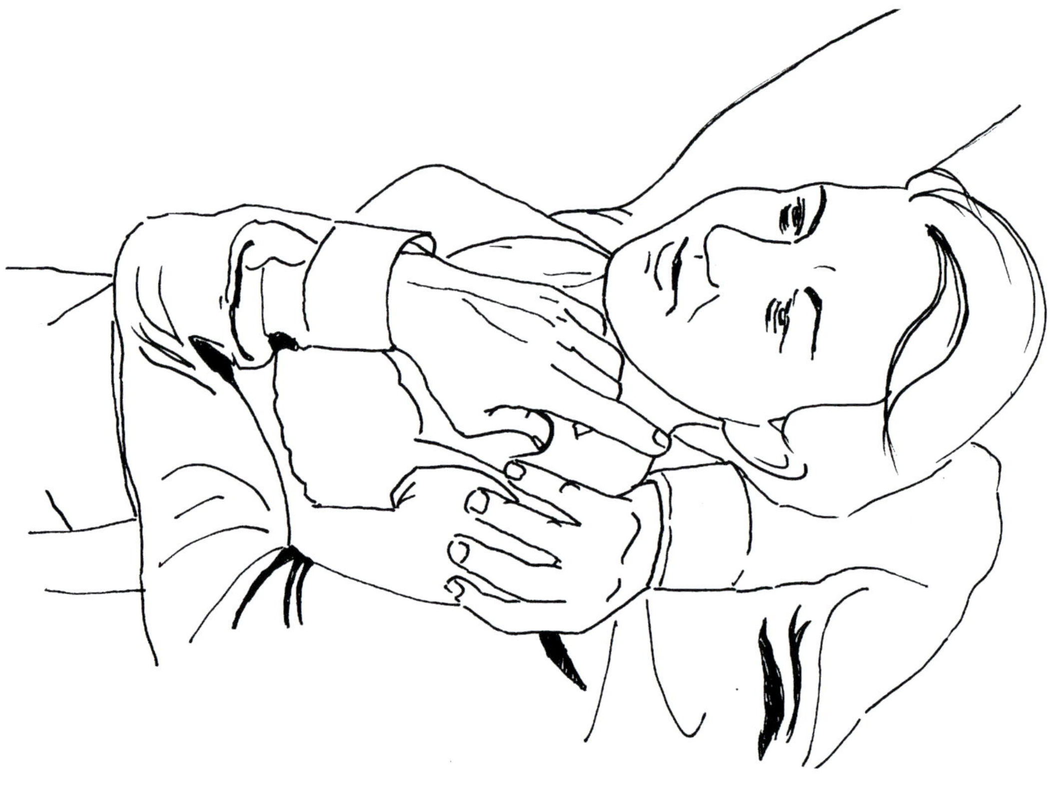

Abb. 9.25 Klavikulärer Faszientest

Kehlkopf und Schilddrüse ist dieser Bereich besonders wichtig. Im Kapitel über die Faszienanatomie (➤ Kap. 2) haben wir darauf hingewiesen, dass er mit den Halswirbeln in Verbindung steht und dass auch das Os hyoideum eine wichtige Rolle spielt. Denn es fungiert als Stoßdämpfer und verteilt Spannungen, die unter anderem über die zentrale Faszienachse übertragen werden. Zur Stimmbildung sind Zungenbein und Schildknorpel mechanisch miteinander verbunden. Der Schildknorpel muss sich am Zungenbein abstützen, um den Stellknorpeln genügend Spielraum zu geben, damit sie die Stimmbänder in Schwingung versetzen können. Da die Stimmbandfrequenz ungefähr 20.000, bei hohen Sopränen sogar bis zu 36.000 Schwingungen pro Minute beträgt, ist klar, dass sich jede mechanische Störung in diesem Bereich auch auf die Stimme auswirken kann.

- Der Patient liegt auf dem Rücken und Sie stehen seitlich daneben.
- Legen Sie Ihre kraniale Hand auf die Stirn des Patienten (➤ Abb. 9.26) und halten Sie den viszeralen Teil des Halses zwischen dem Daumen und drei Fingern der kaudalen Hand.
- Drehen Sie den Kopf des Patienten mit der Hand auf der Stirn von sich weg und ziehen Sie gleichzeitig die Fingerkuppen der anderen Hand vorsichtig zu sich hin
- Drehen Sie anschließend den Kopf zu sich hin, während Sie den Hals mit dem Daumen behutsam von sich wegschieben.
- Noch genauer wird der Test, wenn Sie den Hals segmental mit Daumen und Zeigefinger der kaudalen Hand untersuchen.

Im Fall einer Fixierung ist die Verschieblichkeit in einer Richtung stark eingeschränkt und eventuell mit ziemlich heftigen Schmerzen verbunden. Besonders in Höhe des Schild- bzw. Ringknorpels kann es passieren, dass durch die Mobilisierung der blockierten Seite ein Hustenreflex ausgelöst wird.

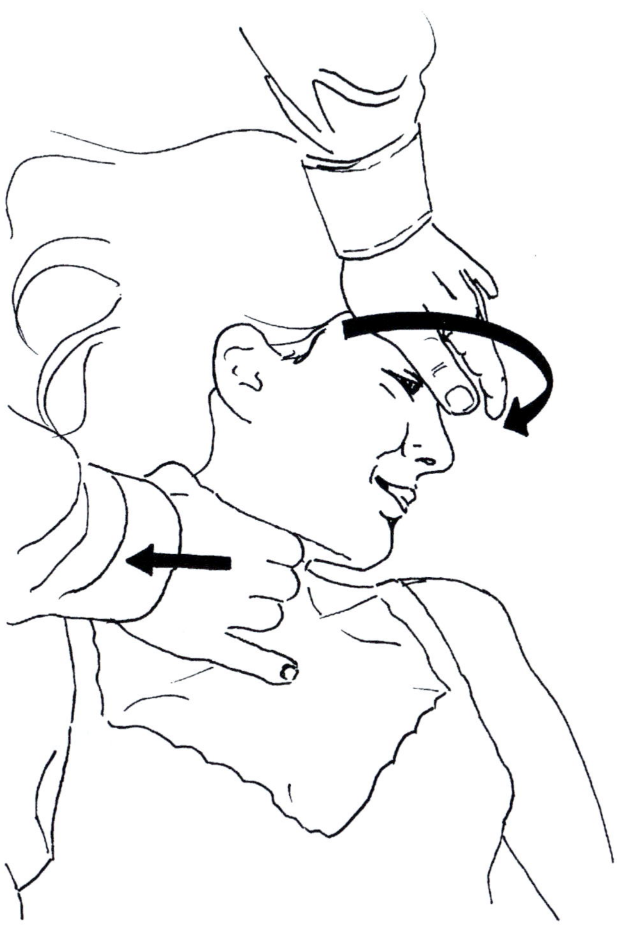

Abb. 9.26 Globaler Test am Hals

9

Beim globalen Mobilitätstest am Hals treten nicht selten folgende Phänomene auf:

- Ein deutliches Reibegeräusch, das bei einigen Menschen nichts zu besagen hat. Wenn es aber mit Schmerzen einhergeht, handelt es sich um eine Störung. Die Schmerzen sind meist retropharyngeal lokalisiert und strahlen in die Halswirbelsäule aus.
- Durch Dehnen der Halswirbelsäule lässt sich häufig ein stechender Schmerz provozieren, der genau der Symptombeschreibung des Patienten entspricht.

Vergessen wir nicht, dass der viszerale Halsbereich über anterior-posterior ausgerichtete fibröse Faserzüge mit den Querfortsätzen der Halswirbel verbunden ist.

Test des Os hyoideum

Über das Os hyoideum (Zungenbein) können folgende Strukturen untersucht werden: die Fascia cervicalis superficialis und media, die Fascia pharyngobasilaris, die Verbindung zur Spina temporalis (Riolan-Band) und die Verbindung zur Skapula über den M. omohyoideus.

Das Os hyoideum ist ein hufeisenförmiger Faserknorpel. Durch seine Form unterscheidet es sich von der weiteren Öffnung bei Tieren; dies hat dem Menschen im Laufe der Evolution den Spracherwerb ermöglicht.

Trotzdem gibt es häufig Formvarianten, die durchaus normal sind und die von einem eng geschlossenen Zungenbein, das wie eine Stimmgabel aussieht und vor allem bei Frauen anzutreffen ist, bis zu einer weit geöffneten Form mit dem typischen „Adamsapfel" bei Männern reichen können.

- Der Patient liegt auf dem Rücken und Sie stehen seitlich daneben.
- Halten Sie das Os hyoideum seitlich zwischen Daumen und Zeigefinger der kaudalen Hand (➤ Abb. 9.27). Mobilisieren Sie es nach rechts und links, nach vorn und hinten.

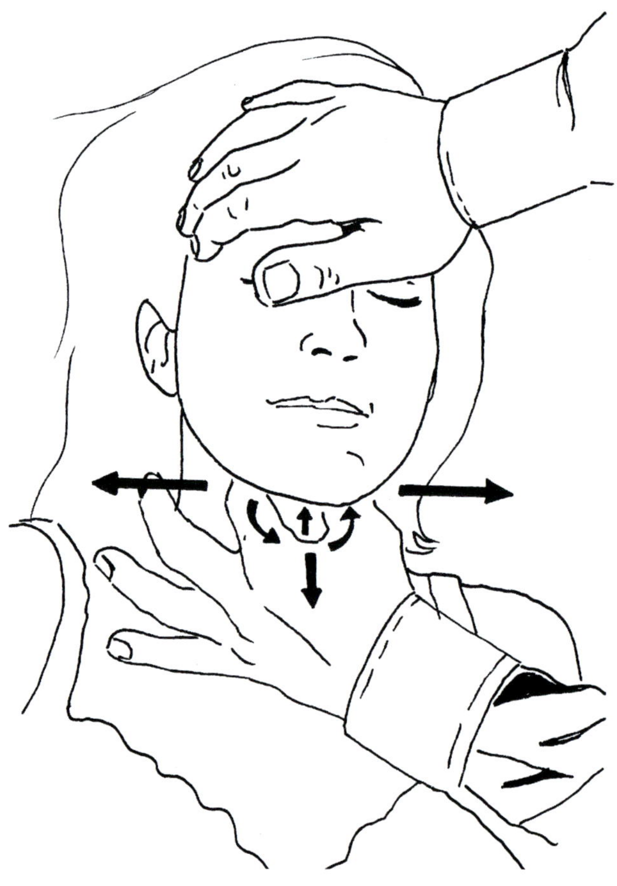

Abb. 9.27 Test des Os hyoideum

9

- Fassen Sie es danach von oben und unten mit den beiden Fingern, um es seitwärts zu neigen. Sehr häufig steht eine Seite höher, meist die linke. Kleinere Verspannungen können als normal betrachtet werden.
- Nehmen Sie anschließend den Schildknorpel zwischen Daumen und Zeigefinger der kaudalen Hand, während Sie das Os hyoideum mit der kranialen Hand mobilisieren (➤ Abb. 9.28).

Andere Knorpel

- Der Patient befindet sich weiterhin in Rückenlage.
- Nehmen Sie jeweils einen Knorpel zwischen Daumen und Zeigefinger, um ihn gegenüber dem darüber oder darunter liegenden Knorpel zu mobilisieren, beispielsweise den Schildknorpel gegenüber dem Os hyoideum oder das Os hyoideum gegenüber dem Ringknorpel.

Zungentest

Ein Zungentest ist aus mehreren Gründen wichtig. Denn an der Zunge beginnt die zentrale Faszienkette, sie steht zudem anatomisch mit sämtlichen Kiefer-, Rachen-, Larynx- und Schädelstrukturen in Verbindung und wird mehrfach durch kraniale Nerven (Sympathikus und Parasympathikus) versorgt.

- Bitten Sie den Patienten, die Zunge vorzustrecken, und halten Sie die Zungenspitze mit einem Papiertaschentuch.
- Ziehen Sie die Zunge behutsam weiter nach vorn, dann seitlich nach rechts und links.
- Mit einem abgerundeten Stäbchen können Sie anschließend punktförmigen Druck in verschiedenen Zungenbereichen ausüben, um Fixierungen zu finden. Diese Stellen werden sich gleichzeitig als druckschmerzhaft erweisen.

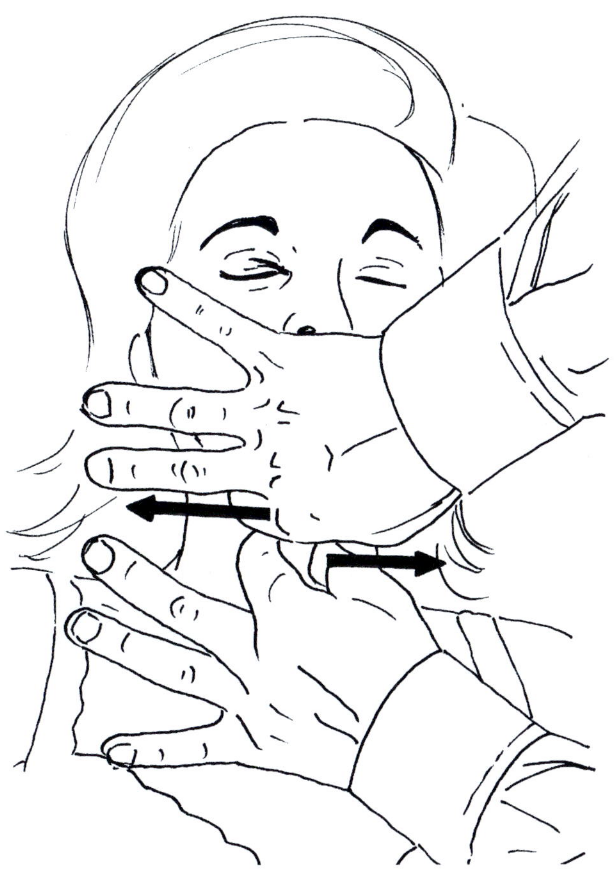

Abb. 9.28 Test des Os hyoideum über dem Schildknorpel

Faszientests am Schädel

Am Schädel besteht der Mobilitätstest darin, die Kopfhaut auf den darunterliegenden Schädelknochen zu bewegen. Im Normalfall gleitet die Haut spannungsfrei und ohne Schmerzen auf der darunter befindlichen Ebene. Im Stirn- und Okzipitalbereich ist ihre Verschieblichkeit üblicherweise größer.

Wenn Fixierungen vorliegen, was insbesondere nach einem stumpfen Trauma der Fall ist, kann es sich um folgende Veränderungen handeln:

- Ein stark gespannter und klar abgrenzbarer Faszienstrang, der sich manchmal als zentimeterlange Schnur tasten lässt, ist am häufigsten im Temporoparietalbereich anzutreffen.
- Eine ödematöse Schwellung, groß wie eine Fünf-Cent-Münze und oft mit einer Einziehung in der Mitte, die einen periostalen Fixierungspunkt darstellt. Der Bereich lässt sich nur schwer mobilisieren. Die Schmerzen an dieser Stelle gleichen Nadelstichen und können sehr stark sein.
- Eine Delle im Knochen, die sich meist im Bereich der Schädelnähte oder des Vomers befindet. Man spürt sie als Vertiefung unter dem Finger, als würde die eingesunkene Faszie nach innen gezogen. Auch hier ist die Mobilisation schmerzhaft.

Tests am Abdomen

Es liegt nicht in unserer Absicht, die verschiedenen viszeralen Tests zu beschreiben, wir möchten aber betonen, dass Palpation und Mobilitätstests auf viszeraler Ebene immense Bedeutung haben. Im Abdominalbereich sind die osteopathischen Techniken mehr als in anderen Körperregionen von der angewandten Anatomie hergeleitet. Eine präzise Diagnose sowie effiziente Behandlung setzt somit perfekte Kenntnisse der topografischen und palpatorischen Anatomie voraus.

Ecoute-Tests sind zwar hilfreich für eine erste diagnostische Orientierung, aber allein nicht ausreichend und müssen daher durch Palpation und Mobilitätstests vervollständigt werden. Die Palpation dient nicht nur dazu, empfindliche und fixierte Zonen aufzufinden, sondern gibt auch Aufschluss über den Zustand in Bereichen, die im Ecoute-Test Restriktionen aufwiesen.

Bei palpierbaren Knötchen, Verhärtungen oder Deformationen ist größte Vorsicht geboten; zur weiteren Abklärung sollten die Patienten zu einem Facharzt überwiesen werden.

Das größte Problem bei der Palpation des Abdomens besteht darin, dass die untersuchten Strukturen häufig in der Tiefe liegen und von anderen Strukturen überlagert werden. Das erschwert oft die Differenzialdiagnose. Viel praktische Erfahrung und perfekte anatomische Kenntnisse sind daher unerlässlich.

Die Palpation muss so präzise wie möglich erfolgen. Je nachdem, welche Strukturen untersucht werden sollen, muss sie manchmal sehr in die Tiefe gehen, um das Zielgebiet trotz Schwierigkeiten mit der Überlagerung direkt zu erreichen und sich nicht einfach auf Projektionen zu beschränken. Mit etwas Geduld finden wir den richtigen Zugang und werden von den Faszien fast immer durchgelassen, um das Mesenterium, die Treitz-Faszie oder eine Niere problemlos von anterior her palpieren zu können.

Auf die Palpation folgt unmittelbar ein Mobilitätstest des untersuchten Organs, Mesos oder Ligaments. Die viszerale Mobilität ist sehr stark vom Segment abhängig; ihre Bandbreite reicht vom sehr mobilen Darm über die eingeschränkte Mobilität von Leber und Ligamenten bis zur (nahezu) völligen Unbeweglichkeit eines Muskels, einer Treitz-Faszie oder eines Mesenteriums. Dabei verfügt doch jedes Gewebe über eine gewisse Elastizität. Es ist diese Elastizität, die in gering beweglichen Bereichen beurteilt werden muss. Abdominale Palpation und Mobilitätstests können sehr unangenehm und schmerzhaft sein.

Narben und Adhäsionen

Narben

Narben können Fremdkörpereinschlüsse im Gewebe aufweisen, durch die physiologische und biologische Prozesse gestört werden. Überdies können sich im Narbenbereich Fixierungen und Adhäsionen bilden, die automatisch eine Veränderung der Viskoelastizität nach sich ziehen und so eine Dysfunktion des betroffenen Segments oder Organs bewirken. Aus diesen Gründen sollten Narben systematisch untersucht werden.

- Nach der Palpation des oberflächlichen Gewebes und des Narbenwulstes wird das darunter liegende Narbengewebe mobilisiert.
- Mit einer oder zwei Fingerkuppen wird der Narbenbereich in allen Richtungen mobilisiert. Gehen Sie dabei, abhängig von der Lokalisation, vorsichtig in die Tiefe. Bei Fixierungen oder Adhäsionen schränken mehr oder weniger starre Verwachsungsstränge (Briden) die Verschieblichkeit spürbar ein. Meist betrifft die Fixierung eine einzige Bewegungsachse.

Adhäsionen

Adhäsionen treten oft infolge von Vernarbungen, Infektionen oder Entzündungen auf und sind, gerade in den beiden letztgenannten Fällen, häufig nicht sichtbar, sondern nur durch Palpation und Mobilitätstests nachzuweisen.

Adhäsionen findet man vor allem im kleinen Becken, im Abdomen und Thorakalraum. Bei Dissektionen sind häufig fibröse Brücken zwischen Pleura und Lunge erkennbar. Die Schwierigkeit besteht darin, dass diese Region nicht direkt zugänglich ist.

9.5.3 Sonderfälle

Dieser Abschnitt befasst sich mit speziellen Tests für bestimmte Ligamente, die häufiger von Störungen betroffen sind. Hier liegt oft der Schlüssel zu einer erfolgreichen osteopathischen Behandlung

Dabei handelt es sich in erster Linie um die:

- Ligg. iliolumbalia
- Ligg. sacrospinale und sacrotuberale

sowie in zweiter Linie um das

- Lig. longitudinale anterius und die
- zervikopleuralen Bänder.

Ligg. iliolumbalia

Hier wird der Test am Beispiel des rechten Lig. iliolumbale beschrieben:

- Der Patient steht mit leicht gespreizten Beinen direkt vor Ihnen, leicht an Sie gelehnt.
- Greifen Sie unter dem linken Arm des Patienten hindurch um seinen unteren Thorax (> Abb. 9.29).
- Lassen Sie den rechten Daumen an der Crista iliaca entlang nach distal gleiten, um zwischen L4/L5 und der Crista iliaca Kontakt zum Lig. iliolumbale aufzunehmen und seine Elastizität zu testen.

Bei manchen Patienten ist das Band völlig entspannt und kaum tastbar, bei den meisten jedoch gespannt, bleistiftdick, gut abgrenzbar und leicht druckempfindlich. Es kann aber auch so straff gespannt sein, dass es fast verkalkt erscheint. In dem Fall ist es schwer zu mobilisieren und extrem sensibel.

Um die Palpation zu erleichtern, sollte das Becken des Patienten nach links verschoben und der Rumpf nach rechts geneigt bzw. gedreht werden, während sich der Patient auf dem linken Arm des Therapeuten abstützt, um völlig entspannt zu sein. Das erweist sich in den meisten Fällen als sinnvoll, denn die Ligg. iliolumbalia, die sich unter hoher Belastung des Lumbosakralbereichs stark anspannen, würden sich ohne eine gewisse Entspannung nicht untersuchen lassen.

Dieser Test kann nur richtig Aufschluss geben, wenn er im Stehen erfolgt. In Rückenlage wäre er wenig aussagekräftig. Als ein Band, das vor allem bei der Statik eine Rolle spielt, kann sich das Lig. iliolumbale nur unter Einfluss der Schwerkraft anspannen und somit leichter getestet werden.

Bei Dissektionen erscheint es häufig bleistiftdick, gerundet und perlmuttfarbenen. Das deutet auf strukturelle Veränderungen des Bindegewebes infolge hoher Belastungen hin.

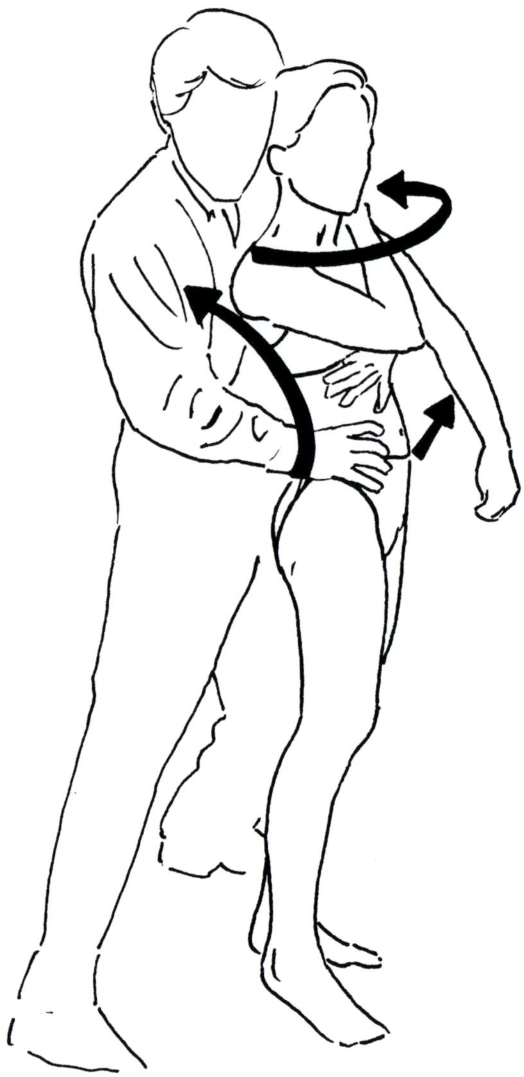

Abb. 9.29 Elastizitätstest des Lig. iliolumbale

Lig. sacrospinale und Lig. sacrotuberale

Diese beiden Bänder, die häufig sehr verspannt sind, werden in Bauchlage untersucht. Manchmal lassen sie sich als verhärtete Strukturen tasten. Das Lig. sacrospinale ist von einer dicken Muskelschicht überdeckt und daher schwer aufzufinden.

Es ist ein Band, das bei Beckendysfunktionen eine Schlüsselrolle spielt und bei Ischialgien noch wichtiger als der M. piriformis sein kann.

- Für eine genaue Diagnose suchen Sie den unteren Teil des Lig. sacrotuberale mit dem Daumen auf und drehen ihn zum oberen Teil hin.
- Zwei Finger breit vom Daumen entfernt befindet sich das Lig. sacrospinale. Da es sehr viel tiefer liegt, müssen Sie warten, bis die Faszie so weit entspannt sind, dass Sie weiter in die Tiefe vordringen können.

Denken Sie daran, dass beide Bänder mit dem M. piriformis in Verbindung stehen und dass der N. ischiadicus zwischen ihnen verläuft. Wichtig ist auch ihre Lagebeziehung zu den Strukturen im kleinen Becken.

Das vordere Längsband (Lig. longitudinale anterius)

Bei Störungen im Lumbosakralbereich ist es oft hilfreich, dieses Band zu untersuchen.

- Der Patient hat in Rückenlage die Beine angewinkelt und Sie stehen seitlich daneben.
- Die Fingerkuppen beider Hände liegen auf dem unteren Teil der Linea alba (➤ Abb. 9.30).
- Drücken Sie die Finger behutsam in die Tiefe, bis Sie knöchernen Kontakt spüren.
- Danach spreizen Sie die Finger in entgegengesetzter Richtung auseinander, um das Band in Längsrichtung zu dehnen.
- Daran schließt sich eine sanfte Dehnung (quer) zu den Seiten hin an.

Die Palpation des vorderen Längsbands kann manchmal Schmerzen auslösen, die bis in den Lumbosakralbereich ausstrahlen oder an eine radikuläre Symptomatik erinnern.

Es versteht sich von selbst, dass dieser Test nur für schlanken Patienten mit leicht eindrückbarem Abdomen geeignet ist; bei adipösen Patienten ist jeder Versuch zwecklos. Bei Frauen lässt er sich meist einfacher durchführen als bei Männern.

Die Palpation darf nur bis in Höhe der Bifurcatio aortae (Aortengabel) gehen.

Die zervikopleuralen Bänder

Mit drei Bändern ist das zervikothorakale Diaphragma an der ersten Rippe und an den Halswirbeln aufgehängt. Von hinten nach vorn sind dies:

- das Lig. costopleurale
- das Lig. transversopleurale
- das Lig. vertebropleurale.

Normalerweise sind die drei Bänder kaum voneinander abzugrenzen, bei Verspannungen jedoch leicht zu ertasten.

- Der Patient liegt auf dem Rücken und Sie stehen am Kopfende.
- Um die Bänder auf der rechten Seite zu testen, heben Sie den Kopf des Patienten leicht an und beugen ihn nach rechts (➤ Abb. 9.31).

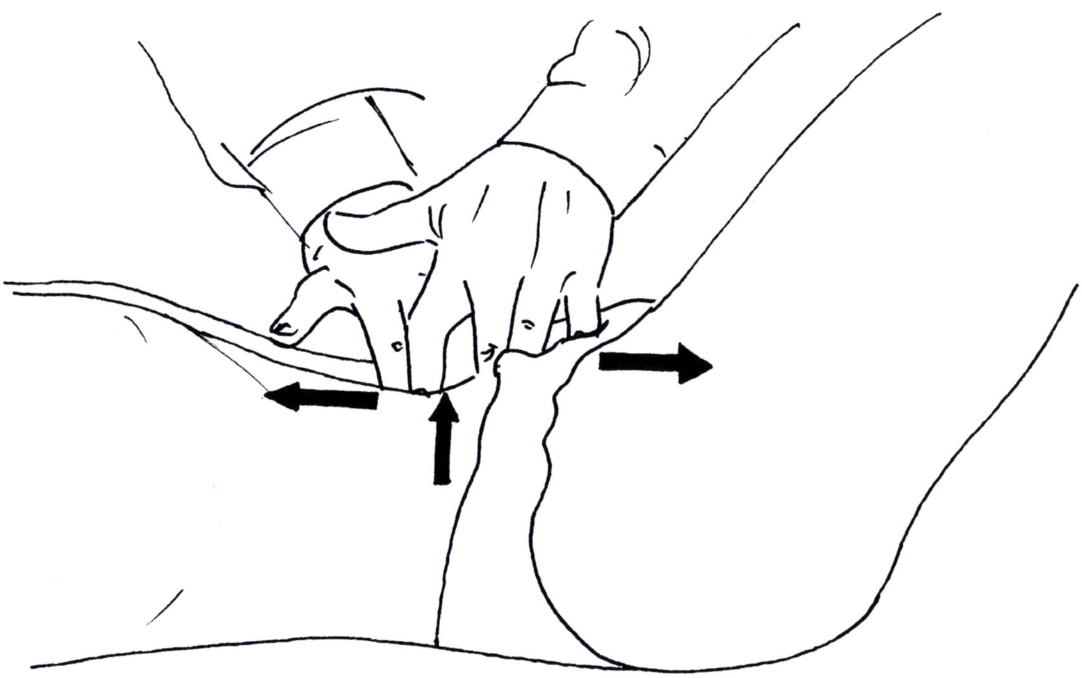

Abb. 9.30 Test des Lig. longitudinale anterius

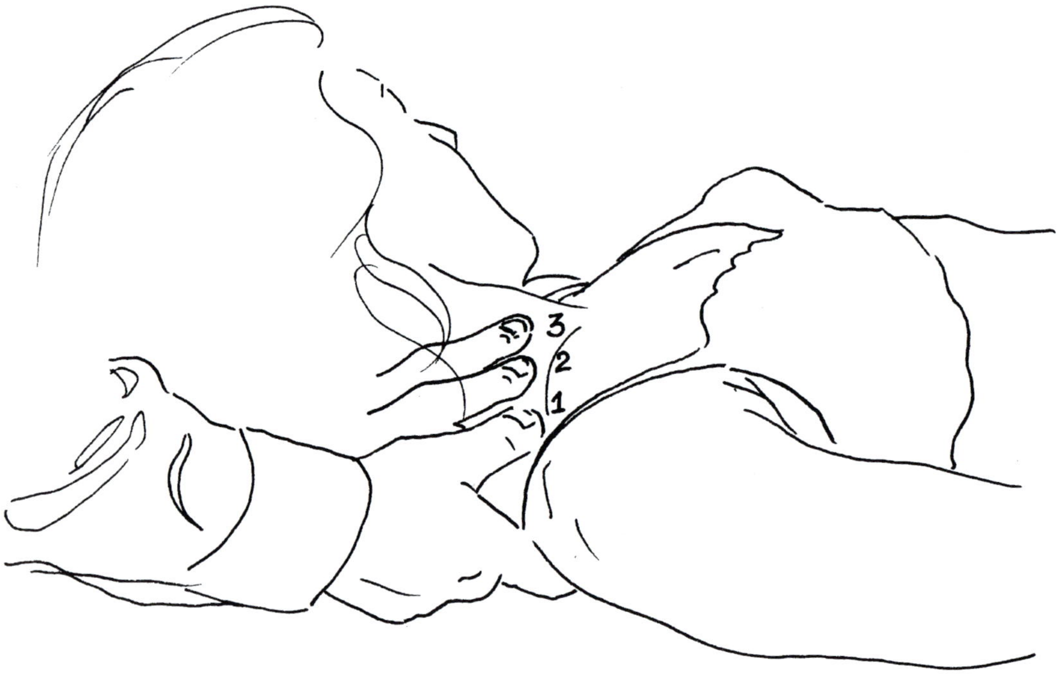

Abb. 9.31 Test der zervikopleuralen Bänder

- Lassen Sie den rechten Daumen vor dem M. trapezius zum Querfortsatz von Th1, also zum Lig. costopleurale wandern. Versuchen Sie dann auf einem Kreisbogen von posterior nach anterior die beiden anderen Ligamente einzeln zu palpieren.

Normalerweise sind die drei Bänder kaum voneinander abzugrenzen, bei Verspannungen jedoch leicht zu ertasten. Der Test ist auch im Sitzen möglich, wird durch die höhere Faszienspannung allerdings schwieriger. In unmittelbarer Nähe des Lig. costopleurale befindet sich das Ganglion stellatum. Dieses Band gabelt sich am Ende auf, damit die Nervenwurzel von Th1 hindurchziehen kann.

ZUSAMMENFASSUNG

Reihenfolge der Tests

Bei der körperlichen Untersuchung oder der Beurteilung eines bestimmten Bereichs ist es wichtig, in einer bestimmten Reihenfolge vorzugehen, um die mit den Tests gewonnenen Informationen richtig einzuordnen.
- Beginnen Sie mit der Inspektion, die bereits erste wichtige Hinweise geben kann.
- Danach folgt ein Motilitäts- bzw. Ecoute-Test. Er hilft Patienten zu beruhigen und macht Sie mit den Geweben vertraut.
- Daran schließen sich Palpation und Mobilitätstests an.

Diagnosestellung

Es wäre gefährlich, sich nur auf einen Test zu stützen, denn für die Diagnosestellung reicht ein einzelner Parameter niemals aus. Die osteopathische Diagnose ist eine Diagnose, die eine Vielzahl von klinischen, radiologischen und biochemischen Informationen sowie die Ecoute- und Mobilitätstestergebnisse einschließt, um mit möglichst geringer Fehlerquote die Ursachen für die Beschwerden des Patienten herauszufinden.

KAPITEL

10 Behandlung der Faszien

10.1 Behandlungsziele

Jede Verletzung führt, unabhängig von der Ursache, zu Veränderungen im Gewebe: Es wird granulomatös, ödematös oder verhärtet mit einer gesteigerten myofaszialen Empfindlichkeit. Aufgrund der Auswirkungen auf die biochemischen und mechanischen Abläufe kommt es zu einer faszialen Funktionsstörung, die ihrerseits ein verändertes physiologisches Verhalten eines Segments oder Organs bewirkt.

BEDNAR und Kollegen konnten degenerative Veränderungen in Faszien feststellen, die im Auseinanderweichen der kollagenen Faserbündel mit der Bildung von Mischgewebe und in einer Gewebeinfiltration durch Lymphozyten und Plasmazellen bestanden. Darüber hinaus fand sich eine Gefäßproliferation, die bei einigen Patienten mit einer Kapillargefäßanomalie zu Lasten der Basalmembran und bei anderen mit Mikroverkalkungen verbunden war.

Wenn eine Belastung zu stark ist oder zu lange andauert, beeinträchtigt sie den Austausch zwischen Zelle und Grundsubstanz. Es kommt zu einer Fehlsteuerung im Zellinneren, aus der sich eine chronische Störung oder Erkrankung entwickeln kann.

Zu den Hauptursachen faszialer Dysfunktionen zählen Traumata. Schwere Verletzungen können die Faszien im ganzen Körper mit einbeziehen und zu Gewebeveränderungen führen, die sofort oder innerhalb der ersten Stunden bis Tage nach der Verletzung auftreten. Die Behandlung sollte so früh wie möglich eingeleitet und bevorzugt mit Gewebetechniken begonnen werden.

Die Veränderungen im Bindegewebe haben auch Auswirkungen auf das sympathische und sensible Nervensystem. Es kommt es zu einer afferenten Reizleitungsstörung, die einen Zustand gesteigerter Erregbarkeit (Fazilitation) auf der Rückenmarksebene und damit einen sich selbst erhaltender Teufelskreis bahnt. Die gesteigerte Erregbarkeit sympathischer Leitbahnen kann Störungen der Drüsen-/Hormonsekretion, der Vasomotorik oder viszeraler Funktionen nach sich ziehen.

Ein erhöhter Sympathikotonus kann sich als gefährlich erweisen. Im Normalfall hat der Sympathikus eine wichtige Schutzfunktion, indem er für die Anpassung des inneren Milieus an veränderte Umgebungsbedingungen, Muskelarbeit, emotionalen Stress etc. sorgt. Er hemmt die Tätigkeit von Viszeralorganen, die nicht unmittelbar beteiligt sind, und drosselt deren Blutzufuhr sowie die Hautdurchblutung zu Gunsten der quergestreiften Muskulatur. Diese Sympathikusaktivität hält im Allgemeinen nur kurz an, ehe wieder eine Ruhephase folgt. Eine permanente Sympathikotonie hätte eine Minderdurchblutung, eine Hemmung sekretorischer Aktivitäten, einen Sphinkterspasmus – und damit letztlich eine Läsion oder Dysfunktion der betroffenen Organe zur Folge.

Die klinischen Manifestationen einer Sympathikotonie können sich mit der Zeit verändern. So kann eine vermehrte Schweißsekretion (Hyperhidrose) in eine verminderte Schweißsekretion (Hypohidrose) oder eine gesteigerte Vasomotorik in eine Gefäßatonie mit Blutstau, Entzündung, Ödemen usw. übergehen. Das heißt im chronischen Stadium setzen degenerative Veränderungen ein, die durch die anfangs offensichtliche Sympathikotonie, die jetzt maskiert ist, nicht mehr aufgehalten werden können.

Im Bereich der endokrinen Drüsen wird sich durch eine lang anhaltende Sympathikotonie die normale Gewebeantwort auf zirkulierende Hormone verändern. Zudem kann die lokale Ischämie (Durchblutungsstörung) des endokrinen Gewebes weitreichende Folgen haben, auch in weiter von der fazilitierten Zone entfernten Gebieten. Die Abläufe im betroffenen Segment führen dazu, dass die Fazilitation, wenn sie erst einmal gebahnt ist, noch lange nach dem Verschwinden der auslösenden Irritation weiter bestehen kann. Es zeigt sich also, dass eine länger anhaltende Läsion im Bindegewebe durch Beteiligung des Nervensystems über kurz oder lang einen Teufelskreis in Bewegung setzt. Wird dieser Teufelskreis nicht unterbrochen, kommt es längerfristig zu degenerativen Veränderungen, die ihrerseits die physiologischen Funktionen behindern.

Ziel der osteopathischen Behandlung ist es daher, Spasmen, Spannungen und Reizungen des Gewebes sowie den sympathikotonen Zustand zu beheben, um den Teufelskreis zu durchbrechen und die volle Funktionsfähigkeit der Faszien wiederherzustellen.

Für die Aufrechterhaltung einer guten Hämodynamik haben die Befreiung der Gewebe und die Korrektur von Fehlstellungen größte Bedeutung. Ohne hämodynamische Störungen können die Austauschprozesse im Gewebe normal ablaufen. Die Gewebe werden gut durchblutet mit allen Stoffen (Hormone, Proteine etc.) versorgt, die sie für ihre Funktion benötigen. Stoffwechsel-Abbauprodukte können ungehindert ausgeschieden werden, ohne dass sich lokale Stauungen als Ursprung von Dysfunktionen bilden. Das Nervensystem kann, wenn es unbelastet ist, seine Funktion voll erfüllen, also die Austauschprozesse unterstützen und für die Aufrechterhaltung der Homöostase notwendige Informationen übertragen.

Wir als Therapeuten sollten daher mit größter Sorgfalt darauf achten, dass die Gewebe frei von allen Belastungen sind, die zum Ausgangspunkt von Dysfunktionen werden und mit der Zeit degenerative Veränderungen hervorrufen können. So verändert sich beispielsweise infolge einer länger bestehenden Verspannung von Gelenkfaszien die Zusammensetzung der Gelenkflüssigkeit, was degenerative Veränderungen begünstigt und letztlich zur vorzeitigen Abnutzung des Gelenks führt.

Mit Faszientests (Kap. 7) lässt sich die vom Gewebe ausgesandte Botschaft entschlüsseln. Wird sie richtig eingeordnet und verstanden, können Sie mit der Behandlung beginnen, die eine adäquate Antwort auf die erhaltenen Informationen gibt.

10.2 Behandlungsmodalitäten und -prinzipien

Im folgenden Abschnitt möchten wir ein allgemeines Behandlungsprinzip für Gewebe erläutern, das sich grundsätzlich auf alle Faszien anwenden lässt, auch wenn je nach Körperregion bzw. Erkrankung bestimmte Vorsichtsregeln oder Einschränkungen gelten. Dieses allgemeine Behandlungsprinzip heißt: die Gewebefunktion wiederherzustellen. Zunächst müssen Motilität und Mobilität des Gewebes wiederhergestellt werden, um anschließend eine Normalisierung der Hämodynamik und Nervenspannung (Tonus) zu ermöglichen.

Im vorhergehenden Kapitel über die Faszientests haben wir gesagt, dass wir mit den Händen zuerst in Kontakt und dann in einen Dialog mit den Faszien treten, der uns erlaubt, ihre Botschaften zu entschlüsseln. Die Behandlung ist einfach die Fortsetzung der Tests. Wie wir bei den spezifischen Techniken noch sehen werden, beginnt die Behandlung von Faszien in den meisten Fällen direkt mit dem Test. Es geht also darum, nach der Diagnose einer Dysfunktion den Dialog mit dem Gewebe weiterzuführen und die nötige Unterstützung zur Auflösung der Fixierung oder Restriktion zu geben. Während sich der Therapeut bis dahin passiv verhalten hat, d. h. in einem Zustand der Aufnahmebereitschaft befand, wird er jetzt aktiv handeln.

Für eine gute, effiziente Behandlung müssen zwei Grundvoraussetzungen erfüllt sein:
- Präzision und
- Wahl der richtigen Technik.

Präzision

Sie ist unverzichtbar für den Behandlungserfolg. Je präziser Korrekturen vorgenommen werden, desto rascher lösen sich Verspannungen im Gewebe und desto rascher kehren seine physiologischen Funktionen zurück. Ein verletztes Gewebe wird in den meisten Fällen nicht in der Lage sein, das erlittene Trauma selbst zu beheben. Doch Faszien verfügen – wie bereits erwähnt – über eine gewisse Erinnerung und Intelligenz. Sie „kennen" daher ihr Problem und scheinen nur darauf zu warten, durch eine Intervention von außen den Impuls zur Wiederherstellung ihrer Funktion zu erhalten. Je präziser und adäquater dieser Impuls ist, desto eher werden Faszien mit dem Therapeuten „kommunizieren" und bereit sein, sich behandeln zu lassen.

Wahl der richtigen Technik

Je nach Körperregion, Art des Gewebes und vorgefundener Läsion oder Funktionsstörung ist sehr wichtig, die richtige Behandlungstechnik zu wählen. Wenn die Korrektur präzise und mit der richtigen Technik durchgeführt wird, bestehen gute Chancen, dass sie auch wirksam ist. Faszienbehandlungen schließen zwei Modalitäten ein:

- Induktionstechnik und
- direkte Behandlungstechniken.

Die 4 Faktoren der osteopathischen Läsion

Jede osteopathische Dysfunktion wird von der Veränderung vier untrennbarer Faktoren begleitet, wobei die Intensität eines jeden variabel ist.

- Verringerte Mobilität
- erhöhte Densität, insbesondere in Bereichen des Periostes
- erhöhter Schmerz
- Flüssigkeitsödeme und teigiges Gewebe

Nach der Behandlung sollten diese vier Faktoren verschwinden oder sich deutlich verringert haben, was ein Zeichen einer guten Behandlung ist.

Das Flüssigkeitsödem ist der reaktivste Faktor, der manches Mal innerhalb von Sekunden verschwinden kann.

Behandlungsschema

Es empfiehlt sich, bei allen Behandlungen eine bestimmte Reihenfolge einzuhalten:

- Beginnen Sie die Behandlung stets mit einer Ecoute-Test-Induktion, die eine sanfte Kontaktaufnahme ermöglicht, den Patienten beruhigt und Sie leichter in einen „Dialog" mit den Faszien treten lässt.
- Falls nötig, gehen Sie danach zu einer anderen Behandlungstechnik über.
- Beenden Sie die Behandlung mit einer Ecoute-Test-Induktion, um für ein allgemeines Gleichgewicht im Behandlungsbereich zu sorgen. Das verstärkt die therapeutische Wirkung und lässt sie insbesondere länger anhalten.

10.2.1 Induktionstechnik

Prinzip

Die Induktionstechnik ergibt sich unmittelbar aus dem Ecoute-Test, der zeigt, ob ein Gewebe bevorzugt zu einem Fixierungspunkt hingezogen wird. Da sich die Kräfte aus der Umgebung ebenfalls auf diesen Fixierungspunkt konzentrieren, verstärken sie die bereits vorhandenen Spannungen im betroffenen Bereich.

Die Induktionstechnik besteht deshalb darin, der Richtung von Gewebespannungen in allen Ebenen zu folgen. Manchmal existiert nur eine, gelegentlich aber auch zwei oder drei solcher Spannungsachsen. Dementsprechend muss das Gewebe also wieder in ein funktionelles Gleichgewicht gebracht werden. Dabei gilt es keine Spannungsachse zu übersehen, denn wenn auch nur ein einziges störendes Element zurückbleibt, wird die ganze Technik nicht funktionieren.

Behandlungsmodalitäten

- Lassen Sie Ihre Hand der Bewegung bis zum Fixierungspunkt folgen; dadurch werden Dehnungen vermieden und die auf den Fixierungspunkt einwirkenden Kräfte reduziert.
- Einige Sekunden oder ein, zwei Minuten lang verharrt die Hand mit leichtem Druck in dieser Position, bis sich das Gewebe spürbar entspannt. Im Allgemeinen muss man nicht lange warten, weil Faszien bei richtiger Anwendung der Technik die Hand von selbst wegschieben.
- Kehren Sie dann zum neutralen (Ausgangs-)Punkt zurück und lassen Sie Ihre Hand wieder auf dieselbe Weise der Spannung folgen, nur achten Sie diesmal genau auf die Faszie.

Wenn Sie an den anatomischen Aufbau von Faszien denken, können Sie sich leicht vorstellen, dass diese zweite Bewegung wegen der unterschiedlichen Ausrichtung der Fasern nie identisch mit der ersten ist. Würde die manuelle Unterstützung nicht dauernd an die Spannungsvektoren angepasst, wäre die Motilität des Gewebes blockiert und eine Korrektur nicht möglich.

Manchmal liegen sicherlich stark fixierte oder sehr alte Läsionen vor, die sich nicht spontan durch einen Spannungsausgleich beheben lassen. In dem Fall muss das Gewebe aktiver unterstützt werden.

- Verstärken Sie den Druck auf den Fixierungspunkt, um das Gewebe leicht zu dehnen. Lösen Sie den Druck, um sich danach fünf- oder sechsmal in Folge immer wieder von Neuem langsam vorzuarbeiten.
- Sie können nicht nur den Fixierungspunkt selbst, sondern einen gegenüberliegenden Punkt dehnen, um die Gewebespannung in der Umgebung zu steigern. Kehren Sie danach wieder zum Fixierungspunkt zurück. Wechseln Sie zwischen Druck auf den Fixierungspunkt und Dehnung der Umgebung ab; das Ganze wird etwa fünf- bis sechsmal wiederholt.

Wenn Sie so vorgehen, dauert es ca. 3–5 Minuten bis zur Lösung der Gewebespannung. Danach sollte die Behandlung unterbrochen werden, da eine zu lange Stimulation das Gegenteil bewirken, d. h. die Gewebespannung noch verstärken würde. Wenn man etwas später zum behandelten Bereich zurückkehrt, lässt sich oft mit Erstaunen eine Besserung feststellen. In dem Fall war einfach die Latenzzeit, die bis zum Ansprechen der Behandlung vergangene Zeit, länger. Manchmal kann die Latenzzeit 24 Stunden oder mehrere Tage betragen – je nach Chronizität der Läsion und Adaptationsfähigkeit des Organismus.

Wie beim Ecoute-Test muss selbstverständlich auch bei der Induktion der Geweberhythmus des Patienten respektiert werden. Die mikroskopisch kleinen Bewegungen, die wir ausführen, sollen nur die vorhandene Gewebebewegung begleiten. Wenn sie das Reaktionsvermögen der Faszien überschreiten, würden sie reflektorische Spasmen auslösen.

Die Induktionstechnik dient vornehmlich zur Behandlung großer Faszienbezirke oder zu einem allgemeinen Spannungsausgleich. Für Ligamente, Mesos, Faserstränge oder Faszienverhärtungen ist sie weniger gut geeignet.

In großflächigen Behandlungsgebieten wird die Induktion mit beiden Händen durchgeführt. Sie werden in einer gewissen Entfernung zueinander auf die betroffene Zone gelegt und bilden zwei Fixpunkte, um die herum ein Fasziensegment mobilisiert und harmonisiert werden kann. Ist ein größeres Fasziensegment (oder eine ganze Faszie) in seiner Bewegung blockiert, braucht es einen äußeren Fixpunkt, damit seine Motilität wieder in Gang kommt.

10.2.2 Direkte Behandlungstechniken

Prinzip

Eine direkte Faszienbehandlung besteht darin, die Läsionszone direkt mit einer oder mehreren Fingerkuppen aufzusuchen, um sie zu mobilisieren, zu dehnen oder zu hemmen und dadurch die Läsion zu beheben. Sie dient besonders zur Behandlung von Ligamenten, Mesos oder Fasziensegmenten, in denen ein Faszienstrang, eine Adhäsion, eine Verhärtung oder eine Veränderung an der Ansatzstelle diagnostiziert wurde. Am häufigsten wird sie daher bei alten Fixierungen angewandt, bei denen sich Veränderungen im Gewebe bereits verfestigt haben und die Induktionstechnik nicht mehr zur Normalisierung genügen würde.

Diese Läsionen zeichnen sich durch Veränderungen der Viskoelastizität und der Faszienstruktur mit perlmuttfarbenen, stark gespannten, verdrehten Fasersträngen oder durch sandkorn- bis olivengroße Verhärtungen aus. Da zudem der Stoffaustausch im Gewebe gestört ist und eine starke Dauerspannung vorherrscht, wird ein degenerativer Veränderungsprozess von selbst unterhalten.

Die überforderten Faszien sind nicht mehr imstande, sich selbst zu schützen, und „erstarren". Aus diesem „erstarrten" Zustand können sie sich nicht selbst befreien und benötigen daher Hilfe von außen, damit ihre durch die Läsion blockierten physiologischen Funktionen wieder in Gang kommen. Es gilt also, mit einer geeigneten Technik, durch leichtes Drücken, Kneten, Dehnen, die Läsionsstelle der Faszie wieder zu „erwecken", damit sie zu ihrer normalen Funktionsweise zurückfindet. Ohne Hilfe von außen kann das Gewebe jahrelang in seiner „Lethargie" verharren.

Mit der Zeit werden sich von dieser Stelle aus auch leider chronisch degenerative Veränderungen entwickeln.

Wir haben jedoch festgestellt, dass sich eine Behandlung selbst bei sehr alten Läsionen noch lohnt, um zumindest eine minimale Besserung zu erreichen. In dem Zusammenhang möchte ich zwei Beispiele anführen, die zwar nicht direkt mit einer osteopathischen Behandlung zusammenhängen, aber sehr gut verdeutlichen, dass ein Gewebe selbst nach einer langen „Schlummerphase" seine Erinnerungsfähigkeit wiederfinden kann.

FALLBEISPIELE

Der erste Fall, der in den Medien viel Aufsehen erregte, betrifft eine junge Amerikanerin. Sie schrieb spontan immer spiegelverkehrt, so dass ihre Schrift nur mit Hilfe eines Spiegels lesbar war. Nach einem Sturz auf den Kopf schrieb sie plötzlich vollkommen normal.

Bei dem zweiten, nicht weniger spektakulären Fall handelt es sich um einen ca. 70-jährigen Mann, der seit zwanzig Jahren unter einer Hemiplegie (Halbseitenlähmung), Aphasie und allgemeinen Lethargie litt. Als er wegen einer Herzstörung ins Krankenhaus kam, stürzte er in erregtem Zustand aus dem Bett und zog sich eine Gehirnerschütterung zu. Nach dem Sturz kehrten sein Sprach- und sein Erinnerungsvermögen zurück, als wäre er aus einem zwanzigjährigen Tiefschlaf erwacht. Mittlerweile hat der Patient sämtliche intellektuellen Funktionen wiedererlangt, doch die Halbseitenlähmung blieb bestehen.

In beiden Fällen wurden bestimmte Regelkreise wieder in Gang gesetzt, nachdem das Nervengewebe nicht durch menschliches Eingreifen, sondern durch ein „wohltuendes Trauma" aus seinem Schockzustand befreit wurde. Diese zwei Fallbeispiele sollten uns zum Nachdenken anregen.

Es geht dabei auch um den Themenkomplex von Behandlungsmöglichkeiten in scheinbar aussichtslosen Fällen.

Behandlungsmodalitäten

Die direkten Techniken sind segmentale Techniken, bei denen ein direkter Handkontakt zu einem Bereich hergestellt wird, um ihn mit Druck oder Dehnung zu behandeln. Ob dies mehr oder weniger kräftig geschieht, hängt vom betroffenen Segment, vom Patienten und von der Läsion ab.

Bestimmte Gewebe brauchen nur eine sanfte Berührung und mäßigen Druck, um ihre „Freiheit" wiederzuerlangen, andere dagegen benötigen einen festeren Griff und größeren Kraftaufwand zum „Erwachen". In manchen Zonen kann der Druck bis an die Grenze des Erträglichen gehen. In dem Fall scheint der zur Unterdrückung der Läsion angewandte Druck dem von LEWIT beschriebenen „Nadeleffekt" zu entsprechen: Nach seiner Auffassung hängt die Wirksamkeit der Behandlung weniger von der injizierten Substanz ab, sondern korreliert vielmehr zur Schmerzintensität im entspannten Bereich und zur Zielgenauigkeit, mit der die Nadel (oder der Finger) den schmerzhaftesten Punkt trifft.

Wir hatten schon erwähnt, dass Schmerzen nützlich, aber auch trügerisch sein können. Faszienläsionen sind praktisch immer mit – teilweise heftigen – Schmerzen verbunden, die vor allem im Bereich von Strängen, Ansatzstellen oder isolierten Verhärtungen lokalisiert sind. Bei Faszienläsionen erweisen sich Schmerzen als diagnostisch hilfreich und ihre Linderung oder ihr Abklingen als Element des Behandlungserfolgs. Man muss die Intensität (des Druck- oder Dehnungsschmerzes) jedoch dosieren, abgestimmt auf den Patienten, den Bereich und die Art der Läsion. Während manche Patienten Schmerzen relativ gut ertragen, liegt die Toleranzschwelle bei anderen sehr niedrig. In bestimmten Bereichen wie der Plantarfaszie ist recht schmerzhafter Druck erlaubt, der in Bereichen wie dem Sulcus intertubercularis humeri nicht zulässig wäre.

Wo auch immer eine schmerzhafte Technik angewandt wird, darf sie eine bestimmte Grenze nicht überschreiten, da sonst die Gefahr besteht, einen gegenteiligen Effekt zu erzielen.

Die direkten Behandlungstechniken für Faszien lassen sich in fünf Kategorien einteilen:

- Knet-Druck-Technik
- Dehnungstechnik
- Gleit-Druck-Technik
- Spezialtechniken für Ligamente
- Strukturelle Technik.

Knet-Druck-Technik

Diese Technik wird in punktförmigen oder begrenzten Bereichen angewandt, z. B. am Faszienansatz oder in Zonen mit kleinen Knötchen.

- Definieren Sie den Behandlungsbereich sehr genau, denn Sie müssen mehr oder weniger fest (in der Regel mit dem Daumen) auf die Stelle drücken und sie gleichzeitig mit kleinen Drehbewegungen des Daumens dehnen und kneten (➤ Abb. 10.1).
- Steigern Sie den Druck langsam und warten Sie ab, bis die Faszien Zugang gewähren. Für eine optimale Wirkung ist es wichtig, trotz möglicher Schmerzen und eines Druckgefühls den Faszienbewegungen zu folgen, die schrittweise zum Maximalpunkt hinführen.
- Erhalten Sie den Druck einige Sekunden aufrecht und beginnen Sie dann wieder von vorn, indem Sie sich weiterhin von den Faszien leiten lassen. Vier oder fünf Wiederholungen genügen meist, um eine merkliche Verbesserung zu erreichen. Dieselbe Anzahl an Wiederholungen gilt auch für die anderen Methoden, außer den strukturellen Techniken.
- Beenden Sie danach die Knet-Druck-Technik, um sie später bei Bedarf noch einmal anzuwenden.

Ziel der Technik ist es, die Verhärtung so weit wie möglich zu lösen. Stellen Sie es sich so ähnlich vor, als würde ein mürber Gegenstand zwischen Ihren Fingern allmählich zerrieben. Auf diese Weise wird sich der Erstarrungszustand, in dem sich die Faszie befindet, durch die Druck- und Knetbewegungen langsam lösen. Sobald die Faszie ihre Motilität und Mobilität wiederfindet, werden verhärtete, fast verkalkt erscheinende Stellen rasch verschwinden.

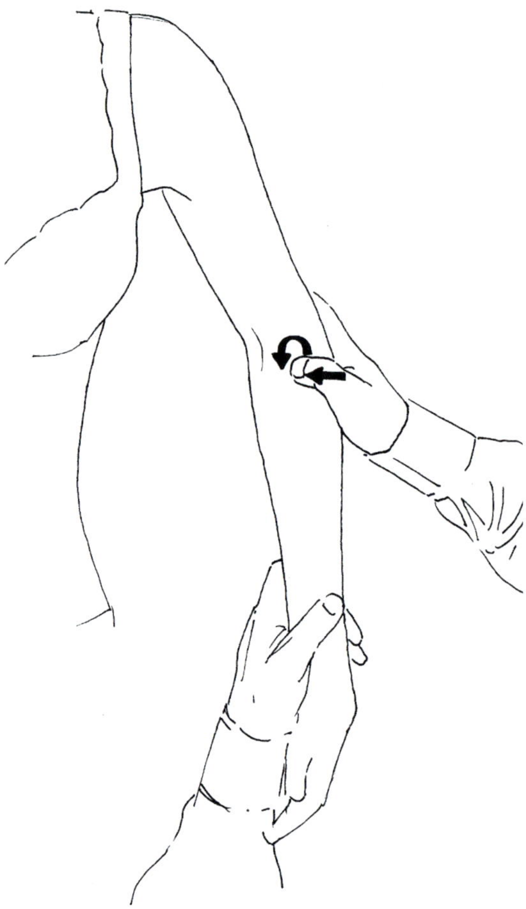

Abb. 10.1 Knet-Druck-Technik

10

Dehnungstechnik

Diese Technik wird an Fasziensträngen oder in zentimetergroßen Faszienabschnitten angewandt. Stränge sind in der Regel stark gespannt und haben manchmal eine scharfe Kante.

- Suchen Sie die beiden Endpunkte des Faszienstrangs auf und setzen Sie jeweils zwei Fingerkuppen darauf.
- Führen Sie unter Beachtung der Faszienbewegung eine Dehnung in der Längsachse des Faszienstrangs aus (➤ Abb. 10.2).
- Haken Sie in einem zweiten Schritt einen oder zwei Finger an der scharfen Kante ein, um am Faszienstrang zu ziehen und ihn im rechten Winkel zu dehnen. Berücksichtigen Sie ebenfalls wieder die Faszienbewegung.

Das zweite Manöver ist schmerzhafter als das erste. Daher ist es wichtig, die Zugspannung richtig zu dosieren.

Wenn ein Faszienabschnitt (im Allgemeinen in der Tiefe oder im Spaltraum zwischen zwei Faszien) behandelt werden soll, gehen Sie folgendermaßen vor:

- Dringen Sie, je nach Ausdehnung der betroffenen Zone, mit den Fingern beider Hände oder nur mit den Daumen langsam in die Tiefe vor, bis Sie die Faszie berühren.
- Führen Sie eine Längsdehnung durch, indem Sie die Finger bzw. beide Daumen auseinander bewegen (➤ Abb. 10.3).
- Behalten Sie die longitudinale Traktion bei, während Sie zusätzlich einen Zug quer zur Faszie ausüben. Achten Sie dabei wiederum auf die Faszienbewegung.

ANMERKUNG

Da die Bewegung der Faszien bei allen Techniken berücksichtigt werden muss, werden wir diesen Aspekt im Folgenden nicht mehr extra erwähnen.

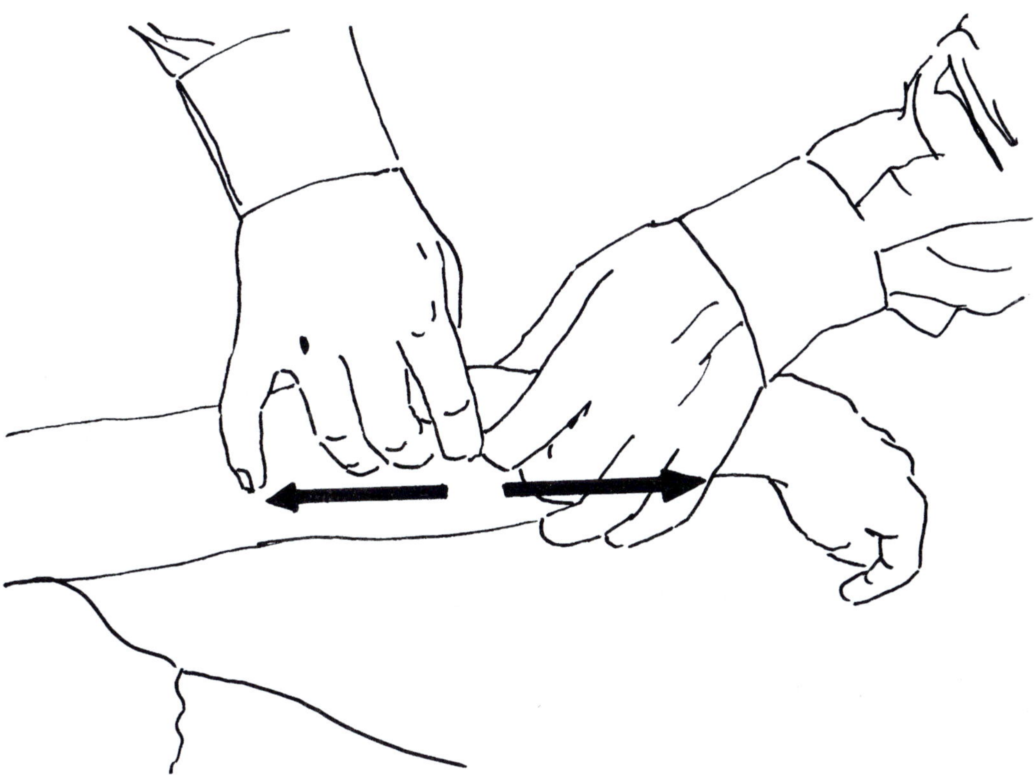

Abb. 10.2 Dehnungstechnik

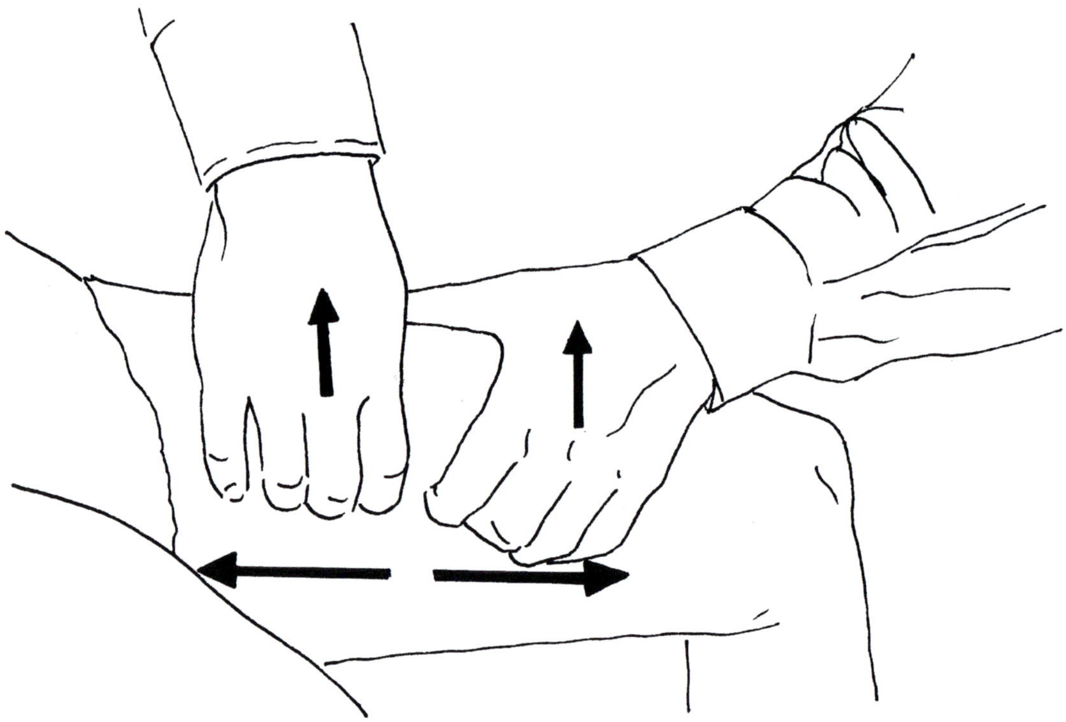

Abb. 10.3 Dehnung eines Faszienabschnitts

Wenn nur eine oberflächliche, fadenförmige Verspannung vorliegt, wird eine Traktion im rechten Winkel zum Faserverlauf ausreichen.

Auch bei der Dehnungstechnik geht es darum, fasziale Spasmen und Schwellungen zu beseitigen, um dadurch Spannungen und Reizungen auszuschalten.

Stellen Sie sich am besten vor, Sie würden einen dicken Teigklumpen mit den Fingern verstreichen, bis er sich als dünne Teigschicht leicht zwischen den Finger bewegen lässt.

Gleit-Druck-Technik

Diese Technik wird in großflächigen oder gewölbten und in der Tiefe am Periost fixierten Bereichen angewandt. Sie eignet sich auch für langstreckige Zonen wie die Fascia tibialis oder lange Faszienspalträume.

Großflächige Bereiche

Lassen Sie den Finger mit mäßigem Druck auf der Faszie entlanggleiten (➤ Abb. 10.4). Dabei können Ihnen verschiedene Läsionsmuster begegnen:

- Eine verstärkte Wellenform der Faszie: Üben Sie mit dem Daumen Druck aus, bis die Welle zerfließt und Sie zur nächsten vordringen können. Es ist so ähnlich, als wollten Sie zerknittertes Papier glatt streichen.
- Ein stark gespanntes und verdrehtes Faszienband: Verbinden Sie den Druck auf die Faszie mit einer Rotation, als wollten Sie die Faszie wieder geradeaus richten. Nach kurzer Zeit lässt die Spannung nach und der Finger kann weitergleiten.
- Eine gespannte, ödematöse Zone, die den Daumen bremst: Verstärken Sie den Druck und ergänzen Sie eventuell noch eine Drehbewegung, bis die Faszie nachgibt und den Daumen weitergleiten lässt.

Faszienspalträume

Lassen Sie den Daumen wie beschrieben über den Spaltraum zwischen zwei Faszien gleiten.

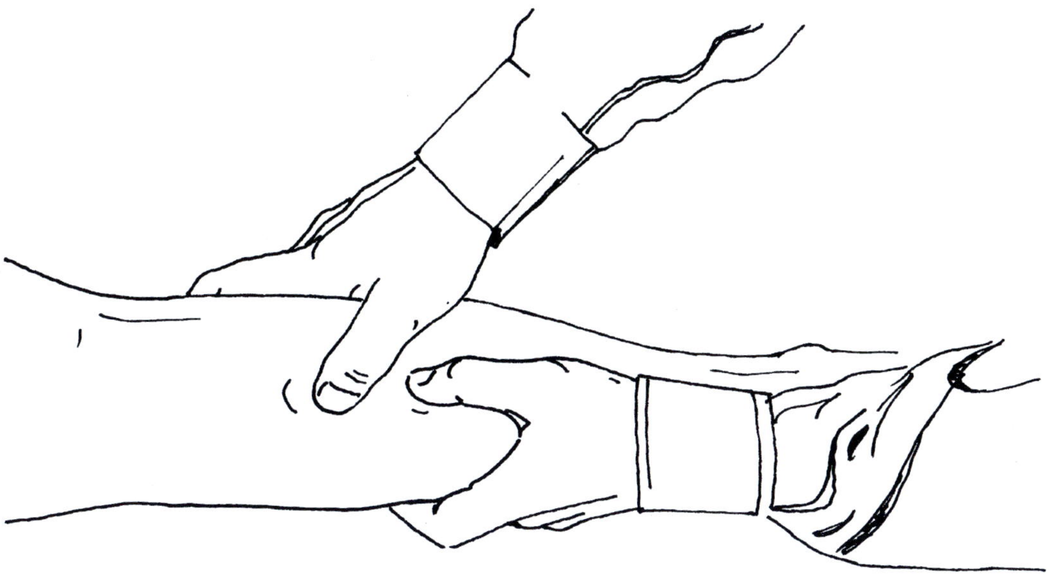

Abb. 10.4 Korrektur einer ausgedehnten Faszienzone

- Wenn Sie auf eine gespanntere und schmerzhaftere Zone stoßen, halten Sie mit der Bewegung inne und verstärken den Druck, verbunden mit einer Drehung oder einer Traktion quer zum Faserverlauf.

Gewölbte Bereiche

Wölbungen („Faszienknoten“) befinden sich besonders an Stellen, wo Faszien direkt das Periost berühren. Es handelt sich um runde, ödematöse, leicht erhabene Bezirke, die in der Mitte eingezogen und am Periost fixiert sind.

- Beginnen Sie mit der Gleit-Druck-Technik an den Rändern des Bereichs und nähern Sie sich immer mehr dem Zentrum (➤ Abb. 10.5).
- Wenn Sie am Fixierungspunkt ankommen, üben Sie kräftigen Druck aus und dehnen ihn gleichzeitig in alle Richtungen (➤ Abb. 10.6).

Das Ziel ist dasselbe wie bei den anderen Techniken. Um sich die Behandlung zu erleichtern, können Sie sich vorstellen, Sie würden einen Eiswürfel zwischen den Fingern halten und allmählich schmelzen lassen: immer auf der Suche nach der flüssigen Bewegung.

ANMERKUNG

Unabhängig davon, ob man eine direkte Technik mit langem oder kurzem Hebelarm wählt und in welchem Bereich sie angewandt werden soll, lässt sich die Wirkung steigern, indem man zwei Techniken kombiniert:

- In einem ersten Schritt wird das Gewebe bis zu seiner maximalen Dehnbarkeit gespannt.
- Wenn die maximale Spannung erreicht ist, wird sie gehalten und in einem zweiten Schritt ein Ecoute-Test der Faszienfasern durchgeführt, um die Behandlung zu optimieren.

Wenn wir so vorgehen, dass wir die Faszienläsion sehr sorgfältig kontrollieren, werden wir eine bessere Wirkung und rascheren Erfolg mit der Behandlung erzielen.

Spezialtechniken für Ligamente

Ligamente bilden wegen ihrer Funktion und Behandlungsmodalitäten eine eigene Kategorie.

- Im Allgemeinen werden Ligamente mit dem Daumen behandelt und der Druck quer zum Faserverlauf ausgeübt.
- Es wäre wünschenswert, einen zweiten Kontaktpunkt zu schaffen, indem Sie die andere Hand flach auf den leicht zugänglichen Bänderansatz legen. So können Sie alle Ebenen des

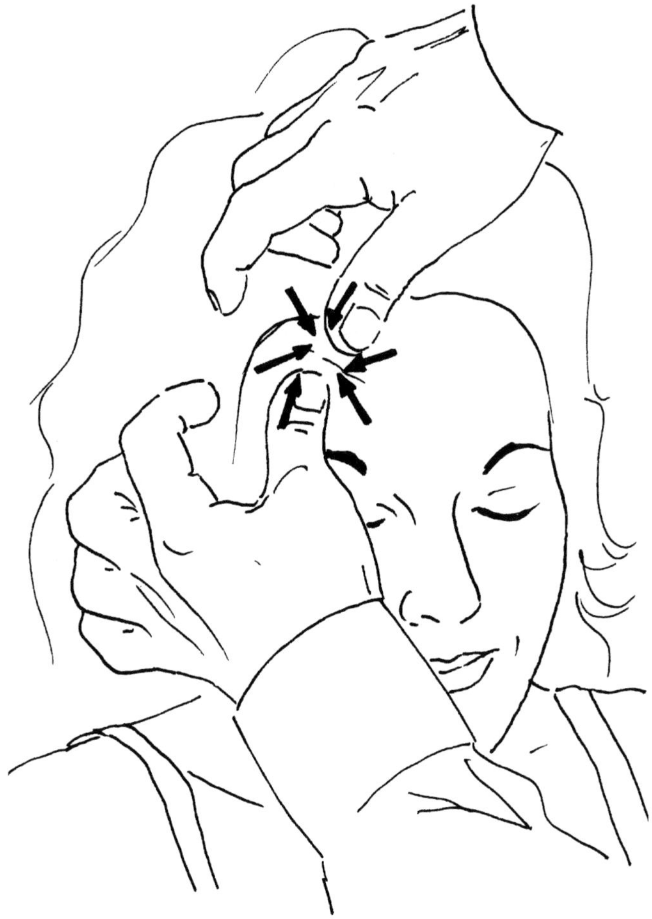

Abb. 10.5 Behandlung eines Faszienknotens, 1. Schritt

Ligaments mit beiden Händen behandeln, indem Sie den Dehnungsdruck der einen Hand mit dem Dehnungsdruck der anderen Hand in leicht veränderter Position paaren.

- Wenn Sie den Kontakt hergestellt haben, sollten Sie nach Möglichkeit den Körper um das Ligament herum mobilisieren, um auf die Weise seine Entspannung herbeizuführen. Auf diese Technik wird bei der Behandlung des Lig. iliolumbale noch näher eingegangen.

Bestimmte Ligamente sind bei einer Läsion sehr verspannt und erscheinen bei der Palpation völlig verhärtet. Ziel ist es daher, ihnen eine gewisse Elastizität zurückzugeben.

Strukturelle Technik

Sie ist und bleibt die beste Behandlungsmethode für kurze, tiefe und einer Palpation schwer zugängliche Faszien. Bei strukturellen Läsionen handelt es sich in den meisten Fällen um Faszienläsionen. Eine somatische Funktionsstörung wird zum großen Teil nur durch die umgebenden Weichgewebe aufrechterhalten, die sich fibrotisch verändern. So wird die Läsion immer stärker fixiert und langfristig von degenerativen Veränderungen begleitet.

Im Fall einer vertebralen Läsion ist es ganz offensichtlich schwierig, die tiefen Faszien mit ihren Ausläufern, den zahlreichen periartikulären Bändern, zu erreichen. Je älter Läsionen sind, desto häufiger befinden sie sich in einem Zustand maximaler Spannung oder kurz vor der Verkalkung. Die strukturelle Technik ist die geeignetste und sicherlich wirksamste Methode für solche Problemfälle. Durch eine rasche Dehnung des Gewebes werden Spasmen beseitigt und eine Entspannung herbeigeführt, die dem Gewebe seine Bewegungsfreiheit zurückgibt.

Nicht alle strukturellen Läsionen werden ausschließlich durch Faszienveränderungen aufrechterhalten. Besonders am oberen Sprunggelenk, den Metakarpophalangeal- und den Interphalangealgelenken scheinen andere Läsionsmechanismen aufzutreten. Obwohl es auch hierbei zu

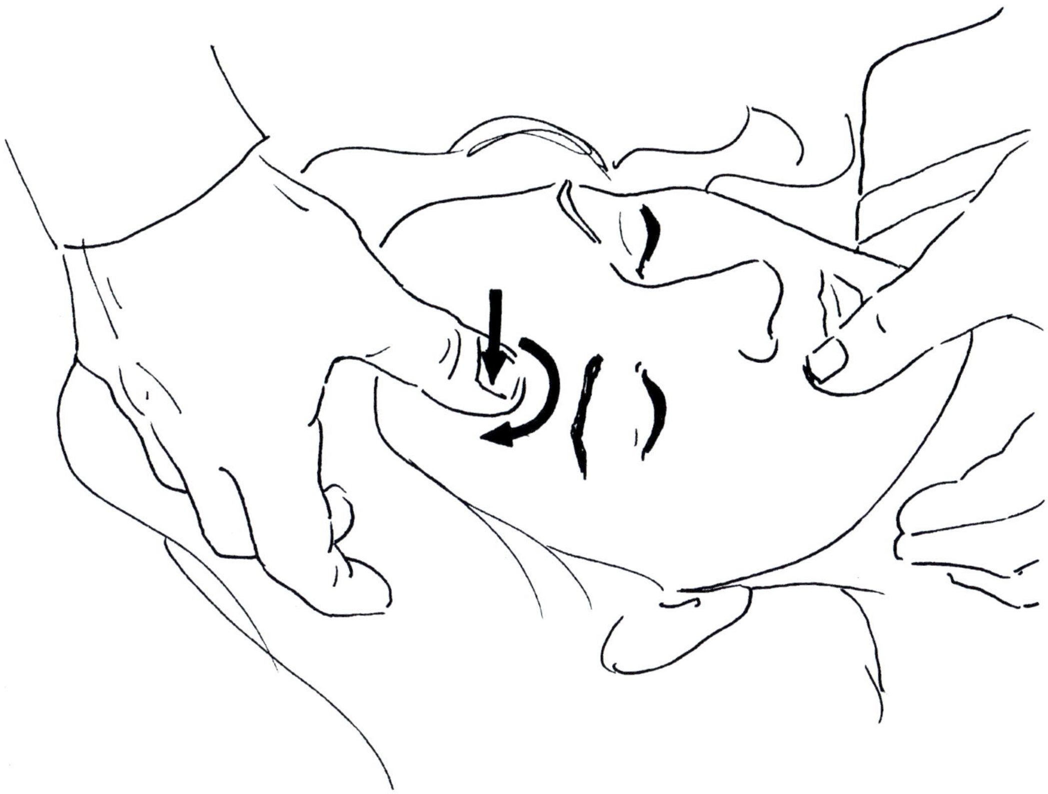

Abb. 10.6 Behandlung eines Faszienknotens, 2. Schritt

begleitenden Gewebeveränderungen kommt, führt eine Behandlung des umliegenden Gewebes nicht unbedingt zur Behebung der Gelenkstörung. Bei diesen Gelenken sorgt ein Vakuumphänomen dafür, dass sie kollabieren und die Gelenkflächen wie von einem Sog aufeinander gepresst werden. Wenn es nicht gelingt, das Gelenk zu entlasten und wieder einen gewissen Innendruck aufzubauen, wird die Gelenkfunktion nicht wieder vollständig hergestellt.

10.3 Die spezifischen Techniken

In diesem Abschnitt werden nicht systematisch alle spezifischen Techniken für die Faszienbehandlung beschrieben, sondern das allgemeine Behandlungsprinzip aus dem vorhergehenden Abschnitt anhand von Anwendungsbeispielen in verschiedenen Körperregionen illustriert.

10.3.1 Die unteren Extremitäten

Lig. plantare longum

Nach verschiedenen Zerrungen im Fußbereich lässt sich häufig eine starke Spannung im Lig. plantare feststellen. Diese Spannung blockiert die gesamte Fußmechanik und verhindert häufig den Erfolg der spezifischen strukturellen Techniken; letztlich kann sie auch einen Fersensporn verursachen.

- Der Patient liegt auf dem Bauch und hält das Bein gebeugt.
- Dringen Sie mit den Fingern tief in die Fußsohle ein, bis Sie das unter dem Fußgewölbe ausgespannte Faszienband spüren (➤ Abb. 10.7).

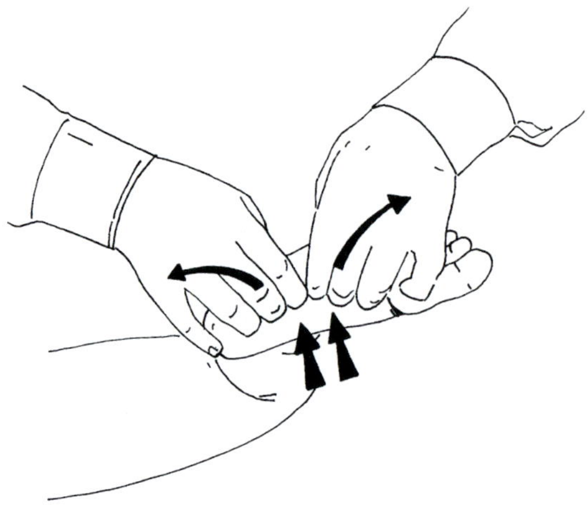

Abb. 10.7 Behandlung des Lig. plantare longum

- Üben Sie zunächst gleitenden Druck mit Betonung auf der besonders schmerzhaften Stelle des Ligaments aus.
- In einem zweiten Schritt haken Sie die Fingerkuppen am Ligament ein, um es senkrecht zum Faserverlauf zu dehnen.

Diese Technik ist sehr schmerzhaft. Der Patient muss mit der Anwendung einverstanden und vorgewarnt sein, die immer unterhalb der Toleranzgrenze bleiben sollte. Unter diesen Vorsichtsmaßnahmen darf die Behandlung intensiv, aber von kurzer Dauer sein. Der Erfolg tritt oft sehr rasch ein. In den meisten Fällen genügen eine oder zwei Sitzungen, obwohl wir es häufig mit sehr alten, starken Läsionen zu tun haben.

Bei einem Fersensporn wird zuerst das Lig. plantare und anschließend der Sporn selbst direkt mit Druck unter Drehung behandelt. Danach folgt man der Faszie an der Ferse und der Achillessehne hoch bis zur Wadenmuskulatur, wo die Spannungen am häufigsten in der Vertiefung des M. gastrocnemius lokalisiert sind.

Auch in diesem Fall sollte der Schmerz rasch nachlassen. Manchmal ist eine Verkleinerung oder sogar ein Verschwinden des Fersensporns nach der Behandlung zu beobachten.

Fascia cruris

Da sie direkt auf der Tibia liegt, ist die Fascia cruris bei Läsionen der unteren Extremität häufig mitbetroffen und somit oft der Schlüssel zum Erfolg einer Knie- oder Sprunggelenk-Behandlung.

- Der Patient liegt auf dem Rücken und hält das Knie gestreckt oder gebeugt.
- Lassen Sie Ihre Finger mit Druck an der Faszie entlanggleiten, während Sie fixierte Gewebebereiche zusätzlich dehnen, kneten oder drehen. Folgen Sie der Faszie bis zum medialen Tibiaplateau (➤ Abb. 10.8).
- Nachdem alle Fixierungspunkte gelöst wurden, können die Finger ohne Widerstand und ohne Schmerz an der Faszie entlanggleiten.

Bei Knöchelschmerzen und eingeschränkter Plantarflexion erweist sich die Behandlung der Fascia cruris oft als nützlich. Falls nur die Fascia cruris von einer Zerrung bzw. Überdehnung durch eine falsche Bewegung betroffen ist, die Bänder des Sprunggelenks aber ausgespart bleiben, verspannt sich die Faszie.

Gynäkologische Probleme werden oft bevorzugt in die Fascia cruris projiziert. Dadurch kann es bei Frauen zu reflektorischen Faszienveränderungen kommen, die sich als ödematöse, schmerzhafte Stellen in der Mitte der Tibia-Außenseite und am Condylus medialis der Tibia manifestieren. Durch die Behandlung dieser Zonen werden häufig auch die gynäkologischen Probleme positiv beeinflusst.

Manchmal liegt eine Funktionsstörung der gesamten Faszie ohne spezielle Fixierungspunkte vor. Die Behandlung erfolgt dann in Form einer Induktion: entweder global mit einer Hand am

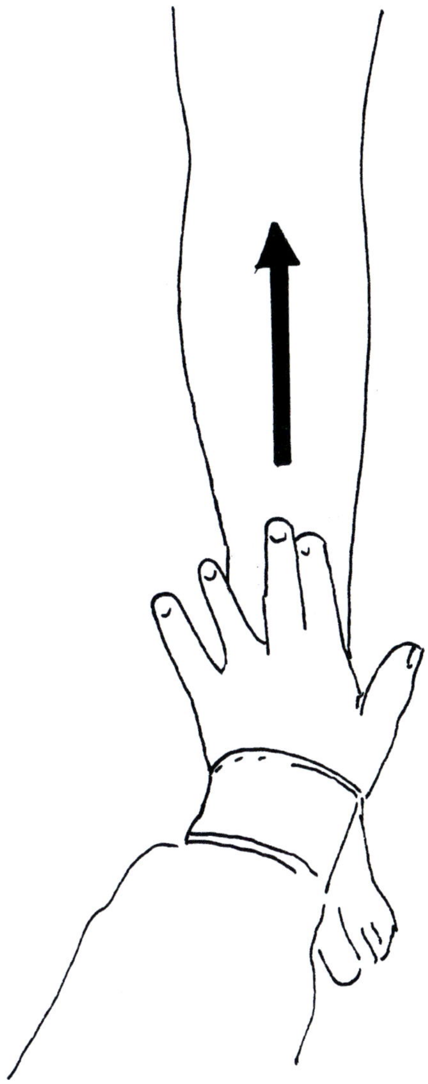

Abb. 10.8 Behandlung der Fascia cruris

distalen und der anderen am proximalen Ende der Tibia oder eher segmental mit nahe beieinander liegenden Händen, um nach und nach die ganze Faszie zu behandeln.

Oberschenkelbereich

Die meisten Probleme am Oberschenkel treten auf der Außen- oder Innenseite auf.

Außenseite

Hierbei handelt es sich immer um Zerrungen der Fascia lata.

- Der Patient liegt mit gestreckten Beinen auf dem Rücken.
- Lassen Sie zwei oder drei Fingerkuppen mit Druck am Tractus iliotibialis entlanggleiten (➤ Abb. 10.9). Dabei sind häufig Wellen wie bei einem Wellblechdach spürbar. Diese Wellen müssen schrittweise reduziert werden.
- Wenn Sie im Verlauf auf schmerzhafte Punkte (Granulationen) treffen, lösen Sie diese durch knetende Drehbewegungen auf.

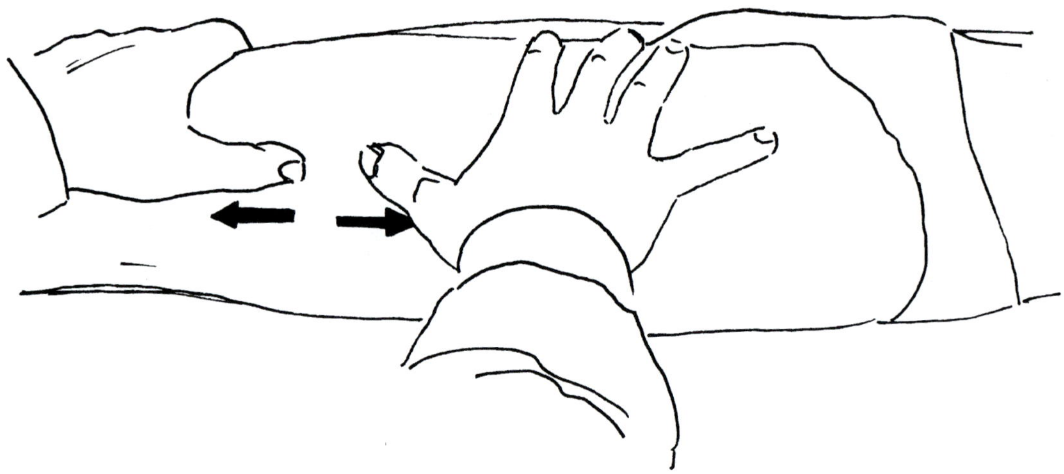

Abb. 10.9 Behandlung der lateralen Oberschenkelfaszie

Auch hier lässt sich wie bei allen anderen Faszien die Wirksamkeit der Behandlung an einer Verminderung der Spannung, einem deutlichen Rückgang der Schmerzen und natürlich einer funktionellen Besserung ablesen. Das gilt für alle Faszientechniken.

Kommen wir noch einmal kurz auf die Schmerzen zu sprechen. Obwohl sie stark oder sogar unerträglich sein können, sollte eine gute und präzise Behandlung sie binnen kürzester Zeit völlig verschwinden lassen. Wenn die Behandlung falsch durchgeführt wird oder die Faszie heftig reagiert, wird der Patient noch Tage nach der Behandlung anhaltende Restschmerzen spüren, selbst wenn das Behandlungsgebiet zunächst völlig schmerzfrei erschien.

Innenseite

- Der Patient liegt auf dem Rücken und hält das Bein leicht angewinkelt.
- Sie stehen seitlich daneben, ein Knie auf der Liege, und stützen die Schenkelaußenseite des Patienten mit Ihrem eigenen Oberschenkel.
- Führen Sie mit den Fingerkuppen beider Hände eine Druck-Dehnung im Bereich des Adduktorenspalts aus (➤ Abb. 10.10).
- Liegt eine stärkere Fixierung vor, legen Sie beide Daumen an den oberen Adduktorenrand, um die Stelle quer zum Faserverlauf zu dehnen, indem Sie den Punkt in Richtung Liege drücken.

Nervus ischiadicus

Zum Abschluss der Behandlung im Beinbereich wollen wir noch über die Fascia ischiadica sprechen. Bei den Faszientests (➤ Kap. 7) haben wir bereits erwähnt, dass die Fascia ischiadica eine Reizquelle sein kann, die Ischiasbeschwerden (Ischialgien) unterhält oder sogar verursacht.

In dem Zusammenhang möchten wir eine Anekdote schildern, die unsere Einstellung zu den Faszien gut beschreibt.

ANEKDOTE

Wie viele andere lernten wir Patienten kennen, die sich bei einem „Knochenheiler" ihre „Nerven einrenken" oder „zurechtrücken" ließen, was mitunter zu spektakulären Erfolgen bei Ischialgien führte. Die üblicherweise in Bauchlage oder im Stehen durchgeführte Behandlung bestand darin, dass der Heiler mit dem Daumen dem Ischiasnerv bis zum Gesäß folgte bzw. am Rücken entlang bis zu den Halswirbeln hinauffuhr. Überflüssig zu sagen, dass die meisten Patienten dies in bleibender Erinnerung behielten – den Daumen, der sich so leicht im ganzen Behandlungsgebiet voranarbeitete und manchmal noch lange sichtbare Spuren hinterließ, und immer auch die Erleichterung darüber, oftmals von den Ischiasbeschwerden erlöst worden zu sein.

Das erregte unser Interesse, und wir suchten jahrelang nach einer Erklärung. Letztlich ließ sie sich einfach aus einer gründlichen Studie der Faszienanatomie herleiten: Der Nerv ist von einer Faszie umgeben, und wenn sie verspannt ist, wird er gereizt.
Besagte „Knochenheiler" hatten nicht „Nerven eingerenkt", sondern einfach die Faszien behandelt. In traditionelle Methoden mischt sich eben stets ein Körnchen Wahrheit ...
Der „Stress" der Behandlungstechnik schien die Faszie aus ihrer Amnesie, aus ihrer Unterfunktion, die den Ischiasnerv irritierte, zu „erwecken". Die starke Stimulation holte sie aus ihrer Erstarrung und „erinnerte" sie wieder an ihre normale (physiologische) Funktion.

Wir haben diese Technik leicht abgewandelt und häufig mit Erfolg angewandt.

- Der Patient liegt auf dem Bauch.
- Suchen Sie die Stelle mit der Restriktion auf, die sich oft im mittleren Schenkelbereich befindet, und dringen Sie mit den Fingerkuppen beider Hände tief hin ein, um eine Dehnung längs und quer zum Faserverlauf auszuführen (➤ Abb. 10.11).
- Folgen Sie der Faszie bis zum Wadenbereich hinunter (➤ Abb. 10.12). Dort angekommen, stützen Sie Ihren Oberschenkel auf der Liege ab und legen sich den Unterschenkel des Patienten darüber.
- Behandeln Sie den spezifischen Punkt anschließend mit einer Dehnungs- oder Inhibitionstechnik.

In den meisten Fällen ist es weder sinnvoll, zu viel Druck auszuüben und damit dem Patienten Schmerzen zuzufügen, noch das gesamte Bein mit dem Daumen zu behandeln. Dazu gibt es sanftere Methoden.

Nach der Behandlung lässt sich häufig eine funktionelle Verbesserung, insbesondere eine Verbesserung im Lasègue-Test, feststellen.

Natürlich beschränkt sich die Behandlung von Ischiasbeschwerden nicht auf diese Technik. Nach Abklärung der Ursachen kommen häufig mehrere Techniken zum Einsatz.

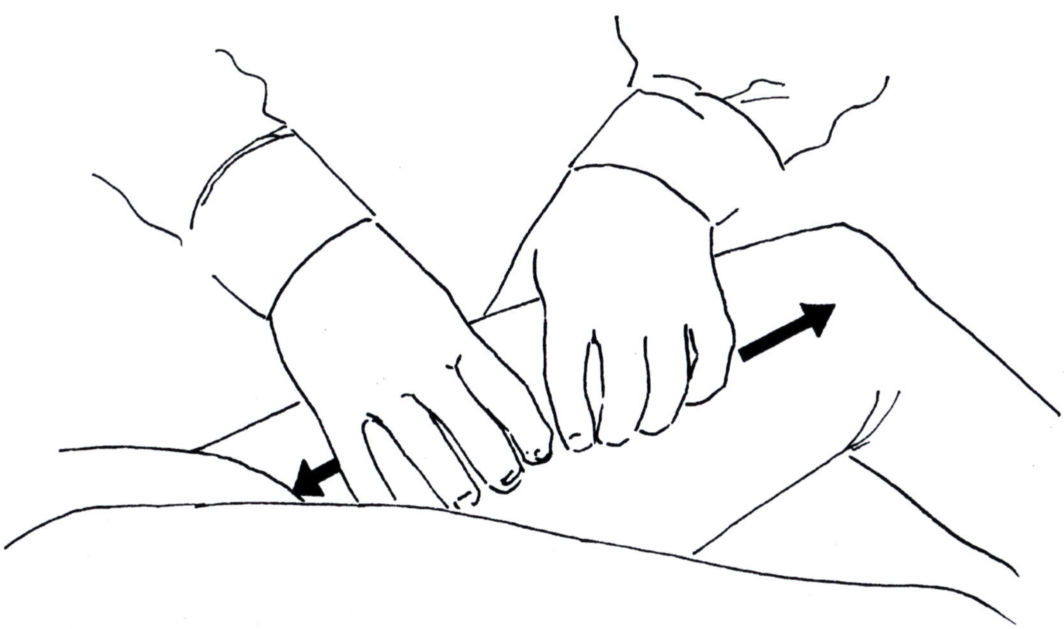

Abb. 10.10 Behandlung der medialen Oberschenkelfaszie

10

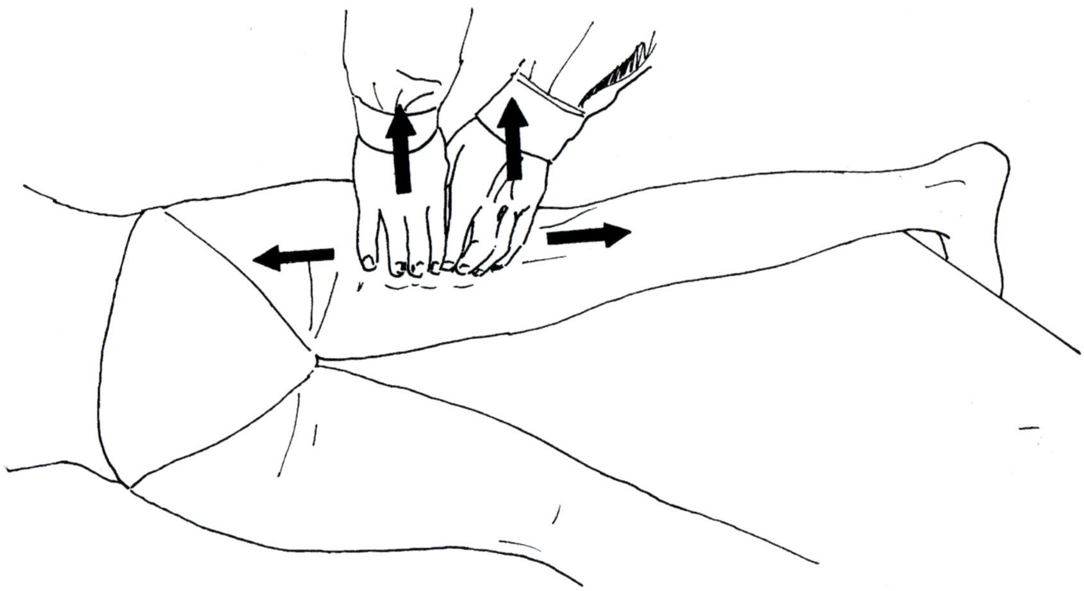

Abb. 10.11 Behandlung der Fascia ischiadica am Oberschenkel

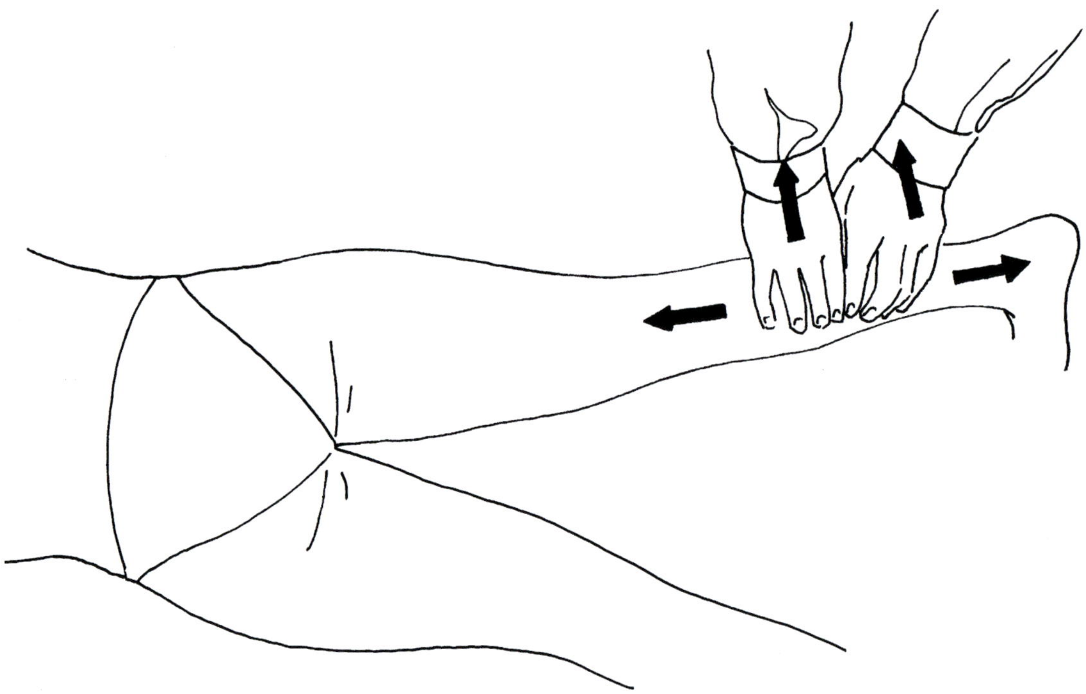

Abb. 10.12 Behandlung der Fascia ischiadica am Unterschenkel

10.3.2 Das Becken

Die Techniken für das Lig. sacrotuberale, das Lig. sacrospinale und den M. piriformis sind hinlänglich bekannt, so dass sie hier nicht ausführlicher besprochen werden. Das Lig. sacrospinale nimmt häufig eine Schlüsselstellung bei Becken- und Beinproblemen ein und sollte daher routinemäßig untersucht werden.

Nachstehend werden spezielle Techniken beschrieben, und zwar für:

- die Fascia glutea

- das Lig. iliolumbale und das Lig. lumbosacrale
- das Lig. sacrotuberale und das Lig. sacrospinale sowie
- die Fascia iliaca.

Fascia glutea

Die Fascia glutea ist relativ großflächig und aufgrund unserer aufrechten Haltung ständig beansprucht. Bei den meisten Patienten lässt sich die Technik am effizientesten im Stehen anwenden (➤ Abb. 10.13). Hier die Durchführung am Beispiel der rechten Faszie:

- Der Patient liegt auf dem Bauch.
- Mittels Gleit-Druck-Technik, Dehnungs- oder Inhibitionstechnik behandeln Sie:
  - Ansatz-/Umschaltstellen an der Crista iliaca, wo sich häufig Faszienstränge oder knotige Zonen befinden,
  - Faszienhüllen der verschiedenen Muskelfaserbündel schräg nach unten und außen. Zur besseren Wirksamkeit ist es notwendig, tief zwischen die Muskeln einzudringen.
  - Ansatzstellen am lateralen Rand des Sakrums, direkt an der Kontaktfläche zwischen Faszie und Knochen, wo sich häufig Faszienbänder und knotige Zonen befinden.
- Sie stehen hinter dem Patienten, der sich leicht an Sie lehnt, und schlingen Ihren linken Arm um ihn herum.
- Während Sie ihn mit dem linken Arm stützen, verschieben Sie das Becken des Patienten nach links und neigen seinen Rumpf nach rechts. Das verringert die Faszienspannung, damit die rechte Hand besser arbeiten kann.

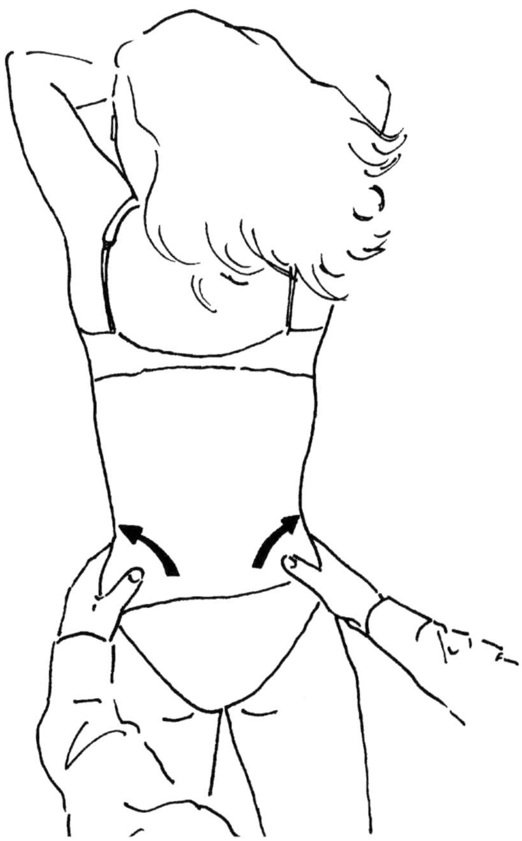

Abb. 10.13 Behandlung der Fascia glutea

Lig. iliolumbale

Das Lig. iliolumbale verläuft wie eine gespannte Schnur zwischen den Querfortsätzen von L4/L5 und der Crista iliaca und spielt eine Schlüsselrolle für die Normalisierung des lumbosakralen Übergangs.

Die Behandlung kann nur im Stehen erfolgen, da sich das Lig. iliolumbale unter Einfluss der Schwerkraft spannen muss, um überhaupt behandelt werden zu können.

Durchführung am Beispiel des rechten Lig. iliolumbale: Sehr häufig ist schon leichter Druck extrem schmerzhaft und macht es praktisch unmöglich, in das Ligament hineinzudrücken, fast als wäre es verkalkt. Man muss daher den ganzen Körper miteinbeziehen, um es in ein allgemeines Behandlungsschema zu integrieren.

- Der Patient steht mit leicht gespreizten Beinen.
- Sie stehen hinter ihm, so dass er sich leicht an Sie lehnt.
- Greifen Sie unter seinem Arm hindurch und umschlingen Sie ihn mit dem linken Arm (➢ Abb. 10.14).
- Mit dem rechten Daumen über der Mitte des Bands üben Sie senkrecht Druck aus.
- Um das Lig. iliolumbale zu entspannen, führen Sie eine horizontale Verschiebung (Translation) zu Nicht-Behandlungsseite, eine Rotation und bei Be
darf eine leichte Extension mit kleiner Amplitude durch.

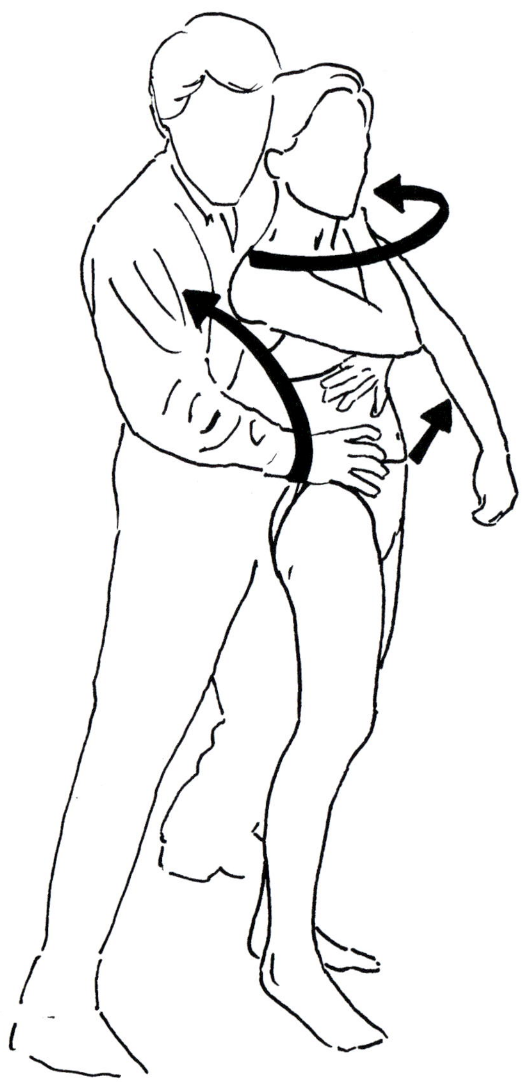

Abb. 10.14 Behandlung des Lig. iliolumbale

- Dabei üben Sie mit dem Daumen kontinuierlich Druck auf das Band aus (unter Beachtung des Schmerzfaktors).
- Während der Behandlung muss die Körperposition in Bezug zum Ligament ständig neu angepasst werden.
- Kehren Sie zur Ausgangsposition zurück und wiederholen Sie das Ganze von vorn.

Sehr häufig ist schon leichter Druck extrem schmerzhaft und macht es praktisch unmöglich, in das Ligament hineinzudrücken, fast als wäre es verkalkt. Man muss daher den ganzen Körper miteinbeziehen, um es in ein allgemeines Behandlungsschema zu integrieren. Die Schwierigkeit bei dieser Technik besteht darin, dass sich viele Patienten aus Angst, nach hinten umzukippen, verspannen und damit die Behandlung fast unmöglich machen. Es ist daher wichtig, die Technik genau zu erklären und sich zu vergewissern, ob er gut entspannt ist. Je besser Sie den Patienten abstützen, desto ruhiger wird er sein. Wenn Sie Ihr linkes Bein neben das Bein des Patienten stellen, geben Sie ihm zusätzliche Sicherheit.

Obwohl diese Technik natürlich auch zur Erstbehandlung des Ligaments angewandt werden kann, ist sie nach einer strukturellen Korrektur oder einer Weichteilbehandlung im kleinen Becken noch viel wirksamer.

Nach richtiger Anwendung sollte sich die Anteflexion deutlich verbessert haben, was dann wiederum die weitere Normalisierung unterstützt.

Lig. lumbosacrale

Die Behandlungstechnik für das Lig. lumbosacrale entspricht der für das Lig. iliolumbale beschriebenen, bis auf kleine Änderungen:

- Ihr Daumen liegt oben auf dem Sulcus.
- Führen Sie den Patienten in eine Extension – Seitneigung nach rechts – Linksrotation.

An diesem Band treten deutlich seltener Läsionen als am Lig. iliolumbale auf.

Lig. sacrotuberale und Lig. sacrospinale

Die Behandlung erfolgt jeweils in Bauchlage des Patienten.

Am Lig. sacrotuberale Setzen Sie einen Daumen auf den unteren Teil des Bandes, auf halber Strecke zwischen dem Sitzbein und dem unteren Außenwinkel des Sakrums.

- Ihre andere Hand liegt auf dem Steißbein und dem unteren Sakrum, um sie funktionell zu verbinden.
- Während Sie mit dem Daumen das Lig. sacrotuberale dehnen, stellen Sie mit der anderen Hand die Faszien darauf ein. Das steigert die Wirkung der Behandlung und führt rascher zum Erfolg.

Am Lig. sacrospinale sind Position und technische Durchführung die gleichen wie oben.

- In diesem Fall wird nur der Daumen auf das Lig. sacrospinale und die andere Hand in Höhe der Spina ischiadica auf das Sakrum gelegt.
- Wie bereits erwähnt, besteht hier die Schwierigkeit, das Ligament genau abzugrenzen. Doch die Präzision ist entscheidend für die Wirksamkeit der Behandlung.

Am Lig. sacrospinale sind Position und technische Durchführung die gleichen wie oben.

Fascia iliaca

Mitnichten wollen wir die Bedeutung des M. psoas bestreiten. Trotzdem scheint zu häufig vergessen zu werden, dass der M. iliopsoas auch noch aus dem M. iliacus besteht. Von ihm glauben wir, dass er durch seine direkten Beziehungen zu den Beckenorganen und den Nerven des Plexus lumbalis häufig an Läsionsketten beteiligt ist.

Da Dysfunktionen in dieser Region besonders bei Frauen ziemlich häufig vorkommen, ist es wichtig, den Muskel und seine Faszie zu untersuchen und im Fall einer Funktionsstörung entsprechend zu behandeln.

- Der Patient in Rückenlage hält das Knie auf der Behandlungsseite gebeugt.
- Sie sitzen auf der Behandlungsseite neben der Liege.
- Ihre rechte Hand liegt auf der Fossa iliaca und die linke Hand auf dem Knie des Patienten. Mit ihr wird das Bein in eine Flexion und Adduktion geführt, um die Spannungen in der Fossa iliaca zu lösen. Gleichzeitig schiebt sich die rechte Hand in die Fossa iliaca hinein und in Richtung der Faszie nach lateral.
- Streichen Sie mit der Hand (oder genauer mit dem Daumen, was den Kontakt erleichtert) über die Fascia iliaca, vom obersten Punkt auf der Crista iliaca bis hinunter zum Os pubis, um Restriktionen oder strukturelle Veränderungen zu entdecken, die mit Schmerzen einhergehen können.
- Die Behandlung besteht wie bei allen Faszien in einem Ecoute-Test, bis sich die Spannung löst.
- Zur Wirkungsverstärkung führen Sie das Bein so, dass Oberschenkel- und Beckenfaszien mit einbezogen werden: in Abduktion/Adduktion, Flexion/Extension, Innen-/Außenrotation.

10.3.3 Der Rücken

Fascia thoracolumbalis

Als Inbegriff einer Faszienregion treten im Thorakolumbalbereich sehr häufig Zerrungen (Distorsionen) auf.

- Der Patient liegt auf dem Bauch.
- Gleiten Sie mit Druck am Rücken entlang zu den Halswirbeln hoch (➤ Abb. 10.15).

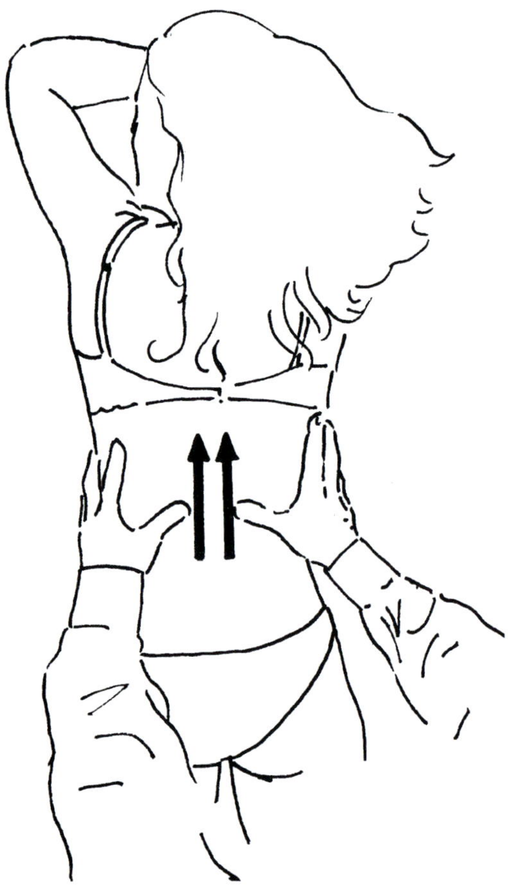

Abb. 10.15 Behandlung der Fascia thoracolumbalis

- Erfahrungsgemäß sind hier häufig Faszienstränge, knotige Verhärtungen und verspannte, gerundete Faszienbündel über längere Strecken anzutreffen. Vom Interskapularbereich ziehen Spannungen oft schräg zum Schulterblatt. Faszienspannungen können aber auch hinter dem Schulterblatt sowie im Bereich des M. supraspinatus und des M. infraspinatus sitzen.
- Wenden Sie eine Gleit-Druck-Technik schräg zur Schulter hin an. Dabei lassen sich Spannungen zwischen den Muskelfasern, Faszienknoten und richtige „Beulen" entdecken, die gespannt und hypersensibel sind; sie müssen mit Dehnungs-, Druck-, Dreh- und Inhibitionstechniken zum Verschwinden gebracht werden (➤ Abb. 10.16 und ➤ Abb. 10.17).

Am Außenrand des Schulterblatts sind Verspannungen besonders häufig anzutreffen. Sie sollten mit gleitendem Druck behandelt werden. Die Behandlung der Brustwirbelsäule lässt sich manchmal besser im Sitzen durchführen, weil sie dann durch Schwerkraft unterstützt wird.

Bei älteren Patienten, die schwierig zu mobilisieren sind und deshalb vorsichtig behandelt werden müssen, reicht es in den meisten Fällen, bei lumbosakralen Problemen die Technik im Sitzen anzuwenden, um einen sofortigen und anhaltenden Erfolg zu erzielen.

Die Rückenfaszien

Viele Patienten leiden unter allgemeinen Verspannungen der posterioren (Rücken-)Faszien und haben dadurch Schwierigkeiten, sich vornüber zu beugen. Wird in Rückenlage versucht, das Bein anzuheben, ist die Flexion im Hüftgelenk oft stark eingeschränkt und schon ein kleiner Bewegungsbogen schmerzhaft.

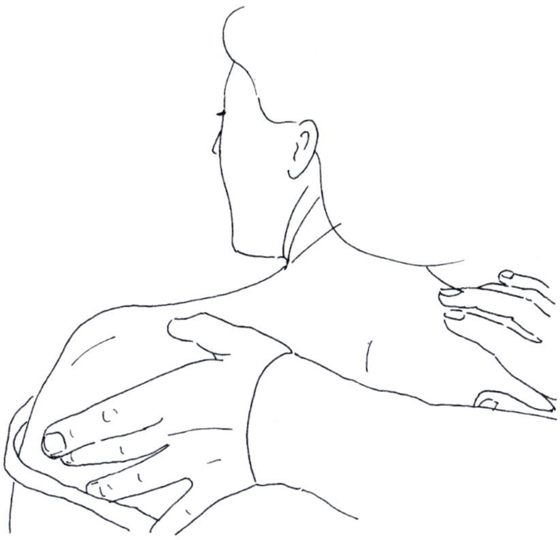

Abb. 10.16 Behandlung der Schulterfaszien, 1. Schritt

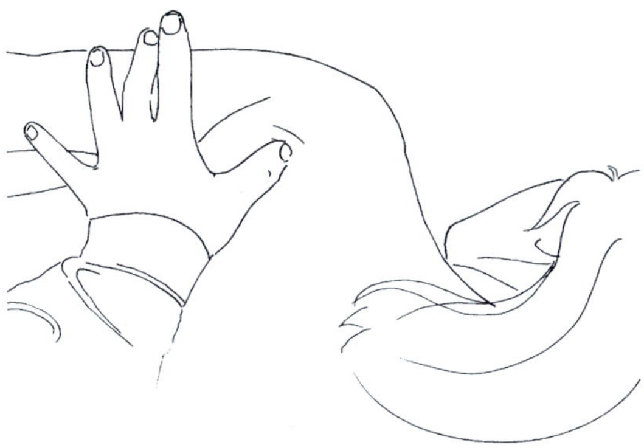

Abb. 10.17 Behandlung der Schulterfaszien, 2. Schritt

Eine globale Faszientechnik führt rasch zu einer deutlichen Besserung. Sie entspricht der Lumbar-Roll-Technik, ohne sich auf ein spezifisches Segment zu beziehen.

- Der Patient liegt auf der Seite und Sie stehen vor ihm.
- Ziehen Sie den unteren Arm nach vorn und oben, um den Oberkörper in eine leichte Rotation nach hinten zu bringen.
- Während das unten befindliche Bein gestreckt bleibt, hängt das andere gebeugt über die Liege hinaus.
- Nachdem Sie den Handkontakt zum oberen Thorax- und Beckenbereich hergestellt haben, verstärken Sie die Rotation und Traktion (in Längsrichtung) des Oberkörpers, um eine Vorspannung zu erzeugen.
- Drücken Sie gleichzeitig das über den Rand hängende Bein herunter, um es in Flexion und Adduktion zu bringen und dadurch die Spannung zu erhöhen (➤ Abb. 10.18 und ➤ Abb. 10.19). Achten Sie darauf, dass es möglichst gerade bleibt. Als Variante können Sie sich zwischen die Beine des Patienten stellen.

Ziel der Technik ist eine rasche Dehnung der Rückenfaszien. Dabei induzieren die Arme eine Längsdehnung, während sich mit dem Bein Flexion und Adduktion im Hüftgelenk verbessert werden.

Die bilateral durchgeführte Technik sorgt sofort und nachhaltig für eine größere Beweglichkeit.

10.3.4 Die Körpervorderseite

Auf der Körpervorderseite unterscheidet man zwei Bereiche: Abdomen und Thorax, die durch das Zwerchfell getrennt sind.

Die Faszienbehandlung des Abdomens betrifft das vordere Längsband (Lig. longitudinale anterius), die Viszeralorgane und seltener die oberflächlichen Abdominalfaszien.

Am Diaphragma werden meist globale und muskuläre Techniken angewandt, die thorakale Behandlung konzentriert sich auf das Sternum.

Vorderes Längsband (Lig. longitudinale anterius)

- Der Patient liegt auf dem Rücken und hat die Beine angewinkelt und aufgestellt.

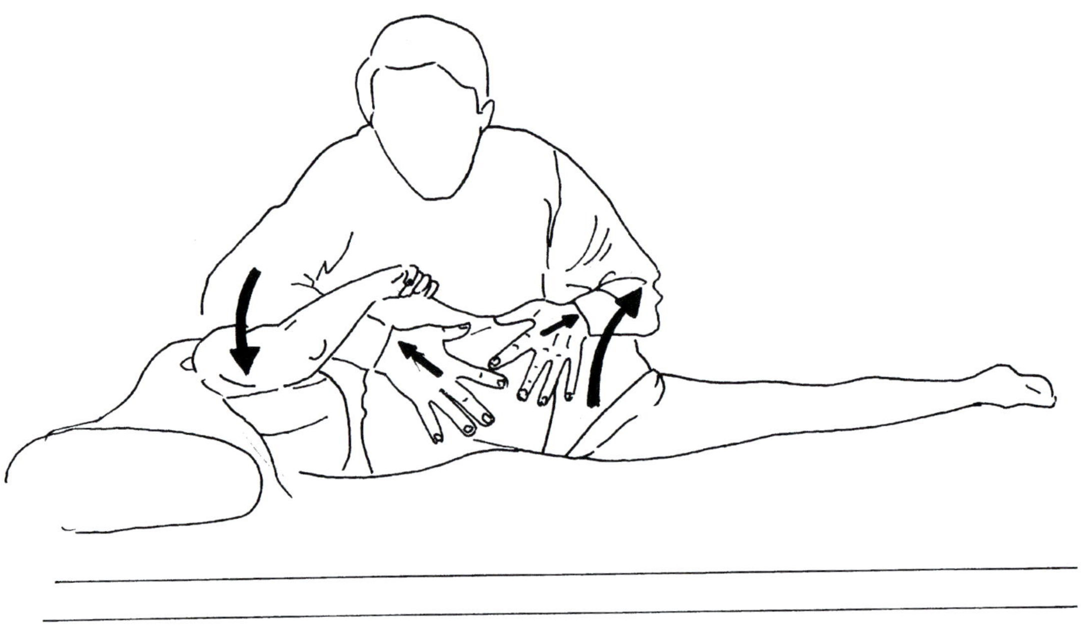

Abb. 10.18 Globale Rückenfaszienbehandlung, Ansicht von hinten

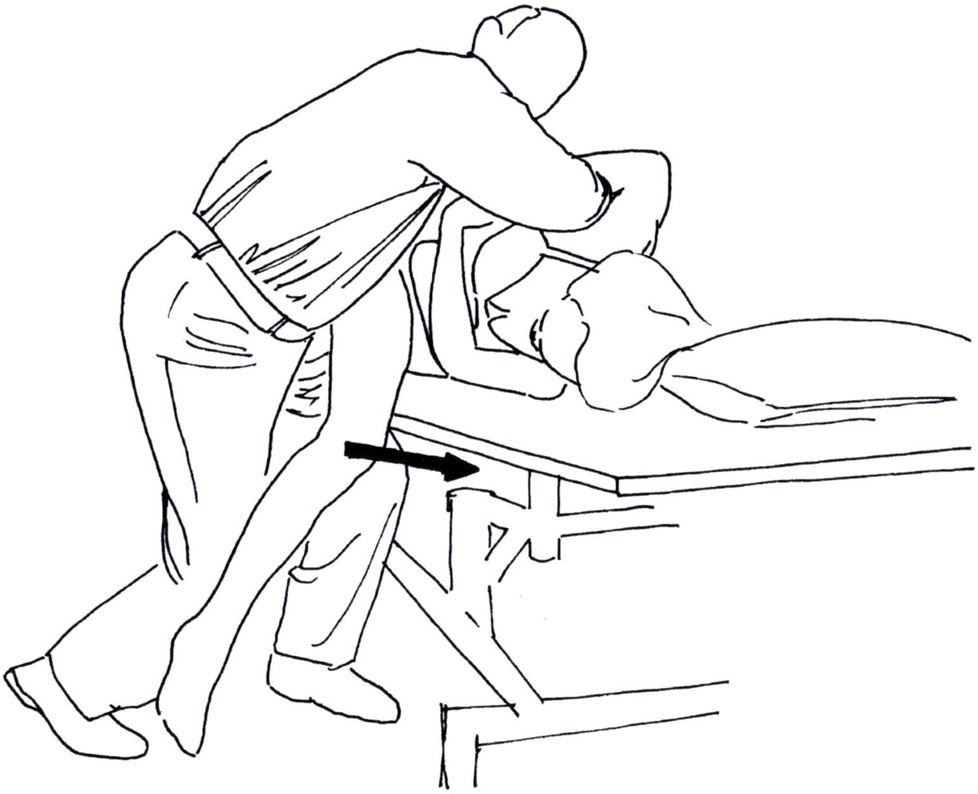

Abb. 10.19 Globale Rückenfaszienbehandlung, Ansicht von vorn

- Sie stehen seitlich davon. Drücken Sie die Finger beider Hände langsam in die Linea alba, um das Ligament zu erreichen.
- Nach leichter Druckausübung dehnen Sie das Ligament längs, indem Sie die Distanz zwischen den Fingern vergrößern, und anschließend quer zur Verlaufsrichtung (➤ Abb. 10.20).

Diese Technik darf nur sanft ausgeführt werden. Wenn es sich als schwierig erweist, sollte darauf verzichtet werden. Bei chronischen Rückenschmerzen und Ischialgien ist sie oft sehr hilfreich und wirksam.

Merke: die Aortenbifurkation unbedingt aussparen.

Viszeralorgane

Wir wollen hier keine viszeralen Techniken beschreiben, die von anderen Autoren bereits hervorragend abgehandelt wurden, sondern nur darauf hinweisen, dass Faszientechniken auch im Viszeralbereich Anwendung finden. Denn viszeralen Techniken sind eigentlich Faszientechniken.

Bei der Behandlung des Abdomens wird ständig zwischen Ecoute-Induktions- und direkten Techniken abgewechselt. Allgemein sollte die Behandlung mit der Induktionstechnik begonnen und auch abgeschlossen werden. Der Abdominalbereich ist prinzipiell eine Region für sanfte Techniken: Man sollte also warten, bis die Faszien die Finger ins Gewebe eindringen lassen, und keinesfalls versuchen, sich über Widerstand hinwegzusetzen.

Im Allgemeinen lässt man die Hand bei der Induktionstechnik zu einem Fixierungspunkt gleiten und erhält einen gewissen Druck aufrecht, der bei Bedarf noch leicht erhöht werden kann, um eine Dehnung zu bewirken. Dann kehrt man zur Anfangsposition zurück und wiederholt den Vorgang. Auch wenn sich oftmals eine bevorzugte Spannungsachse oder Bewegungsrichtung zeigt, muss das Gleichgewicht bedacht in allen drei Raumebenen wiederhergestellt werden. Wenn Sie eine Ebene bevorzugt behandeln, geht das nur unter Einbeziehung der anderen Ebenen, sonst

10

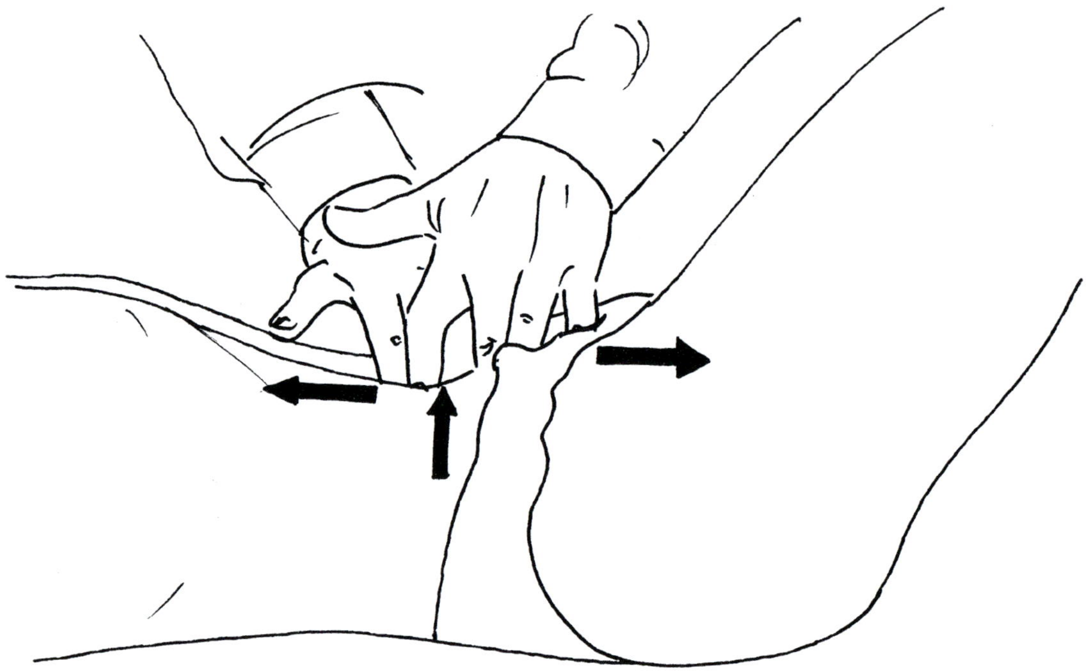

Abb. 10.20 Behandlung des Lig. longitudinale anterius

kann die Technik nicht wirken. Die Hände bewegen sich immer im Einklang mit der natürlichen Faszienbewegung und geben lediglich einen kleinen Impuls.

Wenn die Induktionstechnik nicht ausreicht, werden zusätzlich direkte Techniken angewandt. Das geschieht im Abdominalbereich prinzipiell genauso wie bei allen anderen Faszien, nur mit noch größerer Vorsicht. Da direkte Techniken ein tiefes Eindringen ins Abdomen erfordern, geht das nur im „Einverständnis" mit den Faszien. Warten Sie, bis die Faszien so entspannt sind, dass sie ein Eindringen erlauben, und folgen Sie dann der Faszienbewegung, ohne ihr jemals vorzugreifen.

Im Abdomen kommen Dehnungs-, Druck-, Dreh- und Inhibitionstechniken zur Anwendung. Faszienstränge bilden sich vor allem im Mesenterialbereich, in der Toldt- und Treitz-Faszie bzw. bei Fixierungen an den Eileitern. Knotenförmige Veränderungen findet man vor allem im Bereich des Pylorus, des Sphinkter Oddi und der Ileozökalklappe.

Das Diaphragma

Als wichtiger Ansatzpunkt für Faszien und auch als Faszie an sich nimmt das Diaphragma eine herausragende Stellung in der menschlichen Physiologie ein. Deshalb ist es wichtig, dass das Zwerchfell frei beweglich und unbelastet (nicht verspannt) ist.

Allgemein harmonisierende Technik

- Der Patient liegt auf dem Rücken und hat die Beine angewinkelt aufgestellt.
- Sie stehen seitlich mit Blickrichtung nach kranial.
- Legen Sie die Hände mit gespreizten Fingern möglichst großflächig auf die unteren Rippen. Die Daumen zeigen zum Processus xiphoideus (➤ Abb. 10.21).
- Indem Ihre Hände den Thoraxbewegungen folgen, besteht die Technik darin, zunächst die beiden Thoraxhälften zueinander ins Gleichgewicht zu bringen und anschließend den Thorax als Ganzes, bis eine harmonische Bewegung in allen Ebenen des Raumes spürbar wird.

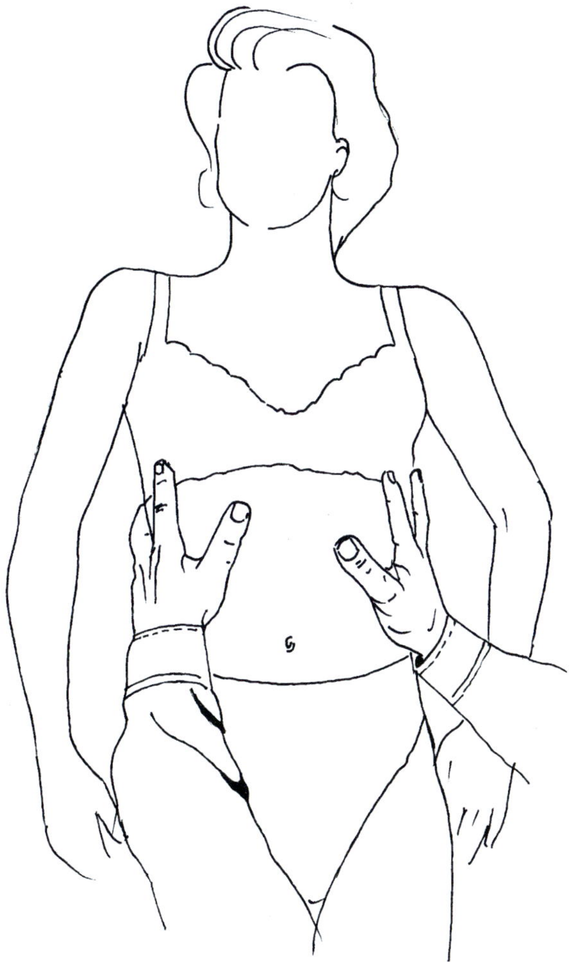

Abb. 10.21 Allgemein harmonisierende Behandlung des Diaphragmas

Muskuläre Technik

Die Ausgangsposition von Patient und Therapeut ist die gleiche wie oben.

- Legen Sie beide Hände unten auf eine Thoraxhälfte, um die Daumen unter den Rippenbogen vorzuschieben, bis sie den Muskelansatz berühren (➤ Abb. 10.22).
- Versuchen Sie, möglichst weit mit den Daumen nach kranial vorzudringen.
- Mit Dehnung, Druck und der Inhibitionstechnik werden alle vorhandenen Fixierungen korrigiert, wobei sich die Daumen gegeneinander bewegen. Behandeln Sie anschließend die andere Thoraxhälfte.

Es empfiehlt sich, diese Technik nach der allgemein harmonisierenden Behandlung anzuwenden. Sie darf keine Schmerzen verursachen, weil sonst sofort ein reflektorischer Spasmus im Gewebe aufträte und die Daumen abwehren würde.

Da die Zwerchfellschenkel nicht direkt zugänglich sind, ist für den Bereich eine strukturelle Technik besser geeignet.

Das Sternum

Am Sternum befinden wir uns wieder in einem Bereich, in dem die Faszie direkten Kontakt zum Knochen hat. In der Tiefe liegt das Perikard. Die Sternalregion reagiert bekanntlich sehr empfindlich auf Stress; daher sind Faszienverspannungen hier besonders häufig anzutreffen.

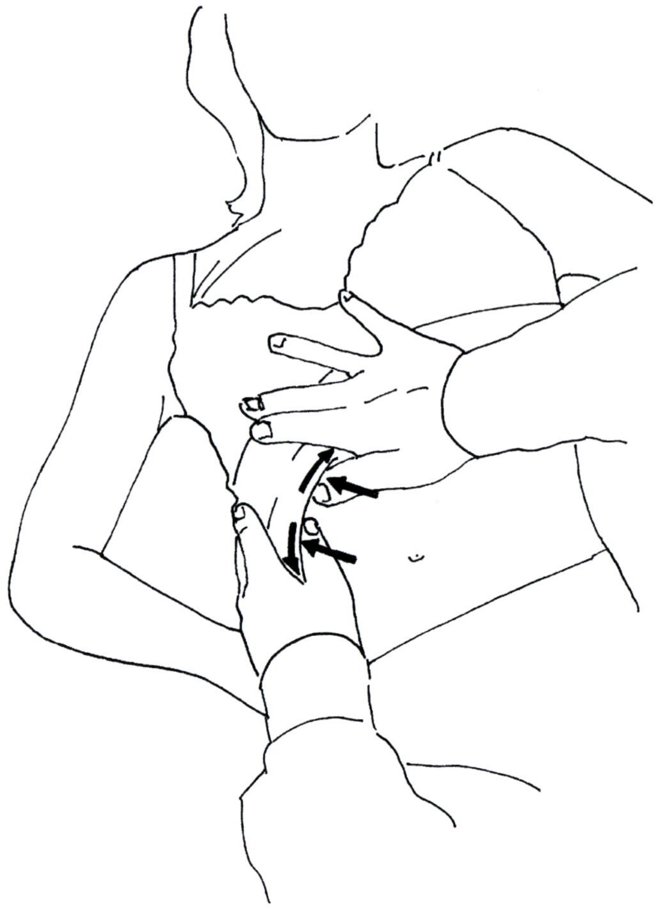

Abb. 10.22 Behandlung des Zwerchfellmuskels

Induktionstechnik

- Der Patient liegt auf dem Rücken und Sie stehen seitlich oder am Kopfende.
- Legen Sie eine Hand möglichst großflächig und wie eine Saugglocke auf das Sternum (➤ Abb. 10.23).

Am Sternum lassen sich Bewegungskomponenten wie Torsion, Lateralflexion, Zug nach posterior oder ein axiales Zusammenziehen des Sternums in unterschiedlicher Kombination wahrnehmen. Das Grundprinzip der Behandlung ist bei allen Störungen gleich: Ausgehend von der bevorzugten Achse werden alle Bewegungen so lange harmonisch ausgeglichen, bis das Sternum völlig frei von Spannungen „schwebt".

Direkte Technik

- Der Patient befindet sich in Rückenlage.
- Wenden Sie gleitenden Druck im Mittelteil und an den Seitenrändern des Sternums an.

Faszienstränge sind häufig vor allem im zentralen Bereich des Sternums und knotige Veränderungen meist lateral und an der Spitze im Bereich des Processus xiphoideus anzutreffen. Die Technik selbst ist mit den bereits beschriebenen Techniken vergleichbar und richtet sich nach der betreffenden Läsion. Es ist ratsam, danach noch eine Induktion anzuschließen.

Da in dieser Region häufig starke Schmerzen auftreten, muss der Druck richtig dosiert werden, andernfalls spürt der Patient stechende oder brennende Schmerzen, die, wenn alles gut geht, nach mehreren Tagen spontan wieder abklingen. War der Druck aber viel zu stark, können die Schmer-

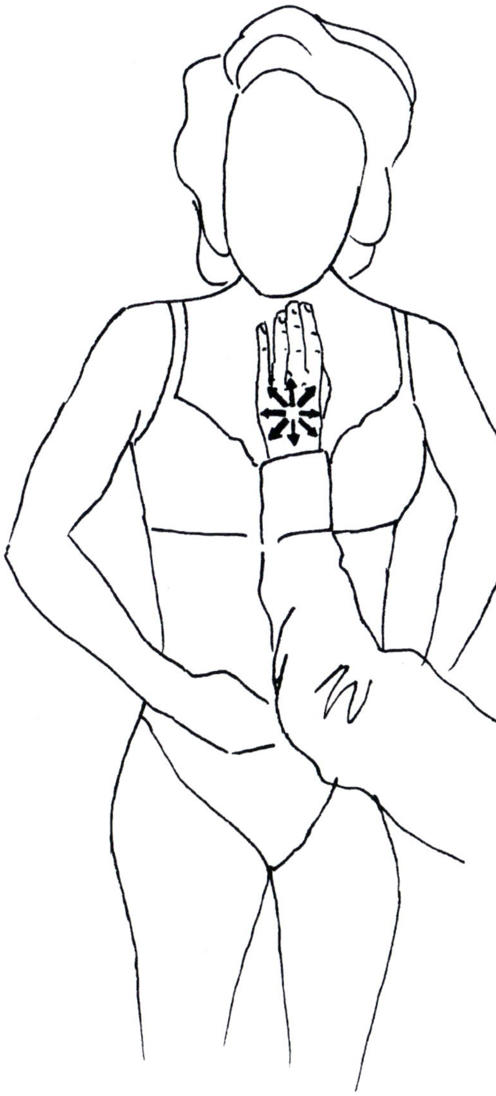

Abb. 10.23 Induktion am Sternum

zen im Extremfall wochenlang anhalten und sehr unangenehm, wenn nicht sogar beängstigend für den Patienten sein.

Bei richtiger Anwendung kann die Behandlung am Sternum jedoch dazu beitragen, dass sich Palpitationen, Tachykardien, Stress und Ängste deutlich bessern.

10.3.5 Die oberen Extremitäten

Dass die ständig unter Belastung stehenden oberen Extremitäten hier gesondert behandelt werden, hängt mit ihrer Morphologie, den Faszienfunktionen, aber auch den Reaktionen zusammen. Obwohl sie permanent aktiv sind, weisen sie insgesamt weniger Probleme als andere Körperbereiche auf. Lediglich an ihrem Ansatz scheinen sich Faszienläsionen anzuhäufen. Induktionstechniken lassen sich an den oberen Extremitäten nur bedingt anwenden, auf direkte Techniken sprechen sie dagegen sehr positiv an. Wir beschrieben hier Behandlungstechniken für folgende Strukturen:

- Unterarm
- Ellenbogen
- Arm
- Schulter.

Unterarm

- Der Patient liegt auf dem Rücken.
- Wenden Sie eine Gleit-Druck-Technik an der Vorder- oder Rückseite des Unterarms bis zum Ellenbogen an (➤ Abb. 10.24).
- Die Gleitbewegung führt bevorzugt in zwei Richtungen, entweder zum Epicondylus medialis oder zum Epicondylus lateralis humeri, die besonders häufig der Sitz von Läsionen sind, besonders der laterale.
- Auf der Innenseite sollte der Druck stärker sein. Bei starken Spannungen wird die Gleit-Druck-Bewegung distal durch den M. pronator quadratus und proximal durch die schräg verlaufenden Muskeln aufgehalten; hier befinden sich manchmal sehr schmerzhafte hypertrophierte Knoten. Faszienstränge kommen in diesem Bereich seltener vor. In den Muskelsepten sind jedoch häufig verspannte Schnüre oder verdrehte Fasern anzutreffen. Knotige Veränderungen sind relativ häufig und sehr schmerzhaft. Am stärksten ist der vordere Innenrand des M. brachioradialis belastet.
- Im weiteren Verlauf werden Sie Fasern mit Längsspannung am Unterarm entdecken, die quer zur Faserrichtung gedehnt werden müssen, sowie knotige Veränderungen in der Tiefe, die durch Knet- und Drehbewegungen und Inhibition zu behandeln sind.

Behandlungstechniken am Unterarm sind oft unangenehm und in manchen Fällen überhaupt nur wirksam, wenn der Druck schmerzhaft stark ist. Deshalb sollten Sie den Patienten vorwarnen. Wenn er sich einverstanden erklärt und auf die Behandlung einstellt, sind die Ergebnisse oft sehr überzeugend.

Unterarmtechniken können sich besonders bei Spasmen (Handkrämpfe), Morgensteifigkeit oder bewegungsabhängigen Schmerzen der Finger, bei Rhizarthrose (in Kombination mit Daumentechniken), Karpaltunnelsyndrom und reizungsbedingter Tendinitis im Bereich des Unterarms oder Ellenbogens als wirksam erweisen. Schulterprobleme lassen sich manchmal durch eine Behandlung der Unterarmfaszien deutlich bessern; man muss dabei nur der Läsionskette folgen.

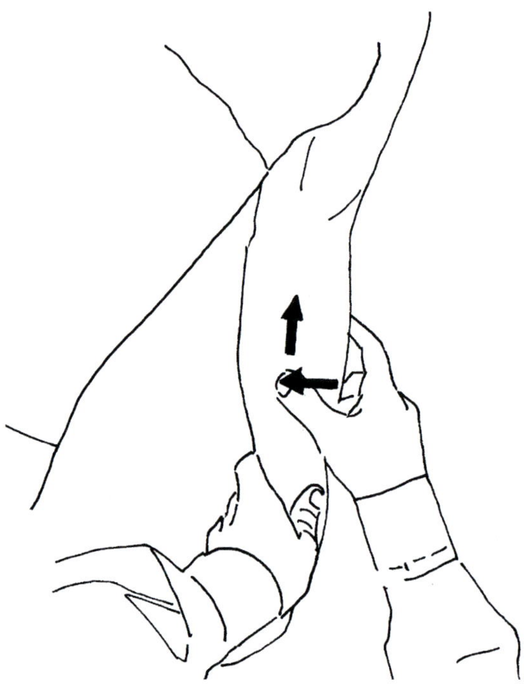

Abb. 10.24 Faszienbehandlung am Unterarm

Ellenbogen

Der Ellenbogen ist eine Schaltstelle zwischen den anterolateralen und posterolateralen Faszienketten des Unterarms und der lateralen Kette des Oberarms. Da die Faszien in dieser Region besonders beansprucht und häufig überlastet sind, kommt es häufig zu einer Epicondylitis lateralis, die sehr gut auf eine Faszienbehandlung anspricht. Eine Epicondylitis medialis tritt wesentlich seltener auf.

- Der Patient liegt auf dem Rücken.
- Bevor Sie sich spezifisch dem Ellenbogen zuwenden, sollten Sie die Faszienkette am Unterarm behandeln. Sie steht meist mit dem anterolateralen Rand des M. brachioradialis in Verbindung.
- Nach der Behandlung des Unterarms machen Sie mit dem Epicondylus lateralis weiter, der oft Faszienstränge und knotige Veränderungen der Ansatzstellen aufweist, die auch verkalkt sein können (➤ Abb. 10.25).
- Drücken Sie fest auf die schmerzende Stelle und führen Sie bei Bedarf zusätzlich eine Dehnung durch.

Der Behandlungserfolg scheint proportional zum Druck zu sein. Deshalb darf der Druck kurz und schmerzhaft sein, aber nicht zu lange dauern. Im Allgemeinen zeigt sich unmittelbar nach der Behandlung eine funktionelle Besserung. Wie immer besteht die Schwierigkeit auch hier darin, den Druck richtig zu dosieren, um die gewünschte Wirkung zu erzielen. Zu viel Druck kann die Symptome verschlimmern. Die Stärke des Drucks hängt mitunter auch von der Ursache der Tendinitis ab. In manchen Fällen wäre schmerzhafter Druck unerträglich. Eine eingehende Befragung des Patienten und die eigene Erfahrung helfen in solchen Fällen zu entscheiden, wie am besten vorzugehen ist.

Die Arbeit am Ellenbogen muss durch eine Behandlung der lateralen Oberarm-Faszienkette fortgesetzt werden.

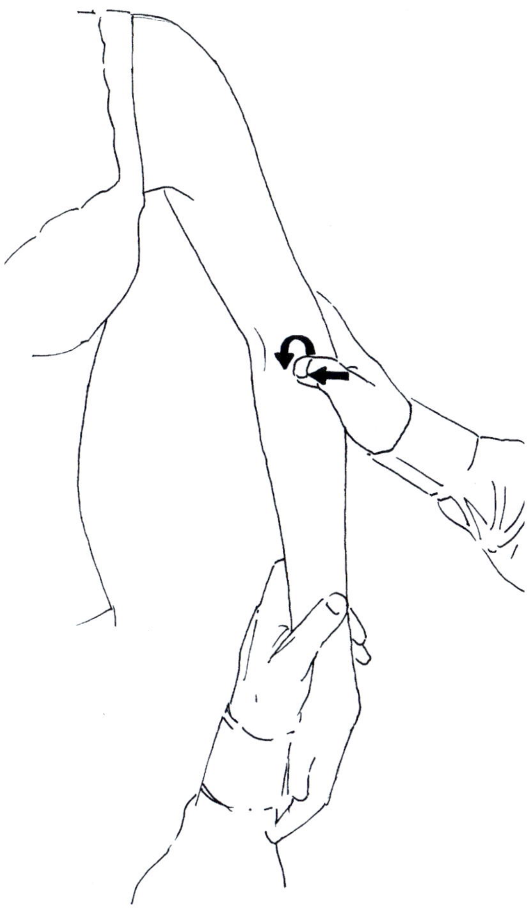

Abb. 10.25 Faszienbehandlung am Ellenbogen

Oberarm

Am Oberarm treten vor allem im Bereich der lateralen Faszienkette Läsionen auf.

- Der Patient liegt auf dem Rücken und Sie stehen auf der Behandlungsseite.
- Wenden Sie vom Ellenbogen bis zum „V" des M. deltoideus eine Gleit-Druck-Technik an (➤ Abb. 10.26). In diesem Bereich sind häufig längs gerichtete Faszienstränge anzutreffen, die teilweise mit knotigen Veränderungen durchsetzt sind und mit Knet-Drehbewegungen behandelt werden.
- Die Faszie des M. deltoideus ist oft hypertrophisch und sollte mit inhibierendem Druck behandelt und quer zum Faserverlauf gedehnt werden.
- Setzen Sie die Behandlung des M. deltoideus in Richtung der Spannungsachsen weiter fort: nach vorn, nach hinten und zur Mitte des Muskels hin.

Schulter

Die Schulter ist ein typisches Fasziengelenk und Treffpunkt zahlreichen Aponeurosen. Entsprechend vielfältig sind die Belastungen. Die Behandlung der Schulter ist heikel und erfordert eine sehr ausgiebige Untersuchung. Lokal kann die Faszienbehandlung von großem Nutzen sein.

ANMERKUNG

Unabhängig von der Ursache ist es bei allen Schulterblattproblemen entscheidend, die Fascia deltoidea zu behandeln, die eine Schlüsselrolle in der Schulterbehandlung hat. In dieser Auffassung sehen wir uns durch Hunderte Fälle bestätigt, in denen die Behandlung manchmal zu spektakulären Verbesserungen der Mobilität und der Funktion führte, selbst noch bei sehr alten Läsionen.

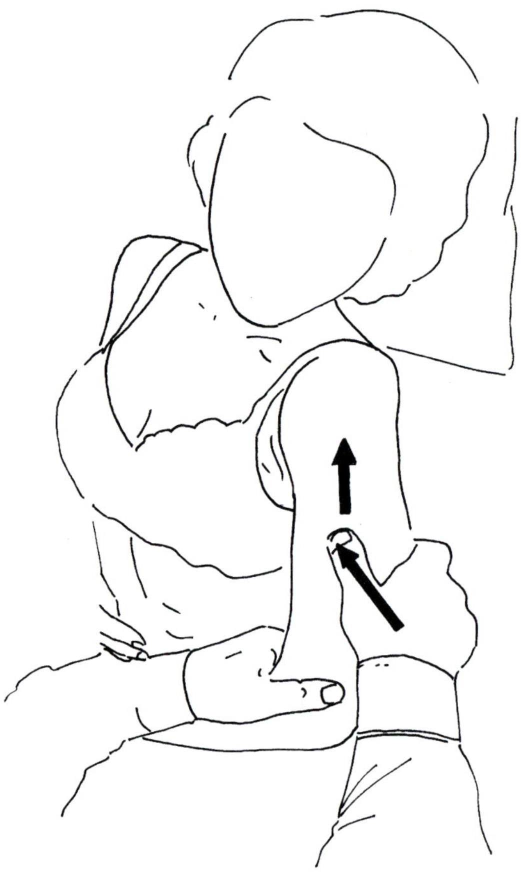

Abb. 10.26 Faszienbehandlung am Oberarm

- Der Patient sitzt, da die Behandlung unter dem Einfluss der Schwerkraft effizienter wird.
- Sie stehen hinter dem Patienten, so dass er sich mit dem Rücken leicht anlehnen kann.
- Wenden Sie am Rand des M. deltoideus entlang eine Gleit-Druck-Technik in Richtung des „V"-förmigen Spaltraums an (➤ Abb. 10.27). Hier liegen häufig tiefe Faszienstränge vor, die mit inhibierendem Druck behandelt und quer zum Faserverlauf gedehnt werden.
- Behandeln Sie anschließend die Skapularegion mit der bereits beschriebenen Technik.
- Manchmal erweist es sich als nützlich, auch das proximale Ende der medialen Armkette zu überprüfen.
  Dazu wird der Daumen in die Achselhöhle eingeführt.
- Auch die Faszienkette der oberen Extremität darf nicht vernachlässigt werden. Sie lässt sich am besten in Rückenlage des Patienten behandeln.
- Um eine maximale Wirkung zu erzielen, müssen im Anschluss an die Faszienbehandlung natürlich bei Bedarf auch das Sternoklavikular- und Akromioklavikulargelenk sowie der Zervikothorakalbereich untersucht und behandelt werden.

ANMERKUNG

Unabhängig von der Ursache ist es bei allen Schulterblattproblemen entscheidend, die Fascia deltoidea zu behandeln, die eine Schlüsselrolle in der Schulterbehandlung hat. In dieser Auffassung sehen wir uns durch Hunderte Fälle bestätigt, in denen die Behandlung manchmal zu spektakulären Verbesserungen der Mobilität und der Funktion führte, selbst noch bei sehr alten Läsionen.

Auch die Behandlung der Schulterfaszien kann schmerzhaft sein. Gerade im Schulterbereich muss der Druck (und somit die Schmerzintensität) gut dosiert werden, da zu starker Druck sehr rasch eine Überreaktion und Verstärkung der Symptome provoziert. Der Sulcus bicipitalis ist sehr schmerz- und druckempfindlich und sollte daher mit besonderer Vorsicht behandelt werden.

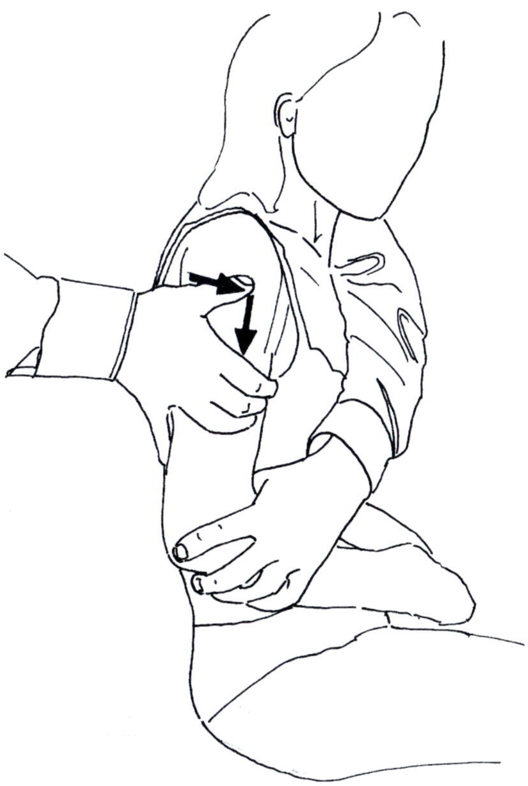

Abb. 10.27 Behandlung der Schulterfaszien

10.3.6 Die Halsregion

Schultergürtel

- Der Patient liegt auf dem Rücken und Sie stehen am Kopfende.
- Ihre Daumen liegen vor den Vorderrand des M. trapezius, in Richtung der ersten Rippe, nahe der Halswirbelsäule, die Zeigefinger parallel zur Klavikula auf den infraklavikulären Faszien (➤ Abb. 10.28).
- Die Handballen stützen sich auf dem lateralen Anteil des Schlüsselbeins und der Schultermanschette ab.
- Der Mittelfinger ruht auf dem M. pectoralis, Ring- und Kleinfinger auf der Schulter und dem M. deltoideus.
- Üben Sie mit den Daumen einen leichten Druck aus. Auf einer Seite ist oft stärkerer Widerstand und eine schmerzhafte, kugelige Verhärtung spürbar.
- Wenden Sie mit den Daumen zunächst die Induktionstechnik an, indem Sie den Bewegungen des Gewebes folgen. Verstärken Sie in der zweiten Phase den Druck und ergänzen Sie eine leichte Rotation und Dehnung in der entsprechenden Richtung.
- Fühlen Sie, wie sich die kugelige Verhärtung langsam unter dem Daumen auflöst und der Druckschmerz verschwindet.
- Die anderen Finger kontrollieren die Schulterspannung. Zu viel Spannung wird mit der Induktionstechnik normalisiert.

Die Technik erfordert keinen starken Druck, sollte daher völlig schmerzlos sein und innerhalb von maximal zwei bis drei Minuten eine Entspannung bewirken.

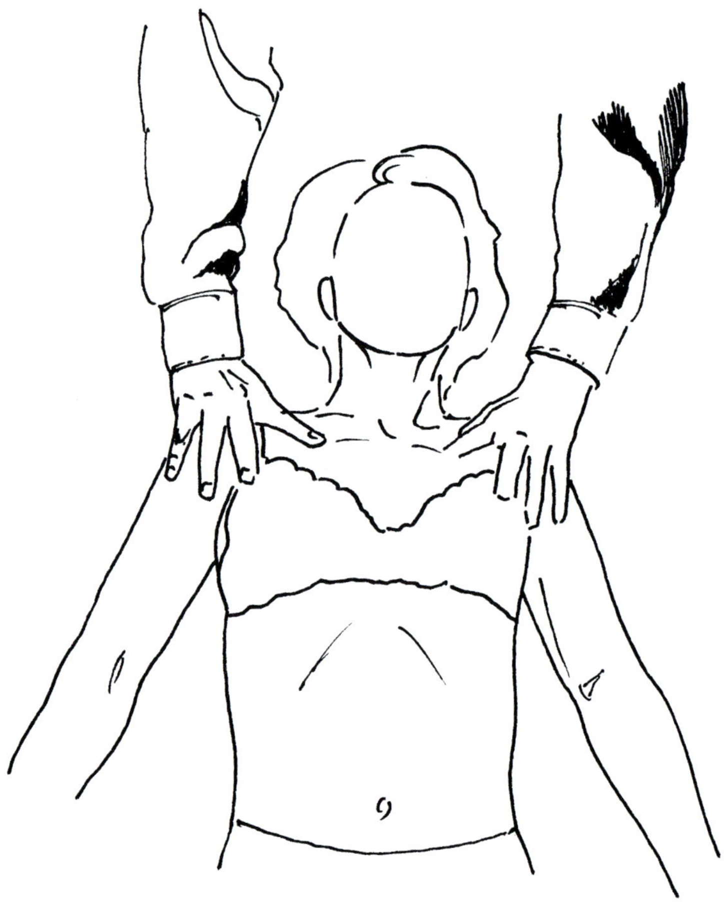

Abb. 10.28 Faszienbehandlung im Bereich des Schultergürtels

10

Manchmal verhindert jedoch eine zu starke Schulterspannung die Behandlung. In dem Fall wird eine direkte Technik mit einem langen Hebelarm angewandt.

- Der Patient liegt auf dem Rücken und Sie stehen am Kopfende.
- Schieben Sie eine Hand unter seinen Hinterkopf und stützen ihn zusätzlich an Ihrem Bauch ab. Die zweite Hand liegt auf der Schultermanschette.
- Drücken Sie mit dieser Hand auf das Schultergelenk, während Sie gleichzeitig die Halswirbelsäule zur kontralateralen Seite hinüber neigen und drehen.
- Wiederholen Sie nach Abschluss der Behandlung die erste Schultertechnik.

Die Wirksamkeit hängt von der ständigen Anpassung zwischen Seitwärtsneigung, Flexion–Extension und dem Ausmaß der Halsrotation ab. Mit dieser Methode werden gleichzeitig auch die lateralen Halsfaszien behandelt.

Halsknorpel und Zungenbein

Bei der Behandlung wird schrittweise von einer allgemeinen zur spezifischeren Technik übergegangen.

- Der Patient liegt auf dem Rücken und Sie stehen seitlich (in unserem Beispiel rechts) neben dem Kopf. Ihre linke Hand ruht auf der Stirn des Patienten. Die Finger der rechten Hand befinden sich am linken Rand der Trachealknorpelreihe.
- Erster Schritt: Bei Linksrotation des Kopfes führen Sie an der Knorpelreihe gleichzeitig eine Traktion nach rechts aus (> Abb. 10.29). Verstärken Sie den Zug der rechten Hand allmählich, vor allem im Bereich einer maximalen Verspannung.

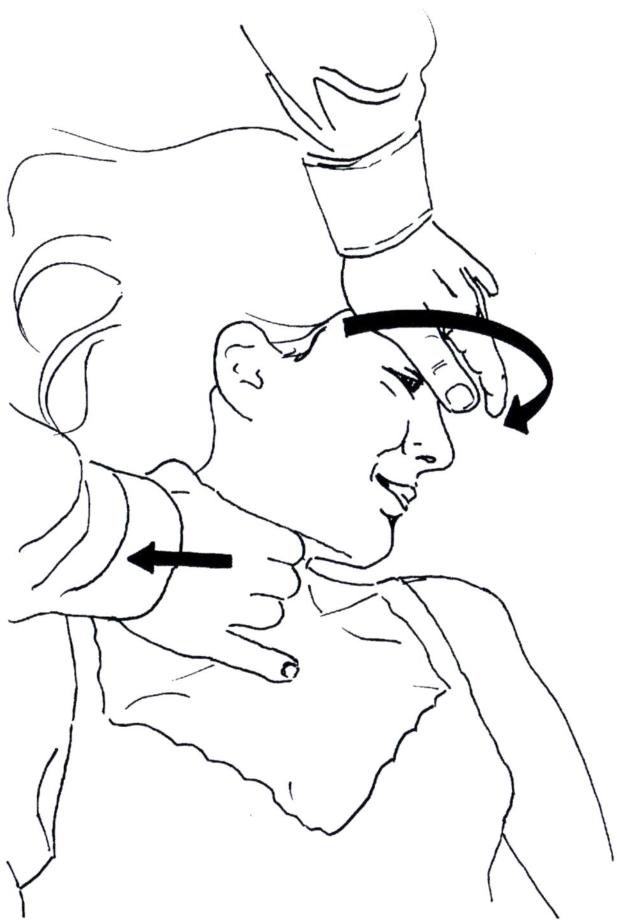

Abb. 10.29 Behandlung der Halsknorpel

- Drehen Sie den Kopf anschließend nach rechts, um eine Traktion nach links auszuführen.
- Im zweiten Schritt wird das Os hyoideum behandelt. Das Prinzip besteht in einer sanften, zunehmenden Dehnung in der Gegenrichtung einer Blockade/Läsion (➤ Abb. 10.30).
- Für den dritten Behandlungsschritt halten Sie das Os hyoideum mit Daumen und Zeigefinger der linken Hand und den Schildknorpel mit Daumen und Zeigefinger der rechten Hand. Verschieben Sie die beiden Knorpel gegeneinander, um eine leichte Dehnung zu bewirken.
- Im vierten Schritt wird die gleiche Technik am Schild- und Ringknorpel angewandt.

Diese Technik kann sehr schmerzhaft sein und bei manchen Patienten Angstzustände erzeugen. Deshalb darf sie nur langsam und vorsichtig gesteigert werden. Bei richtiger Anwendung lassen sich Halsschmerzen, Angina tonsillaris, Heiserkeit, Reizungen und Veränderungen der Stimme mit dieser Technik sehr wirksam behandeln.

FALLBEISPIELE

Zwei Beispiele sollen dies veranschaulichen.
Im ersten Fall handelte es sich um einen Patienten, der nach einer falschen Bewegung plötzlich Probleme beim Singen hatte, d.h. die Töne nicht mehr richtig traf. Durch eine Behandlung der Halsknorpel konnte ihm geholfen werden.
Der zweite Fall betraf eine Opernsängerin, die bei Muskelverspannungen im Nackenbereich keine hohen Töne mehr singen konnte. Auch bei ihr war die Behandlung der Halsknorpel erfolgreich. Fälle dieser Art kommen in der Praxis recht häufig vor.

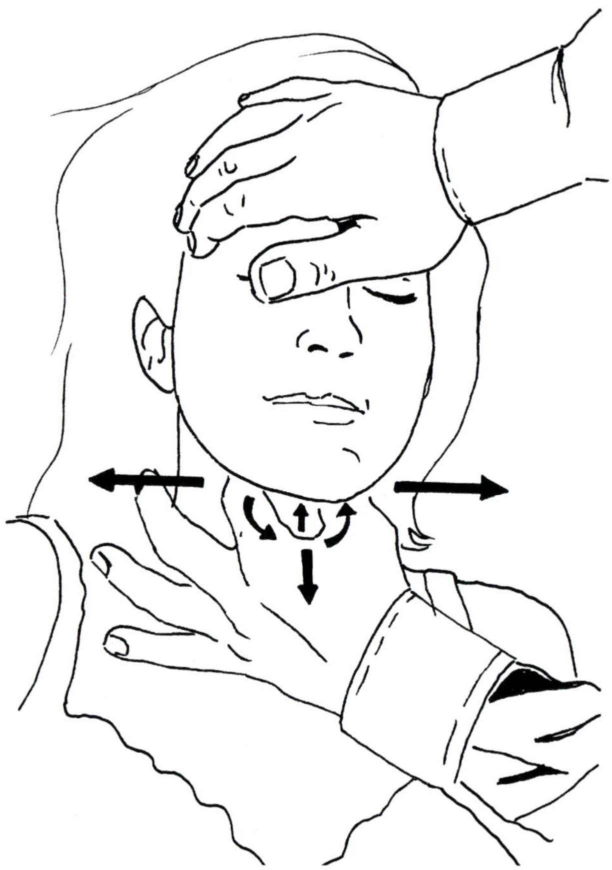

Abb. 10.30 Behandlung des Os hyoideum

Die zervikopleuralen Bänder

- Der Patient liegt auf dem Rücken und Sie stehen am Kopfende.
- Schieben Sie eine Hand unter seinen Hinterkopf und stützen Sie ihn zusätzlich mit Ihrem Bauch.
- Suchen Sie mit dem Daumen der anderen Hand die zervikopleuralen Bänder auf.
- Während Sie den Kopf des Patienten zur Seite des Bandkontakts hinüber neigen, folgt Ihr Daumen dem nachgebenden Band, um sehr leichten Druck darauf auszuüben.
- Führen Sie den Kopf in die Ausgangsposition zurück, ohne den Druck auf das Ligament zu lockern.
- Warten Sie, bis sich das Band allmählich entspannt, und passen Sie dabei die Position des Kopfes (durch Lateralflexion/Rotation/Flexion/Extension) immer wieder neu an.
- In einem letzten Behandlungsschritt wird das Ligament gedrückt gehalten und der Kopf zur Gegenseite hinüber geneigt (➤ Abb. 10.31).

Diese Technik erfordert große Vorsicht und viel Feingefühl, da sich im Bereich des Drucks zahlreiche empfindliche Strukturen befinden. Wird sie nicht richtig ausgeführt, kann es zu einer starken Gesichtsrötung oder sogar zu Schwindelgefühlen und leichter Übelkeit beim Patienten kommen.

10.3.7 Der Kopfbereich

Kopfhaut

- Der Patient liegt auf dem Rücken und Sie stehen am Kopfende.
- Im Bereich der Schädelnähte können knotige Veränderungen und Eindellungen tastbar sein. Bewegen Sie sich mit einer vorsichtigen Gleit-Druck-Technik mit einer Fingerkuppe darauf zu (➤ Abb. 10.32).

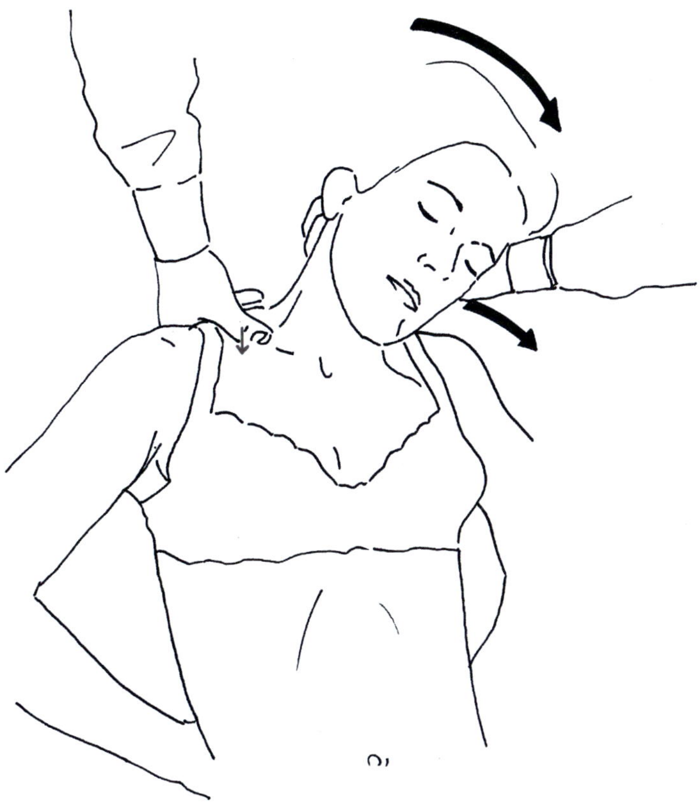

Abb. 10.31 Behandlung der zervikopleuralen Bänder

10

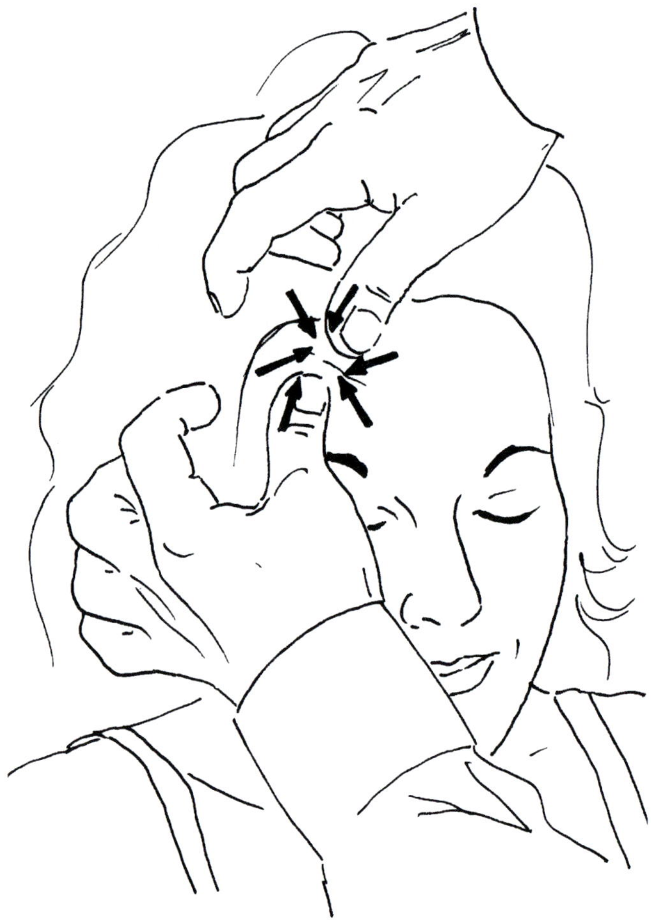

Abb. 10.32 Behandlung der extrakranialen Faszien, 1. Schritt

- Bei runden Veränderungen nähern Sie sich dem Zentrum der Läsion, um leichten Druck auszuüben und die Faszie gegenüber dem Periost in alle Richtungen zu mobilisieren (➤ Abb. 10.33).

Wie schon erwähnt, können solche zirkulären Bezirke, die häufig durch ein stumpfes Trauma verursacht werden, den Ausgangspunkt absteigender Läsionsketten bilden. Eingesunkene Nahtstellen treten am ehesten bei Müdigkeit, Überanstrengung, Stress und Kopfschmerzen auf.

Zervikookzipitaler Übergangsbereich

Als oberste (letzte) Zone für eine kompensatorische Adaptation steht dieser Bereich ständig unter Spannung und zeigt sich nur selten völlig frei beweglich.

- Der Patient liegt auf dem Rücken und Sie stehen oder sitzen am Kopfende.
- Legen Sie beide Hände unmittelbar unterhalb des Hinterhaupts auf (➤ Abb. 10.34).
- Mit leichtem Fingerdruck verfolgen Sie die Entspannung des Gewebes.
- Alternativ können Sie auch beide Hände von der Mittellinie wegziehen und eine laterale Dehnung durchführen. Abschließend werden die Finger so gebeugt, dass es zusätzlich zur Druckwirkung zu einer lokalen Längsdehnung kommt.
- Legen Sie danach die Fingerkuppen auf die Linea nuchae. Das Gewicht des Kopfes reicht aus, das Gewebe ohne weitere Druckausübung langsam zu entspannen. Wenn Sie einen Strang oder Knoten tasten, sollten Sie ihn spezifisch behandeln. Nicht selten ist der N. occipitalis major, der hier durch eine osteofibröse Engpassstelle zieht, komprimiert.

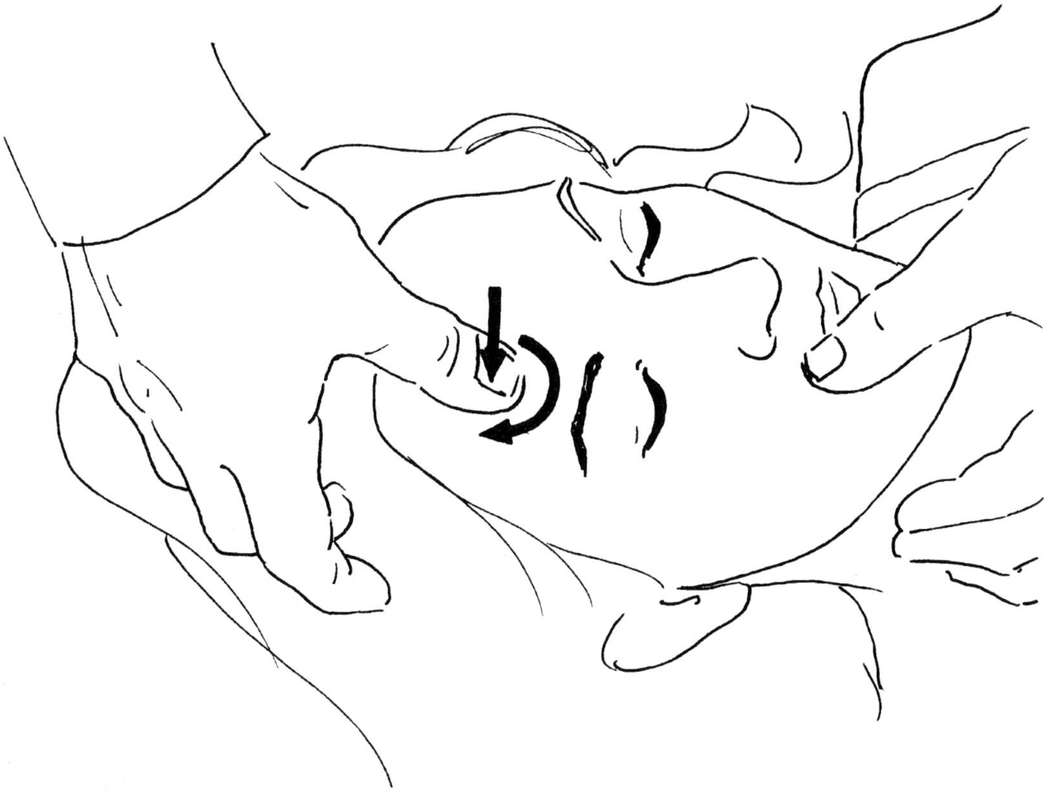

Abb. 10.33 Behandlung der extrakranialen Faszien, 2. Schritt

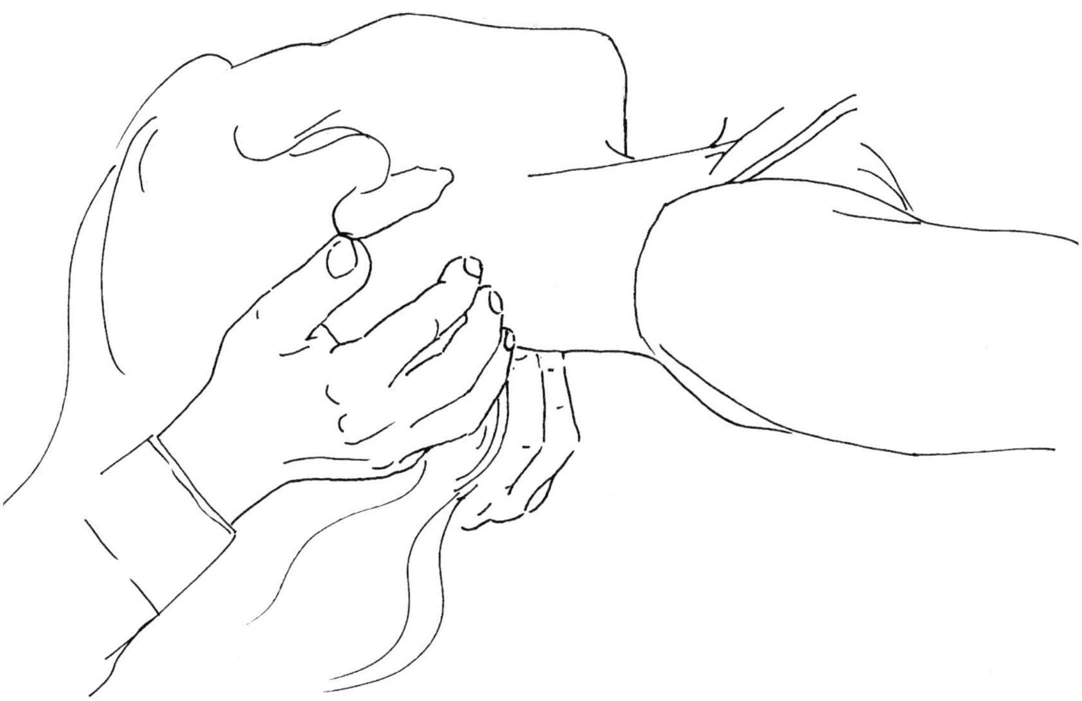

Abb. 10.34 Behandlung des zervikookzipitalen Übergangsbereichs

Globale Behandlung der oberen Faszien

- Der Patient liegt auf dem Rücken und Sie stehen am Kopfende.
- Betten Sie das Hinterhaupt des Patienten in Ihre V-förmig geöffneten Hände. Die Daumen zeigen zu den Kiefergelenken (➤ Abb. 10.35).
- Passen Sie die Flexion des Kopfes im Atlantookzipitalgelenk unter Ausübung einer leichten Traktion an.
- Aus dieser Position können Sie alle hinteren und lateralen Faszien kontrollieren.
- Bewegen Sie den Kopf entsprechend den vorhandenen Spannungen ganz leicht in verschiedene Richtungen (Lateralflexion/Rotation/Extension/Flexion) und warten Sie darauf, dass sich das Gewebe zunehmend entspannt.

Wenn eine stärkere, weiter entfernte Störung vorliegt, muss sie selbstverständlich auch lokal behandelt werden. Die Behandlung ist umso effizienter, je präziser sie ausgeführt wird (➤ Abb. 10.36).

Die allgemeine Behandlung der oberen Faszien eignet sich hervorragend für globale Verspannungen oder als Ergänzung und Verfeinerung einer spezifischen Behandlung. Mit etwas Erfahrung lassen sich auch weit entfernte Spannungen beeinflussen. Es wäre jedoch illusorisch, alle Stellen von diesem oberen Ansatz aus erreichen zu wollen.

10.3.8 Dura mater spinalis

Zwischen der Behandlung der Dura mater spinalis und des zuvor beschriebenen Abschnitts gibt es nur subtile Unterschiede.

- Der Patient liegt auf dem Rücken und Sie stehen am Kopfende.
- Mit Ihren Händen entlang der Linea nuchae stellen Sie den Kopf des Patienten so ein, dass er sich exakt in spinalen Dura-mater-Achse befindet.
- Führen Sie jetzt eine minimale Traktion aus, die mehr Intention als tatsächliche Bewegung ist, und warten Sie, bis sich die Spannung langsam an der Wirbelsäule hinunter fortsetzt (➤ Abb. 10.37).
- Sobald Sie auf einen Fixierungspunkt stoßen, halten Sie inne, korrigieren eventuell die Kopfstellung und verstärken kaum merklich die Traktion. Warten Sie die Entspannung ab. Lassen Sie anschließend leicht nach, um die Traktion dann wieder zu verstärken.

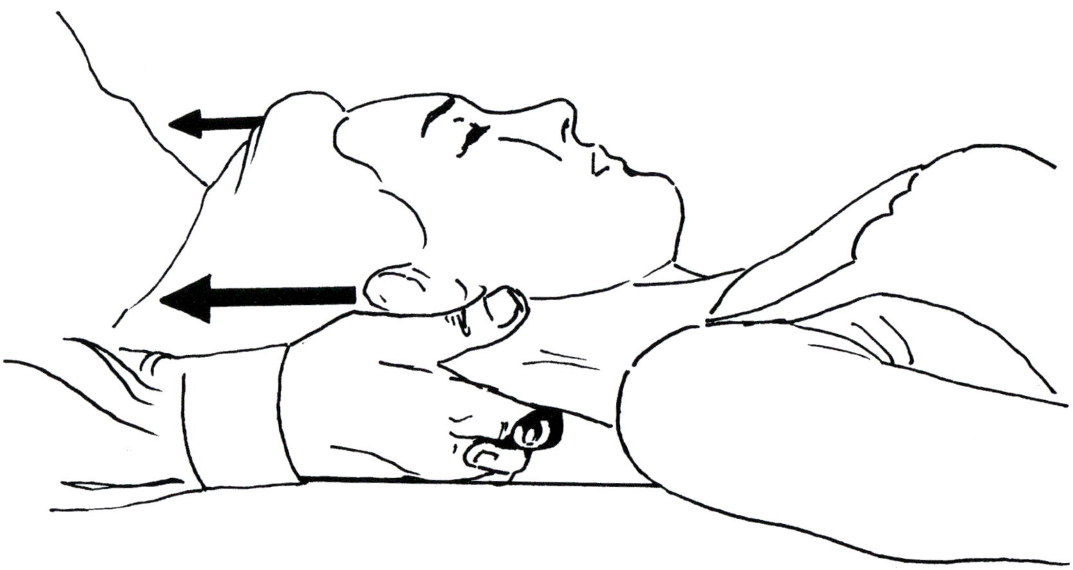

Abb. 10.35 Globale Behandlung der oberen Faszien

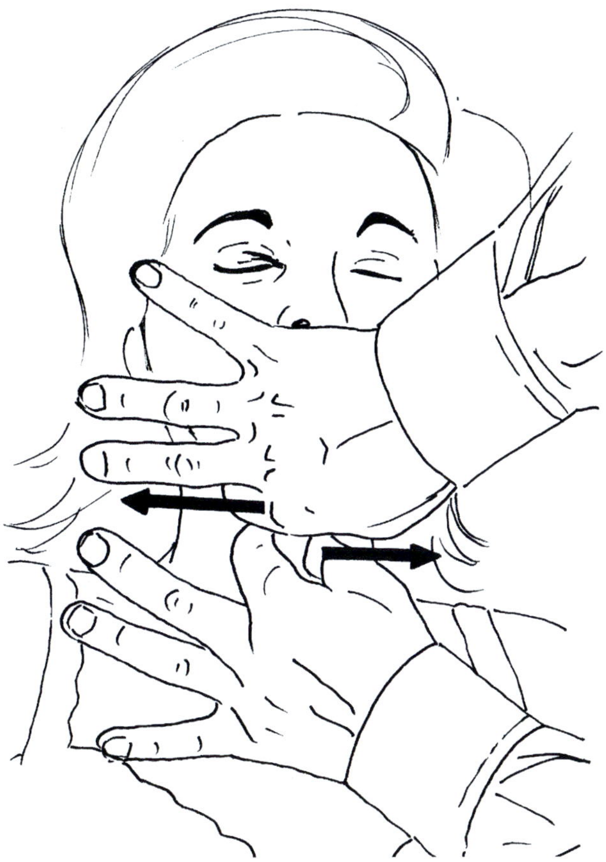

Abb. 10.36 Behandlung von Os hyoideum und Schildknorpel

- Wenn das nicht ausreicht, konzentrieren Sie sich auf den Fixierungspunkt: Induzieren Sie mit dem Kopf einen kurzen Stoß in Längsrichtung der Dura mater, so ähnlich wie bei einem Schleudertrauma.

Bei stärkeren Fixierungen bzw. Läsionen sollten Sie immer zuerst auf eine strukturelle Technik zurückgreifen, statt einfach auf eine Entspannung zu hoffen, die sich ohne strukturelle Technik nur verzögert einstellen dürfte.

Bei leichteren Verspannungen oder als Abschluss einer strukturellen Technik ist diese Behandlung der Dura mater spinalis hingegen genau richtig und sehr wirksam.

10.3.9 Globale Faszienbehandlung

Obwohl wir bisher nur segmentale Techniken beschrieben haben, kann die Faszienarbeit auch in größerem Umfang erfolgen, wobei die betroffenen Bereiche je nach Erfahrung des Therapeuten nacheinander oder aber über größere Entfernungen behandelt werden.

Die globale Faszienarbeit möchten wir am Beispiel der unteren Extremitäten vorstellen:

- Der Patient befindet sich in Rückenlage und Sie stehen auf der Behandlungsseite.
- Eine Hand liegt auf dem Fußrücken, die andere Hand in der Mitte der Tibia.
- Zwischen beiden Händen wird beim Ecoute-Test eine Bewegung spürbar, die Sie mit der Induktionstechnik in allen Raumebenen harmonisieren.
- Arbeiten Sie sich mit den Händen nach und nach am Bein entlang nach oben.
- Legen Sie abschließend eine Hand auf den Fußrücken und die andere auf den Leistenbereich, um das gesamte Bein zu harmonisieren (➤ Abb. 10.38).

Die globale Technik kann auch nur in diesem letzten Schritt bestehen.

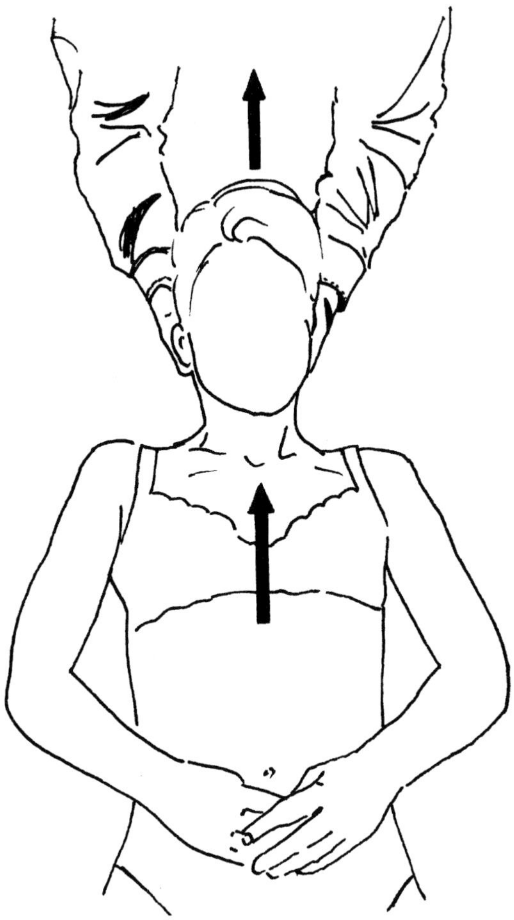

Abb. 10.37 Behandlung der Dura mater spinalis

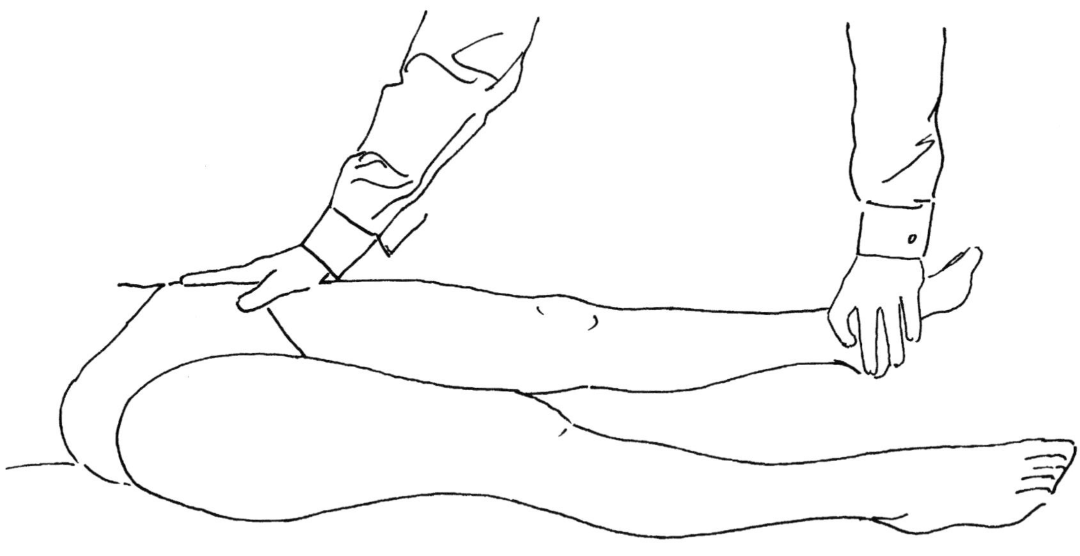

Abb. 10.38 Globale Faszienbehandlung

Von der Leiste aus kann man sich langsam zum Schädel vorarbeiten. Da alle Faszien mit dem Schädel in Verbindung stehen, lassen sich von dort aus mit viel Erfahrung alle faszialen Dysfunktionen behandeln. Das gilt aber wohlgemerkt nur für allgemeine Verspannungen ohne spezifische Fixierungen. Gerade für Anfänger ist es äußerst schwierig, von einem einzigen Punkt aus sämtliche Faszien zu kontrollieren. Daher ist es häufig besser, sich in Bescheidenheit zu üben und Läsionen direkt dort zu behandeln, wo sie sitzen.

10.3.10 Harmonisierung von Vorder- und Rückseite

Bei dieser Technik geht es darum, die Faszienbewegungen auf der Vorder- und Rückseite des Körpers in Einklang zu bringen.

- Der Patient liegt auf dem Rücken und Sie stehen am Kopfende.
- Betten Sie das Hinterhaupt des Patienten in Ihre linke Hand und legen Sie Ihre rechte Hand auf sein Sternum (➢ Abb. 10.39).
- Mit der linken Hand induzieren Sie eine leichte Traktion und kontrollieren die hinteren Faszien.
- Die rechte Hand kontrolliert die vorderen Faszien und wandert auf der Mittellinie des Thorax bis zum Epigastrium hinunter.
- Mit einer kombinierten Ecoute-Induktionstechnik harmonisieren Sie die unter den Händen spürbaren Bewegungen so lange, bis sie völlig frei und perfekt synchron geworden sind.

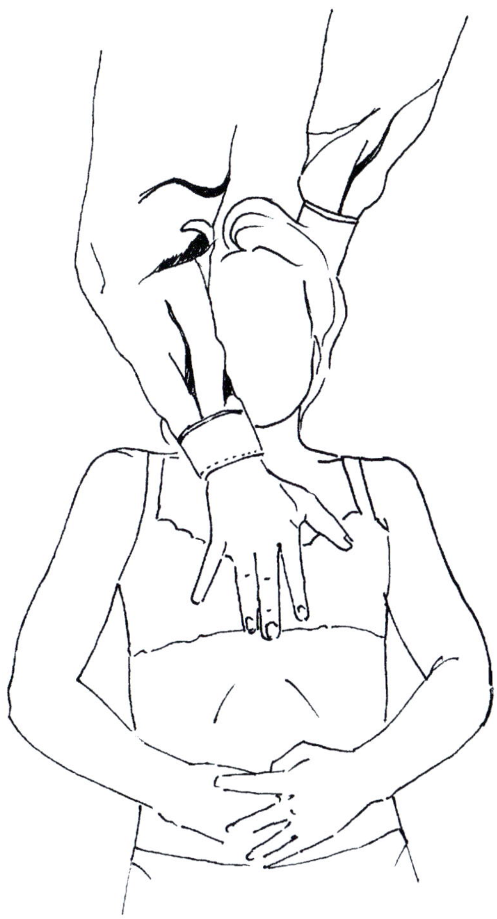

Abb. 10.39 Harmonisierung von Vorder- und Rückseite

ANMERKUNG

Mit dieser Technik können Sie übrigens auch bereits durchgeführte Korrekturen überprüfen und eventuell noch verfeinern, beispielsweise im Bereich der Leber:

- Die rechte Hand liegt auf der Leber.
- Konzentrieren Sie sich auf die Bewegung der hinteren Faszie und kontrollieren Sie, ob sich eine uneingeschränkte Mobilität der Leber zeigt.
- Wenn noch eine kleine Restriktion im Bereich der Leber vorliegen sollte, wird sie harmonisch auf die anderen Faszien abgestimmt.

10.3.11 Stress

Viele Menschen stehen permanent unter Stress. Das hinterlässt Spuren in den Faszien, beeinträchtigt ihre Motilität, erzeugt Spannungen und führt zu Stimmungsschwankungen.

Für die Behandlung von Stress gibt es kein allgemein gültiges Rezept, sie muss vielmehr individuell erfolgen. Dennoch kann es manchen Patienten helfen, wenn die unten beschriebene Behandlungstechnik frühzeitig angewandt wird.

ANMERKUNG

Im Sternalbereich sind häufig „Stresspunkte" anzutreffen, die mit einer Faszientechnik entspannt werden müssen. Achten Sie aber darauf, nicht zu starken Druck auf solche Punkte auszuüben, damit nicht ein regelrechter „Fingerabdruck" im Fasziengewebe zurückbleibt, wie wir es mehrmals bei der Nachuntersuchung von Patienten beobachten konnten. Der Druck kann mehrere Tage nachwirken und sehr unangenehm sein. In dem Fall ist es besser, Patienten mit anhaltenden Beschwerden in kürzeren Abständen einzubestellen und das Problem mit einer Ecoute-Induktionstechnik zu behandeln. Das hilft eine Somatisierung bei dem Patienten zu vermeiden, denn wir haben es ja, wie gesagt, mit „Stresspunkten" zu tun.

- Der Patient befindet sich in Rückenlage und Sie stehen seitlich daneben.
- Eine Hand liegt flach auf dem Oberbauch des Patienten. Im Epigastrium ist oft eine gespannte, verhärtete Gewebeblockierung und ein verstärktes Pulsieren der Aorta spürbar.
- Beim Handkontakt beginnen sich die Gewebe langsam wieder zu bewegen und zu entspannen. Verhalten Sie sich völlig passiv ohne zu versuchen, den Widerstand zu überwinden. Im Idealfall sollte die Hand „butterweich" ins Abdomen einsinken. Vergessen Sie nicht, dass durch eine Dysfunktion des Solarplexus, der sich unter der Hand befindet, die Physiologie des gesamten Oberbauchs gestört werden kann.
- Behandeln Sie nach dem Epigastrium das Zwerchfell.
- Weiter geht es mit dem Sternum. Es ist die Projektionsfläche des kardiopulmonalen Plexus mit allen Folgen, die seine Dysfunktion haben kann.
- Wechseln Sie im nächsten Schritt zum Kopfende, um Sie das Gleichgewicht (anterior-posterior) wiederherzustellen.
- Schließen Sie die Behandlung mit einer globalen Faszienbehandlung ab.

ANMERKUNG

Im Sternalbereich sind häufig „Stresspunkte" anzutreffen, die mit einer Faszientechnik entspannt werden müssen. Achten Sie aber darauf, nicht zu starken Druck auf solche Punkte auszuüben, damit nicht ein regelrechter „Fingerabdruck" im Fasziengewebe zurückbleibt, wie wir es mehrmals bei der Nachuntersuchung von Patienten beobachten konnten. Der Druck kann mehrere Tage nachwirken und sehr unangenehm sein. In dem Fall ist es besser, Patienten mit anhaltenden Beschwerden in kürzeren Abständen einzubestellen und das Problem mit einer Ecoute-Induktionstechnik zu behandeln. Das hilft eine Somatisierung bei dem Patienten zu vermeiden, denn wir haben es ja, wie gesagt, mit „Stresspunkten" zu tun.

Der geschilderte Ablauf ist nicht die einzige Behandlungsmöglichkeit für Stresspatienten. Es gibt natürlich zahlreiche Varianten, die man genau auf den einzelnen Patienten abstimmen kann. Die beschriebene Behandlung hat den Vorteil, wohltuend zu sein und nachhaltig zu wirken, wenn sie rechtzeitig erfolgt.

ZUSAMMENFASSUNG

Behandlungsablauf

Die Behandlung muss in erster Linie lokal erfolgt. Am Ursprung des Problems anzusetzen und es dort zu korrigieren, wo es entstanden ist, ist die elegantere, befriedigendere und effizientere Lösung.
Erst danach kann auch eine globale Korrektur in Erwägung gezogen werden, um eine Läsionskette, die sich aus der ursprünglichen Fixierung entwickelt hat, über eine gewisse Distanz zu behandeln. Auf diese Weise lässt sich der ganze Körper wieder ins Gleichgewicht bringen, nachdem aus einer punktuellen Fixierung mehr oder weniger lange Läsionsketten hervorgegangen waren.
Nicht bei allen Faszien ist eine direkte Behandlung erforderlich. Oft genügt es, einen Ecoute-Test und eine Induktionstechnik anzuwenden und den Behandlungserfolg abschließend durch einen erneuten Ecoute-Test zu überprüfen.
Auch direkte Behandlungen sollten möglichst mit einem Ecoute-Test und einer Induktion eingeleitet werden. Das hilft als erster Schritt, den Kontakt zum Gewebe des Patienten herzustellen und in einen „Dialog" einzutreten. Außerdem wird so die Reizschwelle ein wenig herabgesetzt, bevor im zweiten Schritt eine direkte Behandlung erfolgt. Den Abschluss bildet dann eine erneute Ecoute-Induktion.
Am Ende der Behandlung sollten noch einmal gezielt alle wichtigen Kriterien überprüft werden, also Schmerzen und funktionelle Mobilität, um den Patienten vom Nutzen der Therapie zu überzeugen.

INDIKATIONEN UND KONTRAINDIKATIONEN

Angesichts der zahlreichen Veränderungen, die Faszientechniken auf der Ebene des Gewebes, im Abwehrsystem wie auch im Stoffwechsel bewirken können, scheinen die Anwendungsgebiete dieser sanften Techniken praktisch unbegrenzt zu sein. Dass eine Ecoute-Induktionsbehandlung in jedem Fall unbedenklich ist, dürfte einleuchten.
Für Faszientechniken gibt es eher relative als absolute Kontraindikationen.
Bei Infektionen ist größte Vorsicht geboten. Im Fall von hyperalgetischen und akut entzündeten Geweben sollte auf direkte Techniken verzichtet werden.
Alle Gewebeveränderungen, die sich nicht mit Sicherheit als Spannungszustände identifizieren lassen, dürfen unter keinen Umständen mit direkten Techniken behandelt werden.
Ganz allgemein gilt der oberste Grundsatz, keinen Patienten zu behandeln, dessen Anamnese und Problem uns unverständlich bleibt. Solche Patienten unbedingt an einen kompetenten Spezialisten zu überweisen, ist eine kluge, elementare Vorsichtsmaßnahme.
Obwohl sich Faszientechniken praktisch immer anwenden lassen, sind sie kein Allheilmittel; wenn es so wäre, hätte es sich schon längst herumgesprochen. Faszienbehandlungen spielen eine große Rolle in der Heilkunst, aber nur am richtigen Platz.

Anhang

Schlussbemerkung

Als A.T. Still vor mehr als einem Jahrhundert das osteopathische Konzept definierte, erkannte er bereits die grundlegende Bedeutung der Faszien, über die er Folgendes sagte:

„Ich kenne kein Körperteil, das den Faszien als Aufgabengebiet gleichkäme. Mehr als jeder andere Teil des Körpers werden die Faszien, wenn sie einmal genau erforscht sind, reiche und goldene Gedanken hervorbringen. Von welchem Blickwinkel wir die Faszien auch betrachten, überall tun sich Wunder auf. Die Rolle des Fasziensystems für Leben und Tod, ist eines der größten Rätsel, das es aufzulösen gilt. Faszien umhüllen jeden Muskel, jede Vene, jeden Nerv und sämtliche Organe des Körpers. Es gibt ein Netz von Nerven, Zellen und Röhren, die ein- oder austreten, sich kreuzen und die, ohne Zweifel, von Millionen von Nervenzellen und Fasern gefüllt sind, die die Sekretion und Ausscheidung der lebenswichtigen und zerstörerischen Flüssigkeiten steuern. Durch ihre Funktion leben wir, durch ihr Scheitern sterben wir."

Die Fortschritte der Histologie und der Biochemie bestätigen täglich Stills Intuitionen. Jüngste Studien zeigen, dass das Fasziensystem eine wesentliche Rolle im menschlichen Körper spielt. Das Bindegewebe kann als einheitliches Gebilde betrachtet werden, das die spezifischen parenchymatösen Zellen umhüllt und für deren Überleben und Regulation unerlässlich ist. Die Bewegung der Gewebe wird als ein konstantes dynamisches Zusammenspiel zwischen mechanischen und physiologischen Einflüssen und deren biologischen Konsequenzen betrachtet. Der Fortschritt der Forschung wird unser Verständnis für die Funktion dieser Gewebe und die komplexen physiologischen Vorgänge im menschlichen Körper noch weiter verbessern. Damit werden wir auch Dysfunktionen besser verstehen lernen und es wird uns leichter fallen, die Normalität wiederherzustellen. So werden Stills Intuitionen ihre Bestätigung finden.

Die Allgegenwart der Gewebe und ihre mannigfachen Funktionen, die wir in diesem Buch aufzuzeigen versucht haben, führen uns dazu, die fasziale Läsion als wesentlichen Bestandteil der osteopathischen Läsion, ja sogar als ihre Hauptursache zu betrachten. Struktur und Funktion sind Bestandteile einer untrennbaren Einheit, aber lassen wir zum Abschluss Still nochmals zu Wort kommen:

„Es gibt keinen wirklichen Unterschied zwischen Struktur und Funktion, sie sind die zwei Seiten der gleichen Medaille. Wenn uns die Struktur nichts über die Funktion sagt, haben wir sie nicht richtig betrachtet."

Glossar

Abdomen, abdominalis	Bauch, zum Bauch gehörend
Abduktion	Wegführen eines Körperteils von der Medianebene
Adaption	Anpassung
Adduktion	Bewegung eines Körperteils in Richtung der Medianebene
Adhäsion	Anhaftung
Adipositas	Fettsucht
Adipozyten	Fettzellen
Adnexe	Anhänge
Akromion	Schulterspitze
Ala	Flügel
Allantois	Harnsack
alveolaris	im Bereich der Lungenbläschen
Amnion	die innerste der Eihäute
amorph	ungeformt
Anastomose	Einmündung, Verbindung
Angulus	Winkel
Antebrachium	Unterarm
anterior	vorne
Anulus, anularis	Ring, ringförmig
Apertura	Öffnung
Aponeurosis	Sehnenplatte
Append-ektomie	Operation bei Blinddarmentzündung
Arachnoidea	Spinnwebenhaut
Arcus	Bogen
Arcus zygomaticus	Jochbogen
Articulatio, articularis	Gelenk, zum Gelenk gehörend
artikulär	die Gelenke betreffend
ascendens	aufsteigend
Atlas	1. Halswirbel
Atrophie	Rückbildung eines Organs oder Gewebes
Axilla, axillarisd	Achselhöhle, zur Achselhöhle gehören
Axis	2. Halswirbel
Azidose	Störung des Säure-Basen-Haushaltes mit Abfall des pH-Wertes
Basis, basilaris	Grundfläche, zur Basis gehörend
bilateral	beidseitig
Brachium, brachialis	Arm, zum Arm gehörend
brevis	kurz
Bride	Verwachsungsstrang
Bulbus	knollenförmige Verdickung
Bulbus oculi	Augapfel
Bursa	Beutel, Tasche
Calcaneus	Fersenbein
Caput	Kopf
Carpus	Handgelenk, Handwurzel
Cauda	Schwanz, Endabschnitt
Cavum, cavernosus	Höhle, höhlenreich
Centrum, centralis	Mittelpunkt, im Mittelpunkt liegend
Cerebellum, cerebellaris	Kleinhirn, zum Kleinhirn gehörend
Cerebrum, cerebralis	Großhirn, zum Großhirn gehörend
Cervix, cervicalis	Hals, zum Hals gehörend
chondral	knorpelig
Chondro-klasten	knorpelabbauende Zellen
Chorda dorsalis	Frühembryonales Achsenorgan
Chorion	Zottenhaut, mittlere Eihaut
Circum-ferentiag	Umfang
Cisterna	Zisterne
Cisterna	Wasserbehälter
clinoideus	lagerähnlich
coeliacus	zur Bauchhöhle gehörend
Collum	Hals
Colon	Grimmdarm (Hauptteil des Dickdarms)
Corpus, corporis	Körper, zum Körper gehörend
Costa, costalis	Rippe, zu den Rippen gehörend
Cranium, cranialis	Schädel, zum Schädel gehörend
cribrosus	siebartig
Crista	Leiste, Kante, Kamm
Crista galli	Hahnenkamm
Crista iliaca	Darmbeinkamm
Crus	Schenkel
Dehiszenz	Spaltbildung
Dehiszenz	Auseinanderweichen
Dehydratation	Austrocknung
Depolarisa-tion	partielle Entladung
Dermatom	Von einer Spinalnervenwurzel versorgtes Hautgebiet
Dermis	Lederhaut
Descensus, descendens	Abstieg, absteigend
desmal	bandartig, ein Band betreffend
dexter	rechts
Diaphragma	Scheidewand, Zwerchfell
Diaphyse	Mittelstück der Röhrenknochen
Diffusion	Bewegung eines Stoffes zum Ort seiner niedrigeren Konzentration
Discus inter-vertebralis	Bandscheibe
Dissektion	Spaltung, Zerschneidung, Entfernung von Weichteilgewebe
distal	weiter vom Rumpf entfernt liegend
Distorsion	Verstauchung, Zerrung
Dorsum, dorsalis	Rücken, rückenwärts liegend
Ductus	Gang
Duodenum, duodenalis	Zwölffingerdarm, zum Zwölffingerdarm gehörend
Duplikatur	Verdoppelung
Dura mater	harte Hirnhaut
Dysfunktion	Funktionsstörung
Ecoute-Test	Faszientest, bei dem der Osteopath in die Gewebe „hineinhört", um deren Mikrobewegungen zu spüren; abgeleitet von frz. „écouter" für zuhören, in der engl. Literatur als „listening" bezeichnet
Ektoderm	äußeres Keimblatt
Embryo	Leibesfrucht während der ersten zwei Schwangerschaftsmonate (Phase der Organentwicklung)
Embryoblast	innere Zelllage des Keimbläschens
Endo-metrium	Schleimhaut der Gebärmutter
Entoderm	inneres Keimblatt
Epicondylus	der auf dem Knorren gelegene Fortsatz
Epidermis	Oberhaut
Epiglottis	Kehldeckel
Epiphyse	Endstücke der langen Röhrenknochen
epiploicus	zum großen Netz gehörend
Epithel	Zellverband, der innere oder äußere Körperoberflächen bedeckt
Excavatio	Aushöhlung
Extension	Streckung
Extensoren	Streckmuskeln

extraembryonales Zölom	Chorionhöhle
Falx	Sichel
Fasciculus	Bündel
Faszie	bindegewebige Hülle einzelner Organe, Muskeln oder Muskelgruppen
Fazilitation	Bahnung
Femur	Oberschenkelknochen
Fetus	Leibesfrucht ab dem dritten Schwangerschaftsmonat (Phase des Wachstums und der Reifung)
Fibrille	Fäserchen
Fibroblasten	Vorstufen der Fibrozyten, produzieren Interzellularsubstanz
fibrös	bindegewebig, aus faserigem Bindegewebe bestehend
Fibrozyten	Bindegewebszellen
Fibula, fibularis	Wadenbein, zum Wadenbein gehörend
Filum, filiformis	Faden, fadenförmig
Fissura	Spalte
Flexion	Beugung
Flexoren	Beugemuskeln
Flexura	Biegung, Krümmung
Fluktuation	wellenförmige Bewegung
Foramen	Loch, Öffnung
Fossa	Grube
Galea	Helm, Haube
Ganglion	Nervenknoten
Gaster, gastricus	Magen, zum Magen gehörend
Gastrulation	Becherkeimbildung
Glandula thyroidea	Schilddrüse
gluteus	zum Gesäß gehörend
Glykokalix	dünne Schicht aus Polysacchariiden an der Zelloberfläche
Gonaden	Keimdrüsen
Granulation	Körnung
Hallux	Großzehe
Hämo-dynamik	physiologische Bewegung des Blutes
Hepar, hepaticus	Leber, zur Leber gehörend
Hernie	Eingeweidebruch
Hiatus	klaffende Öffnung
Hilus	Eintrittsstelle, Tor
Histologie	Gewebelehre
homogen	einheitlich
homolateral	gleichseitig
Homöostase	Zustand des Gleichgewichts des inneren Milieus des Körpers
Humerus	Oberarmknochen
humoral	die Körperflüssigkeiten betreffend
hyaloideus	glasartig
Hyperhidrose	gesteigerte Schweißsekretion
Hypertrophie	Vergrößerung von Gewebe durch eine Zunahme des Zellvolumens bei gleichbleibender Zellzahl
Hypohidrose	verminderte Schweißsekretion
Hypothenar	Kleinfingerballen
Ileum	Krummdarm
in vitro	im Reagenzglas, d.h. außerhalb des lebenden Organismus
Incisura	Einschnitt
Induktion	lat. hineinführen
inferior	weiter unten gelegen
Inhibition	Hemmung
inter	zwischen
Interstitium, interstitialis	Zwischenraum, im Zwischengewebe liegend
Interzellular-0substanz	Synonym: extrazelluläre Matrix
Inzision	Einschnitt
Irritation	Reizung
Ischialgie	Schmerzen im Versorgungsbereich des N. ischiadicus
Isotope	unterschiedliche Atomarten des gleichen chemischen Elements
Jejunum, jejunalis	Leerdarm, zum Leerdarm gehörend
Kalzifikation	Kalkeinlagerung, Verkalkung
kaudal	zum Schwanz, nach unten weisend
Kausalgien	schmerzhafte Erkrankung einer Extremität als Folge einer Weichteilverletzung; Synonym: sympathische Reflexdystrophie
Keloid	Bindegewebswucherung im Bereich von Narben
Klavikula	Schlüsselbein
Kohäsion	Zusammenhalt
Kollagenosen	systemisch-entzündliche Autoimmunkrankheiten des Bindegewebes
Komparti-ment	abgeteilter Raum
Kornea	Hornhaut
Koronar-arterien	Herzkranzgefäße
kranial	kopfwärts
Kurvatur	Krümmung
kutan	die Haut betreffend
Lamelle	dünnes Plättchen
Lamina	Platte, Schicht
Lamina basalis	Basalmembran
Larynx, laryngealis	Kehlkopf, zum Kehlkopf gehörend
Läsion	Schädigung, Verletzung
lateral	außen, seitlich
Leptomeninx	zusammenfassende Bezeichnung für Pia mater und Arachnoidea
Ligamentum	Band
Ligamentum inguinale	Leistenband
Liquor	Flüssigkeit
Lobus, lobaris	Lappen, zum Lappen gehörend
Loge	Muskel-/Sehnenfach
longitudinal	längs
longus	lang
Lyse	Auflösung
Makro-molekül	Molekül mit >103 Atomen
Malleolus	Knöchel
Mandibula	Unterkieferknochen
Manubrium sterni	Schwertfortsatz
Margo	Rand
Massa	Masse, Klumpen
Maxilla	Oberkieferknochen
medial	innen
median	in der Mitte gelegen
Mediatinum, mediastinalis	Mittelfellraum, zum Mittelfell gehörend
Meninx, meningealis	Hirnhaut, zur Hirnhaut gehörend
Mesenchym	embryonales Bindegewebe
Mesenterium	Dünndarmgekröse
Meso	Gekröse
Mesocolon	Dickdarmgekröse
Mesoderm	mittleres Keimblatt
Mesogastrium	Magengekröse
Mesosalpinx	Eileitergekröse
Mesovarium	Eierstockgekröse
Mikrotubuli	Röhrenförmige, intrazelluläre Proteinstrukturen zur Zellstabilisierung
Miktion	Blasenentleerung
Mitose	Zellteilung
Mobilität	willkürliche Steuerung von Bewegungsabläufen

Morpho-genese	Gestalt- und Formentwicklung
Motilität	Bewegungsvermögen
Myelin-scheiden	Markscheiden der Nervenzellen
myeloid	knochenmarkähnlich, markartig
Myofilamente	Muselfasern
Myotom	Anlage der segmentalen Rumpfmuskulatur, Innervationsgebiet eines Spinalnerven
Nekrose	Zell-/Gewebeuntergang
Neuroglia	Hüll- und Stützgewebe des Nervensystems
Noxe	Schadstoff
Nucha, nuchalis	Nacken, zum Nacken gehörend
Nucleus pulposus	Gallertkern der Bandscheiben
Nukleus	Zellkern
Obstruktion	Verschluss, Verlegung
occipitalis	zum Hinterhaupt gehörend
Ödem	Ansammlung von Flüssigkeit in den Gewebespalten von Haut und Schleimhäuten
Okziput	Hinterhaupt
Olekranon	Ellenbogen
olfactorius	das Riechen betreffend
Omentum, omentalis	Netz, zum Netz gehörend
opticus	das Sehen betreffend
Orbita, orbitalis	Augenhöhle, zur Augenhöhle gehörend
Os	Knochen
Os coccygis	Steißbein
Os cuneiforme	Keilbein
Os ethmoidale	Siebbein
Os hyoideum	Zungenbein
Os ilii	Darmbein
Os ischii	Sitzbein
Os meta-carpale	Mittelhandkochen
Os meta-tarsale	Mittelfußknochen
Os naviculare	Kahnbein
Os occipitale	Hinterhauptbein
Os pubis	Schambein
Os sacrum	Kreuzbein
Os scapho-ideum	Kahnbein
Os sphenoidale	Keilbein
Os temporale	Schläfenbein
Os trapezium	großes Vieleckbein
Osmose	Form der Diffusion, bei der sich das Lösungsmittel durch eine semipermeable Membran zum Ort der höheren Konzentration eines gelösten Stoffes bewegt
Ösophagus	Speiseröhre
Ossifikation	Knochenbildung
Osteoblasten	knochenbildende Zellen
Osteoid	Knochensubstanz
Osteoklasten	knochenabbauende Zellen
Osteon	Baueinheit des Knochengewebes
Osteozyten	Knochenzellen
Ovar, ovarialis	Eierstock, zum Eierstock gehörend
Palatum	Gaumen
Palma, palmaris	Handfläche, zur Handfläche gehörend
Palpation	das Tasten
Palpitationen	Herzklopfen, Herzjagen
Pankreas,	Bauchspeicheldrüse, zur Bauchspeicheldrüse ge-
pancreaticus	hörend
Parakolpium	Stützgewebe der Vagina
Parametrium	Stützgewebe des Uterus
Parenchym	die speziellen Zellen eines Organs, die dessen Funktionbedingen
parietalis	zur Wand gehörend
Parotis	Ohrspeicheldrüse
Pars	Teil
Pars petrosa des Os temporale	Felsenbein
Patella	Kniescheibe
Pelvis	Becken
Peri-chondrium	Knorpelhaut
Perikard	Herzbeutel
Perimysium	bindegewebige Hülle, die Muskelfasern zu Bündeln zusammenfasst
Perineum	Damm
Perineurium	bindegewebige Hülle, die Nervenfasern zu Bündeln zusammenfasst
Periost	Knochenhaut
perirenal	in der Umgebung der Niere
Peritoneum	Bauchfell
Peritonitis	Bauchfellentzündung
Pes, pedis	Fuß, zum Fuß gehörend
Phagozytose	Aufnahme fester Partikel ins Zellinnere von Fresszellen
Phalanx	Fingerknochen
Pharynx	Rachen
phrenicus	zum Zwerchfell gehörend
Pia mater	weiche Hirnhaut
Planta, plantaris	Fußsohle, zur Fußsohle gehörend
Platysma	großflächiger Hautmuskel am Hals
Pleura, pleuralis	Rippenfell, Brustfell; zur Pleura gehörend
Plexus	Geflecht
Plexus	Adergeflechte in den Hirnventrikeln, bilden Liquor
choroidei	cerebrospinalis
Plica	Falte
plurivakuolär	enthält viele Hohlräume
popliteus	zur Kniekehle gehörend
posterior	hinten
Processus	Fortsatz
Processus coracoideus	Rabenschnabelfortsatz des Schulterblattes
Processus styloideus	Griffelfortsatz
profundus	tief
Protuberantia	Vorsprung, Erhabenheit
proximal	näher zum Rumpf liegend
pterygoideus	flügelförmig
Ptose	Senkung
Pulmo, pulmonalis	Lunge, zur Lunge gehörend
Pylorus	Magenpförtner, Schließmuskel am Magenausgang
Radius, radialis	Speiche, zur Speiche gehörend
Radix mesenterii	Mesenterialwurzel
Ramus	Ast
Raphe	Naht
Rektum, rectalis	Enddarm, zum Enddarm gehörend
Ren, renalis	Niere, zur Niere gehörend
Restriktion	Einschränkung
Reticulum, reticularis	Netz, netzartig
Retinaculum	zum Halten dienendes Band
Rotation	Drehen
Ruptur	Riss
sagittal	in Pfeilrichtung
Sarkolemm	Umhüllung der quergestreiften Muskelfaser
Schmorl-	bei der Scheuermann-Krankheit vorkommende
Knötchen	knorpelig umgewandelte Bandscheibeneinbrüche in die Wirbelkörperdeckplatte
Segment	Abschnitt
Sektion	Leichenschau
Sella	Sattel
Septum	Scheidewand
sigmoideus	halbmondförmig
sinister	links

Sinus	Vertiefung, Bucht
Sklera	Lederhaut
Somiten	Ursegmente
Spasmus	Krampf
Spatium	Zwischenraum
Sphincter	Schließmuskel
Spina	Dorn
Spina iliaca	Darmbeinstachel
Spina scapulae	Schulterblattgräte
spinalis	zum Rückenmark / zur Wirbelsäule gehörend
Splen, splenicum	Milz, zur Milz gehörend
spongiosus	schwammig, porös
Sternum, sternalis	Brustbein, zum Brustbein gehörend
Stratum	Zone, Schicht
Striae distensae	Schwangerschaftsstreifen
Stroma	bindegewebiges Stützgewebe eines Organs
Subcutis	Unterhaut
Sulcus	Rinne, Furche, Einschnitt
superficialis	oberflächlich
superior	weiter oben gelegen
Sura, suralis	Wade, Unterschenkel; zur Wade gehörend
Sutura	Schädelnaht
Sympathiko-tonie	Überwiegen des Sympathikus gegenüber dem Parasympathikus
Synovial-flüssigkeit	Gelenkschmiere
Synovial-membran	aus lockerem Bindegewebe aufgebaute Innenschicht der Gelenkkapsel
Synovitis	Entzündung der Synovialmembran
Synzytio-trophoblast	Äußere vielkernige Schicht des Trophoblasten
Tachykardie	Herzrhythmusstörung mit Anstieg der Herzfrequenz
Tela	Gewebe, Gewebeschicht
Tendo	Sehne
Tentorium	Zelt
Testis, testicularis	Hoden, zum Hoden gehörend
Thenar	Daumenballen
Thorax, thoracicus	Brustkorb, zum Brustkorb gehörend
Tibia, tibialis	Schienbein, zum Schienbein gehörend
-tomie	Durchtrennung
Tonsillen	Mandeln
Trachea, trachealis	Luftröhre, zur Trachea gehörend
Traktion	Zug
transversal	quer
Trauma	Verletzung, Gewalteinwirkung
Trigonum	Dreieck
Trochanter	Rollhügel
Trophoblast	äußere Zelllage des Keimbläschens
Truncus	Stamm
Tuba auditiva = Tuba eustachii	Paukenröhre
Tuba uterina	Eileiter
Tuber	Höcker, Knorren
Tuber ischiadicum	Sitzbeinknorren
Tuberositas	Vorsprung, Rauigkeit am Knochen
Tunica	Hülle, Gewebeschicht
tympanicus	zur Paukenhöhle oder zum Trommelfell gehörend
Ulna, ulnaris	Elle, zur Elle gehörend
Umbilicus, umbilicalis	Nabel, zum Nabel gehörend
univakuolär	enthält nur einen Hohlraum
Urachus	Harngang, Verbindung zwischen Blase und Allantois
Ureter	Harnleiter
Urethra	Harnröhre
Uterus	Gebärmutter
Vaskulitis	entzündliche Reaktion von Gefäßwänden
Vasomotorik	nervale Regulation der Gefäßweite
Velum	Segel
ventral	bauchwärts liegend
Ventrikel	Kammer
Vertebra, vertebralis	Wirbel, zu den Wirbeln gehörend
Vesica, vesicalis	Blase, zur Blase gehörend
visceralis	zu den Eingeweiden gehörend
viszeral	die Eingeweide betreffend
Zökum	Blinddarm
Zystitis	Blasenentzündung
Zytotropho-blast	teilungsaktive innere Zellschicht des Trophoblasten

Literaturverzeichnis

Aaron R.K., Ciombor D.M. Therapeutic effects of electromagnetic fields in the stimulation of connective tissue repair. J Cell Biochem. 1993; 52: 1. 42–46.

Aaron R.K., Ciombor D.M., Wang S., Simon B. Clinical biophysics: the promotion of skeletal repair by physical forces. Ann N Y Acad Sci. 2006; 1068: 513–531.

Abesehra A. Traité de médecine ostéopathique. Maloine. 1996.

Abraham P.A., Perejda A.J., Carnes W.H., Uitto J. Marfan syndrome. Demonstration of abnormal elastin in aorta. J Clin Invest. 1982; 70: 6. 1245–1252.

Abu-Hijleh M.F., Roshier A.L., Al-Shboul Q., Dharap A.S., Harris P.F. The membranous layer of superficial fascia: evidence for its widespread distribution in the body. Surg Radiol Anat. 2006; 28: 6. 606–619.

Acland R.D. The inguinal ligament and its lateral attachments: correcting an anatomical error. Clin Anat. 2008; 21: 1. 55–61.

Ahn AC, Wu J, Badger GJ, Hammerschlag R, Langevin HM. Electrical impedance along connective tissue planes associated with acupuncture meridians. BMC Complement Altern Med. 2005 May 9; 5:10.

Ajimsha MS, Shenoy P D, Gampawar N. Role of fascial connectivity in musculoskeletal dysfunctions: A narrative review. Journal of Bodywork and Movement Ther. 2020a Oct; 24(4):423–431.

Ajimsha MS, Shenoy PD, Gampawar N. Role of fascial connectivity in musculoskeletal dysfunctions: A narrative review. Journal of Bodywork Movement Ther. 2020b Oct; 24(4):423–431.

Akaishi F. Biomechanical properties of the anterior and posterior longitudinal ligament in the cervical spine. Nippon Ika Daigaku Zasshi. 1995; 62: 4. 360–368.

Alcolado R., Weller R.O., Parrish E.P., Garrod D. The cranial arachnoid and pia mater in man: anatomical and ultrastructural observations. Neuropathol Appl Neurobiol. 1988; 14: 1. 1–17.

Antonicelli F., Bellon G., Lorimier S., Hornebeck W. Role of the elastin receptor complex (S-Gal/Cath-A/Neu-1) in skin repair and regeneration. Wound Repair Regen. 2009 Sep; 17: 5. 631–638.

Arnold MM, Müller-Oerlinghausen B, Hemrich N, Bönsch D. Effects of Psychoactive Massage in Outpatients with Depressive Disorders: A Randomized Controlled Mixed-Methods Study Brain Science. 2020 Sep 26; 10(10):676.

Ashrafi M, Baguneid M, Bayat A. The Role of Neuromediators and Innervation in Cutaneous Wound Healing. Acta Derm Venereol. 2016 Jun 15; 96(5):587–94.

Attlee T. Fascial unwinding – a hidden maintaining factor. Int J Alternat Compl Med. 1995.

Auer L.M., Edvinsson L., Johansson B.B. Effect of sympathetic nerve stimulation and adrenoceptor blockade on pial arterial and venous calibre and on intracranial pressure in the cat. Acta Physiol Scand. 1983; 119: 3. 213–217.

Avezaat C.J., van Eijndhoven J.H. Clinical observations on the relationship between cerebrospinal fluid pulse pressure and intracranial pressure. Acta Neurochir (Wien). 1986; 79: 1. 13–29.

Baldwin J.L. The Anatomy of the Medial Patellofemoral Ligament. Am J Sports Med. 2009; 2:

Bao G., Suresh S. Cell and molecular mechanics of biological materials. Nat Mater. 2003; 2: 11. 715–725.

Barber CF. A review and applications of monthly circadian rhythms. J Psychiatr Ment Health Nurs. 2010a Apr; 17(3):274–9.

Barber CF. A review and applications of monthly circadian rhythms. J Psychiatr Ment Health Nurs. 2010b Apr; 17(3):274–9.

Barone R. Anatomie comparée, tome 2. Vigot 2000.

Barral JP, Ligner B, Paoletti S, Prat D, Rommeveaux L, Triana D. Nouvelles techniques uro-génitales. Verlaque

Barral JP, Mercier P. Manipulations viscérales. Maloine 1998 (dt.: Lehrbuch der Viszeralen Osteopathie Bd. 1/2, Urban & Fischer 2002).

Bashline S.D., Bilott J.R., Ellis J.P. Meningovertebral ligaments and their putative significance in low back pain. J Manipulative Physiol Ther. 1996; 19: 9. 592–596.

Beanes S.R., Dang C., Soo C., Ting K. Skin repair and scar formation: the central role of TGF-beta. Expert Rev Mol Med. 2003; 5: 8. 1–22.

Bednar D.A., Orr F.M., Simon T. Observations on the pathomorphology of the thoracolumbar fascia in chronic mechanical back pain. Spine. 1995; 20: 10. 1161–1164.

Bella J, Hulmes DJS. Fibrillar Collagens Subcell Biochem. 2017; 82:457–490.

Benjamin M. The fascia of the limbs and back – a review. J Anat. 2009; 214: 1. 1–18.

Berisio R., Vitagliano L., Mazzarella L., Zagari A. Recent progress on collagen triple helix structure, stability and assembly. Protein Pept Lett. 2002; 9: 2. 107–116.

Bianco G. Fascial neuromodulation: An emerging concept linking acupuncture, fasciology, osteopathy and neuroscience. Eur J Transl Myol. 2019 Aug 2; 29(3): 8331.

Bibby S.R., Jones D.A., Lee R.B., Yu J., Urban J.P.G. The pathophysiology of the intervertebral disc. Joint Bone Spine. 2001; 68: 6. 537–542.

Bichat TX. Traité des membranes.

Bienfait M. Les fascias. Ste d' édition médicale «Le Pousoé».

Black J. Electrical stimulation of hard and soft tissues in animal models. Clin Plast Surg. 1985; 12: 2. 243–257.

Blechschmidt E. Biokinetics and biodynamics of human differentiation.

Boabighi A., Kuhlmann J.N., Luboinski J., Landterit B. Aponévroses et fascias superficiels – Propriétés mécaniques et architecturales. Bull. de l' Association des Anatomistes. 1993; 238: 3–7.

Bocheva G, Slominski RM, Slominski AT. Neuroendocrine Aspects of Skin Aging. Int J Mol Science. 2019 Jun 7; 20(11):2798.

Bogduk N., Macintosh J.E. The applied anatomy of the thoracolumbar fascia. Spine. 1984; 9: 2. 164–170.

Bosma J.F., Bartner H. Ligaments of the larynx and the adjacent pharynx and esophagus. Dysphagia. 1993; 8: 1. 23–28.

Bouchet A., Cuillere T.S. Anatomie topographique, déscriptive et foctionelle, tome 2–4. Simep. 1991; 1997

Boulais N., Misery L. The epidermis: a sensory tissue. Eur J Dermatol. 2008; 18: 2. 119–127.

Bourdinaud P.H. La biochimie des polymères au service de l'ostéopathie. Ostéo. 1997; 44: 3–26.

Braun KM, Diamond MP. The biology of adhesion formation in the peritoneal cavity. Semin Pediatr Surg. 2014 Dec; 23(6):336–43.

Bressler R.S., Bressler C.H. Functional anatomy of the skin. Clin Pediatr Med Surg. 1989; 6: 2. 229–246.

Brooks D.M. Psoas compartment block. CRNA. 2000; 11: 2. 62–65.

Bruneton J.N., Drouillard J.P., Sabatier J.C., Elie G.P., Tavernier J.F. Normal variants of the sella turcica. Radiology. 1979; 131: 1. 99–104.

Brunette D.M. Mechanical stretching increases the number of epithelial cells synthesizing DNA in culture. J Cell Sci. 1984; 69: 35–45.

Burger W., Straube M., Behne M. et al. Role of pericardial constraint for right ventricular function in human. Chest. 1995; 107: 46–49.

Byrd AL, Belkaid Y, Segre JA. The human skin microbiome. Nat Rev Microbiol. 2018 Mar; 16(3):143–155.

Caccavale S, Bove D, Bove RM, La Montagna M. Skin and brain: Itch and psychiatric disorders. G Ital Dermatol Venereol. 2016 Oct; 151(5):525–9.

Cadet E.R., Gafni R.I., McCarthy E.F. et al. Mechanisms responsible for longitudinal growth of the cortex: coalescence of trabecular bone into cortical bone. J Bone Joint Surg (Am. 2003; 85-A: 9. 1739–1748.

Caggiati A. Fascial relationships of the short saphenous vein. J Vasc Surg. 2001; 34: 2. 241–246.

Caporossi R., Peyralde F. Traité pratique d'ostéopathie crânienne. S.I.O. Verlaque. 2000;

Cathie AG. Le fascia du corps en relation avec la thérapie fonctionnelle et manipulative.
Cavdar S., Krause F., Dalçik H., Arifoğlu Y. The anatomy of lamina pretrachealis fasciae cervicalis. Okajimas Folia Anat Jpn. 1996; 73: 2-3. 105–108.
Chateau Y., Misery L. Connections between nerve endings and epidermal cells: are they synapses? Exp Dermatol. 2004; 13: 1. 2–4.
Chen C.S., Ingber D.E. Tensegrity and mechanoregulation: from skeleton to cytoskeleton. Osteoarthritis Cartilage. 1999; 7: 1. 81–94.
Chen YE, Tsao H. The skin microbiome: Current perspectives and future challenges. J Am Acad Dermatol. 2013 Jul; 69(1):143–55.
Chicurel M.E., Chen C.S., Ingber D.E. Cellular control lies in the balance of forces. Curr Opin Cell Biol. 1998; 10: 2. 232–239.
Ciombor D.M., Aaron R.K. Influence of electromagnetic fields on endochondral bone formation. J Cell Biochem. 1993; 52: 1. 37–41.
Cisler T.A. Whiplash as a total body injury. JAOA. 1994; 94: 2.
Cobb T.K., Dalley B.K., Posteraro R.H., Lewis R.C. Anatomy of the flexor retinaculum. J Hand Surg (Am.). 1993; 18: 1. 91–99.
Cohen N.P., Foster R.J., Mow V.C. Composition and dynamics of articular cartilage: structure, function, and maintaining healthy state. J Orthop Sports Phys Ther. 1998; 28: 4. 201–203.
Cole MA, Quan T, Voorhees JJ, Fisher GJ. Extracellular matrix regulation of fibroblast function: Redefining our perspective on skin aging. J Cell Commun Signal. 2018 Mar; 12(1):35–43.
Combs SA, Teixeira JP, Germain MJ. Pruritus in Kidney Disease. Semin Nephrol. 2015 Jul; 35(4):383–91.
Comi A.M., Cho E., Mulholland J.D. et al. Neural stem cells reduce brain injury after unilateral carotid ligation. Pediatr Neurol. 2008; 38: 2. 86–92.
Cooper EA, Garlick J, Featherstone E, Voon V, Singer T, Critchley HD, Harrison NA. You turn me cold: Evidence for temperature contagion. PLoS One. 2014 Dec 31; 9(12): e116126.
Cooper L. Considérations cliniques sur les fascias.
Coujard R, Poirier J, Racado J. Précis d'histologie humaine. Masson
Crider A. Personality and electrodermal response lability: An interpretation. Appl Psychophysiol Biofeedback. 2008 Sep; 33(3):141–8.
Cruveilhier J, See M. Traité d'anatomie descriptive.
Davies J.E., Huang C., Proschel C., Noble M., Mayer-Proschel M., Davies S.J. Astrocytes derived from glial-restricted precursors promote spinal cord repair. J Biol. 2006; 5: 3. 7
De Baat P., Heijboer M.P., de Baat C. Development, physiology, and cell activity of bone. Ned Tijdschr Tandheelkd. 2005; 112: 7. 258–263.
Dean N.A., Mitchell B.S. Anatomic relation between the nuchal ligament (ligamentum nuchae) and the spinal dura mater in the craniocervical region. Clin Anat. 2002; 15: 3. 182–185.
Decramer M., Jiang Tian Xi Reid MB, Kelly S., Macklem P.T., Demedts M. Relationship between diaphragm length and abdominal dimensions. J Appl Physio. 1986; 1815–1820.
Desprat N., Supatto W., Pouille P.A., Beaurepaire E., Farge E. Tissue deformation modulates twist expression to determine anterior midgut differentiation in Drosophila embryos. Dev Cell. 2008; 15: 3. 470–477.
Destrieux C., Kakou M.K., Velut S., Lefrancq T., Jan M. Microanatomy of the hypophyseal fossa boundaries. J Neurosurg. 1998; 88: 4. 743–752.
Diamond MP, Wexner SD et al. Adhesion prevention and reduction: current status and future recommendations of a multinational interdisciplinary consensus conference. Surg Innov. 2010 Sep; 17(3):183–8.
Downing CH. Principles and practice of ostéopathy. Williams Publ. Co.
Drews U. Taschenatlas der Embryologie. 1993; Thieme.
Dzubow L.M. Tissue mouvement. A microbiomechanical approach. J Dermatol Surg Oncol. 1989; 15: 389–399.
Edward Clark M. Applied anatomy. Maidstone College of Osteopathy.
Eggart M, Queri S, Müller-Oerlinghausen B. Are the antidepressive effects of massage therapy mediated by restoration of impaired interoceptive functioning? A novel hypothetical mechanism. Med Hypotheses. 2019 Jul; 128:28–32.
Elias H, Pauly JC, Burnser S. Histologie et microanatomie du corps humain. Piccin.
Erlinghauser B. La circulation du LCR à travers le système du tissu conjonctif.
Eyre-Brook A.L. The periosteum: its function reassessed. Clin Orthop Relat Res. 1984; 189: 300–307.
Fabiano G., Pezzolla A., Maiorino R., Ferrarese F. Peritoneal adhesions: pathophysiology. G Chir. 2008; 29: 3. 115–125.
Fahrer M. The proximal end of the palmar aponeurosis. Hand. 1980 Feb; 12: 1. 33–38.
Farage MA, Hood W, Berardesca E, Maibach H. Intrinsic and Extrinsic Factors Affecting Skin Surface pH. Curr Probl Dermatol. 2018; 54:33–47.
Farge E. L'embryon sous l'emprise des gènes et de la pression. Pour la science. 2009; 379: 42–49.
Fasel J.H., Dembé J.C., Majno P.E. Fascia: a pragmatic overview for surgeons. Am Surg. 2007; 73: 5. 451–453.
Fawcett J.W. Astrocytic and neuronal factors affecting axon regeneration in the damaged central nervous system. Cell Tissue Res. 1997; 290: 2. 371–377.
Feinberg D.A., Mark A.S. Human brain motion and cerebrospinal fluid circulation demonstrated with MR velocity imaging. Radiology. 1987; 163: 793–799.
Ferreira AS, Luiz AB. Role of dermatomes in the determination of therapeutic characteristics of channel acupoints: A similarity-based analysis of data compiled. Chin Med. 2013a Dec 17; 8:24.
Ferreira AS, Luiz AB. Role of dermatomes in the determination of therapeutic characteristics of channel acupoints: A similarity-based analysis of data compiled from literature. Chin Med. 2013b Dec 17; 8:24.
Ferreri A.J., Garrido S.A., Markarian M.G., Yañez A. Relationship between the development of diaphragma sellae and the morphology of the sella turcica and its content. Surg Radiol Anat. 1992; 14: 3. 233–239.
Finley DJ, Rusch VW. Anatomy of the pleura Thorac Surg Clin. 2011 May;21(2):157–63, vii.
Forriol F., Shapiro F. Bone development: interaction of molecular components and biophysical forces. Clin Orthop Relat Res. 2005; 432: 14–33.
Fox JR, Gray W, Koptiuch C, Badger GJ, Langevin HM. Anisotropic tissue motion induced by acupuncture needling along intermuscular connective tissue planes. J Altern Complement Med. 2014 Apr;20(4):290-4. doi: https://doi.org/10.1089/acm.2013.0397. Epub 2014 Mar 4.
Frankstein S.I. Origin of reflex and distortion of central contractures in experiments on decerebrated animals. Nevropatol Psikhiatriia. 1950; 19: 4. 51–54.
Frick H., Leonhardt H., Stark D. Spezielle Anatomie. 1992; Thieme.
Fritsch H., Lienemann A., Brenner E., Ludwikowski B. Clinical anatomy of the pelvic floor. Adv Anat Embryol Cell Biol. 2004; 175: 1–64.
Frymann V.M. A study of the rhythmic motions of the living cranium. J Am Osteopath Assoc. 1971; 70: 1–18.
Fu X., Cheng B. Effects of the nerve, endocrine, and immune factors on the skin repair and regeneration. Zhongguo Xiu Fu Chong Jian Wai Ke Za Zhi. 2006; 20: 4. 331–335.
Gabarel B, Roques M: Les fascias. Maloine.
Gagan J.R., Tholpady S.S., Ogle R.C. Cellular dynamics and tissue interactions of the dura mater during head development. Birth Defects Res Embryol Today. 2007; 81: 4. 297–304.
Gardner G, Gray DJ, Rohull RO. Anatomie. Doin.
Garnier L. Des adhésifs dans nos cellules. Science et Vie hors série. 2004; 228: 23–35.
Gatt A, Agarwal S, Zito PM. Anatomy, Fascia Layers In: Stat Pearls [Internet]. Treasure Island (FL): Stat Pearls Publishing; 2020a Jan.2020 Aug 15.
Gatt A, Agarwal S, Zito PM. Anatomy, Fascia Layers. In: Stat Pearls [Internet]. Treasure Island (FL): Stat Pearls Publishing; 2020b Jan.
Geri T, Viceconti A, Minacci M, Testa M, Rossettini G. Manual therapy: Exploiting the role of human touch. Musculoskelet Sci Pract. 2019 Dec; 44:102044.
Gerlach U.J., Lierse W. Functional construction of the superficial and deep fascia system of the lower limb in man. Acta Anat (Basel). 1990; 139: 1. 11–25.

Gerlach U.J., Lierse W., Wolter D. Mechanoreceptors in the distal aspects of the m. vastus medialis? Unfallchirurg. 1993; 96: 1. 41–42.
Golembo-Smith S, Walder DJ, Daly MP, Mittal VA, Kline E, Reeves G, Schiffman J. The presentation of dermatoglyphic abnormalities in schizophrenia: A meta-analytic review. Schizophr Res. 2012 Dec; 142(1–3):1-11.
Gomez-Ramirez M, Hysaj K, Niebur E. Neural mechanisms of selective attention in the somatosensory system. Neurophysiol. 2016 Sep 1; 116(3):1218–31.
Grapperon J, Pignol AC, Vion-Dury J. [The measurement of electrodermal activity]. Encephale. 2012 Apr; 38(2):149–55.
Gray H. Anatomy – descriptive and surgical. 1974; Running Press. Philadelphia.
Gregoire R, Oberlin S. Précis d'anatomie. J.B. Baillere.
Grietz D., Wirestam R., Franck A. et al. Pulsatile brain movement and associated hydrodynamics studied by magnetic resonance phase imaging: The Monro-Kellie doctrine revisited. Neuroradiology. 1992; 34: 370–380.
Grob K.R., Neuhuber W.L., Kissling R.O. Innervation of the sacroiliac joint of the human. Zschr Rheumatol. 1995; 54: 2. 117–122.
Groen G.J., Baljet B., Drukker J. The innervation of the spinal dura mater: anatomy and clinical implications. Acta Neurochir (Wien). 1988; 92: 1–4. 39–46.
Guimberteau J-C, Delage J-P, Wong J. [New views about the skin]. Ann Chir Plast Esthet. 2010 Aug; 55(4):25 5.
Hack G.D., Koritzer R.T., Robinson W.L., Hallgren R.C., Greenman P.E. Anatomic relation between the rectus capitis posterior minor muscle and the dura mater. Spine. 1995; 20: 23. 2484–2486.
Haegel P, Moorek S. Eléments d'embryologie humaine. Vigot.
Hardingham T.E., Fosang A.J., Faseb J. Proteoglycans: many forms and many functions. 1992; 6: 3. 861–870.
Harisson TR. Principes de médecine interne. Flammarion.
Heifitz M.D., Weiss M. Detection of skull expansion with increased intracranial pressure. J Neurosurg. 1981; 55: 811–812.
Heine H. [Basement membranes as the regulatory system between epithelial cell connections and connective tissue]. Gegenbaurs Morphol Jahrb. 1986;132(3):325.
Higuchi K., Sato T. Anatomical study of lumbar spine innervation. Folia Morphol (Warsz). 2002; 61: 2. 71–79.
Hochauf S., Sternitzky R., Schellong S.M. Structure and function of the peripheral venous system. Herz. 2007; 32: 1. 3–9.
Hoek van Dijke G.A., Snijders C.J., Stoeckart R., Stam H.J. A biomechanical model on muscle forces in the transfer of spinal load to the pelvis and legs. J Biomech. 1999; 32: 9. 927–933.
Hogan Q., Toth J. Anatomy of soft tissues of the spinal canal. Reg Anesth Pain Med. 1999; 24: 4. 303–310.
Hohne K.H., Pelesser B., Pommert A. et al. A new representation of knowledge concerning human anatomy and function. Nature Medecine. 1995; 1: 6. 506–511.
Huang C.Y., Mow V.C., Ateshian G.A. The role of flow-independant viscoelasticity in the biphasic tensile and compressive responses of articular cartilage. J Biomech Eng. 2001; 123: 5. 410–417.
Huang W, Ramsey KM, Marcheva B, Bass J. Circadian rhythms, sleep, and metabolism. J Clin Invest. 2011 Jun; 121(6):2133–41.
Huang Y, Yuan L, He ZQ, Wang CL. [Study on the meridians and acupoints based on fasciaology: An elicitation of the study on digital human being]. Zhongguo Zhen Jiu. 2006 Nov; 26(11):785–8.
Hubert T., Grimal S., Carroll P., Fichard-Carroll A. Collagens in the developing and diseased nervous system. Cell Mol Life Sci. 2008; 26
Hübner G., Alzheimer C., Werner S. Activin: a novel player in tissue repair processes. Histol Histopathol. 1999; 14: 1. 295–304.
Humphreys B.K., Kenin S., Hubbard B.B., Cramer G.D. Investigation of connective tissue attachments to the cervical spinal dura mater. Clin Anat. 2003; 16: 2. 152–159.
Hureau J., Agossou-Voyeme A.K., Germain M., Pradel J. The posterior interparietoperitoneal spaces or retroperitoneal spaces. 1: Normal topographic anatomy. J Radiol. 1991; 72: 2. 101–116.
Hurschler C., Vanderby R. Jr, Martinez D.A., Vialas A.G., Turnispeed W.D. Mechanical and biomechanical analyses of tibial compartment fascia in chronic compartment syndrome. Ann of Biomech Engin. 1994; 22: 272–279.
Hwang K, Choi JH. Superficial Fascia in the Cheek and the Superficial Musculoaponeurotic System. J Craniofac Surg. 2018 Jul; 29(5):1378–1382.
Iatridis J.C., Wu J., Yandow J.A., Langevin H.M. Subcutaneous tissue mechanical behavior is linear and viscoelastic under uniaxial tension. Connect Tissue Res. 2003; 44: 5. 208–217.
Ikeda R. Innervation of the sacroiliac joint. Macroscopical and histological studies. Nippon Ika Daigaku Zasshi. 1991; 58: 5. 587–596.
Ingber D.E. Tensegrity-based mechanosensing from macro to micro. Prog Biophys Mol Biol. 2008; 97: 2–3. 163–179.
Issartel L, Issartel M. L'ostéopathie exactement. Laffon.
Janjua R.M., Al-Mefty O., Densler D.W., Shields C.B. Dural relationships of Meckel cave and lateral wall of the cavernous sinus. Neurosurg Focus. 2008; 25: 6. E2
Jeffery N. Differential regional brain growth and rotation of the prenatal human tentorium cerebelli. J Anat. 2002; 200: Pt 2. 135–144.
Jiang XM, Zhang XQ, Yuan L. [Advances in the study on the role of connective tissue in the mechanical signal transduction of acupuncture]. Ci Yan Jiu. 2009 Apr; 34(2):136–9.
Jones LH. Correction spontanée par positionnement. OMC.
Junqueira LC, Carneiro J. Histologie. Piccin.
Juurlink B.H., Devon R.M. Macromolecular translocation – a possible function of astrocytes. Brain Res. 1990; 533: 1. 73–77.
Kahle W., Leonhardt H., Platzer W. Taschenatlas der Anatomie, Bd. 1–3. 1999; Thieme.
Kahn J.L., Bourjat P. The peripharyngeal space. Anatomy and normal imaging. J Radiol. 1996; 77: 2. 87–97.
Kahn M.F., Peltier A. Maladies et syndromes systémiques. Flammarion. 2000.
Kamina P. Abdomen 1 + 2. Maloine 1996, 1998.
Kamina P. Anatomie générale. Maloine 1999.
Kamina P. Petit bassin et périnée. Maloine. 1996.
Kasparian H, Signoret G, Kasparian J. Quantification of Motion Palpation. J Am Osteopath Assoc. 2015 Oct; 115(10):604–10.
Katić K, Li R, Kingma B, Zeiler W. Modelling hand skin temperature in relation to body composition. J Therm Biol. 2017 Oct; 69:139–148.
Keller J.T., Marfurt C.F., Dimlich R.V., Tierney B.E. Sympathetic innervation of the supratentorial dura mater of the rat. J Comp Neurol. 1989; 290: 2. 310–321.
Kelly RC, Armstrong M, Bensky A, Foti A, Wasserman JB. Soft tissue mobilization techniques in treating chronic abdominal scar tissue: A quasi-experimental single subject design. Journal of Bodywork Movement Ther. 2019 Oct; 23(4):805–814.
Kendall J.P., Stokes I.A., O'Hara J.P., Dickson R.A. Tension and creep phenomena in peripheral nerve. Acta Orthop Scand. 1979; 50: 6 Pt 2. 721–725.
Kida T, Shinohara K. Gentle touch activates the anterior prefrontal cortex: An NIRS study. Neuroscience Res. May–Jun 2013; 76(1-2):76–82.
Kiliç T., Akakin A. Anatomy of cerebral veins and sinuses. Front Neurol Neurosci. 2008; 23: 4–15.
Kim JH, Duffy JF. Circadian Rhythm Sleep-Wake Disorders in Older Adults Sleep. Med Clin. 2018 Mar; 13(1):39–50.
Kim M, de la Peña JB, Cheong JH, Kim HJ. Neurobiological Functions of the Period Circadian Clock 2 Per2.Gene. Biomol Ther (Seoul). 2018 Jul 1; 26(4):358–367.
Kim S.U. Neurobiology of human oligodendrocytes in culture. J Neurosci Res. 1990; 27: 4. 712–728.
Kinugasa Y., Murakami G., Suzuki D., Sugihara K. Histological identification of fascial structures posterolateral to the rectum. Br J Surg. 2007; 94: 5. 620–626.
Kiya K, Kubo T. Neurovascular interactions in skin wound healing. Neurochem Int. 2019 May; 125:144–150.
Korr IM. Bases physiologiques de l'ostéopathie. SBO RTM.
Kostopoulos D.C., Keramidas G. Changes in elongation of falx cerebri during craniosacral therapy: techniques applied on the skull of an embalmed cadaver. J Craniomand Pract. 1992; 10: 9–12.

Krassimira N.M. Development of the human fetal visceral pleura. An ultrastructural study. Ann Anat. 1996; 178: 91–99.
Krause F, Wilke J, Vogt L, Banzer W. Intermuscular force transmission along myofascial chains: A systematic review. J Anat. 2016 Jun; 228(6):910–8.
Kresse H., Schönherr E. Proteoglycans of the extracellular matrix and growth control. J Cell Physiol. 2001; 189: 3. 266–274.
Krimmer H. Pathophysiology of nerve compression. Langenbecks Arch Chir Suppl Kongressbd. 1998; 115: 627–629.
Kuchiwaki H., Suguru I., Nahohiro I., Yukio O., Nobumitsu S. Changes in dural thickness reflect changes in intracranial pressure in dogs. Neuros Letters. 1995; 198: 68–70.
Kühne LW. Atlas de poche d'histologie. Flammarion.
Kumar R., Berger R.J., Dunsker S.B., Keller J.T. Innervation of the spinal dura. Myth or reality? Spine. 1996; 21: 1. 18–26.
Langevin H.M. Connective tissue: a body-wide signaling network? Med Hypotheses. 2006; 66: 6. 1074–1077.
Langevin HM, Churchill DL, Wu J, Badger GJ, Yandow JA, Fox JR, Krag MH. Evidence of connective tissue involvement in acupuncture. FASEB J. 2002 Jun; 16(8):872–4. Epub 2002 Apr 10.
Langevin HM, Yandow JA. Relationship of acupuncture points and meridians to connective tissue planes Anat Rec. 2002 Dec 15; 269(6):257–65.
Langevin HM, Bouffard NA, Fox JR, Palmer BM, Wu J, Iatridis JC, Barnes WD, Badger GJ, Howe AK. Fibroblast cytoskeletal remodeling contributes to connective tissue tension. J Cell Physiol. 2011 May; 226(5):1166–75.
Langman J. Embryologie humaine. 1996; Masson.
Larsen W.J. Embryologie humaine. 1996; Université Bruxelles.
Lazorthes G. Le système nerveux central. 1983; Masson.
Lazorthes G. Le système nerveux périphérique. 1981; Masson.
Leihart SM, Buzswanick C. Proprioception and neuromuscular control. Univ of Pittsburg Sports Medicine Program, Neuromuscular Research Laboratory.
Lemaire J.J. Slow pressure waves during intracranial hypertension. Ann Fr Anesth Reanim. 1997; 16: 4. 394–398.
Lemaire J.J., Khalil T., Cervenansky F. et al. Slow pressure waves in the cranial enclosure. Acta Neurochir (Wien). 2002; 144: 3. 243–254.
Levy L.M., DiChiro G.D., McCollough D.C. et al. Fixed spinal cord: Diagnosis with MR imaging. Radiology. 1988; 169: 773–778.
Li C, Chen B, Hu T, Chen L. [Effects of acupuncture with different filiform needles on tissues, cells and collagenous fiber of fascia in acupoint area of rats]. Zhongguo Zhen Jiu. 2015 Aug; 35(8):801-5.
Li L.P., Herzog W. The role of viscoelasticity of collagen fibers in articular cartilage: theory and numerical formulation. Biorheology. 2004; 41: 3–4. 181–194.
Liakakos T., Thomakos N., Fine P.M., Dervenis C., Young R.L. Peritoneal adhesions: etiology, pathophysiology, and clinical significance. Recent advances in prevention and management. Dig Surg. 2001; 18: 4. 260–273.
Lierse W. The anatomy of the pelvis. Röntgenblätter. 1990; 43: 10. 405–408.
Lincoln G. A brief history of circannual time. J Neuroendocrinol. 2019Mar; 31(3):e12694.
Ling Z.X., Kumar V.P. The myofascial compartments of the foot: a cadaver study. J Bone Joint Surg Br. 2008; 90: 8. 1114–1118.
Little KE. Efforts chroniques myofasciaux et syndromes de stress.
Liu L,Skinner MA, McDonough SM, Baxter GD. Traditional Chinese Medicine acupuncture and myofascial trigger needling: The same stimulation points? Complement Ther Med. 2016 Jun; 26:28–32.
Loughenbury P.R., Wadhwani S., Soames R.W. The posterior longitudinal ligament and peridural (epidural) membrane. Clin Anat. 2006; 19: 6. 487–492.
Louis R.G. Jr, Loukas M., Wartmann C.T. et al. Clinical anatomy of the mastoid and occipital emissary veins in a large series. Surg Radiol Anat. 2009; 31: 2. 139–144.
Loukas M., Shoja M.M., Thurston T. et al. Anatomy and biomechanics of the vertebral aponeurosis, part of the posterior layer of the thoracolumbar fascia. Surg Radiol Anat. 2008; 30: 2. 125–129.
Lumsden C.E., Pomerat C.M. Normal oligodendrocytes in cell tissue: a preliminary report on the pulsatile glial cells in tissue cultures from the corpus callosum of the normal rat brain. Experimental Cell Research. 1951; 2: 103–114.
Lundborg G., Dahlin L.B. Anatomy, function, and pathophysiology of peripheral nerves and nerve compression. Hand Clin. 1996; 12: 2. 185–193.
Luo Y., Xu X., Lele T., Kumar S., Ingber D.E. A multi-modular tensegrity model of an actin stress fiber. J Biomech. 2008; 41: 11. 2379–2387.
Macchi V., Tiengo C., Porzionato A. et al. Anatomo-radiological study of the superficial musculo-aponeurotic system of the face. Ital J Anat Embryol. 2007; 112: 4. 247–253.
Macchi V., Tiengo C., Porzionato A. et al. Histotopographic study of the fibroadipose connective cheek system. Cells Tissues Organs. 2009; 24
Magoun HJ. Les fascias dans les écrits de Still.
Manthena P, Zee PC. Neurobiology of circadian rhythm sleep disorders. Neuroscience Rep. 2006 Mar; 6(2):163–8.
Martingano D. DO Management of Cesarean Deliveries and Cesarean Scars with Osteopathic Manipulative Treatment: A Brief Report. The Journal of the American Osteopathic Association, July 2016; Vol. 116, e22-e30.
Martini A.K. Anatomic relations between skin and pathologically changed aponeurosis in Dupuytren disease. Handchir Mikrochir Plast Chir. 1985; 17: 3. 134–138.
McGlone F, Cerritelli F, Walker S, Esteves J. The role of gentle touch in perinatal osteopathic manual therapy. Neurosci Biobehav Rev. 2017 Jan; 72:1–9.
McGrath C., Nicholson H., Hurst P. The long posterior sacroiliac ligament: a histological study of morphological relations in the posterior sacroiliac region. Joint Bone Spine. 2009; 76: 1. 57–62.
McPartland JM, Mein EA. Entrainment and the cranial rhythmic impulse. Altern Ther Health Med. 1997 Jan; 3(1):40–5.
Melzack R, Wall PO. Le défi de la douleur. Maloine.
Memon M.A., Quinn T.H., Cahill D.R. Transversalis fascia: historical aspects and its place in contemporary inguinal herniorrhaphy. J Laparoendosc Adv Surg Tech A. 1999; 9: 3. 267–272.
Menck J., Lierse W. The fascia of the inguinal canal ring. Chirurg. 1991; 62: 2. 117–120.
Michael D.K., Retzlaff E.W. A preliminary study of cranial bone movement in the squirrel-monkey. J Am Osteopath Assoc. 1975; 74: 866–869.
Mihalache G., Indrei A. Tăranu T. The anterolateral structures of the neck and trunk. Rev Med Chir Soc. 1996; 100: 1–2. 69–74.
Misery L, Touboul S, Vinçot C, Dutray S, Rolland-Jacob G, Consoli S-G, Farcet Y, Feton-Danou N, Cardinaud F, Callot V, De La Chapelle C, Pomey-Rey D, Consoli S-M. Pour le Groupe Psychodermatologie. [Stress and seborrheic dermatitis]. Ann Dermatol Venereol. 2007 Nov; 134(11):833–7.
Misery L. Les nerfs à fleur de peau. Int J Cosmet Sci. 2002; 24: 2. 111–116.
Mitchell B.S., Humphreys B.K., O'Sullivan E. Attachments of the ligamentum nuchae to cervical posterior spinal dura and the lateral part of the occipital bone. J Manipulative Physiol Ther. 1998; 21: 3. 145–148.
Mogilner I.G., Ruderman G., Grigera J.R. Collagen stability, hydration and native state. J Mol Graph Model. 2002; 21: 3. 209–213.
Montell D.J. Morphogenetic cell movements: diversity from modular mechanical properties. Science. 2008; 322: 5907. 1502–1505.
Moskalenko Y, Frymann V, Kravchenko T, Weinstein G. Physiological Background of the Cranial Rhythmic Impulse and The Primary Respiratory Mechanism. The AAO Journal, 2003, V.13, No.2, P.21–33.
Mühlenpfordt I, Stritter W, Bertram M, Ben-Arye E, Seifert G. The power of touch: External applications from whole medical systems in the care of cancer patients (literature review). Support Care Cancer. 2020 Feb; 28(2):461–471.
Na S., Collin O., Chowdhury F., Tay B., Ouyang M., Wang Y., Wang N. Rapid signal transduction in living cells is a unique feature of mechanotransduction. Proc Natl Acad Sci USA. 2008; 105: 18. 6626–6631.
Nabeshima S., Reese T.S., Landis D.M., Brightman M.W. Junctions in the meninges and marginal glia.J Comp Neurol. 1975; 164: 2. 127–169.
Nakamura K, Hiramatsu M. Ultra-weak photon emission from human hand: Influence of temperature and oxygen concentration on emission. J Photochem Photobiol B. 2005 Aug 1; 80(2):156–60.
Nash LG, Phillips MN, Nicholson H, Barnett R, Zhang M. Skin ligaments: regional distribution and variation in morphology. Clin Anat. 2004 May; 17(4):287–93.

Nelson KE, Sergueef N, Glonek T. Recording the rate of the cranial rhythmic impulse. J Am Osteopath Assoc. 2006 Jun; 106(6):337–41.

Newell D.W., Aaslid R., Stooss R., Reulen H.J. The relationship of blood flow velocity fluctuations to intracranial pressure B waves. J Neurosurg. 1992; 76: 3. 415–421.

Nezam S, Khan SA, Singh P, Nishat R, Kumar A, Faraz SA. Correlation of dental caries and dermatoglyphic patterns: A study in pediatric population. J Family Med Prim Care. 2020 Jun 30; 9(6):2980–2984.

Nguyen AV, Soulika AM. The Dynamics of the Skin's Immune System. Int J Mol Sci. 2019 April 12; 20(8):1811.

Nicholas D.S., Weller R.O. The fine anatomy of the human spinal meninges. J Neurosurg. 1988; 69: 276–282.

Nüsslein-Volhard C. Le développement de l'embryon. Scientific American. 1996; 82–88.

Nyland J., Lachman N., Kocabey Y., Brosky J., Altun R., Caborn D. Anatomy, function, and rehabilitation of the popliteus musculotendinous complex. J Orthop Sports Phys Ther. 2005; 35: 3. 165–179.

Oohira A., Matsui F., Tokita Y., Yamauchi S., Aono S. Molecular interactions of neural chondroitin sulfate proteoglycans in the brain development. Arch Biochem Biophys. 2000; 374: 1. 24–34.

Ostenfeld T., Svendsen C.N. Recent advances in stem cell neurobiology. Adv Tech Stand Neurosurg. 2003; 28: 3–89.

Ozgenel G.Y., Filiz G. Effects of human amniotic fluid on peripheral nerve scarring and regeneration in rats. J Neurosurg. 2003; 98: 2. 371–377.

Page LE. Rôle du fascia dans le maintien de l'intégrité structurelle.

Paiva M., Verbanck S., Estenne M., Poncelet B., Segebarth C., Macklem P.T. Mechanical implications of in vivo human diaphragm shape. J Appl Physiology. 1992; 1407–1412.

Palastanga N., Field D., Samoes R. Anatomy in human function. 1998; Butterworth-Heinemann.

Park JS, Shin DS, Jung W, Chung MS. Improved analysis of palm creases. Anat Cell Biol. 2010 Jun; 43(2):169–77.

Parkinson D. Human spinal arachnoid septa, trabeculae, and «rogue strands». Am J Anatomy. 1991; 192: 498–509.

Peiper C., Junge K., Prescher A., Stumpf M., Schumpelick V. Abdominal musculature and the transversalis fascia: an anatomical viewpoint. Hernia. 2004; 8: 4. 376–380.

Pequignot H. Pathologie médicale. 1966; Masson.

Pillet J. Anatomie du petit bassin. Doin.

Pischinger A., Heine H. Das System der Grundregulation. Grundlagen einer ganzheitsbiologischen Medizin. 9. Aufl. 1998.

Poirier J, Cohen I, Baudet J. Embryologie humaine. Maloine.

Poirier J, Ribadeau JL, Dumas A. Histologie. Masson.

Poncelet B.P., Wedeen V.J., Weiskoff R.M., Cohen M.S. Brain parenchyma motion: measurement with cine echo-planar MR imaging. Radiology. 1992; 185: 645–651.

Portnoy H.D., Chopp M., Branch C., Shannon M.B. Cerebrospinal fluid pulse waveform as an indicator of cerebral autoregulation. J Neurosurg. 1982; 56: 5. 666–678.

Qu XD,Zhou JJ, Zhai HW, Chen W, Cai XH. [Therapeutic effect of exercise acupuncture and osteopathy on traumatic knee arthritis]. Zhongguo Gu Shang. 2019 Jun 25; 32(6):493–497.

Raible F, Takekata H, Tessmar-Raible K. An Overview of Monthly Rhythms and Clocks. Front Neurol. 2017 May 12; 8:189.

Recek C. Conception of the venous hemodynamics in the lower extremity. Angiology. 2006; 57: 5. 556–563.

Reich P., Schreiber H.W., Lierse W. The mesoduodenum. Langenbecks Arch Chir. 1988; 373: 3. 182–188.

Retzlaff E.W., Mitchell F.L. Jr, Upledger J.E. et al. Neurovascular mechanisms in cranial sutures. J Am Osteopath Assoc. 1980; 80: 218–219.

Retzlaff E.W., Upledger J.E., Mitchell F.L. Jr, Walsh J. Aging of cranial sutures in humans. Anat Rec. 1979; 193: 663

Richter K., Frick H. Anatomy of the visceral fascia of the pelvis from the didactic viewpoint. Geburtshilfe Frauenheilkd. 1985; 45: 5. 282–287.

Robert L. Aging of connective tissue. Mech Ageing Dev. 1980; 14: 3–4. 273–282.

Rooker G.D., Steins G.N., Tate L.J., Keeley F.W. Biochemical identification of elastin in periosteum and pericranium. Clin Orthop Relat Res. 1980; 152: 292–295.

Roshier AL, Al-Shboul Q, Dharap AS, Harris PF. The membranous layer of superficial fascia: Evidence for its widespread distribution in the body. Surg Radiol Anat. 2006 Dec; 28(6):606–19.

Rouviere H., Delmas A. Anatomie (tome 1–3). 1997; Masson.

Rydevik B., Holm S., Brown M.D., Lunborg G. Diffusion from the cerebrospinal fluid as a nutritional pathway for spinal nerve roots. Acta Physiol Scandin. 1990; 138: 247–248.

Ryser H.J., Morad N., Shen W.C. Heparin interaction with cultured cells: possible role of fibronectin in uncoupling surface binding and endocytosis. Cell Biol Int Rep. 1983; 7: 11. 923–930.

Sage M.R., Blumbergs P.C., Fowler G.W. The diaphragma sellae: its relationship to normal sellar variations in frontal radiographic projections. Radiology. 1982; 145: 3. 699–701.

Sah R.L., Grodzinsky A.J., Plaas A.H., Sandy J.D. Effects of tissue compression on the hyaluronate-binding properties of newly synthesized proteoglycans in cartilage explants. Biochem J. 1990; 267: 3. 803–808.

Salmon J.K., Armstrong C.A., Ansel J.C. The skin as an immune organ. West J Med. 1994; 160: 2. 181–183.

Salzstein R.A., Pollack S.R. Electromechanical potentials in cortical bone, II. Experimental analysis. J Biomech. 1987; 20: 3. 271–280.

Sanchez A.R., Sugalski M.T., LaPrade R.F. Anatomy and biomechanics of the lateral side of the knee. Sports Med Arthrosc. 2006; 14: 1. 2–11.

Sarchiapone M, Gramaglia C, Iosue M, Carli V, Mandelli L, Serretti A, Marangon D, Zeppegno P. The association between electrodermal activity (EDA), depression and suicidal behaviour: A systematic review and narrative synthesis. BMC Psychiatry. 2018 Jan 25; 18(1):22.

Schleip R., Klingler W., Lehmann-Horn F. Active fascial contractility: Fascia may be able to contract in a smooth muscle-like manner and thereby influence musculoskeletal dynamics. Med Hypotheses. 2005; 65: 2. 273–277.

Schleip R., Naylor I.L., Ursu D. et al. Passive muscle stiffness may be influenced by active contractility of intramuscular connective tissue. Med Hypotheses. 2006; 66: 1. 66–71.

Schwartz P.H., Brick D.J., Stover A.E., Loring J.F., Müller F.J. Differentiation of neural lineage cells from human pluripotent stem cells. Methods. 2008; 45: 2. 142–158.

Shapiro F. Bone development and its relation to fracture repair. The role of mesenchymal osteoblasts and surface osteoblasts. Eur Cell Mater. 2008; 15: 53–76.

Shenefelt PD. Use of hypnosis, meditation, and biofeedback in dermatology. Clin Dermatol. May–Jun 2017; 35(3):285-291. doi: https://doi.org/10.1016/j.clindermatol.2017.01.007. Epub 2017 Jan 22.

Shevchenko A, Valdes-Rodriguez R, Yosipovitch G. Causes, pathophysiology, and treatment of pruritus in the mature patient. Clin Dermatol. Mar–Apr 2018;36(2):140–151.

Shin TM, Bordeaux JS. The role of massage in scar management: A literature review. Dermatol Surg. 2012 Mar; 38(3):414–23.

Sideris I.G., Nicolaides K.H. Amniotic fluid pressure during pregnancy. Fetal Diagn Ther. 1990; 5: 2. 104–108.

Signoret J, Collenot R. L'organisme en développement. Hermann.

Sjerobabski-Masnec I, Situm M. Skin aging. Acta Clin Croat. 2010 Dec; 49(4):515-8.

Skandalakis P.N., Zoras O., Skandalakis J.E., Mirilas P. Transversalis, endoabdominal, endothoracic fascia: who's who. Am Surg. 2006; 72: 1. 16–18.

Snyder L. Embryologie et physiologie des fascias.

Solomonow M., Zhou B.H., Harris M., Lu Y., Baratta R.V. The ligamentomuscular stabilizing system of the spine. Spine. 1998; 23: 23. 2552–2562.

Song W.C., Choi H.G., Kim S.H. et al. Topographic anatomy of the zygomatic arch and temporal fossa: A cadaveric study. J Plast Reconstr Aesthet Surg. 2008.

Stecco A., Macchi V., Masiero S. et al. Pectoral and femoral fasciae: common aspects and regional specializations. Surg Radiol Anat. 2009a; 31: 1. 35.

Stecco A., Macchi V., Stecco C. et al. Anatomical study of myofascial continuity in the anterior region of the upper limb. J Body Mov Ther. 2009b; 13: 1. 53–62.

Stecco A., Masiero S., Macchi V. et al. The pectoral fascia: anatomical and histological study. J Body Mov Ther. 2009c; 13: 3. 255–261.

Stecco C, Pirri C, Fede C, Fan C, Giordani F, Stecco L, Foti C, De Caro R. Dermatome and fasciatome. Clin Anat. 2019 Oct; 32(7):896–90

Stecco C., Gagey O., Belloni A. et al. Anatomy of the deep fascia of the upper limb, II. part: study of innervation. Morphologie. 2007a; 91: 292. 38–43.

Stecco C., Gagey O., Macchi V. et al. Tendinous muscular insertions onto the deep fascia of the upper limb. First part: anatomical study. Morphologie. 2007b; 91: 292. 29–37.

Stecco C., Lancerotto L., Porzionato A. et al. The palmaris longus muscle and its relations with the antebrachial fascia and the palmar aponeurosis. Clin Anat. 2009d; 22: 2. 221–229.

Stecco C., Porzionato A., Macchi V. et al. Histological characteristics of the deep fascia of the upper limb. Ital J Anat Embryol. 2006; 111: 2. 105–110.

Stevens A, Steven Lowe J. Histologie. Pradel.

Still AT. Practice and research.

Stryer L. Biochimie. Flammarion.

Sunderland I.R., Brenner M.J., Singham J. et al. Effect of tension on nerve regeneration in rat sciatic nerve transsection model. Ann Plast Surg. 2004; 53: 4. 382–387.

Talagas M, Misery L. Role of Keratinocytes in Sensitive Skin Front. Med (Lausanne). 2019 May 21; 6: 108.

Teoh L.S., Hingston G., Al-Ali S., Dawson B., Windsor J.A. The iliopubic tract: an important anatomical landmark in surgery. J Anat. 1999; 194: Pt 1. 137–141.

Testut L. Traité d'anatomie humaine. O. Doin.

Theocharidis G, Drymoussi Z, Kao AP, Barber AH, Lee DA, Braun KM, Connelly JT. Type VI Collagen Regulates Dermal Matrix Assembly and Fibroblast Motility J Invest Dermatol. 2016 Jan; 136(1):74–83.

Tortora G.J., Grabowski S.R. Principes d'anatomie et de physiologie. De Boeck Université. 2002.

Trotter PD, McGlone F, McKie S, McFarquhar M, Elliott R, Walker SC, Deakin JF. Effects of acute tryptophan depletion on central processing of CT-targeted and discriminatory touch in humans. Eur J Neurosience. 2016 Aug; 44(4):2072-83 et entrainer des modifications neurovasculaires.

Tubbs R.S., Apaydin N., Uz A. et al. Anatomy of the lateral intermuscular septum of the arm and its relationships to the radial nerve and its proximal branches. Laboratory investigation. J Neurosurg. 2009; 111: 2. 336–339.

Tubbs R.S., Caycedo F.J., Oakes W.J., Salter E.G. Descriptive anatomy of the insertion of the biceps femoris muscle. Clin Anat. 2006a; 19: 6. 517–521.

Tubbs R.S., Dockery S.E., Salter G. et al. Absence of the falx cerebelli in a Chiari II malformation. Clin Anat. 2002; 15: 3. 193–195.

Tubbs R.S., Kelly D.R., Lott R., Salter E.G., Oakes W.J. Complete ossification of the human falx cerebri. Clin Anat. 2006b; 19: 2. 147–150.

Tuchmann B, Duplessis H. Embryologie. Masson.

Tuxøe J.I., Teir M., Winge S., Nielsen P.L. The medial patellofemoral ligament: a dissection study. Knee Surg Sports Traumatol Arthrosc. 2002; 10: 3. 138–140.

Typaldos S. Continuum technique. 1993; A.A.O. Journal.

Typaldos S. Cylender distorsion. 1995; A.A.O. Journal.

Typaldos S. Introducing the fascial distorsion model. 1994a; A.A.O. Journal.

Typaldos S. Triggerband technique. 1994b; A.A.O. Journal.

Uddin M.A., Haq T.U., Rafique M.Z. Cerebral venous system anatomy. J Pak Med Assoc. 2006; 56: 11. 516–519.

Ulloa-Montoya F., Verfaillie C.M., Hu W.S. Culture systems for pluripotent stem cells. J Biosci Bioeng. 2005; 100: 1. 12–27.

Upledger J.E., Vredevoogd G.D. Lehrbuch der Craniosakralen Therapie. 4. Aufl. Haug. 2000.

Urry DW. Biophysics of Energy Converting Model Proteins. MRS Online Proceeding Library Archive 330 January 2011.

Urry DW. Physical Chemistry of Biological Free Energy Transduction as Demonstrated by Elastic Protein-Based Polymers. The Journal of Physical Chemistry B 101(51) December 1997.

Usupbékova BC, Mokhov DE, Vasilenko AM, Paoletti S. Methoden der osteopathischen Diagnostik und der Reflexdiagnostik bei Zervikalgiepatienten. Osteopathische Medizin, Heft 1/2010a, S. 4–9, Elsevier GmbH, Urban & Fischer.

Usupbékova BC, Mokhov DE, Vasilenko AM, Paoletti S. Osteopathische Diagnostik und die Reflexdiagnostik bei Zervikalgiepatienten. Osteopathische Medizin, Heft 1/2010b, S. 4–9, Elsevier GmbH, Urban & Fischer.

Valenzuela CY. The monthly rhythm of incidence and age at menarche: Thirty five years of research. The circa-vacation-study expectancy rhythm of incidence and age at menarche. Biol Res. 2013; 46(1):21–6.

Van Goor H. Consequences and complications of peritoneal adhesions. Colorectal Dis. 2007 Oct; 9 Suppl 2:25–34.

Van Wijk E, Koch H, Bosman S, Van Wijk R. Anatomic characterization of human ultra-weak photon emission in practitioners of transcendental meditation(TM) and control subjects. J Altern Complement Med. Jan–Feb 2006; 12(1):31–8.

Vandenabeele F., Creemers J., Lambrichts I. Ultrastructure of the human spinal arachnoid mater and dura mater. J Anat. 1996; 189: Pt 2. 417–430.

Vencloviene J, Radisauskas R, Vaiciulis V, Kiznys D, Bernotiene G, Kranciukaite-Butylkiniene D, Tamosiunas A. Associations between Quasi-biennial Oscillation phase, solar wind, geomagnetic activity, and the incidence of acute myocardial infarction. Int J Biometeorol. 2020 Jul; 64(7):1207–1220.

Verschakelen J.A., Deschepper K., Jia-An J.X., Demedts M. Diaphragmatic displacement measured by fluoroscopy and derived by respitrace. J. Appl Physiol. 1989; 694–697.

Vleeming A., Pool S., Goudrwaard A.L. et al. The posterior layer of the thoracolumbar fascia. Spine. 1995; 20: 753–758.

Wadhwani S., Loughenbury P., Soames R. The anterior dural (Hofmann) ligaments. Spine. 2004; 29: 6. 623–627

Waldorf H., Fewkes J. Wound healing. Adv Dermatol. 1995; 10: 77–96.

Waligora J., Perlemuter L. Anatomie de l'abdomen et petit bassin. Masson. 1975.

Walker SC, Trotter PD, Swaney WT, Marshall A, Mcglone FP. C-tactile afferents: Cutaneous mediators of oxytocin release during affiliative tactile interactions? Neuropeptides. 2017 Aug; 64:27–38.

Wang J, Dong WR, Wang CL, Yao DW, Zhao BL, Shen BL, Yang LL, Yuan L. [From meridians and acupoints to self-supervision and control system: a hypothesis of the 10th functional system based on anatomical studies of digitized virtual human]. Nan Fang Yi Ke Da Xue Xue Bao. 2007a May; 27(5):573–9.

Wang P, Zuo G, Du SQ, Gao TC, Liu RJ, Hou XZ, Ji X, Yin J, Li KM, Zhang Q. Meta-analysis of the therapeutic effect of acupuncture and chiropractic on cervical spondylosis radiculopathy: A systematic review and meta-analysis protocol Medicine (Baltimore). 2020 Jan; 99(5): e18851.

Wang Q., Xu S., Tu L., Liu Y., Zhang M. Anatomic continuity of longitudinal pharyngeal and esophageal muscles. Laryngoscope. 2007b; 117: 2. 282–287.

Wasserman JB, Copeland M, Upp M, Abraham K. Effect of soft tissue mobilization techniques on adhesion-related pain and function in the abdomen: A systematic review. Journal of Bodywork Movement Ther. 2019 Apr; 23(2):262–269.

Weil JH. Biochimie générale. Dunod 2001.

Weller R.O. Microscopic morphology and histology of the human meninges. Morphologie. 2005; 89: 284. 2.

White S. Anatomy of the palmar fascia on the ulnar border of the hand. J Hand Surg Br. 1984; 9: 1. 50–56.

Wilke J, Krause F. Myofascial chains of the upper limb: A systematic review of anatomical studies. Clin Anat. 2019 Oct; 32(7):934–940.

Wong A.M., Hodges H., Horsburgh K. Neural stem cell grafts reduce the extent of neuronal damage in a mouse model of global ischaemia. Brain Res. 2005; 1063: 2. 140–150.

Wong R, Geyer S, Weninger W, Guimberteau J-C, Wong JK. The dynamic anatomy and patterning of skin. Experimental Dermatology. Volume 25, Issue 2.

Wormald P.J., Alun-Jones T. Anatomy of the temporalis fascia. J Laryngol Otol. 1991; 105: 7. 522–524.

Wright S. Physiologie appliquée à la médecine. Flammarion.

Wurzner-Ghajarzadeh A, Braconnier P, Burnier M, Pruijm M. [The skin as third kidney]. Rev Med Suisse. 2019 Feb 20; 15(639):418–421.

Yahia L.H., Pigeon P., Desrosiers E.A. Viscoelastic properties of the human lumbodorsal fascia. J Biomed Engin. 1993; 5: 425–429.

Yahia L.H., Rhalmi S., Newman N., Isler M. Sensory innervation of human thoracolumbar fascia. Acta Orthop Scand. 1992; 63: 2. 195–197.

Yaszemski M.J., Augustus M. The discectomy membrane (nerve root fibrovascular membrane): its anatomic description and its surgical importance. J Spinal Disorders. 1994; 7: 3. 230–235.

Yeganeh M, Baradaran HR, Qorbani M, Moradi Y, Dastgiri S. The effectiveness of acupuncture, acupressure and chiropractic interventions on treatment of chronic nonspecific low back pain in Iran: A systematic review and meta-analysis. Complement Ther Clin Pract. 2017 May; 27:11–18.

Yiannakopoulos C.K., Kanellopoulos A.D., Trovas G.P., Dontas I.A., Lyritis G.P. The biomechanical capacity of the periosteum in intact long bones. Arch Orthop Trauma Surg. 2008; 128: 1. 117–120.

Yu J., Fairbank J.C., Roberts S., Urban J.P. The elastic fiber network of the anulus fibrosus of the normal and scoliotic human intervertebral disc. Spine. 2005; 30: 16. 1815–1820.

Yu J., Tirlapur U., Fairbank J. et al. Microfibrils, elastin fibres and collagen fibres in the human intervertebral disc and bovine tail disc. J Anat. 2007; 210: 4. 460–471.

Yuan M, Qu J, Hong W, Li P. Reconciling periodic rhythms of large-scale biological networks by optimal control. R Soc Open Sci. 2020 Jan 8; 7(1):191698.

Register

Gerade Ziffern = Textstellen, *kursive* Ziffern = Abbildungen